生物数学丛书　15

网络传染病动力学建模与分析

靳　祯　孙桂全　刘茂省　著

科学出版社

北　京

内 容 简 介

　　群体水平的传染病动力学研究已经有近百年的历史，其建模的基本假设是个体接触均匀混合，而实际个体相互接触是一个十分复杂的社会网络，因此，研究传染病的传播与演化动力学有必要考虑个体接触构成的社会网络. 近十年，利用复杂网络来研究传染性疾病的传播已取得飞速发展，本书是将该方面近十年的研究成果加以系统化完成的，为读者提供网络上的传染病传播动力学的基础知识、前沿动态和研究方法.

　　本书主要介绍传染病动力学历史背景，复杂网络的基础知识，网络传染病动力学建模的基本思想和发展动态，不同网络结构下传染病动力学建模与分析技术，以及网络传染病随机动力学建模及分析，细胞自动机传染病动力学模型. 在写作过程中，力求由浅入深，自成一体，注重建模思想与方法，注重网络拓扑结构，注重理论分析与应用.

　　本书可供复杂网络、生物数学、统计物理、统计医学等方向研究生学习，也可供从事传染病动力学的科研工作者参考.

图书在版编目(CIP)数据

网络传染病动力学建模与分析/靳祯，孙桂全，刘茂省著. —北京：科学出版社，2014.6
　（生物数学丛书；15）
　ISBN 978-7-03-040904-1

　Ⅰ. ①网… 　Ⅱ. ①靳… 　②孙… 　③刘… 　Ⅲ. ①数学模型–应用–传染病学–研究 　Ⅳ. ①R51

中国版本图书馆 CIP 数据核字 (2014) 第 120305 号

责任编辑：陈玉琢／责任校对：彭　涛
责任印制：赵　博／封面设计：王　浩

科 学 出 版 社 出版
北京东黄城根北街 16 号
邮政编码：100717
http://www.sciencep.com
北京建宏印刷有限公司印刷
科学出版社发行　各地新华书店经销
*
2014 年 6 月第 一 版　开本：720×1000 1/16
2024 年 4 月第七次印刷　印张：26 1/4
字数：510 000
定价：148.00 元
（如有印装质量问题，我社负责调换）

《生物数学丛书》序

传统的概念: 数学、物理、化学、生物学, 人们都认定是独立的学科, 然而在 20 世纪后半叶开始, 这些学科间的相互渗透、许多边缘性学科的产生, 各学科之间的分界已渐渐变得模糊了, 学科的交叉更有利于各学科的发展, 正是在这个时候数学与计算机科学逐渐地形成生物现象建模, 模式识别, 特别是在分析人类基因组项目等这类拥有大量数据的研究中, 数学与计算机科学成为必不可少的工具. 到今天, 生命科学领域中的每一项重要进展, 几乎都离不开严密的数学方法和计算机的利用, 数学对生命科学的渗透使生物系统的刻画越来越精细, 生物系统的数学建模正在演变成生物实验中必不可少的组成部分.

生物数学是生命科学与数学之间的边缘学科, 早在 1974 年就被联合国科教文组织的学科分类目录中作为与 "生物化学"、"生物物理" 等并列的一级学科."生物数学" 是应用数学理论与计算机技术研究生命科学中数量性质、空间结构形式, 分析复杂的生物系统的内在特性, 揭示在大量生物实验数据中所隐含的生物信息. 在众多的生命科学领域, 从 "系统生态学"、"种群生物学"、"分子生物学" 到 "人类基因组与蛋白质组即系统生物学" 的研究中, 生物数学正在发挥巨大的作用, 2004 年 *Science* 杂志在线出了一期特辑, 刊登了题为 "科学下一个浪潮 —— 生物数学" 的特辑, 其中英国皇家学会院士 Lan Stewart 教授预测, 21 世纪最令人兴奋、最有进展的科学领域之一必将是 "生物数学".

回顾 "生物数学" 我们知道已有近百年的历史: 从 1798 年 Malthus 人口增长模型, 1908 年遗传学的 Hardy-Weinberg"平衡原理"; 1925 年 Voltera 捕食模型, 1927 年 Kermack-Mckendrick 传染病模型到今天令人注目的 "生物信息论", "生物数学" 经历了百年迅速地发展, 特别是 20 世纪后半叶, 从那时期连续出版的杂志和书籍就足以反映出这个兴旺景象; 1973 年左右, 国际上许多著名的生物数学杂志相继创刊, 其中包括 Math Biosci, J. Math Biol 和 Bull Math Biol; 1974 年左右, 由 Springer-Verlag 出版社开始出版两套生物数学丛书: *Lecture Notes in Biomathermatics* (二十多年共出书 100 部) 和 *Biomathematics* (共出书 20 册); 新加坡世界科学出版社正在出版 *Book Series in Mathematical Biology and Medicine* 丛书.

"丛书" 的出版, 既反映了当时 "生物数学" 发展的兴旺, 又促进了 "生物数学" 的发展, 加强了同行间的交流, 加强了数学家与生物学家的交流, 加强了生物数学学科内部不同分支间的交流, 方便了对年轻工作者的培养.

从 20 世纪 80 年代初开始, 国内对 "生物数学" 发生兴趣的人越来越多, 他 (她)

们有来自数学、生物学、医学、农学等多方面的科研工作者和高校教师, 并且从这时开始, 关于 "生物数学" 的硕士生、博士生不断培养出来, 从事这方面研究、学习的人数之多已居世界之首. 为了加强交流, 为了提高我国生物数学的研究水平, 我们十分需要有计划、有目的地出版一套 "生物数学丛书", 其内容应该包括专著、教材、科普以及译丛, 例如: ① 生物数学、生物统计教材; ② 数学在生物学中的应用方法; ③ 生物建模; ④ 生物数学的研究生教材; ⑤ 生态学中数学模型的研究与使用等.

中国数学会生物数学学会与科学出版社经过很长时间的商讨, 促成了 "生物数学丛书" 的问世, 同时也希望得到各界的支持, 出好这套丛书, 为发展 "生物数学" 研究, 为培养人才作出贡献.

陈兰荪

2008 年 2 月

前　言

复杂网络作为一门新兴的学科, 在信息技术中 Internet 网络, 技术中的电力网络、移动电话网络, 交通运输中的航线网、公路网, 社会生活中的友谊网, 自然界中的河流网, 生物系统中的神经网、蛋白质网等领域得到广泛应用. 最近十几年其理论与技术得到了迅速发展, 特别是在网络的拓扑结构方面.

群体水平的传染性疾病的传播, 实际上可以看成特定社会网络结构上的信息传播及演化, 它既依赖于网络的拓扑结构, 也依赖于信息的传递, 其动态演化实质是一种网络结构 + 信息特征的耦合演化模式. 基于此, 网络上的传染病传播过程研究, 特别是传染病节点动力学研究近年已经有长足的发展, 发现了大量的与传统传染病动力学有本质差异的现象, 如无标度网络上没有阈值等. 我们的研究团队在 6 项国家基金及 1 项教育部博士点基金优先资助和山西省拔尖创新人才计划支持下, 在复杂网络传染病动力学方面进行了近七年的研究工作, 本书是我们在学习和研究工作基础上完成的.

全书共分 6 章, 第 1 章主要介绍传染病动力学历史背景、网络的基础知识及网络传染病动力学建模的基本思想和发展动态; 第 2 章和第 3 章分别介绍规则网络和复杂网络传染病动力学建模方法及动力学分析技术; 第 4 章主要介绍耦合网络传染病动力学建模与分析; 第 5 章主要介绍网络随机传染病动力学建模及分析; 第 6 章介绍细胞自动机传染病动力学模型. 其中第 1~4 章由靳祯撰写, 第 5 章由刘茂省撰写, 第 6 章由孙桂全撰写.

本书研究的主题是网络上的传染病动力学, 其涉及了较为宽泛的数学基础理论, 包括概率统计、复杂网络、图论及微分方程定性与稳定性理论, 重点放在建模思想、动力学分析及传染病解释上, 基本内容作者力求由浅入深, 自成一体, 在一些前沿成果上力求准确完整, 并让读者体会到问题的本质, 使读者学有所得, 在应用上力求数据驱动模型参数估计. 本书可供复杂网络、生物数学、统计物理、统计医学等方向研究生学习, 也可供从事传染病动力学的科研工作者参考. 其中第 1~3 章可作为有关专业本科生高年级教程使用.

本书能得以出版, 得到国家自然科学基金 (项目编号: 11331009, 11171314, 60771026, 11301490, 10901145) 及山西大学人才计划支持, 也得到了国内外同行的帮助和鼓励, 特别是作者的研究生张晓光、潘玮、李毅红等在文献的整理和书稿的录入方面做了大量的工作, 没有他们的帮助, 书稿很难如期完成, 在此表示最诚挚的感谢.

　　此书完成之时, 正是马知恩先生 80 华诞之际, 作者作为先生的弟子或者弟子的弟子, 感谢先生多年的教诲, 吾辈不才, 谨以此书作为先生的生日礼物.

作　者

2014 年 2 月

目　　录

《生物数学丛书》序

前言

第1章　引论 ……………………………………………………………… 1

　　1.1　传染病动力学建模概述 ………………………………………… 1

　　　　1.1.1　传染病动力学模型的研究意义 ………………………… 1

　　　　1.1.2　均匀混合传染病动力学模型基本概念 ………………… 3

　　　　1.1.3　传染病动力学模型的历史回顾 ………………………… 6

　　　　1.1.4　现代传染病动力学模型主要研究方法 ………………… 12

　　1.2　网络传染病动力学模型概述 ………………………………… 13

　　　　1.2.1　网络基础知识 …………………………………………… 13

　　　　1.2.2　网络传染病动力学的建模思想 ………………………… 32

　　　　1.2.3　网络传染病动力学与均匀混合动力学模型的比较 …… 33

　　　　1.2.4　网络传染病动力学模型发展概述 ……………………… 34

第2章　网络传染病矩封闭动力学模型的建立与分析 …………………… 41

　　2.1　网络传染病矩封闭动力学模型的建立 ……………………… 41

　　　　2.1.1　规则与随机网络矩封闭方法 …………………………… 41

　　　　2.1.2　异质网络中的矩封闭方法 ……………………………… 52

　　　　2.1.3　网络矩封闭传染病动力学模型的建立 ………………… 56

　　　　2.1.4　异质网络矩封闭传染病动力学模型建立 ……………… 63

　　　　2.1.5　网络传染病动力学模型母函数封闭方法 ……………… 66

　　2.2　规则网络与随机网络矩封闭传染病模型分析 ……………… 75

　　　　2.2.1　规则网络与随机网络矩封闭传染病动力学模型基本再生数计算 …… 75

　　　　2.2.2　规则网络与随机网络矩封闭传染病动力学模型有效再生数计算 …… 79

　　　　2.2.3　二元组逼近模型局部动力学性态分析 ………………… 83

　　　　2.2.4　自适应网络矩封闭传染病动力学模型分析 …………… 86

　　2.3　具有出生与死亡的矩封闭传染病模型 ……………………… 90

　　　　2.3.1　具有出生与死亡的 SID 矩封闭动力学模型 …………… 90

　　　　2.3.2　具有出生与死亡的 SI_1I_2D 矩封闭动力学模型 …… 96

第3章　复杂网络传染病动力学模型 ……………………………………… 102

　　3.1　小世界网络传染病动力学模型 ……………………………… 102

3.1.1　小世界网络上疾病传播的 SIR 动力学模型 ·················· 102
3.2　无标度网络传染病动力学模型 ···································· 105
3.2.1　无标度网络上的 SIS 传染病动力学模型 ·················· 105
3.2.2　无标度网络上的 SIR 及 SEIRS 传染病动力学模型 ········ 113
3.2.3　无标度网络上有效传染率刻画 ··························· 120
3.2.4　无标度网络上不同类型传染病免疫策略 ················· 128
3.2.5　无标度网络上一些特殊类传染率的动力学分支问题 ······· 134
3.3　具有出生与死亡的复杂网络传染病动力学模型 ··············· 137
3.3.1　静态网络出生死亡传染病动力学模型 ··················· 137
3.3.2　动态网络出生死亡传染病动力学模型 ··················· 147
3.3.3　动态网络线性增长 SIR 传染病动力学模型 ··············· 162
3.4　多菌株或多状态网络传染病模型分析 ························· 163
3.4.1　多菌株 SIS 网络传染病动力学模型建立及分析 ··········· 164
3.4.2　具有多种状态转化的网络传染病动力学建模及分析 ······· 169
3.4.3　多菌株与多状态网络传播动力学建模及分析 ············· 173
3.5　有向网络传染病动力学模型 ································· 179
3.5.1　基于有向网络的传染病模型 ··························· 180
3.5.2　基于半有向网络 (semi-directed networks) 的 SIS 传染病模型 ······· 188
3.6　H1N1 网络传染病动力学模型 ······························· 204
3.6.1　网络动力学模型的建立 ······························· 205
3.6.2　基本再生数和无病平衡点的全局稳定性 ················· 207
3.6.3　参数估计 ··· 210
3.6.4　免疫策略的影响 ····································· 211
3.6.5　最终规模之间的关系 ································· 212
第 4 章　耦合网络传染病动力学模型分析 ························· 217
4.1　多途径的网络传染病动力学模型 ···························· 217
4.1.1　均匀混合与复杂网络共存的传染病动力学模型 ··········· 218
4.1.2　具有媒介传播的复杂网络传染病动力学模型分析 ········· 224
4.2　重叠网络下疾病传播动力学模型 ···························· 239
4.2.1　重叠网络下传染病模型的建立 ························· 239
4.2.2　重叠网络下基本再生数的计算 ························· 255
4.3　集合种群网络传染病动力学模型 ···························· 265
4.3.1　集合种群模型 ······································· 266
4.3.2　异质集合种群网络中的移动和扩散 ····················· 267
4.3.3　疾病传播和入侵阈值 ································· 269

　　　4.3.4　入侵阈值之上的传染病行为 ·· 272

　　　4.3.5　考虑沿起点–终点扩散的集合种群网络 ···························· 275

　　　4.3.6　目的地停留时间具有异质性的集合种群网络 ····················· 278

　4.4　具有扩散的复杂网络传染病模型 ·· 283

　　　4.4.1　复杂网络上具有反应扩散过程的集合种群模型 ···················· 283

　　　4.4.2　复杂网络上具有连续时间的反应扩散过程的集合种群模型 ········· 287

　　　4.4.3　扩散率对于复杂网络上集合种群中疾病传播的影响 ··············· 289

　　　4.4.4　有限规模无标度网络上由交通流控制的疾病传播模型 ············· 293

　4.5　性传播疾病网络动力学模型及分析 ·· 296

　　　4.5.1　性传播疾病网络动力学模型建立 ································· 297

　　　4.5.2　基本再生数和边界平衡点的全局稳定性 ························· 301

　　　4.5.3　地方病平衡点的存在性及稳定性 ································· 303

第 5 章　网络随机传染病动力学模型 ··· 310

　5.1　随机微分方程相关介绍 ·· 310

　　　5.1.1　随机稳定性和随机分岔 ··· 310

　　　5.1.2　Itô 随机过程和 Itô 公式 ·· 312

　　　5.1.3　Fokker-Planck 方程 ··· 313

　5.2　均匀网络上的随机传染病模型 ·· 314

　　　5.2.1　带噪声的传染病模型 ·· 314

　　　5.2.2　随机稳定性和随机分岔分析 ····································· 315

　　　5.2.3　数值模拟分析 ··· 318

　5.3　非均匀网络上的随机传播模型 ·· 321

　　　5.3.1　耦合网络上的病毒免疫模型 ····································· 321

　　　5.3.2　无标度网络上的传染病模型 ····································· 324

　　　5.3.3　基于航空网络的疾病的传播 ····································· 328

　5.4　随机对逼近模型 ··· 335

　　　5.4.1　马尔可夫过程 ··· 335

　　　5.4.2　随机行为和扩散近似 ·· 336

　　　5.4.3　SIS 对逼近模型的随机化 ·· 338

　5.5　网络上的随机性传播疾病模型 ·· 342

　　　5.5.1　单性模型的介绍 ··· 342

　　　5.5.2　双性模型的分析 ··· 343

第 6 章　细胞自动机传染病动力学模型 ··· 347

　6.1　细胞自动机传染病模型的基本概念 ·· 347

　　　6.1.1　细胞自动机模型的基本概念 ····································· 347

　　6.1.2　细胞自动机传染病模型的构建 ···352

　6.2　连续传染病模型的离散化及细胞自动机仿真 ···························358

　　6.2.1　连续传染病模型的离散化方法 ·····································358

　　6.2.2　传染病动力学模型的细胞自动机仿真 ·····························364

　6.3　细胞自动机传染病模型的逼近方法 ·································370

　　6.3.1　Chapman-Kolmogorov 方程 ··370

　　6.3.2　平均域逼近方法 ··373

参考文献 ···379

索引 ···403

《生物数学丛书》已出版书目 ···405

第1章 引　论

1.1　传染病动力学建模概述

1.1.1　传染病动力学模型的研究意义

传染病 (infectious diseases) 是由各种病原体引起的能在人与人、动物与动物或人与动物之间相互传播的一类疾病. 传染病学主要是从群体水平研究传染病在人群中发生、发展和分布的规律, 以及制定预防、控制和消灭传染病的对策和措施的科学[1]. 传染病的发生一般分为散发、暴发、流行及大流行, 散发 (sporadic) 是指疾病发生无规律性随机发生, 局部地区病例零星地散在发生, 各病例在发病时间与发病地点上没有明显的关系; 暴发 (outbreak) 是指在一定时间内 (通常为较短时间内), 某地区或单位有较多 (或大量) 传染病出现, 发病率大大超过散发水平, 并在一定时间后趋于平静; 流行 (epidemic) 是指发病率超过散发水平, 如果某一地方的发病率长时间维持在一定稳定范围内, 称为地方病流行 (endemic); 大流行 (pandemic) 是指疾病传播迅速, 扩散范围大, 群体中受害比例高.

历史上传染病重大事件不断出现 (图 1.1.1), 曾给人类造成很大的灾难[2, 3], 如公元 600 年欧洲暴发的黑死病使欧洲当时有一半人丧生, 死亡率最高时达每天一万多人, 到 14 世纪, 欧洲再次遭到黑死病的肆虐, 此次大约毁灭欧洲三分之一的人口. 20 世纪初暴发的疟疾和黄热病威胁到 90 多个国家, 超过世界人口的 36% 成为这种疾病的受害者. 20 世纪 80 年代暴发的艾滋病已成为世界关注的焦点, 根据 2010 年世界卫生组织统计[4], 2009 年全世界艾滋病已经达到 3330 万人, 新感染人数达到 260 万人. 在我国历史上, 鼠疫、霍乱、天花等频频流行, 疟疾、血吸虫病、黑热病、梅毒等广泛存在, 给人民生活带来严重灾难. 今天我国传染病防治已经取得很大成绩, 但仍然面临着巨大困难, 根据《2010 中国卫生统计年鉴》[5], 中国 2009 年甲乙丙类法定报告传染病发病人数 589.8 万, 甲乙类法定报告传染病发病人数 349.96 万, 发病率达到 263.52 人/10 万人, 其中 2009 年艾滋病新发病人数 13281 人, 病毒性肝炎 142.5 万人, 肺结核 107.6938 万人, 梅毒 30.6381 万人. 另外, 随着当今全球化进程的加速和科技的发展, 人口在快速流动, 世界在相互依赖和相互关联, 为传染病的快速传播提供了可能, 事实上, 目前传染病跨地域的传播速度比历史上任何时候都要快, 世界上任何一个地方发生传染病, 在仅仅几个小时内, 就可以传播到其他地区. 仅 2002 年到 2007 年世界卫生组织证实在全世界范围内有 1100 多起疾病流行事件发生; 现在的传染病, 不仅传播速度快, 而且新病种出现的速度也超过过去任何时候. 自 20 世纪 70 年代以来, 新出现的传染病以每年一种或者几种的速度被发现. 例如, 2003 年暴发的 SARS, 2005 年暴发的高致病性禽流感, 2009 年暴发的甲型 H1N1 流行性感冒 (甲型流感) 等. 据世界卫生组织 (WHO) 报告, 对人类危害最大的 48 种疾病中有 40 种属于传染病和寄生虫病 (85%), 传染病也是引起人类死亡的主要原因. 以上这些都表明, 对传染病的发病机理、传染规律、发展趋势和防治策略研究的重要性日益突出, 并且也成为当今世界需要迫切解决的一个共同问题.

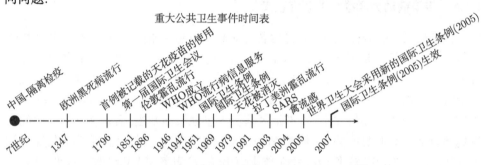

图 1.1.1   世界卫生组织 "2007 年世界卫生报告[3]"

目前, 对传染病的研究方法主要有四种[6]: 描述性研究、分析性研究、实验性研究和理论性研究. 描述性研究是按时间、地点及人群的各种特征 (如年龄、性别、职业等) 进行观察, 进而确切和详细地记载疾病或健康状态的分布特征; 分析性研究一般是选择一个特定的人群, 对提出的病因或流行因素进一步进行验证. 实验性研究是指研究者在一定程度上掌握着实验的条件, 主动给予研究对象某种干预措施的研究方法, 这样便于掌握事物的变化规律. 理论性研究与前面的研究方法完全不同, 是以前面的研究结论为基础, 进行理论研究. 在理论性研究中一个重要方法是利用传染病调查所得数据, 建立有关的数学模型并利用计算机进行仿真. 通过对模型性态的分析和计算机仿真来显示疾病的发展过程, 预测疾病的流行规律和发展趋势, 分析疾病流行的原因和风险因素, 并对风险因素进行风险评估及敏感性分析, 寻求对其进行控制和防治的最优策略, 为人们防治决策提供理论基础和数量依据.

常见的传染病数学模型主要有基于数据建立的概率统计模型和基于机理分析建立的动力学模型. 对于动力学模型, 有针对具体疾病的仓室模型, 也有针对一般传染病的仓室模型; 从使用的数学方法上看, 有确定性仓室模型, 如常微分方程模型、偏微分方程模型、时滞微分方程模型、积分方程模型、差分方程模型、脉冲方程模型等, 也有随机性的仓室模型, 如随机动力学模型、网络动力学模型 (规则、复杂网络)、细胞自动机模型等. 发展趋势: 向具体疾病与确定和随机混合模型发展, 向高维系统发展. 通过动力学模型建立和分析, 预测疾病流行的最终规模、流行的高峰和最终时间, 结合统计学方法进行参数估计和敏感度分析, 根据实际数据预测疾病流行的趋势, 并进行预警.

传染病的传播有四种基本特征: 病原体、有传染性、流行病学特征、感染后免疫, 以及三个基本条件: 传染源 (病原体在体内生长繁殖并将其排出体外的人和动物)、传播途径 (病原体离开传染源到达易感人群的途径)、易感人群 (对某一传染病缺乏特异性免疫的人称为易感人群). 因此, 建立动力学模型必须考虑这些特征及传播过程.

利用动力学方法对传染性疾病进行建模的一般步骤:

(1) 根据具体疾病, 进行传染病学机理分析, 主要包括确定易感人群或者动物群体, 确定传染源及疾病传播途径, 流行特点等;

(2) 确定变量及参数, 做必要的假设, 并进行动力学建模;

(3) 对建立的动力学模型进行理论分析, 确定基本再生数, 对参数进行敏感性分析, 以此判断不同因素对疾病流行的影响;

(4) 利用具体的数据对模型的参数进行估计, 在此基础上, 对模型进行检验, 进而进行预测和预警及干预措施评估.

利用动力学方法研究传染病的一般流程如图 1.1.2 所示.

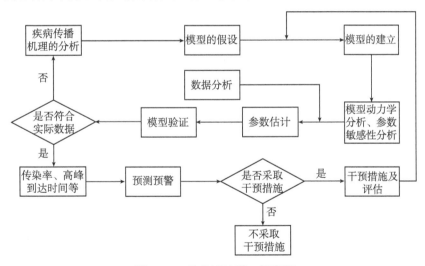

图 1.1.2 传染病建模一般流程

1.1.2 均匀混合传染病动力学模型基本概念

在传染病模型里, 一般把总人口 N 分为易感者类 S, 染病者类 I 和恢复者类 R. 一个 SIRS 类模型, 它表示易感者被染病者传染成为染病者个体, 染病者具有免疫后从感染者类移出夊为恢复者. 恢复者渐渐失去免疫力后又变为易感者类 (图 1.1.3).

假设在 t 时刻易感者类、染病者类和移出者类数量分别为 $S(t)$, $I(t)$ 和 $R(t)$, 三者之和等于总人口 $N(t)$, 即 $S(t)+I(t)+R(t)=N(t)$, 易感者、染病者和恢复者是均匀分布. 传染病模型里有一个非常重要的项, 称之为**传染率**, 它的一般形式为 $\beta C(N)\dfrac{S}{N}I$. 这里 $\beta C(N)$ 称为**接触率**(每次接触必传染)即单位时间内一个染病者与他人接触的次数 $C(N)$ 乘以每次接触被传染的概率 β. $\dfrac{S}{N}$ 是易感者在总人口中所占的比例, $\beta C(N)\dfrac{S}{N}$ 是一个染病者在单位时间内传染病人的平均数量, 从而在单位时间内所有染病者传染的患者总数为 $\beta C(N)\dfrac{S}{N}I$ 即传染率. $C(N)$ 通常有四种不同的形式. 第一种形式为 $C(N)=N$, 总人口数量不大时它是适合的. 此时的传染率为 βSI, 称之为**双线性传染率**. 第二种形式为 $C(N)=$ 常数, 它适用于性病中的性伙伴的接触情形, 记 $\lambda=\beta C(N)$, 此时的传染率为 $\lambda\dfrac{IS}{N}$, 称之为**标准传染率**. 第三种形式为 $C(N)=\dfrac{N}{k_1+k_2N}$, 它反映了当人口数量 N 不很多时接触数与 N 近似成正比, 然后随着 N 的增加而逐渐饱和为一个常数, 此时传染率为 $\beta\dfrac{N}{k_1+k_2N}\dfrac{SI}{N}=\beta\dfrac{SI}{k_1+k_2N}$, 称之为**饱和传染率**. 第四种形式为 $C(N)=\dfrac{bN}{1+bN+\sqrt{1+2bN}}$, 它反映了易感者和染病者的随机混合, 即把易感者和染病者看作分子运动, 易感者和染病者接触是一个随机碰撞, 显然当 N 很小时, $C(N)\sim bN$, 当 N 很大时, $C(N)\sim 1$, 也称**饱和传染率**, 关于该类型的详细讨论见文献 [7].

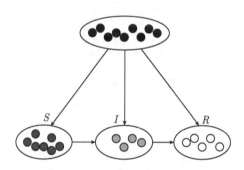

图 1.1.3　SIRS 传染病模型示意图

在传染病模型里, 一般设染病者在单位时间内恢复到恢复者类的比例为 γ, 因而染病者的恢复率为 γI, 染病者在单位时间内因病死亡的比例为 α, 即因病死亡率为 αI, 恢复者类在单位时间内失去免疫的比例为 δ, 即恢复者类失去免疫率为 δR, 这些项在微分方程里都是线性项. 当总人口在变化时, 总人口 $N(t)$ 一般满足连续

动力学模型

$$N'(t) = B(N) - D(N), \tag{1.1.1}$$

这里 $B(N)$ 和 $D(N)$ 是 N 的连续函数, 它们取不同的表达形式反映不同的人口动力学情况. 如取 $B(N) = bN, D(N) = dN$, 它表示人口的出生和死亡都与人口的数量成正比, 比例系数分别为 b 和 d. 此时相应的人口动力学模型称为**指数出生和指数死亡模型**. 如取 $B(N) = A, D(N) = dN$, 它表示人口中有一个常数移民率 A 和一个与人口成正比的死亡率 dN, 相应的人口动力学模型我们称之为 **常数移民和指数死亡** 模型. 取 $B(N) = bN\left(1 - \dfrac{N}{K}\right), D(N) = dN\left(1 - \dfrac{N}{K}\right)$, 其中 b 称为出生率系数, d 为死亡率系数, 而 $r = b - d$ 称为内禀增长率, 则相应的人口动力学模型称为满足Logistic **方程的人口动力学模型**

$$N'(t) = (b - d)N\left(1 - \frac{N}{K}\right). \tag{1.1.2}$$

方程 (1.1.2) 可以变形为

$$N'(t) = N\left(b + \frac{dN}{K}\right) - N\left(d + \frac{bN}{K}\right), \tag{1.1.3}$$

其中 $b + \dfrac{dN}{K}$ 可以理解为在有环境容纳量的情况下, 死亡的增加更有利于出生, 而出生的增加更有利于死亡.

在传染病中, 若考虑到因病死亡, 则相应的人口动力学方程 (1.1.1) 变为

$$N'(t) = B(N) - D(N) - \alpha I. \tag{1.1.4}$$

有了以上的分析就可以根据不同的传染率, 不同的人口动力学以及有无因病死亡等因素建立不同的传染病模型. 如具有常数出生和指数死亡, 传染率是双线性且无垂直传染有因病死亡的 SIRS, 模型框图为

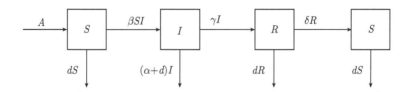

其动力学模型为

$$S' = A - dS - \beta SI + \delta R, \tag{1.1.5a}$$

$$I' = \beta SI - (\gamma + \alpha + d)I, \tag{1.1.5b}$$

$$R' = \gamma I - (\delta + d)R, \tag{1.1.5c}$$

这里, A 代表单位时间出生的人数, 即自然出生率, d 是死亡率系数, dS 是单位时间易感者的死亡人数, 即自然死亡率, αI 是因病死亡率, α 是因病死亡系数, β 是传染率系数, 而 βSI 是传染率, 即单位时间发病人数, γ 是从染病者到恢复者的恢复系数, γI 是恢复率, δ 是失去免疫系数, δR 是失去免疫率. 根据指数分布可计算出 $\frac{1}{d}$ 是平均寿命, $\frac{1}{\gamma}$ 是平均恢复时间, $\frac{1}{\delta}$ 是平均免疫时间.

基本再生数(the basic reproduction number) 是刻画传染病发病初期的一个重要量, 它表示在一个全部是易感者的人群中, 进入一个染病者, 在其病程内传染的平均患者数, 通常用 R_0 代表. 在均匀混合传染病模型中, 基本再生数的计算可以用正平衡点 (地方病平衡点) 的存在性或者是无病平衡点的稳定性求出, 通常方法是基于无病平衡点的稳定性并借助下一代矩阵 (next generation matrix) 进行计算 (详见文献 [8]).

例如, 对系统 (1.1.5), 存在无病平衡点 $E_0 = (S_0, 0, 0) = \left(\frac{b}{d}, 0, 0 \right)$, 其局部稳定的条件为 $R_0 = \frac{\beta S_0}{\gamma + \alpha + d} = \frac{\beta b}{d(\gamma + \alpha + d)} < 1$. 对于正平衡点 $E^* = (S^*, I^*, R^*)$, 其中

$$S^* = \frac{b}{dR_0}, \quad I^* = \frac{b(\delta + d)(1 - 1/R_0)}{(\delta + d)(\alpha + d) + \gamma d}, \quad R^* = \frac{b\gamma(1 - 1/R_0)}{(\delta + d)(\alpha + d) + \gamma d}.$$

显然, 正平衡点 $E^* = (S^*, I^*, R^*)$ 存在的条件是 $R_0 > 1$.

有效再生数(the effective reproduction number) 是刻画传染病传播过程的一个重要量, 它表示在疾病传播过程中, 一个染病者在其病程内传染的平均患者数, 通常用 R 代表. 在均匀混合传染病模型中, 有效再生数 $R = R_0 x$, 其中 x 代表易感者在群体中占有的比例, 即 $x = S/N$, N 是总人口 (详见文献 [9]), R_0 是基本再生数. 在地方病平衡点 E^*, 有效再生数 $R = R_0 x^* = 1$(详见文献 [10]). 对于系统 (1.1.5), 在地方病平衡点, $x^* = \frac{S^*}{S^* + I^* + R^*} = \frac{1}{R_0}$.

1.1.3 传染病动力学模型的历史回顾

基于数学模型, 特别是基于动力学模型的传染病研究已经有百年历史, 最早可能追溯到 1760 年 D. Bernoulli 研究天花的预防接种. 在 1873~1894 年 P.D. En'ko 建立了近代数学传染病模型. 1906 年 Hamer 为了理解麻疹的反复流行, 建立了一个离散的数学模型, 但作为仓室模型奠基性的工作是诺贝尔奖获得者罗斯 (Ross) 爵士于 1911 年研究疟疾的传播建立的模型, 以及 1927 年 Kermack 和 McKendrick

研究了 1665 年和 1666 年黑死病及 1906 年瘟疫的流行规律, 构造 SIR 仓室模型, 1932 年又提出了 SIS 仓室模型. 在此基础上提出了区分疾病流行与否的 "阈值理论". 在此之后, 特别是近 30 年, 生物数学工作者针对传染病的仓室模型, 建立和研究了各种传染病动力学模型. 有针对具体疾病的, 也有针对一般性传染病, 有考虑流行时间比较短的疾病模型, 此时忽略人口的出生与死亡, 也有疾病流行时间较长的传染性模型, 此时需要结合出生、死亡等动力学因素 [23-25].但大多数传染病模型是基于均匀混合传染病动力学模型. 下面主要介绍具有代表性传染病动力学模型.

1. 1760 年 D. Bernoulli 天花传染病模型, 后来称为 Bernoulli 方程

D.Bernoulli 在 1760 年研究天花的预防接种时提出了 Bernoulli 方程[11], 其将人口分为易感者和免疫者, 用 $S(x)$ 代表活到年龄为 x 的易感者的数量, $R(x)$ 代表活到年龄为 x 免疫者数量, 年龄为 x 的总人口为 $N(x) = S(x) + R(x)$, 年龄为 x 的人自然死亡率 $m(x)$. 并假设一个天花患者的死亡概率为 p (不依赖于年龄), 幸存概率 $1 - p$, 每个人一年内被传染的概率 q, 幸存患者具有永久免疫. 建立的动力学方程为

$$\frac{\mathrm{d}S}{\mathrm{d}x} = -qS - m(x)S, \tag{1.1.6a}$$

$$\frac{\mathrm{d}R}{\mathrm{d}x} = q(1 - p)S - m(x)R. \tag{1.1.6b}$$

该系统的初始条件为 $S(0) = N(0) = N_0$, $R(0) = 0$. 将方程 (1.1.6a) 与方程 (1.1.6b) 两个方程相加, 可得总人口方程为

$$\frac{\mathrm{d}N}{\mathrm{d}x} = -pqS - m(x)N. \tag{1.1.7}$$

从方程 (1.1.7) 可得

$$-m(x) = q + \frac{1}{S}\frac{\mathrm{d}S}{\mathrm{d}x} = pq\frac{S}{N} + \frac{1}{N}\frac{\mathrm{d}N}{\mathrm{d}x}.$$

从而可得

$$\frac{1}{N}\frac{\mathrm{d}S}{\mathrm{d}x} - \frac{S}{N^2}\frac{\mathrm{d}N}{\mathrm{d}x} = -q\frac{S}{N} + pq\left[\frac{S}{N}\right]^2.$$

记 $f = \dfrac{S}{N}$, 则可得下面的Bernoulli 方程

$$\frac{\mathrm{d}f}{\mathrm{d}x} = -qf + pqf^2. \tag{1.1.8}$$

相应的初值为 $f(0) = 1$. 从方程 (1.1.8) 很容易得到其满足初值问题的公式解.

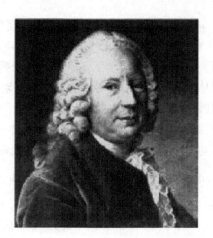

图 1.1.4   Daniel Bernoulli (1700～1782)

2. 1889 年 En'ko 建立麻疹与猩红热离散动力学模型

P.D.En'ko(1844～1916) 从 1874 年开始, 在俄国的彼得堡亚历山大研究所收集了麻疹与猩红热的数据, 在 1889 年发表了关于麻疹与猩红热的链二项式模型 (Chain-Binomial models)[12, 13], 这是利用二项分布建立的第一个离散传染病动力学模型, 他给出的离散系统

$$C_{t+1} = S_t \left[1 - \left(1 - \frac{C_t}{N_t - 1} \right)^{kN_t} \right], \tag{1.1.9a}$$

$$S_{t+1} = S_t \left(1 - \frac{C_t}{N_t - 1} \right)^{kN_t}, \tag{1.1.9b}$$

$$N_{t+1} = N_t - C_t. \tag{1.1.9c}$$

这里 N_t 代表在 t 时刻人口的总数, S_t 代表易感者的数量, C_t 是染病者的数量, 参数 k 决定一个易感者个体接触的总人数为

$$A_t = kN_t,$$

其正比于总人口. 在总人口是 N_t 的均匀混合系统中, 一个易感者个体接触一次染病者的概率为

$$\frac{C_t}{N_t - 1}.$$

接触易感者的概率为

$$1 - \frac{C_t}{N_t - 1}.$$

在总数为 $A_t = kN_t$ 的接触中, 一个易感者不被传染的概率为 (假设接触就被传染)

$$\left(1 - \frac{C_t}{N_t - 1}\right)^{kN_t}.$$

因此, 被传染的概率为

$$1 - \left(1 - \frac{C_t}{N_t - 1}\right)^{kN_t}.$$

3. 1906 年 Hamer 建立了基于质量作用的离散麻疹模型

W.H.Hamer 在 1906 年建立了群体免疫 (herd immunity) 的麻疹动力学模型的基本理论[14, 15], 首次给出了质量作用 (the mass action principle), 后来称为双线性传染率的离散麻疹模型

$$C_{t+1} = rS_t C_t, \tag{1.1.10a}$$

$$N_{t+1} = N_t - C_t + B_t. \tag{1.1.10b}$$

这里 N_t 代表在 t 时刻人口的总数, S_t 代表易感者的数量, C_t 是染病者的数量, r 是有效传染率, B_t 代表新出生的易感者数, 他假设染病者的有效传染率正比于易感者的数量.

4. 罗斯于 1911 年研究疟疾传播建立的标准传染率动力学模型

罗纳德·罗斯 (Ronald Ross) 1857 出生于印度的北部, 其父是英国陆军驻印度官员. 1874 年就读于英国伦敦圣巴托罗缪医学院, 1879 年毕业并获医学博士学位, 后在印度医学中心工作, 1892 年开始研究疟疾. 疟疾是以疟原虫为病原体, 以蚊为媒介的血液寄生虫病, 这种病流行于世界各地, 尤其在热带地区发病很多. 罗斯在印度看到很多人患疟疾病, 当时印度每年约有 10 万人死于疟疾, 引起罗斯研究疟疾兴趣, 1894 年, 他在伦敦结识了英国热带医学先驱曼逊, 曼逊把拉佛朗在 1880 年发现的疟疾标本和对疟疾由蚊子传播的假说向罗斯作了介绍. 次年, 罗斯返回印度, 侧重研究疟疾的传播媒介. 1897 年 8 月 22 日, 罗斯终于在按蚊胃腔和胃壁中发现了疟原虫. 1898 年, 他在患疟疾的鸟类血液中发现了类似的着色胞囊, 在蚊子的唾液中观察到鸟类疟原虫, 从而证实了蚊子在传播疟疾中的假说. 1899 年罗斯率领一个探险队深入疟疾猖獗的西非地区, 经过 3 个月的实地考察, 终于在蚊子胃肠道中发现了人类疟原虫. 当时, 世界上每年至少有 3 亿人患疟疾, 300 万人死于疟疾. 由于罗斯在研究疟疾的侵入机制与治疗方法上的贡献, 从而获得 1902 年诺贝尔生理学或医学奖.

1911 年他出版了 *The Prevention of Malaria*(第二版) 一书[16], 通过建立动力学模型证明了疟疾是可以通过减少蚊子的数量而得到控制. 下面介绍其主要模型[17].

　　假设给定区域的人口总数为常数 N, 给定区域的蚊子总数也为常数 n. 在 t 时刻, 染病者人的数量为 $I(t)$, 染病蚊子的数量为 $i(t)$. 用 b 代表蚊子的叮咬频率, p 代表易感的蚊子叮咬染病的人被传染的概率, 相应地, q 代表染病的蚊子叮咬易感的人被传染的概率, a 代表染病人的恢复率, m 代表蚊子的死亡率. 其动力学方程为

$$\frac{\mathrm{d}I}{\mathrm{d}t} = bqi(t)\frac{N - I(t)}{N} - aI(t), \tag{1.1.11a}$$

$$\frac{\mathrm{d}i}{\mathrm{d}t} = bp(n - i(t))\frac{I(t)}{N} - mi(t). \tag{1.1.11b}$$

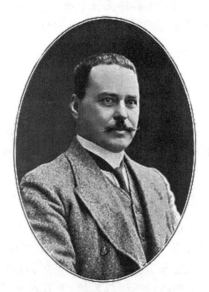

图 1.1.5　Ross(1857~1932)

借助正平衡点存在性, 他给出了蚊子数量的临界阈值为

$$n > n^* = \frac{amN}{b^2 pq}.$$

事实上, 在给出的全部是易感者的人群中, 进入一个染病者, 通过易感者的蚊子叮咬染病者的人, 使易感者的蚊子变为染病者, 再通过染病者的蚊子传染易感者的人。因此, 在全部是易感者的人群中, 进入一个染病者的人, 在其病程内传染的平均病人数, 即有媒介传染的**基本再生数**为

$$R_0 = \frac{b^2 pqn}{amN}.$$

　　Ross 在文献 [16] 中也给出媒介传染的传染病动力学模型, 在传染病动力学方面是他第一次给出的标准传染率, 第一次给出基本再生数.

5. McKendrick 和 Kermack 在 1926~1927 年建立的 SIR 仓室传染病模型

1876 年, A. G. McKendrick 出生于英国的爱丁堡, 他的父亲是格拉斯哥大学的生理学教授, 他曾在该大学学习医学, 大概在 1900 年他和 R. Ross 在非洲的塞拉利昂一起参加消灭疟疾的工作, 1926 年 McKendrick 出版了《关于数学在医学中的应用》(*Applications of Mathematics to Medical Problems*)[17, 18]. 1898 年, W. O. Kermack 出生在苏格兰, 曾在亚伯丁大学学习, 在牛津大学的工业实验室做一些关于有机化学领域的研究工作, 1924 年他和 McKendrick 合作开始做传染病数学建模的研究工作, 1927 年开始, 他们共同研究 1665 年和 1666 年黑死病与 1906 年瘟疫的流行规律, 出版了关于传染病数学理论的论文[19], 建立了确定性仓室传染病数学模型理论[17], 在此基础上建立了区分疾病流行与否的"阈值理论". 他们假设在一个相对封闭的地区, 疾病流行时间相对短, 因此, 忽略人口动力学因素, 即不考虑人口的出生和死亡, 人口的数量为常数. 将总人口 N 分为易感者 $S(t)$、染病者 $I(t)$ 和恢复者 $R(t)$, 其流程如图 1.1.7 所示, 建立的动力学模型为

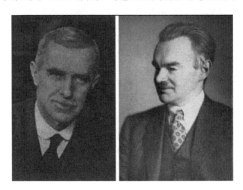

图 1.1.6　McKendrick (1876~1943) 与 Kermack (1898~1970)

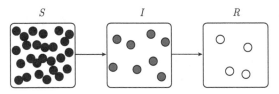

图 1.1.7　McKendrick-Kermack SIR 模型示意图

$$\frac{\mathrm{d}S}{\mathrm{d}t} = -\beta S(t)I(t), \tag{1.1.12a}$$

$$\frac{\mathrm{d}I}{\mathrm{d}t} = \beta S(t)I(t) - \gamma I(t), \tag{1.1.12b}$$

$$\frac{\mathrm{d}R}{\mathrm{d}t} = \gamma I(t). \tag{1.1.12c}$$

6. 1949 年 Bartlett 建立的具有出生麻疹传染病动力学模型

M. S. Bartlett(1910.6.18~2002.1.8) 是英国统计学家, 他的主要贡献在于数据分析、统计推断及多元分析. 1929 年, 在剑桥大学数学系学习, 1949 年在曼彻斯特大学任教授并进行流行病研究工作, 1952 年在剑桥大学任生物数学教授. 1949 年建立了具有出生的麻疹传染病模型[20, 21] 为

$$\frac{dS}{dt} = -\beta S(t)I(t) + b, \tag{1.1.13a}$$

$$\frac{dI}{dt} = \beta S(t)I(t) - \mu I(t), \tag{1.1.13b}$$

这里, $S(t)$ 和 $I(t)$ 分别代表易感者和染病者的数量, b 是易感者的补充率或者出生率, μ 是染病者的恢复率, 染病者恢复后具有永久免疫.

利用动力学研究传染病更深入的工作在 20 世纪中期以后, 代表性的工作是 Bailey 在 1957 年出版的第一部关于传染病的数学理论及其应用[22], 特别在过去 30 年, 已经有大量的论文和著作在利用动力学方法研究传染病系统, 有涉及具体疾病的, 也有研究传染病的一般方法, 更详细的了解可参阅文献 [23]~[26].

1.1.4 现代传染病动力学模型主要研究方法

现代传染病动力学模型主要从确定性仓室模型和随机动力学模型两个方向发展, 而确定性模型主要是基于均匀混合假设, 从数学角度来看, 主要的数学工具包括常微分方程、偏微分方程、时滞微分方程、差分方程、脉冲方程及动力系统等. 考虑的具体对象不同, 建立的数学模型也不同, 如果考虑年龄结构, 一般建立的是一阶偏微分方程模型, 考虑种群或者人口的扩散, 建立的是反应扩散方程模型, 考虑疾病的潜伏期, 要建立时滞微分方程模型, 考虑种群的季节性出生或者脉冲预防接种, 一般要用到脉冲微分方程模型, 考察疾病的传染或者种群出生的周期性, 一般建立的是周期系统的微分方程模型. 从应用角度来看, 有针对具体疾病的宏观群体动力学模型, 也有从微观水平上研究细菌或者病毒在体内的动力学行为, 但在动力系统的参数估计方面, 一般要结合具体数据, 并利用统计方法进行估计. 确定性动力学模型本质上是随机动力学模型的平均, 它的发展趋势是向高维与精细化发展, 并与随机动力学结合, 建模过程一般利用概率统计的分析方法.

关于随机动力学传染病模型, 目前主要有基于网络的节点动力学模型, 包括规则网络节点动力学模型和复杂网络节点动力学模型, 基于细胞自动机模型及一般的具有噪声影响的动力学模型, 发展趋势向具体疾病或者确定和随机相结合动力学模型发展. 另外, 从网络传染病动力学与均匀混合动力学模型的比较可以看出, 规则网络节点动力学传染病模型本质上和均匀混合传染病动力学模型是一致的.

均匀混合传染病动力学模型存在的缺陷: 传染性疾病的传播不仅依赖于疾病的生物学特征, 而且还依赖于种群之间的接触方式, 而均匀混合传染病动力学模型的特点是将人群看成均匀混合的, 即所有个体接触是等可能的, 忽略了个体之间的接触过程、个体行为的影响、传染病传播过程空间的影响、群体的混合模式的影响等. 事实上, 人类接触过程中, 不可能是均匀碰撞的过程, 不同的人, 单位时间接触的人数可能完全是不同的, 整个人群构成了一个社会接触网, 而传统的均匀混合确定性动力学模型完全忽略了人群的局部接触方式.

1.2   网络传染病动力学模型概述

1.2.1   网络基础知识

自然界及人类社会中存在的大量复杂系统都可以用网络加以描述. 几乎所有的系统都可以抽象成网络模型. 例如, Internet 网络就可以看成由电脑和路由器通过有线或者无线连接组成的一个复杂网络, WWW 万维网就是一个由网页通过超链接而组成的一个巨大的虚拟网络, 社会网络是社会个体成员及其之间因为互动而形成的相对稳定的关系体系而组成的一个复杂网络等. 现实中的网络无处不在, 无处不有. 再如信息技术中的 Email 网、信息推荐系统网络; 技术领域中的电力网络、电话线路网络及移动电话网络; 交通运输中的航线网、铁路网、公路网; 社会生活中的演员合作、友谊网、科研合作、论文引用、姻亲关系、舆情传播等; 自然界中的河流网, 生物系统中的食物链网、神经网、新陈代谢网、蛋白质网等. 所谓网络是由大量节点与连接两个节点之间的一些边组成的, 其中节点用来代表真实系统中不同的个体, 而边则用来表示个体间的关系. 从数学上看可以抽象为图, 它由节点和边构成. 所谓复杂网络就是具有复杂拓扑结构和动力学行为的大规模网络.

复杂网络作为一门新兴的学科在最近几十年得到了迅速发展[27−29], 在现实世界中许多实际问题都可以抽象为复杂网络模型进行研究. 例如, 很多传染性疾病的传播过程可以通过复杂动态网络的方法进行研究. 实际生活中存在大量的复杂网络, 这促使我们去研究这些复杂网络的拓扑几何性质、网络的静态行为以及发生在网络上的传播动力学行为. 一般情况下, 网络可根据其网络结构的基本拓扑不变量分为规则网络、随机网络、Small World 网络、Scale Free 网络等.

研究复杂网络及其性质, 首先要描述复杂网络拓扑结构几个基本特征量, 传统上都是应用图论和概率的知识来研究, 刻画复杂网络的基本特征量有平均路径长度、聚类系数、度分布等. 近年来又陆续提出了一些新的网络特征量, 如相关系数 (correlation coefficient) 和介数 (betweenness) 等. 为了更加详细和全面地刻画网络的结构, 下面介绍这些基本特征量.

考虑一个节点规模为 N 的复杂网络, 可以用简单的无向网络 $G = (V, E)$ 来描述, 其中 V 称为 G 的顶点集, 其元素称为顶点 (有时我们把顶点也称为节点), E 称为 G 的边集, 其元素称为边. 网络为简单图就意味着节点 v_i 和 v_j 之间最多有一条边相连. 在网络 G 中如果两个节点有边相连, 就称它们互为各自的邻居. 记 $\langle k \rangle$ 为网络 G 中所有节点的平均邻居数 (也记为 n), n_v 为网络 G 中节点 v 的邻居数 (称为节点 v 的度). 如果一个图中任何两个节点有且仅有一条边相连, 称为完全图, 此时任何节点的邻居数 $\langle k \rangle = n = N - 1$.

1. 网络节点度及其分布

网络中节点 v 的**度**定义为与该节点连接的边的总数, 即节点的邻居数 n_v, 网络中所有节点的度的平均值称为**网络的平均度**, 记为

$$\langle k \rangle = \frac{\sum_{v \in V} n_v}{N}.$$

网络中节点的**度分布**用 $p(k)$ 来表示, 其含义为任意选择一个节点, 其度恰好为 k 的概率, 也等于网络中**度为 k 的节点总数** N_k 与网络节点总数 N 的比值, 即

$$p(k) = \frac{N_k}{N}.$$

2. 网络平均路径长度

网络中, 一般定义两节点 v_i 和 v_j 间的距离 d_{ij} 为连接两者最短路径边的数量, 而网络的直径定义为网络中任意两节点之间的最大距离, 记为 D, 即有公式 $D = \max_{i,j \in V} d_{ij}$. 网络的平均路径长度则是所有节点对之间距离的平均值, 它描述了网络中节点间的分离程度, 记为 L, 其数学表达式为

$$L = \frac{\sum_{j \leqslant i} d_{ij}}{C_N^2},$$

这里 $C_N^2 = \frac{1}{2} N(N-1)$.

3. 网络聚类系数

"物以类聚, 人以群分", 社会网络的一个重要性质就是其聚类特性, 即通常表现出"小圈子"属性. 在网络中, 聚类系数是描述网络中节点集聚程度的一种度量. 实际表明: 在多数实际网络, 特别是一些特殊的社会网络中, 节点有形成"团"的强烈倾向, "团"内个体之间的连接比"团"外的连接相对紧密. 为了定量地刻画这种紧密性, 引入聚类系数的概念. 聚类系数有两种度量方法: 全局和局部的度量. 全

局聚类系数旨在度量整个网络的集聚性, 而局部聚类系数给出了单个节点的聚集性的度量.

4. 聚类系数的一般定义

下面讨论一般网络下聚类系数的定义及其计算方法. 在定义聚类系数之前, 先给出二元组、三元组以及三角形的概念. 在网络 G 中, 称 $v_i - v_j$ 为二元组, 如果在图中节点 v_i 和 v_j 相邻, 即 v_i 和 v_j 之间有边相连. 若定义

$$[v_i v_j] = \begin{cases} 1, & \text{节点 } v_i \text{ 和 } v_j \text{ 互为邻居,} \\ 0, & \text{节点 } v_i \text{ 和 } v_j \text{ 不为邻居,} \end{cases}$$

其中 $i, j = 1, 2, \cdots, N$, 则网络中总的二元组的数量为 $\sum\limits_{i,j=1}^{N} [v_i v_j]$, 实际上它等于整个网络边的数量的两倍. 对于三个不同节点, 与二元组类似地给出三元组定义. 在网络 G 中称 $v_i - v_j - v_k$ 为三元组, 如果节点 v_i 和 v_j, v_j 和 v_k 互为邻居, 即 v_i 和 v_j, v_j 和 v_k 之间都有边相连. 在三元组 $v_i - v_j - v_k$ 中, 如果还有 v_i 和 v_k 互为邻居, 则称此三元组为三角形 (或**闭三元组**); 如果 v_i 和 v_k 不为邻居, 则称此三元组为**开三元组**; 为了计算网络中它们各自的数量, 分别定义以下变量:

$$[v_i v_j v_k] = \begin{cases} 1, & [v_i v_j] = [v_j v_k] = 1, \\ 0, & \text{其他,} \end{cases}$$

$$[v_i v_j v_k]_\triangle = \begin{cases} 1, & [v_i v_j] = [v_j v_k] = [v_i v_k] = 1, \\ 0, & \text{其他,} \end{cases}$$

$$[v_i v_j v_k]_\angle = \begin{cases} 1, & [v_i v_j] = [v_j v_k] = 1, [v_i v_k] = 0, \\ 0, & \text{其他,} \end{cases}$$

其中 $i, j, k = 1, 2, \cdots, N$, 则网络中总的三元组和三角形数量分别为

$$\sum_{i,j,k=1}^{N} [v_i v_j v_k], \quad \sum_{i,j,k=1}^{N} [v_i v_j v_k]_\triangle,$$

开三元组的数量为

$$\sum_{i,j,k=1}^{N} [v_i v_j v_k]_\angle.$$

显然, 有下面的关系式

$$\sum_{i,j,k=1}^{N} [v_i v_j v_k] = \sum_{i,j,k=1}^{N} [v_i v_j v_k]_\triangle + \sum_{i,j,k=1}^{N} [v_i v_j v_k]_\angle.$$

在此基础上, 分别给出全局聚类系数和局部聚类系数. 定义全局聚类系数为

$$\phi = \frac{\text{网络中所有三角形的数量}}{\text{网络中所有三元组的数量}} = \frac{\sum\limits_{i,j,k=1}^{N}[v_i v_j v_k]_\triangle}{\sum\limits_{i,j,k=1}^{N}[v_i v_j v_k]}. \tag{1.2.1}$$

因为全局聚类系数一般只适用于有限网络, 对于无限网络很难用此计算公式, 因此引入局部聚类系数, 即为网络中每个节点的聚类系数, 对于网络 G 中任一节点 v, 假设它的邻居数 (度) 为 n_v, 记 E_v 为节点 v 的 n_v 个邻居之间实际存在的边数, 从而易得以节点 v 居中的三角形数量为 $2E_v$, 以节点 v 居中的三元组数量为 $n_v(n_v - 1)$, 即有

$$\sum_{i,k=1}^{N}[v_i v v_k]_\triangle = 2E_v, \quad \sum_{i,k=1}^{N}[v_i v v_k] = n_v(n_v - 1),$$

则节点 v 的聚类系数定义为

$$\phi_v = \frac{\text{以节点 } v \text{ 居中的三角形数量}}{\text{以节点 } v \text{ 居中的三元组数量}} = \frac{\sum\limits_{i,k=1}^{N}[v_i v v_k]_\triangle}{\sum\limits_{i,k=1}^{N}[v_i v v_k]} = \frac{2E_v}{n_v(n_v - 1)}. \tag{1.2.2}$$

由局部聚类系数的定义不难推出网络中所有三角形数量和三元组数量分别为

$$\sum_{i,j,k=1}^{N}[v_i v_j v_k]_\triangle = \sum_{v \in V}\sum_{i,k=1}^{N}[v_i v v_k]_\triangle = \sum_{v \in V} 2E_v = \sum_{v \in V} \phi_v n_v(n_v - 1).$$

$$\sum_{i,j,k=1}^{N}[v_i v_j v_k] = \sum_{v \in V}\sum_{i,k=1}^{N}[v_i v v_k] = \sum_{v \in V} 2E_v/\phi_v = \sum_{v \in V} n_v(n_v - 1),$$

则由网络全局聚类系数的定义可推得

$$\phi = \frac{\sum\limits_{v \in V} \phi_v n_v(n_v - 1)}{\sum\limits_{v \in V} n_v(n_v - 1)}. \tag{1.2.3}$$

另外, 还可定义

$$\phi = \frac{\sum\limits_{v \in V} \phi_v}{N}.$$

上式是文 [30] 定义在整个网络的聚类系数 (全局聚类系数) 为所有节点的聚类系数 (局部聚类系数) 的均值.

根据以上全局聚类系数和局部聚类系数的定义可知, 在规则网络 (有限或无限) 下, 因为每个节点的度都相等, 所以网络的局部聚类系数等于网络的全局聚类系数, 即有 $\phi_v = \phi$, 因此, 在规则网络下, 全局聚类系数的定义 (1.2.1) 和 (1.2.3) 是等价的.

下面举例说明一些特殊网络聚类系数. 如图 1.2.1 所示的六邻居规则网络中, 每个节点都有 6 个邻居, 即 $n_v = 6$, 在这 6 个邻居中实际存在边 $E_v = 6$ 条, 所以以节点 v 居中的三角形数量和三元组数量为分别为 $2E_v = 12$, $n_v(n_v - 1) = 30$, 网络中每个节点的聚类系数都为 $\phi_v = 12/30 = 2/5$, 从而得到网络的全局聚类系数为 $\phi = 2/5$.

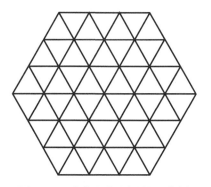

图 1.2.1　六邻居规则网络示意图

聚类系数也是刻画网络的连通性的工具, 当聚类系数比较大的时候, 相互连接的节点有更大的概率有相同的邻居, 即朋友的朋友更倾向于彼此也是朋友.

5. 聚类系数的邻接矩阵表示

Keeling 在文献[67]中, 利用图论的邻接矩阵 A 给出了关于聚类系数的另一种计算方法. 考虑一个具有 N 个节点的网络, 把它看作一个图 G, 定义邻接矩阵 $A = (a_{ij}) \in \{0,1\}^{N^2}$, 其中

$$a_{ij} = \begin{cases} 1, & \text{节点 } v_i \text{ 和 } v_j \text{ 有边相连}, \\ 0, & \text{其他}. \end{cases}$$

这里 v_i 和 v_j 表示图 G 中 N 个节点中的第 i 和 j 个节点. 假设图 G 为简单无向图, 不存在自环与重边, 自然有 $a_{ii} = 0$ 和 $A^{\mathrm{T}} = A$. 下面给出邻接矩阵在图论中的一个性质:

性质 1.2.1　设 A 为图 G 的邻接矩阵, 则图 G 中从节点 v_i 到节点 v_j 有长度为 k 的路径的数量为矩阵 A^k 中的第 i 行第 j 列元素.

根据二元组、三元组和三角形的定义, 图 G 中二元组、三元组的数量分别为从图中任一节点到其他节点长度为 1, 2 的路径的条数, 三角形的数量就为图 G 中长度为 3 的环的数量. 根据性质 1.2.1, 可推出 A 的 k 次幂 A^k 中第 i 行第 j 列元素就指从 v_i 开始经过 k 条边到达 v_j 的路径数, 所以 A^k 中各元素之和就是长度为 k 的路径的条数, 其中对角线元素代表长度为 k 的环的数量. 所以网络中二元组的数量就为网络中实际边数的 2 倍, 因 $a_{ii} = 0$, 即排除自环, 若网络的平均度 (邻居数) 为 n, 则有下面等式成立

$$\text{网络中二元组的数量} = \sum_{i,j=1}^{N} [v_i v_j] = \|A\| = nN, \tag{1.2.4}$$

这里 $\|A\| = \sum_{j,i}^{N} a_{ij}$ 为矩阵 A 的范数. 因网络中三元组要求三个节点必须不同, A^2 中对角线元素都表示从一节点出发经过一条边再从原路返回的路径数量, 从而得到三元组数量的计算公式

$$\text{网络中三元组的数量} = \sum_{i,j,k=1}^{N} [v_i v_j v_k] = \|A^2\| - \text{tr}(A^2) = n(n-1)N. \tag{1.2.5}$$

根据以上讨论易得网络中三角形的数量为 A^3 中长度为 3 的环的数量, 即为矩阵 A^3 的迹为

$$\text{网络中三角形的数量} = \sum_{i,j,k=1}^{N} [v_i v_j v_k]_\triangle = \text{tr}(A^3). \tag{1.2.6}$$

值得注意的是由以上所有定义和计算方法知, 在简单无向图中, 二元组、开三元组的数量分别为网络中实际存在边数、实际存在开三元组的 2 倍, 三角形的数量为网络中实际存在三角形的 6 倍. 因为二元组、三元组在计数中从每个方向都会计算一次, 例如, 若 $[v_i v_j] = 1$, 二元组 $v_i - v_j$ 和 $v_j - v_i$ 都计算在二元组的数量内, 而实际上它们代表图中的同一条边; 与二元组相似, 若 $[v_i v_j] = [v_j v_k] = 1$ 且 $[v_i v_k] = 0$ 时, $v_i - v_j - v_k$ 和 $v_k - v_j - v_i$ 在图中表示同一开三元组, 而它们都包含在三元组数量的计算; 同样地, 对三角形数量的结论可类似得到.

在研究网络中疾病的传播时, 因为节点的状态对疾病的传播起着很重要的作用, 所以还需考虑节点的状态, 按节点的状态给出二元组、三元组、三角形的定义. 假设状态集为 $\mathbb{A}$, $A, B, C \in \mathbb{A}$, 与前面给出的定义相似, 二元组 $A - B$ 为网络中处于 A 状态和 B 状态的两个不同节点互为邻居组成的有序二元组的集合, 用 $[AB]$

表示网络中所有 $A-B$ 二元组的数量, $[AB]=[BA]$, $[AA]$ 为 $A-A$ 二元组数量的 2 倍; 三元组 $A-B-C$ 为分别处于 A, B 和 C 状态的三个节点组成的三元组的集合, 用 $[ABC]$ 表示网络中所有 $A-B-C$ 三元组的数量, 若处于 A, C 状态的两个节点相互连接, 称 $A-B-C$ 为三角形 (或闭三元组), 否则称其为开三元组, 分别用 $[ABC]_\triangle$ 及 $[ABC]_\angle$ 表示其数量, 则有

$$[ABC]=[ABC]_\triangle+[ABC]_\angle,$$

再由定义式 (1.2.1) 可得网络的全局聚类系数为

$$\phi=\frac{\sum\limits_{A,B,C\in\mathbb{A}}[ABC]_\triangle}{\sum\limits_{A,B,C\in\mathbb{A}}[ABC]}, \tag{1.2.7}$$

其中 $\sum\limits_{A,B,C\in\mathbb{A}}[ABC]_\triangle$ 与 $\sum\limits_{A,B,C\in\mathbb{A}}[ABC]$ 分别表示网络中总的三角形和三元组的数量. 至此网络的聚类系数的定义及其计算方法已经完全详细地给出.

6. 相关性及同配与异配

在研究复杂网络性质时, 除了网络的度分布 $p(k)$ 和聚类系数 ϕ 外, 还需要了解网络的各个特征之间的相关性, 同配系数就是描述网络相关性的一种特征量. 同配系数刻画的就是网络中具有某种相同特征的个体之间是否更倾向于相互连接, 例如, 社会网络中个体的语种、种族、年龄等特征都具有相关性.

网络中节点不同状态、不同度的相关性及聚类系数常被用来描述不同网络结构之间的差异, 它包括三个方面.

(1) **不同状态节点之间的相关性** 在研究群体水平的传染病模型时, 不同的个体往往处于不同的状态 (易感者、染病者或者恢复者等), 为了刻画网络节点状态之间的相关性, Keeling 在文献 [67]中提出了刻画节点状态相关性的相关系数或者同配系数 C_{AB}.

相关系数 C_{AB} 以状态为 A 的节点与状态为 B 的节点随机连接的边数为基准, 来衡量实际存在的边数多还是少, 在文献 [67]中, 为了描述不同状态节点之间的关联性, 在网络中定义了 A 状态节点与 B 状态节点之间的**相关系数**(correlation) 为实际存在边数与随机连接的边数的比值, 即

$$C_{AB}=\frac{N}{n}\frac{[AB]}{[A][B]}. \tag{1.2.8}$$

事实上, 设网络平均度为 n, 状态为 A 的节点与状态为 B 的节点之间实际连接的边数为 $[AB]$, 按随机连接, 网络中总边数为 nN, 其中状态为 A, B 的节点发出的边

分别为 $n[A]$, $n[B]$, 则按随机连接状态为 A 的节点与状态为 B 的节点之间的边数为 $nN \times \dfrac{n[A]}{nN} \times \dfrac{n[B]}{nN}$, 相关系数 C_{AB} 为

$$C_{AB} = \frac{\text{状态为 } A \text{ 的节点与状态为 } B \text{ 的节点实际连接边数}}{A \text{ 与 } B \text{ 随机连接的边数}}$$

$$= \frac{[AB]}{nN\dfrac{n[A]}{nN}\dfrac{n[B]}{nN}} = \frac{N}{n}\frac{[AB]}{[A][B]}. \tag{1.2.9}$$

从 (1.2.9) 容易得到 $C_{AB} \in (0, N/n)$, 若 $C_{AB} = 1$, 则代表的是实际存在的边达到 "平均水平", 即状态 A 的节点与状态为 B 的节点随机连接, 也称状态 A 与状态 B **不相关**. 同理 $C_{AB} < 1(C_{AB} > 1)$ 分别表示状态 A 的节点与状态 B 的节点之间的边在 "平均水平" 以下 (上), 即表示状态 A 与状态 B 负相关 (正相关).

(2) **不同度节点之间的相关性** 它是指在网络演化过程中, 新进入的节点倾向于与旧节点中度高的节点相连还是与度低的节点相连, 还是随机连接. 用 $p(k'|k)$ 表示度为 k 的节点与度为 k' 的节点相连接的条件概率, 如果这一条件概率独立于 k, 则网络的连接退化到不相关网络. 用 $p(k', k)$ 表示度为 k 的节点与度为 k' 节点为邻居的联合概率分布, 假设网络的度分布为 $p(k)$, 显然有下面的归一化等式

$$\sum_k p(k) = 1, \quad \sum_{k'} p(k'|k) = 1.$$

并有下面的平衡等式[35]

$$kp(k'|k)p(k) = k'p(k|k')p(k') \equiv \langle k \rangle p(k, k'). \tag{1.2.10}$$

事实上, 因为

$$\langle k \rangle = \sum_k kp(k) = \sum_k k\frac{N_k}{N} = \frac{1}{N}\sum_k kN_k,$$

所以,

$$\sum_k kN_k = \langle k \rangle N.$$

令 $N_{k,k'}$ 代表度为 k 的节点与度为 k' 的节点相连边的数量, 这个数量当 $k \neq k'$ 时就是实际数量, 当时 $k = k'$ 是实际数量的 2 倍关系. 显然, $N_{k,k'}$ 构成的矩阵是对称矩阵, 而且有关系

$$\sum_{k'} N_{k,k'} = kN_k,$$

$$\sum_k \sum_{k'} N_{k,k'} = \langle k \rangle N.$$

根据联合概率分布的定义可知

$$p(k,k') = \frac{N_{k,k'}}{\langle k \rangle N} = p(k',k).$$

度为 k 的节点与度为 k' 的节点相连的条件概率为

$$p(k'|k) = \frac{N_{k,k'}}{kN_k} \equiv \frac{\langle k \rangle p(k,k')}{kp(k)}, \tag{1.2.11}$$

因此, 可得

$$kp(k)p(k'|k) = \langle k \rangle p(k,k').$$

同理可得

$$k'p(k')p(k|k') = \langle k \rangle p(k,k').$$

备注 1.2.1 对一般的条件概率有关系 $p(A|B) = \dfrac{p(A\bigcap B)}{p(B)}$, 它是指在事件 B 发生的情况下, 事件 A 发生的概率, 而公式 (1.2.10) 中 $p(k'|k)$ 指的是度为 k 的节点与度为 k' 的节点相连的条件概率, 是连边条件概率, 因此, 不应该有 $p(k'|k) = \dfrac{p(k',k)}{p(k)}$, 因为这里的 $p(k)$ 是节点度分布, 从而有 $p(k'|k) = \dfrac{\langle k \rangle p(k,k')}{kp(k)}$. 另外, 在度不相关的网络中 (度不相关网络在传染病模型研究中经常用到, 它指的是度为 k 的节点与度为 k' 的节点相连接的条件概率 $p(k'|k)$ 独立于 k), 从而有关系式

$$p(k'|k) = \frac{k'p(k')}{\langle k \rangle} = \frac{k'N_{k'}}{\sum\limits_k kN_k} = \frac{\text{网络中度为 } k' \text{ 的点发出总边数}}{\text{网络中所有点的发出总边数}}.$$

因此,

$$p(k,k') = \frac{kk'}{\langle k \rangle^2}p(k)p(k').$$

另外, 节点之间度的相关性通常用同配性来刻画, 它是刻画网络结构的又一个重要因素, 社会网络中具有相同特征的个体更倾向于相互连接. 例如, 人们更喜欢和与自己有共同语言的人结为朋友, 人们更喜欢与自己处在相同年龄段的个体相互交往等. 在同配网络中, 网络的拓扑结构很容易形成一簇一簇的, 即社团结构, 每一个社团内部的成员都具有相同的性质. 为刻画这一相关性, Newman 在文献 [32], [33] 中提出了网络度的同配系数 r. 其后, 文献 [34] 给出了同配系数 r 的另一种形式 C_{kl}.

下面介绍 Newman 在文献 [32] 中给出的关于网络中节点度的同配系数定义及相关结论.

在规模为 N、平均度为 n 的网络中, 总边数为 nN(这里 n 为网络的平均度), 度分布为 $p(k)$. 从网络中边的角度出发, 考虑随机选择一条边指向度为 k 节点的概率, 显然这个概率不再是 $p(k)$, 因为度大的节点比度小的节点发出的边数多, 这意味着其与度为 k 的节点连接的边占网络总边数的比例为 kN_k/nN, 故与 $kp(k)$ 成正比, 所以其分布可表示为

$$p'(k) = kp(k)/\sum_l lp(l) = kp(k)/\langle k \rangle. \tag{1.2.12}$$

另外一个重要的概念是**余度**(remaining degree), 一个节点的余度是指从该节点出发的边数 (不含到达的一条边), 它等于该节点的总度减一, 易得节点的余度分布为

$$q_k = \sum_l lp(k+1, l) = \frac{\sum\limits_l N_{k+1,l}}{nN} = \frac{(k+1)N_{k+1}}{nN} = \frac{(k+1)p(k+1)}{\sum\limits_l lp(l)}. \tag{1.2.13}$$

在无向网络中, 假设网络的总边数为 M, 把每条边的余度看作随机变量, 分别记为 ξ, η, 根据 q_k 的定义, 可推出每条边的两个余度分布

$$p(\xi = k) = p(\eta = k) = q_k. \tag{1.2.14}$$

所谓网络度的同配或者异配是指考察的网络中同一条边连接的两个端点的余度之间的关系. 若右端点的余度随着左端点余度的增大而增大, 则称网络节点的度具有**同配性**; 若右端点的余度随着左端点余度的增大而减小, 则称网络节点的度具有**异配性**; 否则, 称网络的度是随机的. 网络节点之间的度同配异配程度可以用随机变量 ξ 与 η 的相关系数来量化表示. 常用皮尔逊系数 (Pearson's correlation) 或者斯皮尔曼等级相关系数 (Spearman's rho)[31], 但后者更精确. 这里我们给出皮尔逊系数

$$r = \frac{\text{Cov}(\xi, \eta)}{\sqrt{D(\xi)}\sqrt{D(\eta)}} = \frac{E(\xi\eta) - E(\xi)E(\eta)}{\sqrt{E(\xi^2) - E(\xi)^2}\sqrt{E(\eta^2) - E(\eta)^2}}, \tag{1.2.15}$$

相关系数 $-1 \leqslant r \leqslant 1$, 其中 $r = 0$ 代表随机变量 ξ 与 η 相互独立, 即网络节点的度随机混合; 相关系数 $r > 0$ 表示随机变量 ξ 与 η 正相关, 即节点的余度具有同配性, 且 r 越大, 同配程度越高, 在 $r = 1$ 时完全同配; 相关系数 $r < 0$ 表示随机变量 ξ 与 η 负相关, 即节点的余度具有异配性, 且 r 越小, 异配程度越高, 在 $r = -1$ 时完全异配. 在文献 [32], [33] 中也称相关系数 r 为同配系数.

定义 e_{kl} 为任选一条边的两个端点的余度分别为 k, l 的联合概率, 即 $e_{kl} = p(k+1, l+1)$, 则由对称性可知 $e_{kl} = e_{lk}$, 也满足下面条件

$$\sum_{k,l} e_{kl} = 1, \quad \sum_{l} e_{kl} = q_k. \tag{1.2.16}$$

在随机连接下, 具有度不相关性, 所以有 $e_{kl} = q_k q_l$. 当网络完全同配时, 即只有相同度的节点之间才有边相连, 此时 $e_{kl} = q_k \delta_{kl}$. 根据协方差定义可知

$$\text{Cov}(\xi, \eta) = E(\xi\eta) - E(\xi)E(\eta) = \langle kl \rangle - \langle k \rangle \langle l \rangle, \tag{1.2.17}$$

即表示余度为 k 和 l 的节点实际连接的边数与随机连接边数的差, 当相关函数为零时, 代表度 k 和 l 不相关; 当相关函数大于 (小于) 零时, 则表示网络具有同配 (异配) 性. 由 e_{kl} 的定义, 可得到

$$E(\xi\eta) = \langle kl \rangle = \sum_{k,l} kl p(\xi = k, \eta = l) = \sum_{k,l} kl e_{kl}, \tag{1.2.18}$$

因为随机变量 ξ 与 η 服从同样的分布, 故有期望与二阶中心矩均相等

$$E(\xi) = E(\eta) = \sum_{k} k q_k, \quad E(\xi^2) = E(\eta^2) = \sum_{k} k^2 q_k, \tag{1.2.19}$$

从而随机变量 ξ 与 η 的方差也相等

$$D(\xi) = D(\eta) = \sum_{k} k^2 q_k - \left(\sum_{k} k q_k\right)^2, \tag{1.2.20}$$

将 (1.2.16)~(1.2.20) 代入 (1.2.15), 则相关系数 (同配系数)r 可写为

$$r = \frac{\sum_{k,l} kl(e_{kl} - q_k q_l)}{\sum_{k} k^2 q_k - \left(\sum_{k} k q_k\right)^2} = \frac{\sum_{k,l} kl e_{kl} - \left(\sum_{k} k q_k\right)^2}{\sum_{k} k^2 q_k - \left(\sum_{k} k q_k\right)^2}. \tag{1.2.21}$$

在有限网络中, 用 k_i, l_i 分别表示网络第 i 条边两端余度, 其中 $i = 1, 2, \cdots, M$, 故有下面的关系

$$E(\xi\eta) = M^{-1} \sum_{i} k_i l_i, \quad E(\xi) = M^{-1} \sum_{i} k_i, \quad E(\eta) = M^{-1} \sum_{i} l_i,$$

$$D(\zeta) = M^{-1} \sum_{i} k_i^2 - (M^{-1} \sum_{i} k_i)^2, \quad D(\eta) = M^{-1} \sum_{i} l_i^2 - \left(M^{-1} \sum_{i} l_i\right)^2.$$

根据式 (1.2.15), 则同配系数 r 的具体计算公式为

$$r = \frac{\sum_i k_i l_i - M^{-1} \sum_i k_i \sum_i l_i}{\sqrt{\left[\sum_i k_i^2 - M^{-1}\left(\sum_i k_i\right)^2\right]\left[\sum_i l_i^2 - M^{-1}\left(\sum_i l_i\right)^2\right]}}. \tag{1.2.22}$$

由网络的对称性可得 k_i 与 l_i 即为同一组数据 (顺序不同), 再由 (1.2.17)~(1.2.20) 可得

$$E(\xi) = E(\eta) = M^{-1} \sum_i \frac{1}{2}(k_i + l_i), \tag{1.2.23}$$

$$E(\xi^2) = E(\eta^2) = M^{-1} \sum_i \frac{1}{2}[(k_i)^2 + (l_i)^2], \tag{1.2.24}$$

$$E^2(\xi) = E^2(\eta) = \left[M^{-1} \sum_i \frac{1}{2}(k_i + l_i)\right]^2. \tag{1.2.25}$$

将式 (1.2.23)~(1.2.25) 代入 (1.2.15), 则相关系数 (同配系数)r 可重写为

$$r = \frac{M^{-1} \sum_i k_i l_i - \left[M^{-1} \sum_i \frac{1}{2}(k_i + l_i)\right]^2}{M^{-1} \sum_i \frac{1}{2}(k_i^2 + l_i^2) - \left[M^{-1} \sum_i \frac{1}{2}(k_i + l_i)\right]^2}. \tag{1.2.26}$$

另外, Newman 在文献 [33] 中提出了一般的同配系数的定义

$$r = \frac{\sum_i e_{ij} - \sum_i a_i b_i}{1 - \sum_i a_i b_i} = \frac{\mathrm{tr}(\boldsymbol{e}) - \|\boldsymbol{e}^2\|}{1 - \|\boldsymbol{e}^2\|}, \tag{1.2.27}$$

其中 e_{ij} 表示 i 类型的节点与 j 类型的节点之间连接的边数占网络总边数的比例, 满足下面平衡条件

$$\sum_{i,j} e_{ij} = 1, \quad \sum_j e_{ij} = a_i, \quad \sum_i e_{ij} = b_j, \tag{1.2.28}$$

这里, a_i 与 b_i 分别是指向 i 类型节点和 j 类型节点的比例, $\boldsymbol{e}$ 表示以 e_{ij} 为元素构成的矩阵, 而 $\|x\|$ 代表矩阵所有元素的和. 从而可知, 定义 (1.2.27) 为 (1.2.21) 的推广.

在文献 [34] 中也提出了度 k 与 l 节点之间的同配 (相关性) 系数

$$C_{kl} = \frac{nN[kl]}{k[k]l[l]}. \tag{1.2.29}$$

类似于 C_{AB} 定义, 相关系数 C_{kl} 定义为度为 k 的节点与度为 l 的节点之间实际存在的边数与随机连接边数的比值. 网络平均度为 n, 度为 k 的节点与度为 l 的节点之间实际连接的边数为 $[kl]$, 网络中总边数为 nN, 其中度为 k, l 的节点发出的边分别为 $k[k]$, $l[l]$. 按随机连接, 度为 k 的节点与度为 l 的节点之间的边数为 $nN\frac{k[k]}{nN}\frac{l[l]}{nN}$, 则可推导出相关系数 C_{kl} 为

$$
\begin{aligned}
C_{kl} &= \frac{\text{度为 } k \text{ 的节点与度为 } l \text{ 的节点实际连接边数}}{\text{度为 } k \text{ 的节点与度为 } l \text{ 节点随机连接的边数}} \\
&= \frac{[kl]}{nN\frac{k[k]}{nN}\frac{l[l]}{nN}} = \frac{nN[kl]}{k[k]l[l]}.
\end{aligned} \tag{1.2.30}
$$

我们将 r 与 C_{kl} 做比较, 可以发现:

(a) 相关系数 $r = 0$ 与 $C_{kl} = 1$, 都表示网络的度不相关, 但 $C_{kl} = 1$ 可以导出 $r = 0$. 事实上, $[kl] = \frac{kl[k][l]}{nN}$, 从而联合概率 $p(k,l) = \frac{[kl]}{nN} = \frac{kl}{n^2} \times \frac{[k]}{N} \times \frac{[l]}{N} = \frac{kl}{n^2} \times p(k)p(l)$. 由网络的平衡条件 (1.2.10) 可知, **在度不相关条件下, 度为 k 的节点与度为 l 的节点相连的条件概率为**

$$p(l|k) = \frac{np(k,l)}{kp(k)} = \frac{lp(l)}{n}.$$

由上式可得

$$p(k,l) = \frac{klp(k)p(l)}{n^2},$$

将上式代入 (1.2.21) 可得 $r = 0$.

(b) 类似地, $C_{kl} > 1$ 可导出相关系数 $r > 0$, 都表示网络中的具有相同度的节点更倾向于相互连接, 即网络具有同配性;

(c) 类似地, $C_{kl} < 1$ 可导出相关系数 $r < 0$, 表示网络具有异配性. 由上述关系可以看出, C_{kl} 是局部相关性概念, 而 r 是全局概念, 显然, 从 $r = 0(> 0, < 0)$ 不能推出 $C_{kl} = 1(> 1, < 1)$.

(3) **节点处于不同度和状态之间的相关性**: 类似式 (1.2.9) 和式 (1.2.30) 中的 C_{AB}, C_{kl}, 可以定义处于 A 状态度为 k 的节点 A_k 与处于 C 状态度为 m 的节点

C_m 之间的相关系数为

$$C_{A_k C_m} = \frac{A_k \text{ 节点 } C_m \text{ 节点之间实际连接边数}}{A_k \text{ 与 } C_m \text{ 随机连接下的边数}}$$

$$= \frac{[A_k C_m]}{nN \frac{k[A_k]}{nN} \frac{m[C_m]}{nN}}$$

$$= \frac{nN}{km} \frac{[A_k C_m]}{[A_k][C_m]}. \tag{1.2.31}$$

四类典型的网络及其统计学特征

有了上面关于网络的基本拓扑不变量, 下面我们给出规则网络、随机网络、小世界网络和无标度网络这四类典型网络的统计学特征.

规则网络   规则网络是最简单的一种网络, 其每个节点的度值都相同, 度分布满足 Delta 分布 (图 1.2.2), 如果网络有 N 个节点, 每个节点的度为 m, 则度分布

$$p(k) = \begin{cases} 1, & k = m, \\ 0, & k \neq m. \end{cases}$$

如果节点的度为 $k = N - 1$, 则该网络对应的图是一个完全图.

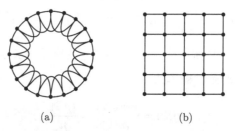

(a)   (b)

图 1.2.2   (a) 一维环形有限规则网络 ($k=4$), (b) 二维格点有限规则网络

对具有周期边界的规则网络其全局聚类系数

$$\phi(k) = \frac{1/2 \times 3 \times (k-2)}{1/2 \times 4 \times (k-1)} = \frac{3N\mathrm{C}_{\frac{k}{2}}^2}{N\mathrm{C}_k^2}.$$

这里 k 为偶数. 显然有 $\lim\limits_{k \to \infty} \phi(k) = 3/4$. 对于图 1.2.2(a), 有 $\phi = 1/2$.

对具有周期边界的规则网络的直径 $D = \max\limits_{i,j} d_{ij} = \dfrac{N/2}{k/2} = N/k$, 平均路径长度 $L \approx \dfrac{N}{2k} \to \infty (N \to \infty)$.

由此可知, 规则网络有比较大的聚类系数, 而且随着网络规模的增加, 它的平均路径长度会变大.

随机网络 随机网络用图来刻画就是随机图, 所谓随机图就是将图中给定的节点之间随机地连上边, 以此形成的网络就是随机网络. 随机网络的研究最早可追溯到 1960 年数学家 Erdös 和 Rényi 提出的 ER 随机网络模型, 该模型为构造随机网络提供了一种新的方法, 其构成方法是: 对给定网络的 N 个节点, 任意两个节点以概率 $p(0 \leqslant p \leqslant 1)$ 连接, 生成一个约有 $p\mathrm{C}_N^2$ 边的网络, 当 $p = 0$ 时, 生成无边图, 当 $0 < p < 1$ 时, 生成随机网络 (图 1.2.3), 当 $p = 1$ 时, 生成随机网络完全图 (图 1.2.4).

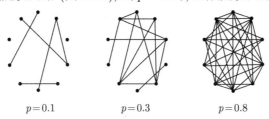

$p=0.1$ $\qquad$ $p=0.3$ $\qquad$ $p=0.8$

图 1.2.3 节点数 $N = 10$, 取不同连接概率生成的随机网络

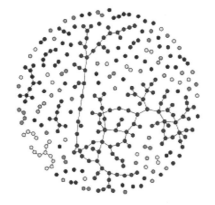

图 1.2.4 随机网络示意图

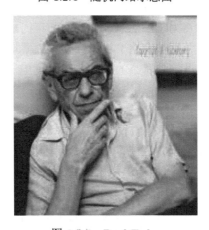

图 1.2.5 Paul Erdos

Erdös 和 Rényi[36] 研究发现, ER 随机图的结构和性质都随 p 值而变化, 它的很多重要性质都是在某个临界值 p 处突然涌现出来的. 例如, 当连接概率超过某个 p 值时, 随机图将产生一个逾渗相变, 使得原来互不连通的许多孤立小团簇突然相互连接起来, 形成一个几乎包含网络所有节点的巨大连通集团.

Bollobás[37] 在 1981 年给出了随机网络全部的度分布. 因为 ER 随机网络中的节点是独立的, 所以某一节点有 k 条边的概率是 p^k, 其余 $(N-1-k)$ 条边不连的概率是 $(1-p)^{N-1-k}$, 选择到 k 条边的方法有 C_{N-1}^k, 因此, ER 模型的度分布可以写成

$$p(k) = C_{N-1}^k p^k (1-p)^{N-1-k} \approx \frac{\langle k \rangle^k e^{-\langle k \rangle}}{k!}, \tag{1.2.32}$$

因此, ER 模型的平均度:

$$\langle k \rangle = \sum_{k=1}^{N-1} k C_{N-1}^k p^k (1-p)^{N-1-k} = p(N-1) \approx pN. \tag{1.2.33}$$

从式 (1.2.32) 可以看出, 当 N 很大时, ER 模型的度分布可以用 Poisson 分布来近似, 因此, ER 随机图也称为 Poisson 随机图.

随机网络聚类系数: 因为任意两节点间相连的概率为 p, 所以任意节点的邻居之间相连的概率也是 p, 因此, 聚类系数 $\phi = p = \dfrac{\langle k \rangle}{N}$.

随机网络的平均路径长度: 在 ER 随机网络中与某个特定节点距离为 L 的节点数量为 $\langle k \rangle^L$, 因此包含整个网络所有节点的 L 应满足 $\langle k \rangle^L = N$, 即网络平均路径长度为

$$L = \frac{\ln N}{\ln \langle k \rangle}.$$

综上可知, 随机网络度分布是 Poisson 分布, 平均度与 N 成正比, 平均路径长度与 $\ln N$ 成正比, 聚类系数与 N 成反比.

小世界网络   由 Watts 和 Strogetz[38] 于 1998 年提出的 WS 小世界网络模型, 刻画了现实世界中的网络所具有大的聚类系数和短的平均路径长度的小世界特性. 克服了 ER 随机网络模型虽然具有小的平均路径长度但没有高聚类特性缺陷. WS 模型的构造如下.

(1) 从规则网络开始: 给定一个含有 N 个节点的一维环状有限规则网络, 其中每个节点都与它最近邻的 $k = 2m$ 个节点相连.

(2) 随机化重连: 以概率 p 随机地重新连接网络中的每个边, 即将边的其中一个端点保持不变, 而另一个端点取为网络中随机选择的一个节点. 在随机化重连的过程中应该保证没有重边和自环.

在 WS 重连模型中, $p = 0$ 对应于完全规则的网络, $p = 1$ 对应于完全随机的网络, 通过调节 p 的值就可以控制从完全规则网络到完全随机网络的过渡 (图 1.2.6).

WS 随机化重连小世界模型的度分布为[39]

$$p(k) = \begin{cases} \sum_{n=0}^{\min\{k-m,m\}} C_m^n (1-p)^n p^{m-n} \dfrac{(pm)^{k-m-n}}{(k-m-n)!} e^{-pm}, & k > m, \\ 0, & k < m. \end{cases}$$

WS 随机化重连小世界网络的聚类系数为[39]

$$\phi(p) = \frac{3(m-1)}{2(2m-1)}(1-p)^3.$$

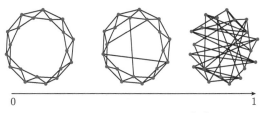

图 1.2.6 小世界网络模型[38]

在 1999 年, Newman 和 Watts 提出了一个稍微与 WS 随机化重连小世界模型不同的模型, 称为 NW 小世界模型[40]. 该模型把 WS 模型中的"随机化重连"规则改为"随机化加边", 即构造好节点度为 k 的规则环形网络之后, 以 p 的概率在任意选定的两个节点之间加上一条边, 而不是把这两个节点间的边重新连接. 这个模型实际上是规则网络和随机网络的叠加. 在 NW 小世界模型中, $p=0$ 对应于规则网络, $p=1$ 对应于完全连接的网络. 当 p 足够小和 N 足够大时, NW 小世界模型本质上和 WS 小世界模型相同. NW 小世界网络的度分布为

$$p(k) = \begin{cases} C_N^{k-2m} \left(\dfrac{2pm}{N}\right)^{k-2m} \left(1 - \dfrac{2pm}{N}\right)^{N-k+2m}, & k > m, \\ 0, & k < m. \end{cases}$$

NW 小世界网络的聚类系数为[41]

$$\phi(p) = \frac{3(m-1)}{2(2m-1) + 4mp(p+2)}.$$

WS 小世界模型的平均路径长度[40, 42]

$$L(p) = \frac{N}{m} f(Nmp),$$

其中, 函数 $f(x)$ 满足

$$f(x) - \begin{cases} c(常数), & x \ll 1, \\ \dfrac{\ln x}{x}, & x \gg 1. \end{cases}$$

Newman 等[42] 用基于平均场的方法给出了如下的近似表达式

$$f(x) \approx \frac{1}{2\sqrt{x^2 + 2x}} \operatorname{arctanh} \sqrt{\frac{x}{x + 2}}.$$

WS 小世界模型很好地刻画了真实网络的高聚类特性和短平均路径特征, 但小世界网络的度分布仍然是均匀的分布, 类似于随机网络, 在平均值 $\langle k \rangle$ 处有一个峰值, 在峰值两边快速衰减. 在这样的网络中, 节点的度分布集中在平均值附近, 不存在度大小远离平均值的节点. 然而, 实证研究发现多数大规模真实网络的度分布都是呈现幂律分布, 在这样的网络中, 大部分节点的度都很小, 但也有一小部分节点具有很大的度, 并没有一个特征标度. WS 小世界模型完全没有体现真实网络的这种无标度性质.

无标度网络　　幂律分布 $p(k) \propto k^{-\gamma}$ 也称为无标度分布, 也称为 Zipf 律分布, 具有幂律分布的网络称为无标度网络.

对一个概率分布函数 $f(x)$, 如果对任意给定的常数 a, 一定存在常数 b 使得函数 $f(x)$ 满足下面的条件

$$f(ax) = bf(x),$$

则称这个概率分布函数具有无标度性质.

事实上, 幂律分布函数是唯一具有无标度性质的函数, 证明如下[28].

取 $x = 1$, 可得 $f(a) = bf(1)$, 从而 $b = f(a)/f(1)$, 因此有

$$f(ax) = f(x)f(a)/f(1).$$

因上述方程对任意的 a 都成立, 两边对 a 求导得

$$x \frac{\mathrm{d}f(ax)}{\mathrm{d}(ax)} = \frac{f(x)}{f(1)} \frac{\mathrm{d}f(a)}{\mathrm{d}a}.$$

令 $a = 1$, 则有

$$x \frac{\mathrm{d}f(x)}{\mathrm{d}x} = f(x) \frac{f'(1)}{f(1)}.$$

解上述微分方程可得

$$\ln f(x) = \frac{f(1)}{f'(1)} \ln x + \ln f(1),$$

令 $\gamma = -\dfrac{f(1)}{f'(1)}$, 可得

$$f(x) = f(1)x^{-\gamma}.$$

1999 年, A.L.Barabási 和 R.Albert[43] 提出的无标度网络模型, 刻画了实际网络中普遍存在的 "富者更富" 的现象, 其网络的度分布是幂函数形式, 即 $p(k) \propto k^{-\gamma}$.

大量真实网络度的幂律分布是由什么机制产生的呢? Barabási 和 Albert 研究发现以前的很多模型都没有考虑到实际网络的两个重要特性: 一是增长 (growth) 特性, 二是优先连接 (preferential attachment) 特性. 增长特性指的是现实中大部分网络所包含的节点数量都不是固定不变的, 而是随着时间动态增长的. 例如, 万维网中每时每刻都有新的网站或网页加入其中, 互联网中的计算机数量随时间迅速增长, 每个月也都有大量新的科研文章加入论文引用网络. 同时, 网络中新节点的加入通常并非随机地选择节点进行连接, 而是具有偏向性. 例如, 新网站倾向于在网页中增加著名网站的超链接, 一些已经被广泛引用的重要文献也更容易被新发表的文章所引用, 这种现象就称为优先连接. 优先连接机制使得网络中度大的节点更容易吸引新节点与之连接, 因此使得其度越来越大, 这就是无标度网络中存在少量度很大的节点的原因.

Barabási 和 Albert[43] 基于网络的增长和优先连接, 给出了一个无标度网络模型, 简称 BA 网络模型:

(1) 增长机制: 给定一个具有 m_0 个节点的网络, 在每个时间步长增加一个新的节点, 新节点连接到 $m \leqslant m_0$ 个已存在的节点上;

(2) 优先连接: 新节点连接到一个已经存在的节点 i 上的概率正比于节点 i 的度 k_i, 即连接概率为

$$\Pi_i = \frac{k_i}{\sum_i k_i}.$$

按照这种方式, 在经过 t 时间步长后, 就产生了一个有 $N = t + m_0$ 个节点, mt 条边的网络. 图 1.2.7 显示了当 $m = m_0 = 2$ 时的 BA 网络演化过程.

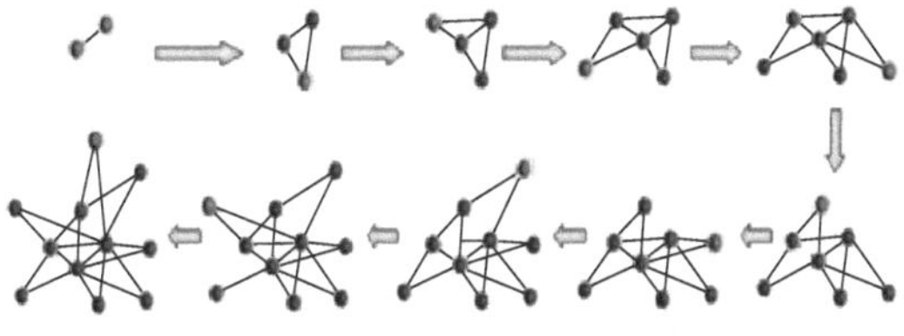

图 1.2.7　$m = m_0 = 2$ 时的 BA 网络演化图[44]

BA 网络的度分布[43, 45, 46]

$$p(k) = \frac{2m(m+1)}{k(k+1)(k+2)} \propto 2m^2 k^{-3}.$$

BA 无标度网络的平均路径长度为[47, 48]

$$L \propto \frac{\log N}{\log \log N}.$$

BA 无标度网络的聚类系数为[49]

$$\phi = \frac{m^2(m+1)^2}{4(m-1)} \left[\ln\left(\frac{m+1}{m}\right) - \frac{1}{m+1} \right] \frac{[\ln t]^2}{t}.$$

总之, BA 无标度网络统计特征显示具有较短的平均路径和不明显聚类特性.

1.2.2   网络传染病动力学的建模思想

网络上的传染病节点动力学, 事实上, 可以看成在特定网络结构上的信息传播, 以及信息引起的不同类型节点随时间的演化, 它既依赖于网络的拓扑结构, 也依赖于信息的传递方式, 如高速公路可以看作具有一定拓扑结构的网, 在其上流通的车辆可以认为是信息流通, 再如 Internet 网络上的各种舆情传播及病毒的传播, 它们都是**结构 + 信息**的一种模式.

群体水平上的传染病的传播可以认为是在社会网络上的传染病病毒或者细菌的传播, 它既依赖于人与人之间的接触方式 (构成社会接触网络) 又依赖病毒的传染力. 将社会网络上的节点看作人, 人与人之间的接触看作边, 首先, 我们把节点进行分类, 即对人口进行分组, 根据单位时间内接触次数的不同, 将人分为 n 组, 用 N_k 表示单位时间内有 k 次接触的人群总数, 假设传染病传播过程是将易感者传染变成染病者, 染病者恢复变成易感者, 用 S_k 和 I_k 分别代表 N_k 中的易感者和染病者数量, 因此, 有下面的关系:

$$N = \sum_{k=1}^{n} N_k, \quad N_k = S_k + I_k.$$

一个人在单位时间内接触的人数 k 就是网络中节点的度. 它满足分布 $p(k) = N_k/N$, 就是度分布. 变量 S_k 和 I_k 满足动力学方程

$$\frac{\mathrm{d}S_k}{\mathrm{d}t} = -\lambda k S_k(t)\theta + \gamma I_k(t), \tag{1.2.34a}$$

$$\frac{\mathrm{d}I_k}{\mathrm{d}t} = \lambda k S_k(t)\theta - \gamma I_k(t), \tag{1.2.34b}$$

这里 θ 是一个度为 k 的易感者个体每次接触染病者的概率. 假设对一个度为 k 的节点, 随机接触一个度为 l 节点的条件概率 $p(l|k)$, 而度为 l 的节点是染病者的概率为 $\frac{I_l}{N_l}$, 因此,

$$\theta = \sum_{l=1}^{n} p(l|k) \frac{I_l}{N_l}.$$

在度不相关的网络中, 对一个度为 k 的节点, 随机接触一个度为 l 节点的条件概率 $p(l|k)$ 独立于 k, 而与 $lp(l)$ 成比例[50, 51], 即有

$$p(l|k) = \frac{lp(l)}{\langle l \rangle}.$$

从而 θ 变为

$$\theta = \frac{\sum\limits_{l=1}^{n} lp(l)I_l/N_l}{\langle l \rangle}.$$

1.2.3 网络传染病动力学与均匀混合动力学模型的比较

群体水平的传染病传播过程实际上是在社会接触网上的各种病原体传播过程,传统的均匀混合传染病动力学模型实质是建立在规则或随机网络上,为了说明两者不同,我们给出没有出生与死亡的 SIS 均匀混合传染病动力学模型与网络传染病动力学模型.

标准传染率的 SIS 均匀混合传染病动力学模型

$$\frac{\mathrm{d}S}{\mathrm{d}t} = -\lambda k S(t)\frac{I(t)}{N(t)} + \gamma I(t), \tag{1.2.35a}$$

$$\frac{\mathrm{d}I}{\mathrm{d}t} = \lambda k S(t)\frac{I(t)}{N(t)} - \gamma I(t), \tag{1.2.35b}$$

其中, $S(t)$ 是易感者数量, $I(t)$ 是染病者数量, λ 是一个易感者和一个染病者接触被传染的概率, γ 是恢复率, k 是一个易感者在单位时间内接触的人数.

如果把人及其相互之间的接触认为是网络, 根据单位时间内接触次数的不同, 对人口进行分组, 用 N_k 表示单位时间内有 k 次接触的人群总数, $S_k(t)$ 和 $I_k(t)$ 分别代表 N_k 中易感者和染病者数量, 度分布为 $p_k(t) = \dfrac{N_k}{N}$, 不考虑出生与死亡, 在度不相关的网络中[50, 51], **建立 SIS 网络传染病动力学模型**

$$\frac{\mathrm{d}S_k}{\mathrm{d}t} = -\lambda k S_k(t)\frac{\sum kI_k(t)}{\sum kN_k(t)} + \gamma I_k(t), \tag{1.2.36a}$$

$$\frac{\mathrm{d}I_k}{\mathrm{d}t} = \lambda k S_k(t)\frac{\sum kI_k(t)}{\sum kN_k(t)} - \gamma I_k(t). \tag{1.2.36b}$$

对上述方程两边求和, 可得易感者与染病者总的数量变化满足方程

$$\frac{\mathrm{d}S}{\mathrm{d}t} = -\lambda \sum k S_k(t)\frac{\sum kI_k(t)}{\sum kN_k(t)} + \gamma I(t), \tag{1.2.37a}$$

$$\frac{\mathrm{d}I}{\mathrm{d}t} = \lambda \sum k S_k(t)\frac{\sum kI_k(t)}{\sum kN_k(t)} - \gamma I(t). \tag{1.2.37b}$$

如果度分布 $p_k(t)$ 取 Delta 分布, 即每个个体的度为常数 k, 则方程 (1.2.37) 变成方程 (1.2.35). 从 (1.2.37) 中可以看出, 利用网络建立传染病模型, 对于度不相关情形, 传染项主要考虑易感者节点或染病者节点连接的总边数占整个网络总边数的比例, 而标准传染率的 SIS 均匀混合模型考虑的是人的数量比例. 因此, 网络传染病模型考虑得更加细致.

从已有的研究成果来看, 二者存在的主要差异: 均匀混合传染病模型一般地方病平衡点在阈值条件下可能不稳定, 但对复杂网络, 因为再生数可能是无穷大, 导致地方病平衡点永远稳定; 在复杂网络中断键重连是经常发生的, 此时, 动力学系统会发生复杂的动力学现象, 各种分支会出现, 但在均匀混合传染病模型, 断键重连相当于降低传染率系数, 一般不会发生复杂的动力学现象; 在有预防接种的传染病 SIV 模型中, 有时会出现后向分支, 但在复杂网络中, 这种现象有时就不会出现.

总之, 网络的结构和疾病的传播机制会影响传染病动力学的性态.

1.2.4 网络传染病动力学模型发展概述

基于网络的传染病模型主要分为规则网络传染病模型、随机网络传染病模型、小世界网络传染病模型及无标度网络传染病模型, 后两者一般称为复杂网络传染病模型, 而规则网络传染病模型研究主要包括基于细胞自动机传染病研究方法与规则网络传染病模型的对逼近方法.

细胞自动机传染病模型   是利用细胞自动机理论对传染病进行研究.

细胞自动机 (cellular automata), 也称为元胞自动机、点格自动机、分子自动机或单元自动机, 是定义在一个由具有离散、有限状态的细胞组成的细胞空间上, 并按照一定局部规则, 在离散的时间维上演化的动力学系统. 细胞自动机模型是 20 世纪 50 年代冯·诺依曼为模拟生物学中的自我复制而提出的, 20 世纪 70 年代 Conway 通过一个生命的游戏演示了细胞自动机能产生有序和无序、稳定和不稳定等无法预测的演化行为. 进入 20 世纪 80 年代, 细胞自动机的研究有新的发展, Wolfram[52] 提出四种演化分类: 平稳型、周期型、混沌型和复杂型, 其中的复杂型成为现代复杂科学的开始. 后来 Langton 发明了自我繁衍细胞自动机, 利用简洁的模型复制出复杂系统中的分支、吸引子和自相似性等现象, 证明了复杂诞生于混沌边缘, 开创了人工生命.

细胞自动机自产生以来, 已经被广泛地应用到生物学、生态学、信息科学、数学、物理学、地学、材料学、医学等领域. 在研究动力系统的不平衡或空间不同质的系统中细胞自动机是一个强有力的工具. 利用细胞自动机技术对传染病的传播规律及控制研究也成为传染病理论研究的重要方法.

利用二维细胞自动机研究传染病的工作始于 1990 年 H. B. Sieburg[53] 研究艾

滋病病毒 HIV 的感染过程, 1998 年 T. Caraco 等[54] 利用细胞自动机研究了空间异质的 SIS 传染病模型, E. Ahmed 和 Agiza 等[55] 研究了含潜伏期的 SIR 一维细胞自动机传染病模型. 1999 年 M. Duryea[56] 研究了种群扩散的传染病模型. 2000 年 G. C. Sirakoulis[57] 建立了二维的 SIR 细胞自动机传染病模型, 并考虑了种群的运动和预防接种. 2001 年 E. Ahmed[58] 考虑了人口循环运动的一维细胞自动机传染病模型. S. N. Taraskin 等[59] 研究了小密度细胞感染细胞自动机传染病模型. 我们于 2004 年初展开了基于细胞自动机的传染病模型研究工作, 主要研究了含潜伏期和恢复期的 SEIRS 细胞自动机传染病模型[60], 并考虑了对染病者和潜伏者进行隔离的因素; 同时, 利用平均域方法研究了具有种群动力且易感者异质的 SIR 细胞自动机传染病模型[61].

规则网络传染病模型的二元组逼近方法　　1992 年 H. Matsuda[62] 开始了开创性工作, 研究了具有出生和死亡的 Lotka-Volterra 种群生态格子系统, 给出了对逼近方法 (PA 方法) 在种群系统中的应用. 1995 年 Altmann[63] 建立了性传播疾病的二元组逼近 SIR 模型. 1997 年 Morris[64] 在其博士论文中, 给出了不同空间结构的度分布下的二元组逼近方法, 并进行了误差估计. 1998 年 J. A. N. Filipe[65] 等研究了带控制的细胞自动机传染病动力学模型两种二元组逼近方法, 即平均域逼近方法 (MF 方法) 和成二元组逼近方法 (PA 方法). 1999 年 Rand[66] 与 Keeling[67] 分别研究了具有出生死亡的 SIR 传染病模型的二元组逼近及没有出生但与聚类系数相关的 SIR 传染病模型的二元组逼近方法, 获得了二元组逼近模型的基本再生数. 2000 年 M. V. Baalen[68] 研究了不同空间格子 (包括随机格子、三角型格子、方型格子) 的逼近问题. 2001 年 J. A. N. Filipe[69] 发展了文献 [65] 的二元组逼近方法, 提出了正方形逼近方法 (SA 方法)、对角线逼近方法 (DA 方法)、混合成对团族逼近方法 (HPA 方法) 以及 Sato' 团族逼近方法, 并用 SIS 传染病模型进行了比较; 2003 年 N. A. Thomson[70] 建立了有死亡的空间异质 SIS 传染病模型, 提出了双边缘的二元组逼近方法 (PEA 方法). 2004 年以后, T. Petermanna 等[71] 对成二元组逼近方法在理论上进行了深入的研究工作, C. T. Bauch[72] 建立了 SIS 传染病模型, 利用成二元组逼近方法给出了该模型的基本再生数. 特别需要指出的是 T. House 和 M. J. Keeling[73] 在 2011 年基于网络上不同度的节点构成对研究了疾病的传播, 并给出了各种情形下的二元组逼近动力学方程.

关于随机网络传染病模型　　事实上是在节点的度分布满足二项分布网络结构上建立的传染病动力学模型, 即度分布为

$$p(k) = C_{n-1}^k p^k (1-p)^{n-1-k}.$$

当网络的节点数 $n \gg kz$ 时, 度分布为 Poisson 分布

$$p(k) = \frac{z^k \mathrm{e}^{-z}}{k!}.$$

早在 20 世纪 80 年代, A. Martin-löf 等[74, 75] 就研究了基于随机连接的 SIR 传染病模型, 并证明了其极限分布是 Gaussian 分布. L. Sattenspiel[76] 建立了基于不同地理的随机网络 SIR 传染病模型, 即群落结构的随机网络传染病模型. 真正基于度分布满足 Poisson 分布的随机网络传染病模型是 1996 年 M. Kretzschmar[77] 工作, 他建立了性伙伴满足 Poisson 分布的性传染病模型. 1998 年 H. Andersson[78] 在随机图上建立了离散时间的随机传染病模型, 给出了基本再生数

$$R_0 = \frac{E(D^2)}{E(D)} - 1.$$

2002 年 Y. Moreno 等[79]给出了度分布是指数分布网络 (本质上是 Poisson 分布) 的 SIR 传染病模型的阈值. 2008 年 E. Volz[80] 利用概率生成函数 (the probability generating function) 研究了随机网络上的 SIR 动力学模型, 利用该方法给出的系统维数比较低, 便于数学上的讨论. 2010 年 J. C. Miller[81] 对 E. Volz[80] 模型进行了改进.

关于小世界网络传染病动力学模型研究　　最早见到的是 A. Kleczkowski, B. T. Grenfell [83] 在 1999 年小世界网络上基于细胞自动机建立的传染病模型. 2000 年 C. Moore 和 M. E. J. Newman[84] 建立了小世界网络上的传染病动力学模型, 并给出了疾病传播的临界阈值. 2001 年 M. Kuperman 和 G. Abramson[85] 研究了小世界网络上 SIRS 传染病模型, N. Zekri 和 J.P.Clerc[86] 在一维小世界网络上研究了疾病传播的统计和动力学特性. 2002 年 O. Miramontes[87] 研究了有个体移动的小世界网络传染病动力学行为. D. H. Zanette, M. Kuperman[88] 研究了小世界网络传染病有效免疫方法, E. Ahmed[89] 在小世界网络上建立了口蹄疫 (foot-and-mouth disease, FMD) 环型接种 (ring vaccination) 模型 (环型接种是指在发生疫情的农场首先进行扑杀, 然后在其周围一定半径内进行接种, 最后对发生疫情的农场周围一定范围内进行封闭), 分析说明环型接种比群体接种 (mass vaccination, 是指对整个种群按照一定比例进行接种) 更加有效. 2005 年 J. Saramäki 和 K. Kaski[90] 给出了小世界网络上传染病的传播阈值. 2006 年, M. M. T. Gama 和 A. Nunes[91] 研究了小世界网络上 SEIR 传染病模型, Z. G. Shao 等[92] 研究了小世界网络上病原体的突变模型, 讨论了免疫、交叉感染对动力学的影响. 2007 年, W. P. Guo 等[93] 基于欧氏空间距离优先建立小世界网络, 并研究了其上的传染病的传播, X. Li, X. F. Wang[94] 在小世界网络上建立了 SIR 时滞线性传染病模型. 2011 年 A. Kleczkowski 等[95] 研究了小世界网络或者规则网络上控制传染病传播的最佳费用问题.

对于无标度网络上的传染病模型　　在 2001 年 R. Pastor-Satorras 等[50] 利用平均场理论研究了一般网络上 SIS 传染病模型, 将其应用于无标度网络, 证明了无标度网络在适当的参数下不存在阈值, 这意味着即使只波及非常少的染病者个体, 疾

病也能在网络中长期存在. 期间, 他们在文献 [51] 中进一步比较了网络度分布分别为指数和幂律分布的网络传染病传播模型, 发现了本质不同: 前者具有基本再生数, 后者则在适当的条件下会出现再生数为无穷大. 同年, R. M. May 和 A. L. Lloyd[96] 在 SIR 无标度网络传染病模型中, 给出了一般网络上的基本再生数:

$$R_0 = \frac{\beta}{\gamma}\langle k\rangle(1 + C_v^2),$$

其中 $C_v^2 = \langle k^2\rangle/\langle k\rangle^2 - 1$. 证明即使对无限人口, 疾病流行规模仍然有限, 而且对于有限的总人口数量, 基本再生数仍然是一个有限数. 2002 年 R. Pastor-Satorras 和 A. Vespignani[97] 研究了有限规模的无标度网络 (bounded scale-free, BSF) 传染病的传播阈值, 给出了与截止点 (cut-off, 有限网络度的临界值 k_c) 相关的软硬两种形式的度分布

$$p(k) = Ak^{-\gamma-2}\exp(k/k_c), \quad 0 < \gamma \leqslant 1, \text{软截止分布},$$

$$p(k) = Ak^{-\gamma-2}\theta(k_c - k), \quad 0 < \gamma \leqslant 1, \text{硬截止分布},$$

这里 $\theta(x)$ 是赫维赛德 (Heaviside) 阶梯函数. 关于有限规模的无标度网络截止点进一步研究见文献 [98]. Y. Moreno, R. Pastor-Satorras 与 A. Vespignani[99] 进一步给出了异质网络上度分布分别为指数和幂律分布最终规模. 对于关联网络, Boguna[100] 及 M. V. Eguiluz[101] 也分别给出了 SIS 模型传播的临界值. R. Pastor-Satorras 与 A. Vespignani[102] 在无标度网络上针对 SIS 传染病模型提出了一致免疫与优化免疫, 其中优化免疫包括比例免疫与靶向免疫. 2003 年 Y. Moreno 与 A. Vázquez[103] 对于具有节点按照一定比例失去边的惰性无标度网络的 SIS 和 SIR 传染病模型, 其度分布 $p(k) \sim ck^{-\gamma}, 2 \leqslant \gamma \leqslant 4$, 发现当 $2 \leqslant \gamma \leqslant 3$ 时, 有无传播阈值依赖于染病者的初始密度, 而当 $\gamma \geqslant 3$ 时传播阈值始终存在. R. Cohen 等[104] 对无标度网络上的传染病模型提出了熟人免疫策略. 对于关联网络, M. Boguna 等[105] 及 Moreno 等[106] 也分别给出了 SIS 和 SIR 模型的传播临界值. 2003 年之前关于复杂网络及其传染病模型研究相关结论可看 M. E. J. Newman 在 SIAM Review 上的综述论文[107]. 2004 年, A. Grabowski 与 R. A. Kosinski[108] 研究了分层结构的复杂网络 SEIR 传染病模型, N. Madar[109] 等进一步研究了复杂网络上的免疫策略, R. Olinky 与 L.Stone[110] 考虑无标度网络上每条边实际被占有的概率而建立了新的传染病传播阈值. J. Z. Liu 等[111] 将没有占有的网络节点看作是空格子, 在此基础上研究了具有出生和死亡的无标度网络上传染病模型再生数问题. 同时, J. Z. Liu 等[112] 也研究了具有群落结构的无标度网络上传染病模型. 2005 年, Z. H. Liu 与 B. Hu[113] 研究了具有社区结构的传染病模型, M. E. J. Newman[114] 研究了两种病毒在网络上的传播阈值. 2006 年 T. Zhou 等[115] 建立了无标度网络上染病者具有常数接触

能力的 SI 模型, Y. Y. Ahn 等[116] 在无标度网络上研究了有病毒和免疫细胞相互作用的传染病, 给出了病毒的传播阈值, X. J. Xu 等[117] 基于欧氏距离研究了无标度网络上的 SIS 传染病传播, I. Z. Kiss 等[118] 基于无标度网络上的接触跟踪控制策略建立了 SEITR 传染病模型. 2007 年, H.J. Sun 和 Z.Y. Gao[119] 进一步研究了具有社区结构的无标度网络上的 SIR 传染病系统, 并考虑染病者邻居向其他社区扩散情况, W. Huang 与 C. G.Li[120] 考虑了具有社区结构的无标度网络上的 SI 传染病系统, F. Bagnoli 等[121] 在随机网络与无标度网络上提出了风险预知. 2008 年 C. Piccardi 与 R. Casagrandi[122] 针对一些非线性传染率, 指出了无标度网络上对一些特定参数会出现鞍节点分支, 因而疾病更不易流行, E. Massad 等[123] 在无标度网络上研究了依赖媒介传染的登革热时变节点动力系统, H. Damián 等[124] 研究了与染病者断开连接的传染病 SIS 模型; 2009 年, S. Funk 等[125] 在社会网络上建立了既有疾病传播又有知道疾病危害的信息传播模型, 即病毒与信息在社会网络上同时传播, 且信息传播对疾病的流行有抑制作用, 研究了信息传播对疾病流行的影响, 发现信息的传播能降低疾病流行的规模, 但不能控制疾病的传播, H. F. Zhang 和 X. F. Fu[126] 从连接概率角度出发, 分析了无标度网络上的 SIS 非线性传染病模型.

2010 年, M. Kitsak 等[127] 基于 K 核图 (全部节点的度不小于 K 的极大子图) 研究了复杂网络上的传染病的传播. S. V. Segbroeck 等[130] 研究了人类接触适应网络对疾病传播及动力学行为的影响. S. Bansal 等[132] 对传染病接触网络的动力学模型进行了综述与评论, 而 S. Funk 等[129] 在复杂网络上人类行为的改变对疾病传播影响进行了综述与评论. D. Balcan 等[131] 研究了人类移动时空结构的网络传染病模型. S. Bansal 等[132] 利用复杂网络研究了 "H1N1" 病毒在儿童与成人传播情形. B. A. Prakash 等[133] 基于网络的结构随时间在变化, 研究了 SIS 传染病模型. F. J. Pérez-Reche 等[134] 基于宿主的不同形态, 研究了 SIR 传染病模型, 给出了侵入的阈值, C. Kamp [135] 建立了复杂网络上有出生和死亡的 SID 艾滋病传播模型. M. Ajelli 等[136] 研究了具有空间结构集合种群传染病模型, J. Lou 和 T. Ruggeri[137] 在无标度网络上建立与研究了性传播疾病的免疫动力学模型, 研究了其平衡态的全局稳定性. Y. Schwarzkopf 等[138] 研究了无标度重新连接网络的传染病动力学模型, 给出了传播阈值及重连对疾病传播的影响. S. Funk 和 V. A. A. Jansen[139] 研究了重叠网络上的疾病传播动力学模型. R.R. Kao[140] 概括了异质网络的种群疾病传播动力学模型. S. Gómez 等[141] 在复杂网络上用离散 Markov 链研究了疾病的传播. N. Masuda[142] 研究了集合种群上传染病传播及有效扩散率问题. L. B. Shaw 和 I. B. Schwartz[143] 研究了自适应网络上传染病接种控制问题. C. Castellano 和 R. Pastor-Satorras[144] 在伴随矩阵不变的网络上进一步研究了传染病的传播阈值.

2011 年 S. Tanimoto[145] 研究了有向复杂网络上的 SIR 及 SIS 传染病动力学

模型, 给出了传播阈值. S. J. Ni 等[146] 将网络上的节点分为活动节点和消极节点, 研究了疾病的传播, 给出了传播阈值. J. L. Liu 和 T. L. Zhang[147] 研究了无标度网络上的 SEIR 传染病动力学模型的全局动力学性态. V. Andreasen[148] 给出了复杂网络上疾病最终规模的数学表达, 在基本再生数相同的情况下发现异质混合比同质混合疾病的最终规模要小. B. Wang 等[149] 研究了多种类型节点的自适应网络传染病模型. O. Givan 等[150] 研究了随机图和非随机图构成的复杂网络传染病的传播阈值. M. Youssef, C. Scoglio[151] 使用连续时间的 Markov 链逼近复杂网络上 SIR 传染性疾病传播. A. Christos 等[152] 在复杂网络上建立和研究了多种信息传播的离散动力学模型. F. D. Sahneh 和 C. Scoglio[153] 建立了有警觉者类的 SAIS 复杂网络传播动力学模型, 利用中心流形定理与代数图论对该模型进行了研究, 发现两阈值现象. 我们利用无标度网络上节点动力学模型研究了中国 H1N1 传播特征, 给出了基本再生数及最终规模[154], 研究了无标度网络上具有出生和死亡等人口动力学因素的 SIS 传染病动力学模型的全局性态[155]. S. Gómez 等[156] 建立了染病者有再次被传染的 Markov 链网络离散 SIS 模型. L. Ferreri 等[157] 在两部图构成的网络上研究了传染性疾病的传播, 给出了不同条件下的传播阈值. L. Wang 等[158] 在大尺度 H1N1 传播情形下, 研究了压缩和堆积定律 (zipf's law and heaps'law) 转化与共存. S. Tanimoto[159] 在两部图构成的无标度网络上, 研究了 SIR 与 SIS 传染病的各种免疫策略及其传播阈值.

2012 年, L. S. Wen 和 J. Zhong[161] 在两部图构成的网络上研究了性传播疾病的全局动力学性态. G. Y. Wang[162] 等也研究了易感者具有警觉的网络传染病动力学模型. C. Y. Xia 等[164] 建立了既有媒介传染又有染病者人传染的网络动力学模型, 按照疾病的病程, 将染病者分类, 给出了传播阈值. 我们建立了既有媒介传染又有染病者人传染的网络动力学模型[163], 解决了模型的全局动力学性态, 给出了基本再生数, 该再生数是仅有节点传播或者仅有媒介传播这两种特殊情形的推广. J. C. Chen 等[165] 将网络分为不同的社区, 进而构成重叠网络上节点的增长及其疾病传播. X. H. Yang 等[166] 研究了城市公交系统构成的网络上疾病的传播, 给出了传播阈值. P. V. Mieghem[167] 利用稳态解的特性和矩阵谱理论研究了一般性网络上 SIS 传染性疾病的传播阈值. D. Smilkov 和 L. Kocarev[169] 在复杂网络上建立了离散的 Markov 链 SIS 模型, 利用 n– 跳邻居 (n–hop neighborhood) 计算了染病者密度的上下界. 2006 年之前关于网络的结构与动力学可看综述文献 [168].

从以上分析可以看出, 最近几年, 研究的传播动力学是在保持网络拓扑量: 节点、边、分布、聚类系数、相关系数等不变的静态网络, 研究的仅仅是节点状态改变随时间的演化. 研究成果主要集中在五个方面: 不同网络拓扑结构, 特别是各种度分布对传染病传播阈值的影响, 各种因素导致的传染项改变对网络传染病动力学模型影响, 如免疫策略, 不同传染率等; 基于自适应网络及风险预知等对传染病网络模型动力学行为的影响; 具有社团或群落结构、空间结构的网络传染病模型分析; 针对具体疾病建立网络动力学模型, 主要包括性传播疾病网络模型、甲型 H1N1 流感网络模型等. 从数学方法上看, 主要有网络平均场动力学模型、离散 Markov 过程传播模型、主方程船舶动力学模型、率方程传播动力学模型等.

尽管复杂网络上传播动力学的研究已经取得很大进展, 但由于复杂网络具有动态性、随机性、异质性、耦合性 (社团结构、重叠性、集合种群性) 等因素, 而且是网络结构动力学行为与节点状态动力学行为的耦合动力学过程 (图 1.2.8), 其上的传染病传播动力学面临更多挑战性问题:

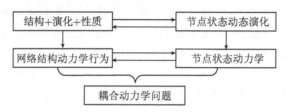

图 1.2.8   网络结构与网络状态动态演化耦合示意图

一些关键科学问题仍然没有解决, 主要包括如何根据复杂网络的结构来完成传染病传播的建模? 网络的动态性与传染病传播如何协同演化? 耦合网络中不同结构的子网上传播如何相互影响?

复杂网络上传播动力学将来研究的重点将在下面五个方面:

(1) 随机与异质网络上传染病动力学模型, 包括网络结构参数在传染病传播过程中表征与近似, 含多拓扑结构参数动力学模型建立与分析方法; 网络结构与传播过程的协同演化;

(2) 动态复杂网络传播动力学分析, 包括动态网络结构参数演化与近似方法, 动态网络上传染病动力学建模与分析方法, 接种、隔离、博弈等人类行为对传染病传播新的规律与方法;

(3) 耦合网络传播动力学分析, 包括重叠网上含多菌株传播与协同演化, 团簇规模对传染病传播动力学影响, 集合种群之间的迁移对传染病传播的影响;

(4) 疾病传播机制涉及有向网络、加权网络、有向与无向等不同拓扑结构构成的耦合网络等, 例如, 人畜共患传染病、HIV 与肺结核、不同社区结构之间的疾病传播等;

(5) 网络上传播疾病实证研究, 包括传染病网络的传播分析与计算方法, 如 HIV 传播网络的结构特征及对传播的影响, 评估预防和干预措施, 布鲁氏菌病传播网络的重叠性、迁移性等特性等, 具体疾病传播网络结构参数计算方法及模型参数估计等.

第 2 章　网络传染病矩封闭动力学模型的建立与分析

第 1 章主要介绍了传染病传播动力学的一些基本概念与一些初步的研究方法, 传染病传播动力学的发展历史, 复杂网络的一些基本拓扑结构及网络上的传播动力学模型研究进展. 本章主要介绍网络传染病矩封闭动力学模型建立, 各种矩封闭方法, 包括二元组封闭、三元组封闭和母函数封闭等方法, 给出了一些规则网络、随机网络传染病矩封闭动力学模型基本再生数计算方法, 研究具有出生与死亡的规则与随机网络矩封闭传染病模型等.

2.1　网络传染病矩封闭动力学模型的建立

网络上的群体水平传染病动力学实际上是把人群中的个体作为网络中的空间节点, 人与人之间的连接看作网络中的边, 以此构成一个动态或者静态网络, 研究网络中节点不同状态的动态演化过程. 本节把不同状态节点的连接认为构成二元组关系, 研究其不同二元组的数量构成动力学方程的封闭问题及随时间的演化.

2.1.1　规则与随机网络矩封闭方法

考虑一个封闭区域内 N 个个体或者人口构成的群体, 把个体看作节点, 个体之间的接触看作有边相连, 这样在数学上可认为构成一个网络, 包括随机网络、规则网络及复杂网络, 用 $G = (V, E)$ 来表示, 其中 V 表示节点集合, E 是节点之间连边集合. 在考虑传染性疾病在人群中的传播时, 必须考虑每个个体处于不同状态, 如处于健康状态但容易被传染的个体称为易感者 (S), 处于染病状态的个体称为染病者 (I), 染病者康复后具有抗体且不再被染病者传染的个体称为恢复者 (R). 疾病的传染只有染病者和易感者接触 (即有边相连) 才可能进行, 此时, 称染病者和易感者构成二元组. 研究染病者的规模随时间的变化, 必然涉及染病者和易感者构成二元组的数量随时间的变化, 而染病者和易感者构成二元组的变化必然又涉及易感者与易感者构成的二元组数量、染病者与染病者构成的二元组数量、易感者与恢复者构成的二元组数量、染病者与恢复者构成的二元组数量等, 同时两个一组构成的二元组数量的变化还可能涉及三个一组或者更高组合.

如果网络中节点的平均邻居数是 n, 也记作 $\langle k \rangle$, 网络 G 对应的邻接矩阵记为

$A = (a_{ij})$，则根据式 (1.2.4)~ 式 (1.2.6) 及定义 (1.2.1) 可得

$$网络中形成二元组的数量 = ||A|| = nN, \tag{2.1.1}$$

$$网络中三元组的数量 = ||A^2|| - \mathrm{tr}(A^2), \tag{2.1.2}$$

$$网络的全局聚类系数\phi = \frac{\mathrm{tr}(A^3)}{||A^2|| - \mathrm{tr}(A^2)}. \tag{2.1.3}$$

图 2.1.1 给出了网络的节点数为 100, 平均度为 $n = 5$ 的不同聚类系数.

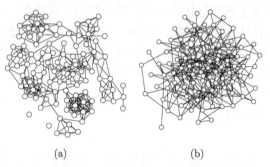

(a) 　　　　　　　　　(b)

图 2.1.1　 (a) 中聚类系数 $\phi = 0.7$, (b) 中聚类系数 $\phi = 0.2$[67]

　　要建立网络上节点的传播动力学模型, 必然会涉及不同状态节点的数量以及各种节点状态之间构成的二元组和三元组的数量表达. 为此, 下面给出不同状态节点的数量, 以及各种节点状态之间构成的二元组和三元组的数量的近似表达, 在此基础上建立传播动力学封闭系统的一般表达.

　　对于给定网络, 设节点状态分为 A, B, C 三种类型, 定义 A_i 为

$$A_i = \begin{cases} 1, & 如果节点 \ i \ 是 \ A \ 类型节点, \\ 0, & 其他. \end{cases}$$

因此, 网络中状态为 A 类型节点的数量可表示为

$$[A] = \sum_i A_i, \tag{2.1.4}$$

网络中状态为 A 类型节点与状态为 B 类型节点组成的 $A - B$ 二元组的数量可表示为

$$[AB] = \sum_{i,j} A_i B_j a_{ij}, \tag{2.1.5}$$

　　网络中第一、二、三以次三个节点状态分别为 A, B, C 构成的 $A - B - C$ 三元组的数量可表示为

$$[ABC] = \sum_{i,j,k} A_i B_j C_k a_{ij} a_{jk}. \tag{2.1.6}$$

从单个节点、二元组及三元组的数量表达可以得到下面的恒等式

$$\sum_A [A] = \sum_A \sum_i A_i = \sum_i (\sum_A A_i) = N, \tag{2.1.7a}$$

$$\sum_B [AB] = \sum_B \sum_{i \neq j} A_i B_j a_{ij} = \sum_{i,j} A_i a_{ij} = n[A], \tag{2.1.7b}$$

$$\sum_C [ABC] = \sum_C \sum_{j,i \neq k} A_i B_j C_k a_{ij} a_{jk} = \frac{n(n-1)}{N}[A][B]. \tag{2.1.7c}$$

备注 2.1.1   在式 (2.1.7a)～ 式 (2.1.7c) 推导中, 必须给出网络中计算二元组数量的规则. 尽管所给网络对应的图是无向图, 但在计算二元组数量时, 需要考虑节点之间的连边. 从节点 i 到节点 j 和从节点 j 到节点 i 尽管是同一条边, 但一条边实际上对应 2 个二元组, 即两个有序对. 如计算从状态 A 到 B 的二元组数量 $[AB]$ 时, 固定每个状态为 A 的节点, 计算其发出并连接到 B 的边并求和, 即 $\sum_B [AB]$; 对无向图, 显然当 $A \neq B$ 时, $[AB] = [BA]$, 而 $[AA]$ 为 A 到 A 实际存在边数的 2 倍, 也可认为二元组具有顺序关系, 即 $[AB]$ 对表示的是第一个节点处于 A 状态, 第二个节点处于 B 状态的二元组的数量, 因此, 一条对应两个节点分别为 A 和 B 状态的边, 实际上对应于 $[AB]$ 和 $[BA]$ 中两个二元组, 因此有 $[AB] = [BA]$. 这样, $[AA]$ 事实上是一个偶数. 另外, 一般情形下, 三元组中, 对中间节点的状态求和 $\sum_B [ABC]$ 是没有公式表达的.

1. 矩封闭动力学模型涉及的基本概念与逼近方法

首先给出一些基本概念及记号. 网络传播动力系统主要是研究网络的状态随时间的演化规律, 而网络的状态是指网络中每个节点的状态及其相互连接, 记为 σ, 其变化主要是由一些事件的发生而导致. 有些事件仅仅改变网络节点的类型, 如染病者节点传染易感者节点, 有些可能改变节点之间的连接, 如死亡和出生等. 记 E 为引起系统演化的所有事件的集合. 设 $f(\sigma)$ 表示网络中关于某种状态变化的连续函数, 其变化可以用微分方程来表达[64, 66, 67, 72]

$$\dot{f} = \frac{\mathrm{d}f(\sigma)}{\mathrm{d}t} = \sum_{\varepsilon \in E} r^\sigma(\varepsilon) \Delta f_\varepsilon(\sigma). \tag{2.1.8}$$

方程 (2.1.8) 称为函数 $f(\sigma)$ 的**主方程** (master equation), 这里 $r^\sigma(\varepsilon)$ 表示 $\varepsilon \in E$ 事件发生引起的 $f(\sigma)$ 变化的概率, $\Delta f_\varepsilon(\sigma)$ 为 ε 事件发生后引起函数 $f(\sigma)$ 的改变量.

一般情形下, $f(\sigma)$ 可以表示网络中给定类型节点的数量如 $[A]$, 或者给定类型二元组数量如 $[AB]$, 或者是三元组的数量如 $[ABC]$. 在网络动力学模型 (2.1.8) 中,

一般会包含二元组、三元组等, 因为写出单个状态的变化方程时, 包含二元组的项就会出现, 写出二元组的方程时, 包含三元组的项也会出现, 以此类推, 最终将得到一组无限维的方程组. 为了对模型进行动力学分析, 就需要在误差允许的范围内封闭方程组, 即微分方程的个数与变量的个数相等, 这个过程就称为 "矩封闭". 在矩封闭方法中, 最简单的一种叫做 "两元组逼近"(pair approximation), 即为一元组、二元组水平上的近似. 在文献 [64] 中提出了用一元组、二元组来近似表示三元组的方法, 给出的就是两元组逼近下的封闭模型, 并给出了详细的推导证明.

在传染病传播过程中, 任何个体状态的变化都要依赖其周围邻居的状态, 一个易感者周围邻居如果有染病者, 则易感者就可能被染病者传染. 为此, 令 $Q_i^\sigma(B|A)$ 表示处于状态 A 的节点 i 其邻居中处于状态 B 的节点数量, $Q^\sigma(B|A)$ 表示其整个网络的平均值或者期望, 则 $Q_i^\sigma(B|A)$ 可以认为由 $Q^\sigma(B|A)$ 和相应的误差 $\eta_i^\sigma(B|A)$ 两部分组成, 即有

$$Q_i^\sigma(B|A) = Q^\sigma(B|A) + \eta_i^\sigma(B|A) = \frac{[AB]}{[A]} + \eta_i^\sigma(B|A), \tag{2.1.9}$$

这里 $\eta_i^\sigma(B|A)$ 不一定很小, 有时可能有比较大的波动 (见 [67]).

另外, 为了封闭方程, 还需要对三元组进行近似. 下面给出了不同状态下节点相关数量与期望关系式. 为叙述方便, 记 $\sigma(t)$ 代表在 t 时刻网络的状态, $\sigma(i)$ 表示节点 i 所处的状态, $\sigma(e)$ 某两节点之间连边 e 所处的状态, 其中 $i \in V$, 如 $\sigma(i) = A$ 表示节点 i 处于 A 状态, $\sigma(e) = AB$ 表示边 e 的两个节点状态分别为 A 和 B, 整个网络节点状态构成的集合记为 $\mathbb{A}$, 即有 $\sigma(i) \in \mathbb{A}$. 记 $Q_i^\sigma(A)$ 代表节点 i 的邻居中状态为 A 的邻居数, 则节点 i 的邻居数为 $Q_i^\sigma = \sum_A Q_i^\sigma(A)$, $Q^\sigma(A)$ 代表网络中 $Q_i^\sigma(A)$ 的平均值, $Q^\sigma(A|BC)$ 代表网络中 BC 二元组中的 B 状态节点的邻居中处于 A 状态节点的平均数. 其他主要符号见表 2.1.1.

表 2.1.1　　主要符号表

符号	代表意义
N	网络中总节点数
N_k 或 $[N_k]$	网络中度为 k 的节点总数
n 或 $\langle k \rangle$	网络平均度
$p(k)$	节点的度分布, $p(k) = [N_k]/N$
C_{AB}	状态为 A 和 B 的节点之间的相关系数 (同配系数)
ϕ	网络中全局聚类系数
$[A_k]$	网络中度为 k 状态为 A 的节点总数
$[A]$	网络中状态为 A 的节点总数, $[A] = \sum_k [A_k]$
$[AB]$	网络中状态为 A 与 B 的节点组成的二元组总数
$[ABC]$	网络中三元组 $A-B-C$ 的总数

由以上记号可知, 网络中所有节点的邻居中状态为 A 的节点平均数量为

$$Q^{\sigma}(A) = \frac{1}{N} \sum_{i \in V} Q_i^{\sigma}(A). \tag{2.1.10}$$

网络中状态为 B 的节点邻居中处于 A 状态节点的平均数量为

$$Q^{\sigma}(A|B) = \frac{1}{[B]} \sum_{\sigma(i)=B} Q_i^{\sigma}(A). \tag{2.1.11}$$

网络中 BC 二元组中的 B 状态节点的邻居中处于 A 状态节点的平均数

$$Q^{\sigma}(A|BC) = \frac{1}{[BC]} \sum_{\sigma(e)=BC} Q_e^{\sigma}(A). \tag{2.1.12}$$

与平均值相对应的就是每个节点处的误差满足关系

$$\begin{aligned}
Q_i^{\sigma}(A) &= Q^{\sigma}(A) + \eta_i^{\sigma}(A), \quad i \in V \\
Q_i^{\sigma}(A) &= Q^{\sigma}(A|B) + \eta_i^{\sigma}(A|B), \quad \sigma(i) = B, \\
Q_e^{\sigma}(A) &= Q^{\sigma}(A|BC) + \eta_e^{\sigma}(A|BC), \quad \sigma(e) = BC.
\end{aligned} \tag{2.1.13}$$

分别对式 (2.1.13) 相应的节点位置求和可得误差满足[64]

$$\begin{aligned}
\sum_{i \in V} \eta_i^{\sigma}(A) &= 0, \\
\sum_{\sigma(i)=B} \eta_i^{\sigma}(A|B) &= 0, \\
\sum_{\sigma(e)=BC} \eta_e^{\sigma}(A|BC) &= 0.
\end{aligned} \tag{2.1.14}$$

从而容易推出下式成立[64]

$$Q^{\sigma}(A|B) = \frac{[AB]}{[B]}. \tag{2.1.15}$$

在 $A \neq C$ 时,

$$Q^{\sigma}(A|BC) = \frac{[ABC]}{[BC]}. \tag{2.1.16}$$

在 $A = C$ 时, 注意到二元组 AB 中的节点 B 已经有一个邻居 A, 而在三元组 $A-B-A$ 中两个 A 必须处于不同节点, 所以此邻居不算在三元组的数量内, 故有

$$Q^{\sigma}(A|BA) = 1 + \frac{[ABA]}{[BA]}. \tag{2.1.17}$$

从而由式 (2.1.13)~(2.1.15) 可推导出: 当 $A \neq C$ 时, 三元组的计算公式

$$
\begin{aligned}
[ABC] &= \sum_{\sigma(i)=B} Q_i^\sigma(A) Q_i^\sigma(C) \\
&= \sum_{\sigma(i)=B} (Q^\sigma(A|B) + \eta_i^\sigma(A|B)) (Q^\sigma(C|B) + \eta_i^\sigma(C|B)) \\
&= \sum_{\sigma(i)=B} (Q^\sigma(A|B) Q^\sigma(C|B) + \eta_i^\sigma(A|B)\eta_i^\sigma(C|B)) \\
&= [B] Q^\sigma(A|B) Q^\sigma(C|B) + \sum_{\sigma(i)=B} \eta_i^\sigma(A|B)\eta_i^\sigma(C|B) \\
&= \frac{[AB][BC]}{[B]} + [B]\Gamma^\sigma(A|B|C).
\end{aligned}
\tag{2.1.18}
$$

类似地, 可推出 $A = C$ 时, 三元组 $[ABA]$ 数量的计算公式

$$
\begin{aligned}
[ABA] &= \sum_{\sigma(i)=B} Q_i^\sigma(A)(Q_i^\sigma(A) - 1) \\
&= \sum_{\sigma(i)=B} (Q^\sigma(A|B) + \eta_i^\sigma(A|B))^2 - \sum_{\sigma(i)=B} Q_i^\sigma(A) \\
&= [B] Q^\sigma(A|B)^2 - [B] Q^\sigma(A|B) + \sum_{\sigma(i)=B} \eta_i^\sigma(A|B)^2 \\
&= \frac{[AB]^2}{[B]} - [AB] + [B]\Gamma^\sigma(A|B|A),
\end{aligned}
\tag{2.1.19}
$$

其中 $\Gamma^\sigma(A|B|C)(\,A,\,B,\,C \in \mathbb{A})$ 定义为

$$
\Gamma^\sigma(A|B|C) = \frac{1}{[B]} \sum_{\sigma(i)=B} \eta_i^\sigma(A|B))\eta_i^\sigma(C|B).
\tag{2.1.20}
$$

分别将式 (2.1.18) 代入 (2.1.16), 式 (2.1.19) 代入 (2.1.17) 得

$$
Q^\sigma(A|BC) = Q^\sigma(A|B) + \frac{1}{Q^\sigma(C|B)} \Gamma^\sigma(A|B|C).
\tag{2.1.21}
$$

显然, 在 $A = C$ 和 $A \neq C$ 时, 式 (2.1.21) 都成立.

根据 (2.1.15)~(2.1.17) 可知, 关系式 (2.1.21) 实质上给出了三元组与二元组、一元组以及误差项之间的精确表达式, 而且对任何结构或者状态分布的网络系统都成立. 对于逼近问题, 显然三元组的逼近公式依赖于误差项 $\Gamma^\sigma(A|B|C)$, 而误差项 $\Gamma^\sigma(A|B|C)$ 依赖于网络结构或者邻居节点的状态分布. 文献 [64] 将节点 i 状态为 $\sigma(i)$, 而其邻居为 A 或者 B 作为随机变量, 给出了该随机变量满足 Poisson 分布或者二项分布下误差项 $\Gamma^\sigma(A|B|C)$ 的估计, 下面介绍其主要结论.

因为 η_i^σ 为节点 i 的实际邻居数与平均邻居数之间的绝对误差, 而某个节点的某个状态的邻居数很有可能会远离 (大于或者小于) 平均邻居数, 所以不能简单地令 $\eta_i^\sigma = 0$. 否则, 从式 (2.1.21) 中也可看出, 若 $\eta_i^\sigma = 0$, 则 $Q^\sigma(A|BC) = Q^\sigma(A|B)$, 即忽略了 C 的存在, 是不合理的. 以下在不考虑 A 和 C 连接的情况下, 分 $A = C$ 和 $A \neq C$ 两种情形, 分别给出了误差项 $\Gamma^\sigma(A|B|A)$ 的推导.

情形 1　$A = C$. 由式 (2.1.20) 得

$$\Gamma^\sigma(A|B|A) = \frac{1}{[B]} \sum_{\sigma(i)=B} [\eta_i^\sigma(A|B)]^2$$

$$= \frac{1}{[B]} \sum_{\sigma(i)=B} [Q_i^\sigma(A) - Q^\sigma(A|B)]^2$$

$$= \mathbb{E}_B [Q_i^\sigma(A) - \mathbb{E}_B(Q_i^\sigma(A))]^2$$

$$= \mathrm{Var}_B(Q_i^\sigma(A)), \tag{2.1.22}$$

这里, $\mathbb{E}_B[\cdot]$ 代表网络中处于 B 状态的全部节点期望, $\mathrm{Var}_B[\cdot]$ 代表方差. 从式 (2.1.22) 可以看出 $\Gamma^\sigma(A|B|A)$ 实际上是整个网络中 $Q_i^\sigma(A)$ 对所有 $\sigma(i) = B$ 节点的方差. 如果知道 $Q_i^\sigma(A)$ 接近于某种标准分布, 则很容易估计 $\Gamma^\sigma(A|B|A)$ 的值.

下面分别讨论节点 i 状态为 $\sigma(i)$, 而其邻居为 A 或者 B 作为随机变量满足的两种分布: Poisson 分布和二项分布.

1) Poisson 分布情形

如果 $Q_i^\sigma(A)$ 服从参数为 λ 的 Poisson 分布, 则 $Q_i^\sigma(A)$ 的期望和方差都为 λ, 从 (2.1.22) 得

$$\Gamma^\sigma(A|B|A) = Q^\sigma(A|B). \tag{2.1.23}$$

将式 (2.1.23) 代入式 (2.1.21) 得

$$Q^\sigma(A|BA) = Q^\sigma(A|B) + 1. \tag{2.1.24}$$

从而推出三元组 $[ABA]$ 的逼近为

$$[ABA] \approx \frac{[AB]^2}{[B]}. \tag{2.1.25}$$

2) 二项分布情形

如果 $Q_i^\sigma(A)$ 服从参数为 m 与 p 的二项分布, 其中 m 为节点的邻居数, p 为每个邻居为 A 状态的概率, 则 $Q_i^\sigma(A)$ 的期望为 mp, 方差为 $mp(1-p)$. 从而有 $mp = Q^\sigma(A|B)$, $\Gamma^\sigma(A|B|A) = mp(1-p)$. 对于规则网络, 因为每个节点的度都为 n, 即 $m = n$, 每个 B 状态节点邻居为 A 状态的概率为 $p = Q^\sigma(A|B)/n$, 故有

$$\Gamma^\sigma(A|B|A) = Q^\sigma(A|B) \left(1 - \frac{Q^\sigma(A|B)}{n}\right). \tag{2.1.26}$$

将式 (2.1.26) 代入式 (2.1.21) 得

$$Q^\sigma(A|BA) = \frac{n-1}{n}Q^\sigma(A|B) + 1 \qquad (2.1.27)$$

从而推出规则网络中三元组的数量 $[ABA]$ 逼近为

$$[ABA] \approx \frac{n-1}{n}\frac{[AB]^2}{[B]}. \qquad (2.1.28)$$

实际上, 我们可将 n 看作处于 A 状态个体的数量, 并且可以认为每个 A 都为 B 潜在的邻居, 试验成功即代表成为实际的邻居, 因为每个个体只能与很小的一部分人群接触, 故 $p \ll 1$, 此时二项分布与 Poisson 分布非常接近. 另外, 我们知道 $Q_i^\sigma(A)$ 为处于 σ 状态的节点 i 的邻居中处于 A 状态的数量, 其满足的分布可能与节点 i 的状态 σ 有关, 也可能与其邻居的状态有关, 因此, 在整个网络中, 可能不是一种分布, 而是几种概率分布的综合. 例如, 处于 B 状态的节点 i, 其邻居为 A 状态的概率分布可能服从 Poisson 分布, 而其邻居处于 C 状态的可能服从二项分布, 同样地, 如果邻居处于相同的状态, 而考虑的节点可能是不同的状态, 相应地 $Q_i^\sigma(A)$ 服从的分布也不同, 所有的这些工作可以作为今后两元组逼近的重要研究内容. 对于非规则网络, 其近似公式不太容易推导, 在异质网络中, 我们将从与度相关的二元组出发, 给出一些近似.

情形 2 $A \neq C$. 由式 (2.1.20) 得

$$\begin{aligned}
\Gamma^\sigma(A|B|C) &= \frac{1}{[B]}\sum_{\sigma(i)=B}\eta_i^\sigma(A|B)\eta_i^\sigma(C|B) \\
&= \frac{1}{[B]}\sum_{\sigma(i)=B}\left(Q_i^\sigma(A) - Q^\sigma(A|B)\right)\left(Q_i^\sigma(C) - Q^\sigma(C|B)\right) \\
&= \mathbb{E}_B\left[(Q_i^\sigma(A) - \mathbb{E}_B(Q_i^\sigma(A)))(Q_i^\sigma(C) - \mathbb{E}_B(Q_i^\sigma(C)))\right] \\
&= \mathrm{Cov}_B\left(Q_i^\sigma(A), Q_i^\sigma(C)\right) \\
&= \mathbb{E}_B\left(Q_i^\sigma(A)Q_i^\sigma(C)\right) - Q^\sigma(A|B)Q^\sigma(C|B).
\end{aligned} \qquad (2.1.29)$$

从式 (2.1.29) 可以看出 $\Gamma^\sigma(A|B|C)$ 即为 $Q_i^\sigma(A)$ 和 $Q_i^\sigma(C)$ 的协方差. 要估计 $\Gamma^\sigma(A|B|C)$ 的值, 需要同时考虑给定的一个状态为 B 节点的邻居中有状态 A 和 C 的分布. 使得问题变得很复杂, 因为状态 A 和 C 在大多数情况下并不独立. 类似于 $A = C$ 的情形, 下面仅考虑 Poisson 分布和三项分布下误差项的估计值.

1) Poisson 分布情形

假设给定一个状态为 B 的节点, 其邻居中状态 A 和 C 节点的数量都服从 Poisson 分布, $Q_i^\sigma(A)$ 和 $Q_i^\sigma(C)$ 的平均值分别为 $Q^\sigma(A|B)$, $Q^\sigma(C|B)$. 假设两个随

机变量相互独立, 则其协方差 $\Gamma^{\sigma}(A|B|C)$ 为零, 从而有

$$Q^{\sigma}(A|BC) = Q^{\sigma}(A|B), \tag{2.1.30}$$

从而推出

$$[ABC] \approx \frac{[AB][BC]}{[B]}. \tag{2.1.31}$$

2) 三项分布情形

三项分布为二项分布的进一步推广. 在 m 次独立连接中, 每次连接有三种结果: 连接到状态 A 的节点, 连接到状态 C 的节点和其他. 连接到状态 A 和 C 节点的概率分别为 p 和 q, 则在 m 次连接中, 连接到状态 A 的平均数量 $Q^{\sigma}(A|B) = mp$, 连接到状态 C 的平均数量 $Q^{\sigma}(C|B) = mq$. 考虑平均度为 n 的规则网络, 此时, $m = n$. 由三项式分布的数字特征, 可得

$$\begin{aligned}
\Gamma^{\sigma}(A|B|C) &= \mathbb{E}_B \left(Q_i^{\sigma}(A) Q_i^{\sigma}(C) \right) - Q^{\sigma}(A|B) Q^{\sigma}(C|B) \\
&= n(n-1)pq - Q^{\sigma}(A|B) Q^{\sigma}(C|B) \\
&= \frac{n-1}{n} Q^{\sigma}(A|B) Q^{\sigma}(C|B) - Q^{\sigma}(A|B) Q^{\sigma}(C|B) \\
&= -\frac{1}{n} Q^{\sigma}(A|B) Q^{\sigma}(C|B).
\end{aligned} \tag{2.1.32}$$

将式 (2.1.32) 代入式 (2.1.21) 得到

$$Q^{\sigma}(A|BC) = \frac{n-1}{n} Q^{\sigma}(A|B), \tag{2.1.33}$$

从而推出:

$$[ABC] \approx \frac{n-1}{n} \frac{[AB][BC]}{[B]}. \tag{2.1.34}$$

以上两种情形给出的近似表达, 可概括在表 2.1.2 中.

表 2.1.2　矩封闭近似

	Poisson 分布	多项式分布 (n 个邻居)
$Q^{\sigma}(A|BC)$	$Q^{\sigma}(A|B) + \delta_{AC}$	$\frac{n-1}{n} Q^{\sigma}(A|B) + \delta_{AC}$
$[ABC]$	$\frac{[AB][BC]}{[B]}$	$\frac{n-1}{n} \frac{[AB][BC]}{[B]}$

考虑网络聚类的三元组逼近

在考虑网络聚类系数的情形下, 文献 [67],[66],[170] 给出了均匀网络中的三元组逼近表达式

$$[ABC] \approx \frac{n}{n} \frac{1}{[B]} \frac{[AB][BC]}{[B]} \left(1 - \phi + \phi \frac{N}{n} \frac{[AC]}{[A][C]} \right). \tag{2.1.35}$$

显然在 $\phi = 0$ 时, 式 (2.1.35) 与 (2.1.34) 一致. 下面给出文献 [66],[170] 中关于均匀网络中矩封闭的另一种方式.

情形 1　不考虑三角形的影响, 即 $\phi = 0$.

令 $[A\cdot]$ 代表第一个节点处于 A 状态的有序二元组数量, $[AB\cdot]$ 代表第一、二个节点分别处于 A, B 状态的三元组数量, 以此类推, 有 $[A \cdot C]$. 在均匀网络 (规则网络、随机网络等) 中, 每个节点的度都近似等于平均度 n, 则有下式成立

$$[A\cdot] \approx n[A], \tag{2.1.36}$$

$$[AB\cdot] \approx (n-1)[AB]. \tag{2.1.37}$$

在规则网络中, 因为每个节点的度都为 n, 故上述两个公式都是精确的. 假设三元组 $[ABC]$ 中第三个节点的状态只与第二个节点有关, 与第一个无关, 这个假设在 $\phi = 0$ 时是合理的, 因为 $\phi = 0$ 时三元组中第一、三个节点不互为邻居, 故其状态没有直接联系. 网络中节点的状态集为 $\mathbb{A}$. 对于任意的 $C_i, C_j \in \mathbb{A}$, 有概率近似表达式

$$p(A|BC_i) \approx p(A|BC_j), \tag{2.1.38}$$

即

$$\frac{[ABC_i]}{[BC_i]} \approx \frac{[ABC_j]}{[BC_j]}, \tag{2.1.39}$$

从而有

$$\frac{[ABC_i]}{[BC_i]} \approx \frac{\sum\limits_{C_j \in \mathbb{A}} [ABC_j]}{\sum\limits_{C_j \in \mathbb{A}} [BC_j]} = \frac{[AB\cdot]}{[B\cdot]}, \tag{2.1.40}$$

则对任意 $C \in \mathbb{A}$ 有

$$p(A|BC) \approx p(A|B\cdot). \tag{2.1.41}$$

从而可得

$$\frac{[ABC]}{[AB\cdot]} \approx \frac{[BC]}{[B\cdot]}. \tag{2.1.42}$$

利用式 (2.1.36) 与式 (2.1.37), 可得到关于三元组的逼近

$$[ABC] \approx \frac{n-1}{n} \frac{[AB][BC]}{[B]}. \tag{2.1.43}$$

情形 2　考虑网络中三角形的影响, 即 $\phi \neq 0$.

当 $\phi \neq 0$ 时, 必须考虑网络中三角形的影响. 在 $\phi \neq 0$ 时, 显然就不能再假设三元组中第一、三个节点的状态无直接关系, 这将导致式 (2.1.42) 不成立. 现给

出在 $\phi \neq 0$ 时的三元组逼近方法. 根据 1.2 节给出的开、闭三元组的定义, 可知 $[ABC] = [ABC]_{\angle} + [ABC]_{\triangle}$. 为此, 首先计算开三元组 $[ABC]_{\angle}$, 由聚类系数 ϕ 的定义, 可给出如下近似

$$[ABC]_{\angle} \approx (1 - \phi)[ABC]. \tag{2.1.44}$$

因为在开三元组中第一、三个节点不直接连接, 所以式 (2.1.42) 仍然成立, 从而式 (2.1.43) 成立. 对式 (2.1.42) 和式 (2.1.43) 两式的两边同乘以 $(1 - \phi)$ 可得

$$\frac{[ABC]_{\angle}}{[AB\cdot]} \approx (1 - \phi)\frac{[BC]}{[B\cdot]}, \tag{2.1.45}$$

$$[ABC]_{\angle} \approx (1 - \phi)\frac{n-1}{n}\frac{[AB][BC]}{[B]}. \tag{2.1.46}$$

下面来计算三角形数量. 因为在规模为 N, 平均度为 n, 聚类系数为 ϕ 的网络中, 所有二元组和三元组的数量分别为 nN 和 $n(n-1)N$, 开三元组和三角形数量分别为 $(1-\phi)n(n-1)N$ 与 $\phi n(n-1)N$. 根据文献 [66],[170], 假设三元组 ABC 中第二个节点所处的状态与第一、三节点之间是否有边相连无关, 即有

$$\frac{[ABC]_{\triangle}}{[A \cdot C]_{\triangle}} \approx \frac{[ABC]_{\angle}}{[A \cdot C]_{\angle}}. \tag{2.1.47}$$

为此, 需要计算 $[A \cdot C]_{\angle}$ 与 $[A \cdot C]_{\triangle}$. 首先, 计算 $[A \cdot C]_{\angle}$. 因为开三元组中第一、三节点不直接相连, 而第二个节点可以为任意状态, 所以 $[A \cdot C]_{\angle}$ 近似于所有开三元组的数量 $(1 - \phi) \sum_{A,B,C} [ABC]$ 与 A, C 节点密度 $[A]/N$ 与 $[C]/N$ 的乘积, 即有

$$[A \cdot C]_{\angle} \approx (1 - \phi)\sum_B [ABC] = (1 - \phi)\frac{[A]}{N} \times \frac{[C]}{N}\sum_{A,B,C}[ABC]. \tag{2.1.48}$$

而 $\sum_{A,B,C}[ABC] = n(n-1)N$, 故有

$$[A \cdot C]_{\angle} \approx (1 - \phi)\frac{n(n-1)}{N}[A][C]. \tag{2.1.49}$$

其次, 计算 $[A \cdot C]_{\triangle}$. 因为 $[A \cdot C]_{\triangle}$ 代表所有包含二元组 $[AC]$ 的三角形数量, 因此 $[A \cdot C]_{\triangle}$ 占所有三角形数量的比例可近似于 $[AC]$ 在所有二元组数量中的比例, 即有

$$\frac{[A \cdot C]_{\triangle}}{\phi n(n-1)N} \approx \frac{[AC]}{nN}. \tag{2.1.50}$$

从而,

$$[A \cdot C]_{\triangle} \approx \phi(n-1)[AC]. \tag{2.1.51}$$

将式 (2.1.46)、式 (2.1.49)、式 (2.1.51) 代入式 (2.1.47), 可得到三角形 $[ABC]_\triangle$ 的近似表达

$$[ABC]_\triangle \approx \phi \frac{n-1}{n} \frac{[AB][BC]}{[B]} \frac{N}{n} \frac{[AC]}{[A][C]}. \tag{2.1.52}$$

再由式 (2.1.46) 和式 (2.1.52) 可推出聚类系数 $\phi \neq 0$ 情形下三元组的近似表达

$$[ABC] \approx \frac{n-1}{n} \frac{[AB][BC]}{[B]} \left(1 - \phi + \phi \frac{N}{n} \frac{[AC]}{[A][C]}\right). \tag{2.1.53}$$

由式 (1.2.8) 相关系数的定义, 上述近似可写为

$$[ABC] \approx \frac{n-1}{n} \frac{[AB][BC]}{[B]} (1 - \phi + \phi C_{AC}). \tag{2.1.54}$$

2.1.2 异质网络中的矩封闭方法

2.1.1 节主要介绍了一些均匀网络中的矩封闭方法, 包括二元组逼近和三元组逼近方法, 本节将主要介绍异质网络的矩封闭方法. 关于异质网络, 其主要表现在节点的度分布非常不均匀, 有的节点度非常大, 而有的很小, 如度分布是幂律的网络就是异质网络. 社会网络绝大多数是异质网络. 研究异质网络逼近, 必须考虑节点的度影响到逼近过程中不同状态和不同度构成的二元组或者是三元组关系, 这使模型变得更加细致, 但也更加复杂.

目前研究异质网络中的二元组与三元组逼近的传播动力学模型还很少, 主要是 Keeling 等的工作. 2002 年 K.T.D.Eames 与 M.J.Keeling[171] 首次在异质网络中提出了两元组与三元组的逼近, 并建立了 SIS 传染病动力学模型. 2011 年 House 与 M.J.Keeling[34] 进一步研究了各种异质网络逼近问题, 建立了 SIR 两元组逼近模型, 并给出异质网络矩封闭一般方法. 为了方便, 首先给出相关的记号, 见表 2.1.3.

表 2.1.3　主要符号表

符号	代表意义
N	网络中总节点数
M	网络中节点最大度
C_{kl}	网络中度 k 与度 l 节点之间的相关性系数 (同配系数)
$[A_k]$	网络中度 k 状态为 A 的节点数量
$[k]$或N_k	网络中度 k 的总节点数
$[A_k B_l]$	网络中度 k 状态为 A 节点与度 l 状态为 B 节点组成的二元组数量
$[A_k B]$	网络中度为 k 且状态为 A 的节点与状态为 B 的节点组成的二元组数量
$[kl]$或$[N_k N_l]$	网络中度为 k 的节点与度为 l 的节点组成的二元组数量
$[A_k B_l C_m]$	网络中三元组 $A_k - B_l - C_m$ 的数量

由表 2.1.1 与表 2.1.3 的记号可知, 有下面的恒等式

$$[k] = \sum_A [A_k], \quad [kl] = \sum_{A,B} [A_k B_l], \quad [A_k B] = \sum_l [A_k B_l],$$

$$[AB] = \sum_{k,l} [A_k B_l] = \sum_k [A_k B], \quad [ABC] = \sum_{k,l,m} [A_k B_l C_m].$$

1. 异质网络三元组的逼近表达

与均匀网络类似, 我们按照网络中有无三角形分两种情形来讨论三元组的逼近表达式.

情形 1 不考虑三角形的影响, 即 $\phi = 0$.

令 $[A_k \cdot]$ 代表第一个位置度为 k 且处于 A 状态的二元组数量, $[A_k B_l \cdot]$ 代表第一、二个节点度分别为 k, l 且处于 A, B 状态的三元组数量, 类似于均匀网络可得

$$[A_k \cdot] = k[A_k], \tag{2.1.55}$$

$$[A_k B_l \cdot] = (l-1)[A_k B_l]. \tag{2.1.56}$$

对 $\phi = 0$, 因为网络中不存在三角形, 三元组中第一、三个节点不互为邻居, 故可假设其状态与度没有直接联系, 从而对于任意的 C_i、$C_j \in \mathbb{A}$ 以及正整数 $0 \leqslant i, j \leqslant M$, 有下面的条件概率近似表达

$$p(A_k | B_l C_i) \approx p(A | BC_j), \tag{2.1.57}$$

从而, 对任意的 $C_m \in \mathbb{A}$ 及 $0 \leqslant m \leqslant M$ 有关系

$$p(A_k | B_l C_m) \approx p(A_k | B_l \cdot). \tag{2.1.58}$$

进一步有

$$\frac{[A_k B_l C_m]}{[A_k B_l \cdot]} \approx \frac{[B_l C_m]}{[B_l \cdot]}. \tag{2.1.59}$$

故当 $\phi = 0$ 时, 异质网络三元组的近似表达式为

$$[A_k B_l C_m] \approx \frac{l-1}{l} \frac{[A_k B_l][B_l C_m]}{[B_l]}. \tag{2.1.60}$$

由 A_k 与 C_m 之间的相关系数定义 (1.2.32) 可知, 上式可变为下面的关系

$$[A_k B_l C_m] \approx kml(l-1) \frac{[A_k][B_l][C_m]}{(nN)^2} C_{A_k B_l} C_{B_l C_m}. \tag{2.1.61}$$

情形 2 考虑异质网络中三角形的影响, 即 $\phi \neq 0$.

当 $\phi \neq 0$ 时, 仍然有 $[A_k B_l C_m] = [A_k B_l C_m]_\angle + [A_k B_l C_m]_\triangle$. 下面分别计算开三元组和三角形数量. 在计算开三元组 $[A_k B_l C_m]_\angle$ 的数量时, 仍可假设三元组中第一、三个节点的状态无直接关系, 即式 (2.1.59) 成立. 类似于前面同质网络中的计算公式 (2.1.46), 可给出如下近似

$$[A_k B_l C_m]_\angle \approx (1-\phi)[A_k B_l C_m] \approx (1-\phi)\frac{l-1}{l} \frac{[A_k B_l][B_l C_m]}{[B_l]}. \tag{2.1.62}$$

再计算三角形数量 $[A_kB_lC_m]_\triangle$. 同样可假设三元组 $A_kB_lC_m$ 中第二个节点所处的状态和度与第一、三个节点之间是否有边相连无关, 即

$$\frac{[A_kB_lC_m]_\triangle}{[A_k \cdot C_m]_\triangle} \approx \frac{[A_kB_lC_m]_\angle}{[A_k \cdot C_m]_\angle}. \tag{2.1.63}$$

注意到开三元组 $[A_k \cdot C_m]_\angle$ 可近似为所有开三元组的数量与 A_k, C_m 节点发出边的比例的乘积

$$[A_k \cdot C_m]_\angle \approx (1-\phi)\sum_{B_l}[A_kB_lC_m] = (1-\phi)\frac{km[A_k][C_m]}{(nN)^2}\sum_{A_k,B_l,C_m}[A_kB_lC_m]. \tag{2.1.64}$$

因为

$$\sum_{A_k,B_l,C_m}[A_kB_lC_m] = n(n-1)N,$$

因此有下面的近似公式

$$[A_k \cdot C_m]_\angle \approx (1-\phi)\frac{(n-1)km}{nN}[A_k][C_m]. \tag{2.1.65}$$

对于 $[A_k \cdot C_m]_\triangle$, 其代表所有包含二元组 $[A_kC_m]$ 的三角形的数量, 因此 $[A_k \cdot C_m]_\triangle$ 占所有三角形数量的比例可近似等于 $[A_kC_m]$ 在所有二元组数量中的比例, 即有

$$\frac{[A_k \cdot C_m]_\triangle}{\phi n(n-1)N} \approx \frac{[A_kC_m]}{nN}. \tag{2.1.66}$$

进一步可得

$$[A_k \cdot C_m]_\triangle \approx \phi(n-1)[A_kC_m]. \tag{2.1.67}$$

把近似式 (2.1.62)、(2.1.65)、(2.1.67) 代入 (2.1.63), 可得到三角形 $[A_kB_lC_m]_\triangle$ 的近似表达式

$$[A_kB_lC_m]_\triangle \approx \phi\frac{l-1}{l}\frac{[A_kB_l][B_lC_m]}{[B_l]}\frac{nN}{km}\frac{[A_kC_m]}{[A_k][C_m]} = \phi\frac{l-1}{l}\frac{[A_kB_l][B_lC_m]}{[B_l]}C_{A_kC_m} \tag{2.1.68}$$

从而, 当聚类系数 $\phi \neq 0$ 时, 由式 (2.1.62) 和式 (2.1.68) 可推出异质三元组的近似方程为

$$[A_kB_lC_m] \approx \frac{l-1}{l}\frac{[A_kB_l][B_lC_m]}{[B_l]}\left((1-\phi) + \phi\frac{nN}{km}\frac{[A_kC_m]}{[A_k][C_m]}\right)$$

$$= \frac{l-1}{l}\frac{[A_kB_l][B_lC_m]}{[B_l]}((1-\phi) + \phi C_{A_kC_m}). \tag{2.1.69}$$

2. 异质网络中两元组的逼近表达

在复杂网络传播动力学模型中, 把既考虑状态又考虑节点的度构成的二元组或者三元组作为变量, 建立的微分方程模型其维数是非常高的, 这样就把模型变得更加复杂. 通常, 需要把网络中三元组 $[A_k B_l C_m]$ 利用近似公式 (2.1.69) 来近似, 并以此封闭方程. 但实施此封闭后, 它涉及 $[A_k B_l]$, $[B_l C_m]$, $[A_k C_m]$ 等变量, 方程的维数仍然会很高. 为此, 需要把 $[A_k B_l]$ 的数量用依赖于状态和节点度的数量 $[A_k]$ 与 $[B_l]$, 以及仅考虑节点的度构成的数量 $[k]$, $[l]$, $[kl]$ 来近似表达, 或者用 $[A_k B]$, $[A B_l]$, $[AB]$, 以及 $[k]$, $[l]$, $[kl]$ 来近似表达. 近一步, 考虑用 $[AB]$, $[A_k]$ 来近似表达 $[A_k B]$, 这样可以把方程的维数大大降低, 那么在什么条件下可以表达? 近似表达式是什么? 以下回答这些问题.

首先, 需要的条件是聚类系数 $\phi = 0$. 在此基础上, 给出下面的三类逼近表达式.

1) 基于二元组异质网络二元组的反卷积逼近表达

在文献 [171] 中, K.T.D. Eames, M.J. Keeling 基于性传播疾病, 提出了二元组的反卷积逼近

$$[A_k B_l] \approx [AB] \frac{[A_k B]}{[AB]} \frac{[A B_l]}{[AB]} \times \frac{[kl] n N}{k[k] l[l]} = \frac{[A_k B][A B_l]}{[AB]} C_{kl}, \qquad (2.1.70)$$

式 (2.1.70) 第一部分用于说明二元组类型, 在 $[AB]$ 对中, $[A_k B]$ 及 $[A B_l]$ 类型的二元组占有的比例分别为 $[A_k B]/[AB]$ 和 $[A B_l]/[AB]$, 第二项用于说明 $[kl]$ 二元组邻居结构的类型.

近似表达式 (2.1.70) 把 $[A_k B_l]$ 对反演为 $[A_k B]$, $[A B_l]$ 及相关系数 C_{kl} 之间的关系. 根据相关系数 C_{kl} 的定义 (1.2.29), 可知

$$[kl] = C_{kl} \frac{k[k] l[l]}{n N}. \qquad (2.1.71)$$

式 (2.1.71) 说明, $[kl]$ 的数量表达也依赖于相关系数 C_{kl}. 由第 1 章知道, 对大多数社会网络, 当 k 与 l 非常接近时, 网络具有同配性, 即 $C_{kl} > 1$, 当 k 与 l 相差比较大时, 网络具有异配性, 即 $C_{kl} < 1$. 而 $C_{kl} = 1$ 代表网络的度不相关, 下面说明 $C_{kl} = 1$ 与网络的度不相关等价.

事实上, 由式 (1.2.11) 可知, 度为 k 的节点与度为 l 的节点相连的条件概率 $p(l|k)$ 为

$$p(l|k) = \frac{n p(k, l)}{k p(k)}.$$

而 $p(k, l) = [kl]/n N$, $p(k) = [k]/N$, 因此, 上式变为

$$p(l|k) = \frac{[kl]}{k[k]}.$$

由上式及公式 (2.1.71) 知, 当 $C_{kl} = 1$ 时, 有

$$p(l|k) = \frac{[kl]}{k[k]} = k[k]\frac{l[l]}{nNk[k]} = \frac{l[l]}{nN} = \frac{lp(l)}{n}. \tag{2.1.72}$$

式 (2.1.72) 表明网络的度是不相关的, 在此条件下, 可进一步得到联合概率 $p(k,l)$
为

$$p(k,l) = kp(k)p(l|k) = \frac{klp(k)p(l)}{n^2}. \tag{2.1.73}$$

公式 (2.1.70) 近似逼近仍然是基于二元组的表达式, 只是数量上由 $[A_k B_l]$ 组
合变为 $[A_k B]$ 等形式. 下面给出的表达是基于单个节点的数量, 也就是把 $[AB_l]$ 进
一步变为含有 $[A_k]$ 表达式.

2) 基于节点的异质网络二元组反卷积逼近表达

在文献 [34] 中, T. House, M.J. Keeling 提出了基于节点的异质网络二元组的
反卷积逼近

$$[A_k B] \approx [AB]\frac{k[A_k]}{\sum_l l[A_l]}, \tag{2.1.74}$$

这里假设 B 状态节点连接到 A_k 型节点上是不依赖于 A_k 节点的度, 即与网络的局
部结构没有关系, 因此, 式 (2.1.74) 的第一部分是说明 $[AB]$ 的数量, 第二部分说明
度为 k 的 A 型节点发出的边占整个网络中 A 型节点发出边的比例.

3) 基于同配混合的异质网络二元组逼近表达

在同配混合的假设下, 文献 [34] 也给出了二元组 $[A_k B_l]$ 的逼近

$$[A_k B_l] \approx [kl]\frac{[A_k]}{[k]}\frac{[B_l]}{[l]} = \frac{[kl]}{[k][l]}[A_k][B_l], \tag{2.1.75}$$

上述逼近表明, 在同配网络中, $[A_k B_l]$ 的数量可以用不考虑状态的 $[kl]$ 数量乘以度
为 k, 状态为 A 的节点数量占网络中度为 k 的节点比例, 以及乘以度为 l, 状态为
B 的节点数量占网络中度为 l 的节点比例. 式 (2.1.75) 保持了网络的同配性, 但忽
略了节点状态之间的联系.

2.1.3　网络矩封闭传染病动力学模型的建立

2.1.2 小节, 我们系统介绍了网络中二元组或者三元组的各种逼近方法, 这为建
立和封闭传染病网络动力学模型提供基础. 本小节将介绍各种网络下传染病动力
学模型的逼近系统.

考虑网络中总的节点 N 保持不变的SIS **传染病模型**. 对由 N 个节点及其之间
的连接构成的网络, 当疾病开始流行时, 节点分为易感者 S 和染病者 I, 易感者被
染病者传染变成染病者. 假设一个易感者和一个染病者接触被传染的概率为 λ, 染

病者节点恢复后又变为易感者, 恢复率系数为 γ. 用 $[S]$ 和 $[I]$ 分别代表易感者和染病者在 t 时刻的数量, 则有 $[S] + [I] = N$. 注意到引起状态变量 $[I]$ 变化的主要有染病者的恢复导致的染病者减少, 以及处于易感者状态的节点和染病者状态的节点构成二元组 (其数量为 $[SI]$) 造成的易感者被传染, 因而染病者数量增加. 回忆主方程 (2.1.8), 可知状态变量 $[I]$ 满足微分方程

$$\frac{\mathrm{d}[I]}{\mathrm{d}t} = \lambda[SI] - \gamma[I]. \tag{2.1.76}$$

上述方程含有状态变量 $[SI]$ 使得方程不封闭, 为了封闭方程, 需要建立变量 $[SI]$ 所满足的动力学方程, 而变量 $[SI]$ 所满足的动力学方程又涉及三元组的数量. 为此, 我们对三元组利用二元组进行逼近. 逼近方法可根据不同网络结构 (规则网络或者随机网络、异质网络) 有不同的近似方法进行.

备注 2.1.2 对于 (2.1.76), 也可以利用连续时间 Markov 链导出. 限于篇幅, 这里不再详细给出, 读者需要进一步了解, 可看文献 [160].

下面首先给出**规则网络或者随机网络**的逼近, 该网络的主要特征是任何一个节点的度或者邻居数近似为一个常数 n.

1. 平均域逼近封闭

如果这 N 节点构成的网络是**完全图**, 即人口是均匀混合的, 每节点有 $N-1$ 个邻居, 即 $n = N-1$, 则二元组数 $[SI] = [S][I]$, 方程 (2.1.76) 变成

$$\frac{\mathrm{d}[I]}{\mathrm{d}t} = \lambda[S][I] - \gamma[I] = \lambda(N - [I])[I] - \gamma[I]. \tag{2.1.77}$$

平均域逼近是最低阶的一种逼近, 它把 $[SI]$ 二阶量用两个一阶量 $[S]$ 和 $[I]$ 乘积取代, 主要原因是每节点有 $N-1$ 个邻居, 即网络是完全连接的. 对于不是完全图的规则网络, 只能用矩逼近进行封闭, 下面进行介绍.

2. 矩逼近封闭

如果这 N 节点构成的网络不是完全图, 而是度为 n 的规则网络或者平均度为 n 的随机网络, 当 $n \ll N$ 时, 方程 (2.1.76) 中 $[SI]$ 必须以状态变量出现, 此时, 必须导出该变量随时间的变化动力学方程. 因为易感者被传染和染病者的恢复, 所以引起 $[SI]$ 变化的所有事件为

$SI \to SS$, 因 $[SI]$ 中染病者的恢复导致 $[SI]$ 减少, 而且变为 $[SS]$

$SI \to II$, 因 $[SI]$ 中易感者的传染导致 $[SI]$ 减少, 而且变为 $[II]$

$SS \to SI$, 因 $[SS]$ 中易感者的传染导致 $[SI]$ 增加, 而且变为 $[SI]$

$II \to SI$,　因 $[II]$ 中染病者的恢复导致 $[SI]$ 增加, 而且变为 $[SI]$.

由主方程 (2.1.8), 可导出 $[SI]$ 的方程为

$$\frac{\mathrm{d}[SI]}{\mathrm{d}t} = -\gamma \sum_{\sigma(x)=S} Q_x^\sigma(I) + \gamma \sum_{\sigma(x)=I} Q_x^\sigma(I)$$
$$+ \lambda \sum_{\sigma(e)=SS} Q_e^\sigma(I) - \lambda \sum_{\sigma(e)=SI} Q_e^\sigma(I), \tag{2.1.78}$$

这里, $Q_x^\sigma(I)$ 表示节点 x 的染病者邻居数, $Q_e^\sigma(I)$ 表示对 $e = xy$ 的染病者邻居数. 利用公式 (2.1.13), 可导出下面的公式

$$Q_x^\sigma(I) = Q^\sigma(I|S) + \eta_x^\sigma(I|S), \quad \sigma(x) = S,$$
$$Q_x^\sigma(I) = Q^\sigma(I|I) + \eta_x^\sigma(I|I), \quad \sigma(x) = I,$$
$$Q_e^\sigma(I) = Q^\sigma(I|SI) + \eta_e^\sigma(I|SI), \quad \sigma(e) = SI,$$
$$Q_e^\sigma(I) = Q^\sigma(I|SS) + \eta_e^\sigma(I|SS), \quad \sigma(e) = SS. \tag{2.1.79}$$

将上式代入方程 (2.1.78), 可得

$$\frac{\mathrm{d}[SI]}{\mathrm{d}t} = -\sum_{\sigma(x)=S} \gamma[Q^\sigma(I|S) + \eta_x^\sigma(I|S)] + \sum_{\sigma(x)=I} \gamma(Q^\sigma(I|I) + \eta_x^\sigma(I|I))$$
$$+ \sum_{\sigma(e)=SS} \lambda[Q^\sigma(I|SS) + \eta_e^\sigma(I|SS)] - \sum_{\sigma(e)=SI} \lambda[Q^\sigma(I|SI) + \eta_e^\sigma(I|SI)], \tag{2.1.80}$$

利用公式 (2.1.14) 和公式 (2.1.15) 有

$$\frac{\mathrm{d}[SI]}{\mathrm{d}t} = -\lambda[SI] + \gamma[II] + \lambda[SS]Q^\sigma(I|SS) - \lambda[SI]Q^\sigma(I|SI). \tag{2.1.81}$$

类似地, 可以得到下面的方程

$$\frac{\mathrm{d}[II]}{\mathrm{d}t} = -2\gamma[II] + 2\lambda[SI]Q^\sigma(I|SI), \tag{2.1.82a}$$

$$\frac{\mathrm{d}[SS]}{\mathrm{d}t} = 2\gamma[SI] - 2\lambda[SS]Q^\sigma(I|SS). \tag{2.1.82b}$$

方程 (2.1.82a) 右边的第一项中的 2 倍意味着对 $[II]$ 中任何一个染病者恢复都使 $[II]$ 减少, 第二项是由于 $[SI]Q^\sigma(I|SI) = [IS]Q^\sigma(S|IS)$, 所以写成 2 倍. 方程 (2.1.82b) 右边的第一项中的 2 倍是由于 $[SI]$ 与 $[IS]$ 两个的和, 因为其相等, 所以写成 2 倍; 第二项中的 2 倍是表示 $Q^\sigma(I|SS)$ 中的染病者邻居可以是对 $[SS]$ 第一个的邻居, 也可以是第二个邻居.

为封闭方程 (2.1.81)、(2.1.82a)、(2.1.82b), 必须把三阶项 $Q^\sigma(I|SI)$ 和 $Q^\sigma(I|SS)$ 用二阶项近似, 为此, 利用公式 (2.1.16) 和 (2.1.17) 可得

$$Q^\sigma(I|SI) = 1 + \frac{[ISI]}{[SI]}, \quad Q^\sigma(I|SS) = \frac{[SSI]}{[SS]}.$$

上式中的三元组 $[SSI]$ 与 $[ISI]$ 仍然需要用二元组逼近, 这涉及网络的结构, 下面分有无聚类的规则或者随机网络分别考虑.

对无聚类的规则或者随机网络, 如果某节点的染病者邻居满足多项分布, 则由式 (2.1.34) 得

$$[SSI] \approx \frac{n-1}{n} \times \frac{[SS][SI]}{[S]}, \tag{2.1.83}$$

由式 (2.1.28) 得

$$[ISI] \approx \frac{n-1}{n} \times \frac{[SI]^2}{[S]}. \tag{2.1.84}$$

将式 (2.1.83)、(2.1.84) 代入到式 (2.1.81)、(2.1.82a)、(2.1.82b) 中, 得到在多项分布下的无聚类封闭方程组

$$\frac{\mathrm{d}[I]}{\mathrm{d}t} = \lambda[SI] - \gamma[I], \tag{2.1.85a}$$

$$\frac{\mathrm{d}[SS]}{\mathrm{d}t} = 2\gamma[SI] - 2\lambda[SS]\frac{n-1}{n}\frac{[SI]}{[S]}, \tag{2.1.85b}$$

$$\frac{\mathrm{d}[II]}{\mathrm{d}t} = -2\gamma[II] + 2\lambda[SI]\left(1 + \frac{n-1}{n}\frac{[SI]}{[S]}\right), \tag{2.1.85c}$$

$$\frac{\mathrm{d}[SI]}{\mathrm{d}t} = -\gamma[SI] + \gamma[II] - \lambda[SI]\left(1 + \frac{n-1}{n}\frac{[SI]}{[S]}\right) + \lambda[SS]\frac{n-1}{n}\frac{[SI]}{[S]}. \tag{2.1.85d}$$

对于规则网络, 显然有下面的约束条件成立

$$2[SI] + [II] + [SS] = nN, \quad [S] + [I] = N.$$

方程 (2.1.85) 显然构成了有三个变量的封闭动力学方程.

对无聚类的规则或者随机网络, 如果某节点的染病者邻居满足 Poisson 分布, 则由方程 (2.1.31) 得

$$[SSI] \approx \frac{[SS][SI]}{[S]}, \tag{2.1.86}$$

由式 (2.1.25) 得

$$[ISI] \approx \frac{[SI]^2}{[S]}, \tag{2.1.87}$$

将方程 (2.1.86)、方程 (2.1.87) 分别代入方程 (2.1.81)、方程 (2.1.82a)、方程 (2.1.82b), 得到在 Poisson 分布下的无聚类封闭方程组

$$\frac{\mathrm{d}[I]}{\mathrm{d}t} = \lambda[SI] - \gamma[I], \tag{2.1.88a}$$

$$\frac{\mathrm{d}[SS]}{\mathrm{d}t} = 2\gamma[SI] - 2\lambda[SS]\frac{[SI]}{[S]}, \tag{2.1.88b}$$

$$\frac{\mathrm{d}[II]}{\mathrm{d}t} = -2\gamma[II] + 2\lambda[SI]\left(1 + \frac{[SI]}{[S]}\right), \tag{2.1.88c}$$

$$\frac{\mathrm{d}[SI]}{\mathrm{d}t} = -\gamma[SI] + \gamma[II] - \lambda[SI]\left(1 + \frac{[SI]}{[S]}\right) + \lambda[SS]\frac{[SI]}{[S]}. \tag{2.1.88d}$$

对于规则网络, 显然有下面的约束条件成立

$$2[SI] + [II] + [SS] = nN, [S] + [I] = N.$$

聚类系数 $\phi \neq 0$ 的规则或者随机网络下的封闭问题. 由聚类系数 $\phi \neq 0$ 的三元组逼近公式 (2.1.53), 可得

$$Q^{\sigma}(I|SI) \approx 1 + (1 - \phi)\frac{n - 1}{n}\frac{[SI]}{[S]} + N\phi\frac{n - 1}{n^2}\frac{[SI][II]}{[S][I]^2}, \tag{2.1.89a}$$

$$Q^{\sigma}(I|SS) \approx (1 - \phi)\frac{n - 1}{n}\frac{[SI]}{[S]} + N\phi\frac{n - 1}{n^2}\frac{[SI]^2}{[S]^2[I]}. \tag{2.1.89b}$$

记 $\zeta = (n - 1)/n$, 并将方程 (2.1.89) 代入到方程 (2.1.81)、方程 (2.1.82a)、方程 (2.1.82b) 中, 得到封闭方程组

$$\frac{\mathrm{d}[I]}{\mathrm{d}t} = \lambda[SI] - \gamma[I], \tag{2.1.90a}$$

$$\frac{\mathrm{d}[SS]}{\mathrm{d}t} = 2\gamma[SI] - 2\lambda\zeta[SS]\left\{(1 - \phi)\frac{[SI]}{[S]} + \phi\frac{N}{n}\frac{[SI]^2}{[S]^2[I]}\right\}, \tag{2.1.90b}$$

$$\frac{\mathrm{d}[II]}{\mathrm{d}t} = -2\gamma[II] + 2\lambda[SI]\left\{1 + (1 - \phi)\zeta\frac{[SI]}{[S]} + \zeta\phi\frac{N}{n}\frac{[SI][II]}{[S][I]^2}\right\}, \tag{2.1.90c}$$

$$\frac{\mathrm{d}[SI]}{\mathrm{d}t} = -(\gamma + \lambda)[SI] + \gamma[II] + \lambda\zeta(1 - \phi)\frac{[SI]}{[S]}([SS] - [SI]) + F, \tag{2.1.90d}$$

这里

$$F \equiv \zeta\phi\frac{N}{n}\frac{[SI]^2}{[S][I]}\left(\frac{[SS]}{[S]} - \frac{[II]}{[I]}\right).$$

对于规则网络, 方程 (2.1.90d) 实际上是不需要的. 因此有

$$\frac{\mathrm{d}[I]}{\mathrm{d}t} = \lambda[SI] - \gamma[I], \tag{2.1.91a}$$

$$\frac{\mathrm{d}[SS]}{\mathrm{d}t} = 2\gamma[SI] - 2\lambda\zeta[SS]\left\{(1-\phi)\frac{[SI]}{[S]} + \phi\frac{N}{n}\frac{[SI]^2}{[S]^2[I]}\right\}, \tag{2.1.91b}$$

$$\frac{\mathrm{d}[II]}{\mathrm{d}t} = -2\gamma[II] + 2\lambda[SI]\left\{1 + (1-\phi)\zeta\frac{[SI]}{[S]} + \zeta\phi\frac{N}{n}\frac{[SI][II]}{[S][I]^2}\right\}. \tag{2.1.91c}$$

三元组的逼近问题 前面利用二元组代替了三元组, 根据不同的网络拓扑获得了不同的封闭方程. 事实上, 方程 (2.1.81)、(2.1.82a)、(2.1.82b) 可以变为

$$\frac{\mathrm{d}[SS]}{\mathrm{d}t} = 2\gamma[SI] - 2\lambda[SSI], \tag{2.1.92a}$$

$$\frac{\mathrm{d}[II]}{\mathrm{d}t} = -2\gamma[II] + 2\lambda([SI] + [ISI]), \tag{2.1.92b}$$

$$\frac{\mathrm{d}[SI]}{\mathrm{d}t} = -\gamma[SI] + \gamma[II] + \lambda[SSI] - \lambda([SI] + [ISI]). \tag{2.1.92c}$$

上述方程含有三元组, 文献 [72] 把三元组作为变量, 研究引起三阶量变化的各种可能, 这又涉及四元组的逼近问题. 下面给出其逼近方法.

记 $[III]$ 表示 2 倍数量的状态都是 I 的三元组, 同理, $[SIS]$, $[ISI]$, $[SSS]$ 都表示 2 倍数量相应状态三元组, 而用 $[IIS]$ 和 $[ISS]$ 表示单倍数量. 类似于导出方程 (2.1.78) 分析, 可以得到下面的动力学方程

$$\frac{\mathrm{d}[SSS]}{\mathrm{d}t} = 2\gamma[SSI] + \gamma[SIS] - \lambda[SSS](2Q(I|SSS) + Q(I|S\langle^S_S)), \tag{2.1.93a}$$

$$\frac{\mathrm{d}[III]}{\mathrm{d}t} = -3\gamma[III] + \lambda(2[SII]Q(I|SII) + [ISI]Q(I|S\langle^I_I)), \tag{2.1.93b}$$

$$\frac{\mathrm{d}[SII]}{\mathrm{d}t} = \gamma[III] - 2\gamma[SII] + \lambda([SSI]Q(I|S\langle^I_S) + [SIS]Q(I|SIS) - [SII]Q(I|SII)), \tag{2.1.93c}$$

$$\frac{\mathrm{d}[ISI]}{\mathrm{d}t} = \gamma[III] - 2\gamma[ISI] + \lambda(2[SSI]Q(I|SSI) - [ISI]Q(I|S\langle^I_I)), \tag{2.1.93d}$$

$$\frac{\mathrm{d}[SIS]}{\mathrm{d}t} = 2\gamma[SII] - \gamma[SIS] + \lambda([SSS]Q(I|S\langle^S_S) - 2[SIS]Q(I|SIS)), \tag{2.1.93e}$$

$$\frac{\mathrm{d}[SSI]}{\mathrm{d}t} = \gamma([SII]+[ISI]-[SSI])+\lambda([SSS]Q(I|SSS)-[SSI]Q(I|S\langle^I_S)-[SSI]Q(I|SSI)), \tag{2.1.93f}$$

这里 $Q(I|SSS)$ 表示第一个易感者 S 有至少一个易感者邻居 (第二个易感者) 且第二个易感者也有一个和第一个易感者不同的易感者邻居构成的三元组邻居中染病者的平均数量, $Q(I|SIS)$, $Q(I|SII)$, $Q(I|SSI)$ 有类似的表示, 用 $Q(I|S\langle^I_S)$ 表示一个易感者至少分别有一个易感者和染病者邻居构成的三元组邻居中染病者的平均

数量, 同理可以表示 $Q(I|S\langle^I_I\rangle)$ 和 $Q(I|S\langle^S_S\rangle)$. 把方程 (2.1.93) 中的四元组用三元组来逼近

$$Q(I|SII) \approx Q(I|SI) = 1 + \frac{[ISI]}{[SI]}, \quad Q(I|ISI) \approx Q(I|SI) = 1 + \frac{[ISI]}{[SI]},$$

$$Q(I|SSI) \approx Q(I|SS) = \frac{[SSI]}{[SS]}, \quad Q(I|SSS) \approx Q(I|SS) = \frac{[SSI]}{[SS]},$$

$$Q(I|S\langle^S_S\rangle) \approx Q(I|SS) = \frac{[SSI]}{[SS]}, \quad Q(I|S\langle^I_S\rangle) \approx Q(I|SS) = \frac{[SSI]}{[SS]},$$

$$Q(I|S\langle^S_S\rangle) \approx Q(I|SS) = \frac{[SSI]}{[SS]}.$$

利用上述近似表达, 可以把方程 (2.1.93) 与方程 (2.1.92) 封闭.

上面给出了 SIS 传染病模型的逼近问题, 对于有潜伏者类或者是恢复者类的传染病动力学模型, 同样可以考虑其逼近问题. 下面给出SIR **传染病模型**逼近问题.

设总人口保存不变为 N, 节点分为易感者 S 和染病者 I 以及恢复者 R, 易感者被染病者传染变成染病者. 假设一个易感者和一个染病者接触被传染的概率为 λ, 染病者节点恢复后又变为恢复者, 恢复率系数为 γ. 用 $[S]$ 和 $[I]$ 以及 $[R]$ 分别代表易感者、染病者和恢复者在 t 时刻的数量, 则有 $[S] + [I] + [R] = N$. 由主方程 (2.1.8), 可知状态变量 $[S], [I]$ 与 $[R]$ 满足微分方程

$$\frac{\mathrm{d}[S]}{\mathrm{d}t} = -\lambda[SI], \tag{2.1.94a}$$

$$\frac{\mathrm{d}[I]}{\mathrm{d}t} = \lambda[SI] - \gamma[I], \tag{2.1.94b}$$

$$\frac{\mathrm{d}[R]}{\mathrm{d}t} = \gamma[I]. \tag{2.1.94c}$$

上述方程含有二元组状态变量 $[SI]$ 使得方程不封闭, 为了封闭方程, 需要对其进行逼近. 假设网络为规则网络或者随机网络, 其平均邻居为 n. 由主方程 (2.1.8) 可导出二元组满足的方程为

$$\frac{\mathrm{d}[SS]}{\mathrm{d}t} = -2\lambda[SSI], \tag{2.1.95a}$$

$$\frac{\mathrm{d}[SR]}{\mathrm{d}t} = -\lambda[RSI] + \gamma[SI], \tag{2.1.95b}$$

$$\frac{\mathrm{d}[IR]}{\mathrm{d}t} = \lambda[RSI] + \gamma([II] - [IR]), \tag{2.1.95c}$$

$$\frac{\mathrm{d}[II]}{\mathrm{d}t} = 2\lambda([ISI] + [SI]) - 2\gamma[II], \tag{2.1.95d}$$

$$\frac{\mathrm{d}[SI]}{\mathrm{d}t} = \lambda([SSI] - [ISI] - [SI]) - \gamma[SI], \tag{2.1.95e}$$

如果聚类系数 $\phi \neq 0$, 则由方程 (2.1.53) 可以导出其封闭系统, 如果聚类系数为零, 则可以根据不同分布给出其封闭系统.

2.1.4   异质网络矩封闭传染病动力学模型建立

2.1.3 小节介绍了均匀网络中传染病动力学方程的矩封闭模型的建立, 但均匀网络的重要特征是节点的度不变化或者变化不大, 而大多数网络, 特别是社会网络, 不同节点的度有非常大的差异. 为此, 需要考虑区分不同节点度构成的二元组或者三元组数量的变化, 这又涉及封闭问题. 下面主要介绍 SIS 和 SIR 异质网络矩封闭传染病动力学模型建立方法. 文献 [171] 中首次提出了异质网络中的二元组逼近传染病模型, 以及异质网络中三元组的逼近. 类似于前面均匀网络中的二元组逼近模型的推导, 文献 [171], [34] 中分别给出了异质网络中的 SIS 与 SIR 二元组逼近模型, 我们在他们的相关工作基础上, 建立了下面的异质网络 SIS 矩封闭传染病动力学模型.

设总人口保持不变, 将人口分为易感者和染病者, 染病者恢复后变为易感者, 一个染病者和一个易感者每次接触传染的概率为 λ, 染病者的恢复率为 γ. 假设网络最大度为 $M \leqslant N$, 用 $[S_k]$ 代表度为 k 的易感者数量, 用 $[I_k]$ 代表度为 k 的染病者数量, $[S_k I_m]$ 代表度为 k 的易感者和度为 m 的染病者构成二元组的数量, $[S_k S_l]$ 代表度为 k 的易感者和度为 l 的易感者构成二元组的数量, $[I_k I_l]$ 代表度为 k 的染病者和度为 l 的染病者构成二元组的数量. 可以建立下面的动力学方程

$$\frac{\mathrm{d}[S_k]}{\mathrm{d}t} = \gamma[I_k] - \lambda \sum_{m=1}^{M} [S_k I_m], \tag{2.1.96a}$$

$$\frac{\mathrm{d}[I_k]}{\mathrm{d}t} = \lambda \sum_{m=1}^{M} [S_k I_m] - \gamma[I_k], \tag{2.1.96b}$$

$$\frac{\mathrm{d}[S_k S_l]}{\mathrm{d}t} = \gamma([S_k I_l] + [I_k S_l]) - \lambda \sum_{m=1}^{M} ([S_k S_l I_m] + [I_m S_k S_l]), \tag{2.1.96c}$$

$$\frac{\mathrm{d}[S_k I_l]}{\mathrm{d}t} = \lambda \sum_{m=1}^{M} ([S_k S_l I_m] - [I_m S_k I_l]) - \lambda[S_k I_l] - \gamma[S_k I_l] + \gamma[I_k I_l], \tag{2.1.96d}$$

$$\frac{\mathrm{d}[I_k I_l]}{\mathrm{d}t} = \lambda([S_k I_l] + [I_k S_l]) + \lambda \sum_{m=1}^{M} ([I_m S_k I_l] + [I_k S_l I_m]) - 2\gamma[I_k I_l], \tag{2.1.96e}$$

方程 (2.1.96) 显然没有封闭. 下面给出各种封闭方法.

无聚类逼近的封闭方程　当不考虑聚类的影响, 即聚类系数 $\phi = 0$, 利用公式 (2.1.60), 上述方程可以封闭. 相应的三元组近似为

$$[S_k S_l I_m] \approx \frac{l-1}{l} \frac{[S_k S_l][S_l I_m]}{[S_l]}, \tag{2.1.97a}$$

$$[I_m S_k S_l] \approx \frac{k-1}{k} \frac{[I_m S_k][S_k S_l]}{[S_k]}, \tag{2.1.97b}$$

$$[I_k S_l I_m] \approx \frac{l-1}{l} \frac{[I_k S_l][S_l I_m]}{[S_l]}. \tag{2.1.97c}$$

利用上述近似, 可把方程 (2.1.96) 变为 $M(3M+2)$ 个封闭方程. 同理, 当聚类系数 $\phi \neq 0$ 时, 利用公式 (2.1.69), 可以封闭方程 (2.1.96).

利用反卷积逼近的封闭方程　利用上述逼近方法得到的系统维数是最大度 M 的二次式, 为了把维数降低, 可利用反卷积逼近公式 (2.1.70) 及式 (2.1.97) 封闭方程 (2.1.96). 对方程 (2.1.96c)$\sim$ 方程 (2.1.96e) 两边对 l 求和, 利用等式 $\sum\limits_{m=1}^{M} [S_k I_m] = [S_k I]$ 及式 (2.1.70) 与式 (2.1.97), 获得逼近方程

$$\begin{cases}
\dfrac{\mathrm{d}[S_k]}{\mathrm{d}t} = \gamma[I_k] - \lambda[S_k I], \\[2mm]
\dfrac{\mathrm{d}[I_k]}{\mathrm{d}t} = \lambda[S_k I] - \gamma[I_k], \\[2mm]
\dfrac{\mathrm{d}[S_k S]}{\mathrm{d}t} = -\lambda \left\{ \displaystyle\sum_{l=1}^{M} \frac{[S_l S](l-1)}{l[S_l]} \frac{[S_k S][S_l S][kl]nN}{[SS]k[k]l[l]} + \frac{[S_k S][S_k I](k-1)}{k[S_k]} \right\} \\[2mm]
\qquad\quad +\gamma([S_k I] + [I_k S]), \\[2mm]
\dfrac{\mathrm{d}[S_k I]}{\mathrm{d}t} = \lambda \left\{ \displaystyle\sum_{l=1}^{M} \frac{[S_l S](l-1)}{l[S_l]} \frac{[S_k S][S_l S][kl]nN}{[SS]k[k]l[l]} - \frac{[S_k I][S_k I](k-1)}{k[S_k]} - [S_k I] \right\} \\[2mm]
\qquad\quad -\gamma[S_k I] + \gamma[I_k I], \\[2mm]
\dfrac{\mathrm{d}[I_k S]}{\mathrm{d}t} = -\lambda \left\{ \displaystyle\sum_{l=1}^{M} \frac{[S_l I](l-1)}{l[S_l]} \frac{[S_l I][I_k S][kl]nN}{[SI]k[k]l[l]} - \frac{[S_k I][S_k I](k-1)}{k[S_k]} - [I_k S] \right\} \\[2mm]
\qquad\quad +\gamma([I_k I] - [I_k S]), \\[2mm]
\dfrac{\mathrm{d}[I_k I]}{\mathrm{d}t} = \lambda \left\{ \displaystyle\sum_{l=1}^{M} \frac{[S_l I](l-1)}{l[S_l]} \frac{[S_l I][I_k S][kl]nN}{[SI]k[k]l[l]} + \frac{[S_k I][S_k I](k-1)}{k[S_k]} + [I_k S] + [S_k I] \right\} \\[2mm]
\qquad\quad -2\gamma[I_k I].
\end{cases} \tag{2.1.98}$$

注意到上面的系统出现了 $[SI]$ 与 $[SS]$, 我们需要给出其动力学方程. 事实上, 对系统 (2.1.96) 中 k 和 l 求和, 并利用无聚类的三元组逼近可得 $[SI]$, $[SS]$ 与 $[II]$ 动力学方程 (2.1.85). 同时注意到, (2.1.98) 也出现了 $[kl]$, $[k]$ 与 $[l]$. 因为 $[k] = p(k)N$,

$[l] = p(l)N$, 而 $[kl]$ 利用公式 (2.1.71) 可得 $[kl] = C_{kl}\dfrac{k[k]l[l]}{nN}$. 因此, 只要给定度相关系数 C_{kl} 及度分布 $p(k)$, 这些量都是确定的. 故系统 (2.1.98) 与系统 (2.1.85) 或者系统 (2.1.88) 构成 $4M + 2$ 维封闭系统.

基于节点的反卷积逼近的封闭方程 将方程 (2.1.96a) 与 (2.1.96b) 写成下面的形式

$$\frac{\mathrm{d}[S_k]}{\mathrm{d}t} = \gamma[I_k] - \lambda[S_k I], \tag{2.1.99a}$$

$$\frac{\mathrm{d}[I_k]}{\mathrm{d}t} = \lambda[S_k I] - \gamma[I_k]. \tag{2.1.99b}$$

利用基于节点的反卷积逼近 (2.1.74), 可得

$$[S_k I] \approx [SI]\frac{k[S_k]}{\displaystyle\sum_{m=1}^{M} m[S_m]},$$

将上式代入方程 (2.1.99) 得

$$\frac{\mathrm{d}[S_k]}{\mathrm{d}t} = \gamma[I_k] - \lambda[SI]\frac{k[S_k]}{\displaystyle\sum_{m=1}^{M} m[S_m]}, \tag{2.1.100a}$$

$$\frac{\mathrm{d}[I_k]}{\mathrm{d}t} = \lambda[SI]\frac{k[S_k]}{\displaystyle\sum_{m=1}^{M} m[S_m]} - \gamma[I_k]. \tag{2.1.100b}$$

上述方程中出现 $[SI]$, 为此, 需要给出其变化方程

$$\begin{cases} \dfrac{\mathrm{d}[S]}{\mathrm{d}t} = \gamma[I] - \lambda[SI], \\ \dfrac{\mathrm{d}[I]}{\mathrm{d}t} = \lambda[SI] - \gamma[I]. \end{cases} \tag{2.1.101}$$

利用式 (2.1.88), 显然方程 (2.1.100)、(2.1.101) 与 (2.1.88) 构成 $M + 3$ 维封闭系统.

备注 2.1.3 对于系统 (2.1.101), 当关于状态的相关系数 $C_{SI} = 1$ 时, 即状态不相关, 根据定义 (1.2.8), 显然有 $[SI] = \dfrac{n}{N}[S][I]$, 从而系统 (2.1.101) 转换为传统的均匀混合动力学方程

$$\begin{cases} \dfrac{\mathrm{d}[S]}{\mathrm{d}t} = \gamma[I] - \dfrac{n\lambda}{N}[S][I], \\ \dfrac{\mathrm{d}[I]}{\mathrm{d}t} = \dfrac{n\lambda}{N}[S][I] - \gamma[I]. \end{cases}$$

基于节点同配混合逼近的封闭方程　　利用逼近公式 (2.1.75), 将 $[S_k I_m]$ 写成下面的形式

$$[S_k I_m] \approx \frac{[km]}{[k][m]}[S_k][I_m] \tag{2.1.102}$$

将上述逼近代入式 (2.1.96a) 与式 (2.1.96b) 中得到

$$\begin{cases} \dfrac{\mathrm{d}[S_k]}{\mathrm{d}t} = \gamma[I_k] - \lambda k[S_k] \displaystyle\sum_{m=1}^{M} C_{km} \dfrac{m[I_m]}{nN}, \\[4mm] \dfrac{\mathrm{d}[I_k]}{\mathrm{d}t} = \lambda k[S_k] \displaystyle\sum_{m=1}^{M} C_{km} \dfrac{m[I_m]}{nN} - \gamma[I_k]. \end{cases} \tag{2.1.103}$$

当相关系数 $C_{km} = 1$ 时, 从上述模型可以获得下面的系统

$$\begin{cases} \dfrac{\mathrm{d}[S_k]}{\mathrm{d}t} = \gamma[I_k] - \lambda k[S_k] \dfrac{\displaystyle\sum_{k=1}^{M} k[I_k]}{\displaystyle\sum_{k=1}^{M} kN_k}, \\[8mm] \dfrac{\mathrm{d}[I_k]}{\mathrm{d}t} = -\gamma[I_k] + \lambda k[S_k] \dfrac{\displaystyle\sum_{k=1}^{M} k[I_k]}{\displaystyle\sum_{k=1}^{M} kN_k}. \end{cases} \tag{2.1.104}$$

系统 (2.1.104) 正是度不相关下的无标度网络 SIS 模型. 更一般的情形是系统 (2.1.103). 这样就将二元组逼近模型与复杂网络模型统一起来.

2.1.5　网络传染病动力学模型母函数封闭方法

对于二元组传播动力学方程, 另一种封闭思路就是利用概率母函数 (probability generating function, 简称 PGF) 的方法. 2008 年文献 [80] 提出了基于 PGF 的 SIR 传染病模型. 2010 年文献 [34] 提出了带有聚类系数 ϕ 的 PGF 封闭 SIR 传染病模型. 下面介绍随机网络下的 SIR 模型的 PGF 封闭方法. 设总人口 N 保持不变, 且人口分为易感者、染病者和恢复者, 一个染病者和一个易感者每次接触传的概率为 λ, 染病者的恢复率为 γ, $[SI]$ 代表易感者与染病者构成二元组的数量, 用 p_k 代表网络节点的度分布, 其动力学模型为

$$\frac{\mathrm{d}[S]}{\mathrm{d}t} = -\lambda[SI], \quad \frac{\mathrm{d}[I]}{\mathrm{d}t} = \lambda[SI] - \gamma[I], \quad \frac{\mathrm{d}[R]}{\mathrm{d}t} = \gamma[I].$$

为了推出 PGF 的封闭动力系统, 首先, 我们给出母函数的相关概念与性质.

母函数的相关定义　　设 $\{a_k\}_0^{\infty}$ 是一个实数序列, 如果

$$g(x) = \sum_{k=0}^{\infty} a_k x^k = a_0 + a_1 x + a_2 x^2 + \cdots$$

在某个区间 $c < x < b$ 内收敛, 则称 $g(x)$ 是序列 $\{a_k\}_0^\infty$ 的**母函数**. 母函数又称**生成函数**. 如果 X 是一个取值为非负整数的离散型随机变量, 其概率分布

$$P\{X = k\} = p_k, \quad k = 0, 1, 2, \cdots,$$

则称 $g(x) = \sum_{k=0}^\infty p_k x^k$ 为随机变量 X 的**概率母函数**, 即序列 $\{p_k\}_0^\infty$ 的概率母函数为 $g(x)$. 对于两个取负取整数值的随机变量 X, Y 的联合分布:

$$P\{X = j, Y = k\} = p_{jk}, \quad j, k = 0, 1, 2, \cdots,$$

称二元函数 $g(x, y) = \sum_{j,k} p_{jk} x^j y^k$ 为其概率母函数. 此类母函数简称为二元母函数.

对于 $\{a_k\}_0^\infty$ 与 $\{b_k\}_0^\infty$ 两个数列, 定义数列 $\{c_k\}_0^\infty$, 其中 c_k 由下式给出:

$$c_k = a_0 b_k + \cdots + a_k b_0,$$

则称数列 $\{c_k\}_0^\infty$ 为 $\{a_k\}_0^\infty$ 和 $\{b_k\}_0^\infty$ 的**卷积**, 记为 $c_k = a_k * b_k$. 显然, 生成函数 $g(x) = \sum_{k=0}^\infty a_k x^k$ 与 $f(x) = \sum_{k=0}^\infty b_k x^k$ 的乘积为

$$h(x) = g(x)f(x) = \sum_{k=0}^\infty c_k x^k.$$

根据母函数的定义, 我们可以写出二项分布 $p_k = \mathrm{C}_n^k p^k (1-p)^{n-k}$ 的母函数为

$$g(x) = \sum_{k=0}^n \mathrm{C}_n^k p^k (1-p)^{n-k} x^k = (1 - p + px)^n.$$

Poisson 分布 $p_k = \dfrac{\lambda^k}{k!} \mathrm{e}^{-\lambda}$ 的母函数为

$$g(x) = \sum_{k=0}^\infty \frac{\lambda^k}{k!} \mathrm{e}^{-\lambda} x^k = \mathrm{e}^{\lambda(x-1)}.$$

对于 r 维随机变量 $(X_1, \cdots, X_r)$, 概率分布为

$$P(X_1 = n_1, \cdots, X_r = n_r) = \frac{n!}{n_1! \cdots n_r!} p_1^{n_1} \cdots p_r^{n_r}, \quad \sum_{i=1}^r n_i = n, \quad \sum_{i=1}^r p_i = 1$$

的多项分布, 其母函数为

$$g(x_1, \cdots, x_r) = (p_1 x_1 + \cdots + p_r x_r)^n.$$

概率母函数的相关性质

性质 1   对于已知概率母函数 $g(x)$, 则其概率分布可唯一确定, 且其概率分布为

$$p_k = \frac{1}{k!} \frac{\mathrm{d}^k g(x)}{\mathrm{d}x^k}|_x = 0.$$

性质 2   离散型随机变量 X 的概率分布为 p_k, 其概率母函数为 $g(x) = \sum\limits_{k=0}^{\infty} p_k x^k$, 则一阶矩用母函数可表示为

$$E[X] = \sum_{k=0}^{\infty} k p_k = g'(1).$$

二阶矩用母函数可表示为

$$E([X^2] = \sum_{k=0}^{\infty} k^2 p_k = g''(1) + g'(1).$$

n 阶矩用母函数可表示为

$$E[X^n] = \sum_{k=0}^{\infty} k^n p_k = \left[\left(x\frac{d}{\mathrm{d}x} \right)^n g(x) \right]_{x=1}.$$

方差用母函数可表示为

$$\mathrm{Var}(X) = E[X^2] - (E[X])^2 = g''(1) + g'(1) - [g'(1)]^2.$$

下面我们介绍基于概率母函数的网络传染病 SIR 模型的建立.

将网络中度为 k 的易感者相对密度 $[S_k]/N_k$ 记为 S_k, 网络中易感者的密度 $[S]/N$ 记为 S, 染病者的密度 $[I]/N$ 记为 I. 网络中染病者发出的总边数 $\sum\limits_{k} k[I_k]$ 记为 Y, 易感者与染病者连接的边占网络中易感者发出的总边比例 $[SI]/\sum\limits_{k} k[S_k]$ 记为 p_I, 易感者与易感者连接的边占网络中易感者发出的总边数比例 $[SS]/\sum\limits_{k} k[S_k]$ 记为 p_S.

由 p_I 定义可知: 每条从易感者发出的边连接到染病者的概率为 p_I, 则对于一个度为 k 的易感者, 平均有 $k p_I$ 条边连接到染病者, λ 为每条易感者连到染病者的边被传染概率, 则单位时间内一个度为 k 的易感者被传染的概率为 $\lambda k p_I(t)$, 从而度为 k 的易感者相对密度 S_k 的变化满足方程

$$\frac{\mathrm{d}S_k}{\mathrm{d}t} = -\lambda k p_I(t) S_k. \tag{2.1.105}$$

该方程也可以用反卷积逼近 (2.1.74) 导出. 事实上, 网络中度为 k 的易感者数量为 $[S_k]$, 其仅有与染病者构成二元组 $[S_k I]$ 才能被传染, 因此满足下面的方程

$$\frac{\mathrm{d}[S_k]}{\mathrm{d}t} = -\lambda[S_k I].$$

利用 (2.1.74), 可将上述方程变为

$$\frac{\mathrm{d}[S_k]}{\mathrm{d}t} = -\lambda k[S_k]\frac{[SI]}{\sum\limits_k k[S_k]}.$$

对上述方程两边同除以 N_k, 即可得到方程 (2.1.105). 为方便, 记 $S_1 = \theta$, 则由方程 (2.1.105) 可类似推出 θ 满足的方程. 再由初始条件 $S_k(0) = 1$ 可得

$$\begin{aligned}
S_k(t) &= \exp\left\{-\int_0^t \lambda k p_I(u)\mathrm{d}u\right\} \\
&= \left(\exp\left\{-\int_0^t \lambda p_I(u)\mathrm{d}u\right\}\right)^k \\
&= \theta^k.
\end{aligned} \tag{2.1.106}$$

由 θ, 容易确定易感者的全局密度 $[S]/N$ 为

$$\begin{aligned}
S &= p_0 + p_1 S_1 + p_2 S_2 + p_3 S_3 + \cdots \\
&= p_0 + p_1\theta + p_2\theta^2 + p_3\theta^3 + \cdots = g(\theta),
\end{aligned} \tag{2.1.107}$$

其中 p_k 为度分布. 显然 $g(\theta)$ 是概率母函数. 因 θ 的导数并不能完全由 S 和 θ 确定, 还依赖于 p_I, 从而需要导出 p_I 满足的方程. 事实上, 由 p_I 的定义可得

$$\dot{p_I} = \frac{\mathrm{d}}{\mathrm{d}t}\left(\frac{[SI]}{\sum\limits_k k[S_k]}\right) = \frac{[\dot{SI}]}{\sum\limits_k k[S_k]} - \frac{[SI]\sum\limits_k k[\dot{S_k}]}{\left(\sum\limits_k k[S_k]\right)^2}. \tag{2.1.108}$$

我们的目的是为了封闭系统, 即式 (2.1.108) 中只包含变量 θ, p_I, p_S, g. 注意到

$$\begin{aligned}
\sum_k k[S_k] &= N\sum_k k \times p_k \times \frac{[S_k]}{N_k} \\
&= N\sum_k k \times p_k \times \theta^k \\
&= N\theta g'(\theta).
\end{aligned} \tag{2.1.109}$$

由式 (2.1.109) 可推出 $[SI]$ 表达式和 $\sum\limits_k k[S_k]$ 的导数分别为

$$[SI] = p_I \sum_k k[S_k] = N p_I \theta g'(\theta), \tag{2.1.110}$$

$$\frac{\mathrm{d}\left(\displaystyle\sum_{k} k[S_k]\right)}{\mathrm{d}t} = N\frac{\mathrm{d}}{\mathrm{d}t}(\theta g'(\theta))$$
$$= N(\theta' g'(\theta) + \theta\theta' g''(\theta))$$
$$= -N\lambda\theta p_I(g'(\theta) + \theta g''(\theta)). \tag{2.1.111}$$

再由式 (2.1.107) 可得

$$\dot{S} = \frac{\mathrm{d}}{\mathrm{d}t}g(\theta) = \theta' g'(\theta) = -\lambda p_I \theta g'(\theta), \tag{2.1.112}$$

从而可得染病者密度满足的方程为

$$\dot{I} = -\dot{S} - \gamma I = \lambda p_I \theta g'(\theta) - \gamma I. \tag{2.1.113}$$

为了计算式 (2.1.108), 还需要确定 $[SI]$ 关于时间的导数. 首先, $[SI]$ 中的传染和恢复都会使得其数量直接减少, 减少的比率分别为 $\lambda[SI]$ 和 $\gamma[SI]$. 其次, 从微观结构看, 因为 S 被传染变为染病者 I, 而这个被传染的易感者其周围除去直接传染它的染病者之外, 可能还有其他易感者和染病者与它相连, 因为它被传染, 将导致它与周围其他节点构成的易感者与易感者二元组 $[SS]$ 变为 $[IS]$, 而易感者与染病者构成的二元组 $[SI]$ 变为 $[II]$. 如图 2.1.2 所示. 此图说明二元组 $S - I$ 的内部传染除了会直接导致 $[SI]$ 数量减少以外, 还会因为这个被传染的易感者的余度邻居的状态的不同而导致自身数量额外增加或减少:

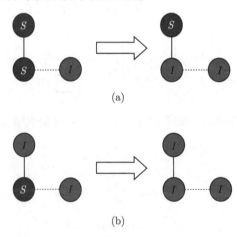

(a)

(b)

图 2.1.2

(a) 表示了当一个易感者节点被其邻居中的染病者传染后, 此节点与余度中的易感者节点就会组成新的 $S - I$ 二元组; (b) 表示当一个易感者节点被其邻居中的染病者传染后, 此节点与余度中的染病者组成的 $S - I$ 二元组会转化为 $I - I$ 二元组从宏观或者全局看, 它必将引起 $[SI]$ 的变化, 为了刻画这些引起 $[SI]$ 的变化因素, 我们引入新变量. 用 Ω_{AB} 表示 A 类与 B 类节点之间的连边构成的集合, 其数量为 $[AB]$, 在 Ω_{AB} 中随机选择一条边 (每条边被选中的概率为 $1/[AB]$), 在此情形下, 用 δ_{AB} 表示在 Ω_{AB} 中随机选择的一条边, 其 A 类节点余度的平均值 (不计选中的边). 用 $\delta_{AB}(C)$ 表示 A 类节点的余度中连向 C 类节点的平均值, 即 δ_{AB} 条边中连向 C 类节点的平均值, 如图 2.1.3 所示.

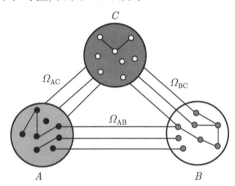

图 2.1.3   图中深色、浅色和无色节点分别代表 A 类、B 类和 C 类节点, Ω_{AB}、Ω_{AC} 和 Ω_{BC} 分别代表二元组 $A-B$、$A-C$ 和 $B-C$ 的集合

在单位时间, 网络中有 $-N\dot{S}$ 个易感者节点被传染变为染病者节点. 从全局看, 因被传染的易感者周围平均余度中有 $\delta_{SI}(I)$ 个染病者节点, 即有 $\delta_{SI}(I)$ 个 $S-I$ 二元组, 因易感者被传染, 所以整个网络中因易感者被传染间接引起的 $[SI]$ 减少, 数量为 $-N\dot{S}\delta_{SI}(I)$. 同理, 因被传染的易感者周围平均余度中有 $\delta_{SI}(S)$ 个易感者节点, 因易感者被传染, 所以整个网络中因易感者被传染间接引起的 $[SI]$ 增加, 数量为 $-N\dot{S}\delta_{SI}(S)$. 综上得到 $[SI]$ 的变化率可表示为

$$[\dot{SI}] = -N\dot{S}\left(\delta_{SI}(S) - \delta_{SI}(I)\right) - (\lambda + \gamma)[SI], \tag{2.1.114}$$

下面确定 δ_{SI}, $\delta_{SI}(I)$ 以及 $\delta_{SI}(S)$ 的表达式. 首先需要确定 $S-I$ 二元组中 S 节点度的不同状态分布. 假设任意一个节点其邻居状态之间是相互独立, 而且从 S 发出并指向其他节点的边数服从多项分布, 指向 S 和 I 节点的概率分别为 p_S, p_I, 而指向 R 节点的概率为 $p_R = 1 - p_S - p_I$. 将从任一状态为 A 的节点发出并指向状态为 B 的节点的边数作为随机变量 $d_A(B)$, 则对度为 k 的易感者节点, 其邻居中有 i 个易感者, j 个染病者, $k-i-j$ 个恢复者的联合概率服从三项分布

$$p(d_S(S) = i, d_S(I) = j \mid p_S, p_I) = p(d_S(S) = i, d_S(I) = j, d_S(R) = k - i - j)$$

$$= \frac{k!}{i!j!(k-i-j)!} p_S^i p_I^j p_R^{k-i-j}. \tag{2.1.115}$$

将 x_S, x_I, x_R 作为辅助变量, 构造关于三项分布的概率母函数为

$$
\begin{aligned}
g_S(x_S, x_I, x_R) &= \sum_{k\geqslant 0} p_k S_k \sum_{i,j|i+j\leqslant k} x_S^i x_I^j x_R^{k-i-j} p(d_S(S)=i, d_S(I)=j|p_S, p_I)/c \\
&= \sum_{k\geqslant 0} p_k S_k \sum_{i,j|i+j\leqslant k} \frac{k!}{i!j!(k-i-j)!}(p_S x_S)^i(p_I x_I)^j(p_R x_R)^{(k-i-j)}/c, \\
&= \sum_{k\geqslant 0} p_k \theta^k (p_S x_S + p_I x_I + p_R x_R)^k/c, \\
&= g(\theta(x_S p_S + x_I p_I + x_R(1-p_S-p_I)))/g(\theta),
\end{aligned}
\tag{2.1.116}
$$

其中 $c = \sum_k p_k \theta^k (p_S + p_I + p_R)^k = g(\theta)$.

推导出易感者节点的邻居中不同状态度分布后, 下面推导出易感者节点的余度分布. 从式 (1.2.13) 可得, 余度分布的概率母函数为

$$
\begin{aligned}
g_{SI}(x_S, x_I, x_R) &= \sum_{k\geqslant 0} p_k S_k \sum_{i,j|i+j\leqslant k} j \times x_S^i x_I^{j-1} x_R^{k-i-j} p(d_S(S)=i, d_S(I)=j|p_S, p_I) \\
&\qquad \bigg/ \sum_{k\geqslant 0} p_k S_k \sum_{i,j|i+j\leqslant k} j \times p(d_S(S)=i, d_S(I)=j|p_S, p_I) \\
&= \left[\frac{\mathrm{d}}{\mathrm{d}x_I} g_S(x_S, x_I, x_R)\right] \bigg/ \left[\frac{\mathrm{d}}{\mathrm{d}x_I} g_S(x_S, x_I, x_R)\right]_{x_S=x_I=x_R=1} \\
&= g'[\theta(x_S p_S + x_I p_I + x_R(1-p_S-p_I))]/g'(\theta).
\end{aligned}
\tag{2.1.117}
$$

对 $g_{SS}(x_S, x_I, x_R)$, 容易验证有与 $g_{SI}(x_S, x_I, x_R)$ 同样的概率母函数.

由式 (2.1.116) 和式 (2.1.117) 以及 PGF 函数的性质, 可推出

$$
\begin{aligned}
\delta_{SI} &= \left[\frac{\mathrm{d}}{\mathrm{d}x} g_{SI}(x, x, x)\right]_{x=1} = \theta g''(\theta)/g'(\theta), \\
\delta_{SI}(I) &= \left[\frac{\mathrm{d}}{\mathrm{d}x_I} g_{SI}(x_S, x_I, x_R)\right]_{x_S=x_I=x_R=1} = p_I \theta g''(\theta)/g'(\theta), \\
\delta_{SI}(S) &= \left[\frac{\mathrm{d}}{\mathrm{d}x_S} g_{SI}(x_S, x_I, x_R)\right]_{x_S=x_I=x_R=1} = p_S \theta g''(\theta)/g'(\theta).
\end{aligned}
\tag{2.1.118}
$$

将式 (2.1.118)、式 (2.1.110) 代入式 (2.1.114) 得

$$
[\dot{SI}] = N\lambda p_I(p_S - p_I)\theta^2 g''(\theta) - N(\lambda+\gamma)p_I\theta g'(\theta).
\tag{2.1.119}
$$

将式 (2.1.109)~ 式 (2.1.111) 以及式 (2.1.119) 代入式 (2.1.108), 可推导出 p_I 的导数为

$$
\dot{p_I} = \lambda p_S p_I \theta \frac{g''(\theta)}{g'(\theta)} - \lambda p_I(1-p_I) - \gamma p_I.
\tag{2.1.120}
$$

同理, 可得 $[SS]$ 的导数为

$$
\begin{aligned}
[\dot{SS}] &= -2N(-\dot{S})\delta_{SI}(S) \\
&= -2N\lambda p_I p_S \theta^2 g''(\theta),
\end{aligned}
\tag{2.1.121}
$$

从而得到 p_S 导数的方程

$$
\begin{aligned}
\dot{p_S} &= \frac{d}{\mathrm{d}t}\left(\frac{[SS]}{\sum_k k[S_k]}\right) \\
&= \frac{[\dot{SS}]}{\sum_k k[S_k]} - \frac{[SS]\sum_k k[\dot{S_k}]}{\left(\sum_k k[S_k]\right)^2} \\
&= \lambda p_S p_I \left(1 - \theta\frac{g''(\theta)}{g'(\theta)}\right).
\end{aligned}
\tag{2.1.122}
$$

综上可得 PGF 下 SIR 传染病网络封闭模型为

$$
\begin{cases}
\dot{\theta} = -\lambda p_I \theta, \\
\dot{p_I} = \lambda p_S p_I \theta\dfrac{g''(\theta)}{g'(\theta)} - \lambda p_I(1-p_I) - \gamma p_I, \\
\dot{p_S} = \lambda p_S p_I \left(1 - \theta\dfrac{g''(\theta)}{g'(\theta)}\right), \\
\dot{I} = \lambda p_I \theta g'(\theta) - \gamma I, \\
S = g(\theta).
\end{cases}
\tag{2.1.123}
$$

由 p_I, p_S, S 与 I 定义以及式 (2.1.109) 与式 (2.1.121), 将上面模型中转化为数量 $[SI], [SS], [S]$ 与 $[I]$ 动力学模型为

$$
\begin{cases}
\dot{\theta} = -\gamma\dfrac{[SI]}{Ng'(\theta)}, \\
[\dot{SI}] = \gamma([SS]-[SI])[SI]\dfrac{g''(\theta)}{N(g'(\theta))^2} - (\gamma+\gamma)[SI], \\
[\dot{SS}] = -2\gamma[SS][SI]\dfrac{g''(\theta)}{N(g'(\theta))^2}, \\
[\dot{I}] = \gamma[SI] - \gamma[I], \\
[S] = Ng(\theta).
\end{cases}
\tag{2.1.124}
$$

　　在 [34] 中提出了带有聚类系数 ϕ 的 PGF 封闭下 SIR 模型. 在 $\phi \neq 0$ 时, 节点之间状态不再独立, 故上面关于 $[SI]$ 的导数的推导就不再正确. 他们给出了下面的 SIR 传染病网络模型

$$
\begin{cases}
\dfrac{\mathrm{d}[S_k]}{\mathrm{d}t} = -\lambda \sum_m [S_k I_m], \\[2mm]
\dfrac{\mathrm{d}[I_k]}{\mathrm{d}t} = \lambda \sum_m [S_k I_m] - \gamma[I_k], \\[2mm]
\dfrac{\mathrm{d}[S_k S_l]}{\mathrm{d}t} = -\lambda \sum_m ([S_k S_l I_m] + [I_m S_k S_l]), \\[2mm]
\dfrac{\mathrm{d}[S_k I_l]}{\mathrm{d}t} = \lambda \sum_m ([S_k S_l I_m] - [I_m S_k I_l]) - \lambda[S_k I_l) - \gamma[S_k I_l], \\[2mm]
\dfrac{\mathrm{d}[I_k I_l]}{\mathrm{d}t} = \lambda \sum_m ([I_k S_l I_m] + [I_m S_k I_l]) + \lambda([S_k I_l] + [I_k S_l]) - 2\gamma[I_k I_l], \\[2mm]
\dfrac{\mathrm{d}[S_k R_l]}{\mathrm{d}t} = -\lambda \sum_m [I_m S_k R_l] + \gamma[S_k I_l], \\[2mm]
\dfrac{\mathrm{d}[I_k R_l]}{\mathrm{d}t} = \lambda \sum_m [I_m S_k R_l] + \gamma[I_k I_l] - \gamma[I_k R_l], \\[2mm]
\dfrac{\mathrm{d}[R_k R_l]}{\mathrm{d}t} = \gamma([I_k R_l] + [R_k I_l]).
\end{cases}
\tag{2.1.125}
$$

由模型 (2.1.125) 以及式 (2.1.62)、(2.1.70)、(2.1.74) 可推出

$$
\begin{cases}
[SSI] \approx [SS][SI] \dfrac{g''(\theta)}{N(g'(\theta))^2} \left((1-\phi) + \phi n \dfrac{[SI]}{\theta g'(\theta) Y} \right), \\[4mm]
[ISI] \approx [SI]^2 \dfrac{g''(\theta)}{N(g'(\theta))^2} \left((1-\phi) + \phi n N \dfrac{[II]}{Y^2} \right),
\end{cases}
\tag{2.1.126}
$$

从而推导出 PGF 模型为

$$
\begin{cases}
\dot{\theta} = -\gamma \dfrac{[SI]}{N g'(\theta)}, \\[3mm]
[\dot{I}] = \gamma[SI] - \gamma[I], \\[3mm]
\dot{Y} = \gamma \left(\theta \dfrac{g''(\theta)}{g'(\theta)} + 1 \right) [SI] - \gamma Y, \\[3mm]
[\dot{SS}] = -2\gamma[SSI], \\[3mm]
[\dot{SI}] = \gamma([SSI] - [ISI] - [SI]) - \gamma[SI], \\[3mm]
[\dot{II}] = 2\gamma([ISI] + [SI]) - 2\gamma[II].
\end{cases}
\tag{2.1.127}
$$

可看出在 $\phi = 0$ 时, 模型 (2.1.127) 退化为模型 (2.1.124). 至此二元组逼近模型的推导以及模型的封闭方法已经介绍完, 但仍有很多问题需要继续研究.

2.2 规则网络与随机网络矩封闭传染病模型分析

2.1 节主要介绍了网络传染病动力学模型的建立及其矩封闭方法, 本节则主要研究传染病模型的动力学性态, 包括传染病传播阈值或者基本再生数, 地方病平衡点的存在性和稳定性等问题, 并对一些特殊的动力学模型分析做介绍.

2.2.1 规则网络与随机网络矩封闭传染病动力学模型基本再生数计算

基本再生数是刻画传染病早期能否流行的一个重要的量, 对于均匀混合模型, 其计算相对比较简单, 但对于网络下的传染病模型, 它受到网络的结构影响, 计算相对比较复杂, 下面介绍规则网络与随机网络矩封闭下的计算, 这方面主要工作参阅文献 [66],[67],[172],[72].

考虑总人口为常数 N 的 SIS 传染病, 设总人口保持不变为 N, 单位时间内一个易感者接触一个染病者邻居后被传染的概率 (传染率) 为 λ, 每个染病者具有常数恢复率 γ, 则在 $\mathrm{d}t$ 时间内, 一个易感者与 k 个染病者邻居接触被传染的概率

$$p\mathrm{d}t = 1 - (1 - \lambda\mathrm{d}t)^k \approx k\lambda\mathrm{d}t.$$

如果是均匀混合的, 每个节点的平均邻居数为 n, 染病者的比例为 I/N, 则 n 个邻居中有 $k = n\dfrac{I}{N}$ 个染病者, 因此均匀混合传染病模型为

$$\begin{cases} \dot{S} = -\beta\dfrac{S}{N}I + \gamma I, \\ \dot{I} = \beta\dfrac{S}{N}I - \gamma I. \end{cases} \tag{2.2.1}$$

这里 $\beta = n\lambda$ 是传染率系数,$1/\gamma$ 是染病者的病程, 其基本再生数为

$$R_0 = \frac{\beta}{\gamma} = \frac{n\lambda}{\gamma}. \tag{2.2.2}$$

如果考虑平均邻居数为 n 的规则或者随机网络, 其 SIS 二元组模型为

$$\frac{\mathrm{d}[S]}{\mathrm{d}t} = -\lambda[SI] + \gamma[I] = \left(\gamma - \beta\frac{[S]}{N}C_{SI}\right)[I], \tag{2.2.3a}$$

$$\frac{\mathrm{d}[I]}{\mathrm{d}t} = \lambda[SI] - \gamma[I] = (\beta\frac{[S]}{N}C_{SI} - \gamma)[I], \tag{2.2.3b}$$

$$\frac{\mathrm{d}[II]}{\mathrm{d}t} = -2\gamma[II] + 2\lambda[SI]Q^\sigma(I|SI), \tag{2.2.3c}$$

$$\frac{\mathrm{d}[SS]}{\mathrm{d}t} = 2\gamma[SI] - 2\lambda[SS]Q^\sigma(I|SS), \tag{2.2.3d}$$

$$\frac{\mathrm{d}[SI]}{\mathrm{d}t} = -\gamma[SI] + \gamma[II] + \lambda[SS]Q^{\sigma}(I|SS) - \lambda[SI]Q^{\sigma}(I|SI), \tag{2.2.3e}$$

这里 $C_{SI} = N[SI]/n[S][I]$ 是关于状态 S 与 I 的相关系数. $Q^{\sigma}(I|SI)$, $Q^{\sigma}(I|SS)$ 为

$$Q^{\sigma}(I|SI) = 1 + \frac{[ISI]}{[SI]}, \quad Q^{\sigma}(I|SS) = \frac{[SSI]}{[SS]}.$$

在疾病暴发初期, $[S] \approx N$, 因此, 方程 (2.2.3b) 可以简化为

$$\frac{\mathrm{d}[I]}{\mathrm{d}t} = \lambda[SI] - \gamma[I] = (\beta C_{SI} - \gamma)[I]. \tag{2.2.4}$$

因此, 可导出基本再生数

$$R_0 = \frac{\beta C_{SI}}{\gamma} = \frac{n\lambda C_{SI}}{\gamma}. \tag{2.2.5}$$

从式 (2.2.5) 可以看出, 决定基本再生数的关键是确定相关系数 C_{SI}, 但 C_{SI} 一般是时变的, 即依赖于时间 t, 而在全部是易感者人群构成的网络上, 刚进入一个染病者, 他与易感者相连一定是随机的, 即 $C_{SI}(0) = 1$(状态不相关). 回忆基本再生数的定义, 应是 βC_{SI} 和染病者的病程 $1/\gamma$ 乘积, 如果认为在整个病程内 C_{SI} 不变, 则再生数和均匀混合的再生数 (2.2.2) 一样. 但当疾病开始传染时, 染病者已经开始传染其邻居, 此时, 一些有效接触将被 "浪费", 因为染病者的邻居可能已经是染病者, 从而网络中实际连接的 $[SI]$ 的比例和随机连接比例不相等, 而是变小, 即 C_{SI} 开始降低. 事实上, 对 C_{SI} 求导可得

$$\frac{\mathrm{d}C_{SI}}{\mathrm{d}t} = \frac{N}{n}\left\{\frac{[\dot{S}I]}{[S][I]} - \frac{[SI]}{[S][I]}\left(\frac{[\dot{I}]}{[I]} + \frac{[\dot{S}]}{[S]}\right)\right\}. \tag{2.2.6}$$

假设网络节点的染病者邻居满足多项分布, 则利用近似公式 (2.1.34) 可以封闭方程 (2.2.3), 从而可得

$$\frac{\mathrm{d}C_{SI}}{\mathrm{d}t} = \gamma\frac{N[I]C_{II}}{[S]N} - \lambda C_{SI} - \lambda(n-1)\frac{[I]}{N}C_{SI}^2 + G, \tag{2.2.7}$$

这里

$$G = \lambda(n-1)\frac{[S]}{N}C_{SI}C_{SS} - \lambda n\frac{[S]}{N}C_{SI}^2 - \gamma\frac{[I]}{[S]}C_{SI} + \lambda n\frac{[I]}{N}C_{SI}^2.$$

如果人口的规模 N 很大, 当疾病开始传播时, 即进入一个染病者, 则可认为 $[I](0) = 1$, $C_{II}(0) = 0$, $C_{SI}(0) = 1$, $[S](0) \approx N$, 即有 $[I](0)/N \approx 0$, $[SI](0)/nN \approx 0$, $C_{SS}(0) \approx 1$. 从而由方程 (2.2.7) 可得

$$\frac{\mathrm{d}C_{SI}}{\mathrm{d}t}\Big|_{t=0} \approx -2\lambda < 0.$$

由上式可知, 当疾病刚开始侵入时, 相关系数 C_{SI} 是下降的. 文献 [72] 给出了关于 C_{SI} 随时间的变化曲线 (图 2.2.1). 从图 2.2.1 中可以看出, C_{SI} 从 1 开始下降, 然后达到局部极小值, 然后再上升. 在局部极小值 $C_{SI}^{\min}$ 处, 如果 $R_0 = \dfrac{\beta C_{SI}^{\min}}{\gamma} > 1$, 则疾病一定能够流行. 为此, 需要计算 $C_{SI}^{\min}$. 注意到, 当疾病开始传播但时间很短时, 仍然有 $[S] \approx N$, 从而 $[I]/N \approx 0, [SI]/nN \approx 0, C_{SS} \approx 1$, 记 $C_{SI} = y$, 则方程 (2.2.7) 可表达为

$$\frac{\mathrm{d}y}{\mathrm{d}t} = \gamma \frac{[I]C_{II}}{N} - \lambda y + \lambda(n-1)y - \lambda n y^2. \tag{2.2.8}$$

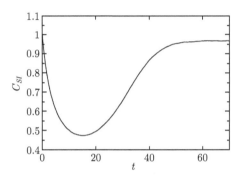

图 2.2.1 相关系数随时间的变化图[72]

注意到 $C_{II}[I]/N = Q(I|I)/n$ 是一阶量, 这表明即使染病者数量很小, 这个量 $C_{II}[I]/N$ 也可能增长很快. 为此, 需要计算其变化率. 为方便, 记 $C_{II}[I]/N = x$, 则

$$\frac{\mathrm{d}x}{\mathrm{d}t} = -\gamma x + 2\lambda C_{SI} \frac{[S]}{N} + 2\lambda(n-1)C_{SI}^2 \frac{[S][I]}{N^2} - \lambda n C_{SI} x \frac{[S]}{N}. \tag{2.2.9}$$

当 $[S] \approx N, [I]/N \approx 0$ 时, 上述方程变为

$$\frac{\mathrm{d}x}{\mathrm{d}t} = -\gamma x + 2\lambda C_{SI} - \lambda n C_{SI} x. \tag{2.2.10}$$

求方程 (2.2.10) 和方程 (2.2.8) 平衡点 (y^*, x^*), 可得

$$\gamma + [\lambda(n-2) - \gamma]y^* - \lambda n y^{*2} = 0.$$

解上述方程可得

$$C_{SI}^{\min} = y^* = \frac{\lambda(n-2) - \gamma + \sqrt{[\lambda(n-2) - \gamma]^2 + 4n\lambda\gamma}}{2n\lambda}.$$

从而得到**基本再生数**

$$R_0 = \frac{\beta(n-2)}{2n\gamma} - \frac{1}{2} + \frac{1}{2}\sqrt{\left(\frac{\beta(n-2)}{n\gamma} - 1\right)^2 + \frac{4\beta}{\gamma}}.$$

显然, 当 $n = N - 1, N \to \infty$ 时, $R_0 \to \dfrac{\beta}{\gamma}$.

利用上述方法, 也可以求出方程 (2.1.94) 和方程 (2.1.95) 在聚类系数 $\phi \neq 0$ 的基本再生数

$$R_0 = \frac{\beta}{\gamma} C_{SI}^{\min},$$

其中 $C_{SI}^{\min}$ 满足

$$n\zeta(1 - C_{SI}^{\min})(1 - \phi) - \frac{2\zeta\beta\phi C_{SI}^{\min^2}}{\gamma + \beta C_{SI}^{\min} - 2\zeta\beta\phi C_{SI}^{\min^2}} - C_{SI}^{\min} = 1,$$

这里 $\zeta = (n-1)/n$.

二元组逼近模型基本再生数精确计算

下面考虑网络节点的染病者邻居满足多项分布的系统 (2.2.3) 或者方程 (2.1.85) 正平衡点存在的条件, 来推导基本再生数的精确计算, 并与前面给出的近似计算做比较. 记 $u = [SI]/nN, v = [II]/nN$, 则方程 (2.1.85) 可变为

$$u' = \lambda(n-1)\frac{u(1 - 3u - v)}{1 - u - v} + \gamma(v - u) - \lambda u$$
$$v' = 2\lambda(n-1)\frac{u^2}{1 - u - v} + 2\lambda u - 2\gamma v.$$

上述方程有正平衡点

$$u^* = \frac{r(n-1) - 1}{r[n(n-2) + r(n-1)]}, \quad v^* = \frac{(rn-1)[r(n-1) - 1]}{r[n(n-2) + r(n-1)]},$$

当且仅当

$$(n-1)\frac{\lambda}{\gamma} > 1, \quad n > 1.$$

这里 $r = \lambda/\gamma$. 因为 $n[I] = [SI] + [II]$, 所以 $[I] = (u+v)N$. 从而在系统处于正平衡点时, 可得染病者的数量为

$$[I]^* = N(u^* + v^*) = \frac{nN[r(n-1) - 1]}{n(n-2) + r(n-1)} = nN\frac{\beta(n-1) - \gamma n}{\beta(n-1) - \gamma n^2(n-2)}.$$

我们知道, 对于均匀混合网络传染病模型, 可以从正平衡点的存在性、无病平衡点的稳定性以及从初始时刻出发要求染病者的增长大于零三个方面导出基本再生数. 类似地, 我们将从上式正平衡点存在性条件, 可导出基本再生数精确公式

$$R_0^e = \frac{\beta}{\gamma}\left(1 - \frac{1}{n}\right), \quad n > 1.$$

为便于比较几个再生数的大小, 精确再生数记为 R_0^e, 均匀混合模型导出的基本再生数 (2.2.2) 记为 R_0^h. 文献 [72] 给出的基本再生数近似公式记为 R_0^c, 即有

$$R_0^c = \frac{\beta(n-2)}{2n\gamma} - \frac{1}{2} + \frac{1}{2}\sqrt{(\frac{\beta(n-2)}{n\gamma}-1)^2 + \frac{4\beta}{\gamma}} = C_{SI}^{\min}\frac{\beta}{\gamma}.$$

通过比较可以看出, 二元组逼近导出的基本再生数精确公式 $R_0^e = \frac{\beta}{\gamma}\left(1-\frac{1}{n}\right), n>1$, 显然比均匀混合模型导出的基本再生数 $R_0^h = \frac{\beta}{\gamma}$ 要小, 即 $R_0^e < R_0^h$. 另外, 通过简单计算可知, 当 $R_0^e > 1$ 时, 有 $R_0^e > R_0^c$. 当 $R_0^e < 1$ 时, 有 $R_0^e < R_0^c$, 当 $R_0^e = 1$ 时, 有 $R_0^c = 1$, 即

$$\begin{cases} R_0^e > R_0^c, & R_0^e > 1, \\ R_0^e = R_0^c, & R_0^e = 1, \\ R_0^e < R_0^c, & R_0^e < 1. \end{cases}$$

2.2.2 规则网络与随机网络矩封闭传染病动力学模型有效再生数计算

基本再生数是在疾病发生的初期, 在全部是易感者的人群中, 进入一个染病者在其病程内传染的患者数, 基本再生数是刻画传染病早期能否流行的一个重要的量, 而有效再生数是刻画在传染病传播过程中, 一个染病者在其病程内传染的平均患者数, 有的学者也称之为**渐近再生数**. 有效再生数可以用一个马尔可夫链的极限来定义, 在规模为 N 的人口中, 考虑初始时刻进入一个染病者, 其第 k 代传染的染病者的数量用 $x_k(N)$ 表示, P. Trapman[170] 定义渐近再生数 R_* 为

$$R_* = \lim_{k\to\infty}\sup\left\{\lim_{N\to\infty}\sup(\mathbb{E}[x_k(N)])^{1/k}\right\},$$

这里 $\mathbb{E}$ 表示期望, 人口的规模 N 一定为无穷, 如果 N 有限, 则当 k 很大时, x_k 一定为零.

如果人口是随机混合的, 则 $x_{k+1} = R_* x_k$, 因此, $x_{k+1} = R_*^k$, 这里第一代有一个染病者进入, 即有 $(\mathbb{E}[x_k(N)])^{1/k} = R_*$.

如果考虑规则网络中的聚类系数不为零的情况, 文献 [170] 给出了有效再生数的近似求法. 为此, 需要介绍相关模型与随机传染率等预备知识.

1. 基于节点的随机过程传染率计算

基于节点随机过程传染率的计算主要工作是文献 [173],[174], 下面工作主要来源于文献 [173].

考虑一个总人口保持不变的 SI 传染病系统, 每个节点的邻居数远小于总的人口数, 设单位时间内一个易感者和一个染病者的接触被传染的概率为 λ, 令 $f(m,p)$

为有 m 个易感者邻居, 且患病时间为 p 的染病者节点的联合分布密度函数, 则染病者在病程内传染一个易感者邻居的概率为 $1 - \mathrm{e}^{-\lambda p}$, 易感者没有被传染的概率为 $\mathrm{e}^{-\lambda p}$. 对于一个有 m 个固定数量易感者邻居的染病者, 进一步假设在其病程内的有 i 个易感者邻居被传染, $m - i$ 个没有被传染的概率满足二项分布, 即为 $\mathrm{C}_m^i (1 - \mathrm{e}^{-\lambda p})^i (\mathrm{e}^{-\lambda p})^{m-i}$, 因此, 有 m 个易感者邻居, 在患病时间 p 内平均传染的易感者数量为

$$G(m, p) = \sum_{i=0}^{m} i \mathrm{C}_m^i (1 - \mathrm{e}^{-\lambda p})^i (\mathrm{e}^{-\lambda p})^{m-i} = m(1 - \mathrm{e}^{-\lambda p}).$$

因为已经知道联合概率分布的密度函数 $f(m, p)$, 所以对于不同数量的易感者邻居及不同病程, 平均传染的易感者数量为概率分布 $f(m, p)$ 下的期望

$$\mathbb{E}[G(m, p)] = \sum_{m=0}^{\infty} \int_0^{\infty} f(m, p) G(m, p) \mathrm{d}p = \sum_{m=0}^{\infty} \int_0^{\infty} f(m, p) m(1 - \mathrm{e}^{-\lambda p}) \mathrm{d}p.$$

上式实质上是基于节点的随机传染过程的基本再生数 R_0. 如果假设易感者邻居和患病时间相互独立, 即有

$$f(m, p) = h(m) g(p),$$

则

$$R_0 = \mathbb{E}[G(m, p)] = n \int_0^{\infty} g(p)(1 - \mathrm{e}^{-\lambda p}) \mathrm{d}p. \tag{2.2.11}$$

这里 $\displaystyle\sum_{m=0}^{\infty} m h(m) = n$ 是网络中节点的平均邻居数. 而

$$\int_0^{\infty} g(p)(1 - \mathrm{e}^{-\lambda p}) \mathrm{d}p \tag{2.2.12}$$

是一个染病者传染周围一个易感者邻居的平均概率. 如果假设染病者是常数衰减的, 即移出率为常数 γ, 则在 p 时刻一个染病者移出的概率为 $1 - \mathrm{e}^{-\gamma p}$, 其概率密度为 $g(p) = \gamma \mathrm{e}^{-\gamma p}$, 则由式 (2.2.12), 可求出**一个染病者节点随机传染周围易感者邻居的平均传染率**

$$\int_0^{\infty} \gamma \mathrm{e}^{-\gamma p} (1 - \mathrm{e}^{-\lambda p}) \mathrm{d}p = \frac{\lambda}{\lambda + \gamma}. \tag{2.2.13}$$

下面将给出一个 SIR 二元组封闭传播动力学模型稳定性分析, 并给出有效再生数的近似表达.

考虑方程 (2.1.94) 和 (2.1.95) 在聚类系数 $\phi \neq 0$ 时的 SIR 二元组封闭模型

$$\frac{\mathrm{d}}{\mathrm{d}t}[I] = \lambda[SI] - [I], \tag{2.2.14a}$$

$$\frac{\mathrm{d}[II]}{\mathrm{d}t} = 2\lambda \left\{ \zeta \frac{[IS]^2}{[S]}(1-\phi+\phi C_{II}) + [SI] \right\} - 2[II], \tag{2.2.14b}$$

$$\frac{\mathrm{d}[SI]}{\mathrm{d}t} = \lambda \left\{ \zeta \frac{[SS][IS]}{[S]}(1-\phi+\phi C_{SI}) - \zeta \frac{[IS]^2}{[S]}(1-\phi+\phi C_{II}) - [SI] \right\} - [SI], \tag{2.2.14c}$$

这里

$$C_{SI} = N[SI]/n[S][I], \quad C_{II} = N[II]/n[I]^2$$

是状态相关系数. 将方程 (2.1.94) 和 (2.1.95) 中的恢复率 γ 经过时间归一化变化变为方程 (2.2.14) 中的 1. 令 $\overline{C}_{II} = [II]/n[I]$, 则可导出下面的方程

$$\frac{\mathrm{d}\overline{C}_{II}}{\mathrm{d}t} = 2\lambda \left\{ \frac{2[I]}{n[I]([I]+1)}([ISI]+[SI]-\frac{[SI][II]}{2[I]}) \right\} - \frac{[I][II]}{n[I]([I]+1)}, \tag{2.2.15a}$$

$$\frac{\mathrm{d}C_{SI}}{\mathrm{d}t} = \lambda \frac{N}{n} \left\{ \frac{[SSI]-[ISI]-[SI]}{([S]-1)([I]-1)} + \frac{[SI]^2([S]-[I]-1)}{[S]^2[I]^2} \right\}. \tag{2.2.15b}$$

利用近似表达式 (2.1.54), 并假设 $N \to \infty, [S]/N \to 1$, 上式可表示为

$$\frac{\mathrm{d}\overline{C}_{II}}{\mathrm{d}t} = \lambda \left\{ \frac{[I]}{[I]+1}(2\phi(n-1)C_{SI}^2\overline{C}_{II} - nC_{SI}\overline{C}_{II} + 2C_{SI}) - \frac{[I]\overline{C}_{II}}{[I]-1} \right\}, \tag{2.2.16a}$$

$$\frac{\mathrm{d}C_{SI}}{\mathrm{d}t} = -\frac{\lambda[I]}{[I]+1} \left\{ C_{SI} + C_{SI}^2 - (n-1)(C_{SI} - C_{SI}^2)(1-\phi) + \phi(n-1)C_{SI}^2\overline{C}_{II} \right\}. \tag{2.2.16b}$$

取近似 $\frac{[I]}{[I]+1} \approx 1, \frac{[I]}{[I]-1} \approx 1$, 并记 $C_{SI} = x, \overline{C}_{II} = y$, 则上述方程变为

$$\frac{\mathrm{d}y}{\mathrm{d}t} = \lambda[2\phi(n-1)x^2y - nxy + 2x] - y, \tag{2.2.17a}$$

$$\frac{\mathrm{d}x}{\mathrm{d}t} = -\lambda[x + x^2 - (n-1)(x-x^2)(1-\phi) + \phi(n-1)x^2y]. \tag{2.2.17b}$$

下面研究系统 (2.2.17) 正平衡点 (x^*, y^*) 的存在唯一性和稳定性. 显然, 正平衡点 (x^*, y^*) 满足下面的代数方程

$$y^* = \frac{2\lambda x^*}{1 + n\lambda x^* - 2(n-1)\phi\lambda x^{*2}}, \tag{2.2.18a}$$

$$1 = (n-1)(1-\phi)(1-x^*) - \frac{2\lambda(n-1)\phi x^{*2}}{1 + n\lambda x^* - 2(n-1)\phi\lambda x^{*2}} - x^*. \tag{2.2.18b}$$

定义

$$f(x) \stackrel{\text{def}}{=} (n-1)(1-\phi)(1-x) - \frac{2\lambda(n-1)\phi x^2}{1 + n\lambda x - 2(n-1)\phi\lambda x^2} - x - 1, \tag{2.2.19a}$$

$$g(x) \overset{\text{def}}{=} \frac{2\lambda x}{1 + n\lambda x - 2(n-1)\phi\lambda x^2}. \tag{2.2.19b}$$

显然, 当 x 为方程 $1 + n\lambda x - 2(n-1)\phi\lambda x^2 = 0$ 的根时, 函数 $f(x), g(x)$ 是奇异的, 该方程的两个根为

$$x_+ = \frac{n\lambda + \sqrt{n^2\lambda^2 + 8(n-1)\lambda\phi}}{4(n-1)\phi\lambda} > 0, \quad x_- = \frac{n\lambda - \sqrt{n^2\lambda^2 + 8(n-1)\lambda\phi}}{4(n-1)\phi\lambda} < 0.$$

当 $x \in (0, x_+) \cup (x_+, +\infty)$ 时, $g(x)$ 的导数为

$$\frac{\mathrm{d}g(x)}{\mathrm{d}x} = \frac{2\lambda + 4(n-1)\phi\lambda^2 x^2}{[1 + n\lambda x - 2(n-1)\phi\lambda x^2]^2} > 0,$$

且 $g(0) = 0$, $\lim\limits_{x \to +\infty} g(x) = 0$, $\lim\limits_{x \to x_+^+} g(x) = +\infty$, $\lim\limits_{x \to x_+^-} g(x) = -\infty$, 因此, 如果方程 (2.2.18) 在第一象限有解, 则 $x^* \in (0, x_+)$. 在区间 $x \in (0, x_+)$ 内, $f(x)$ 的导数为

$$\frac{\mathrm{d}f(x)}{\mathrm{d}x} = -(n-1)(1-\phi) - 1 - \frac{4(n-1)\phi\lambda x + 2n(n-1)\phi\lambda^2 x^2}{(1 + n\lambda x - 2(n-1)\phi\lambda x^2)^2} < 0.$$

当 $\phi < (n-2)/(n-1)$ 时, $f(0) = (n-1)(1-\phi) - 1 > 0$, $\lim\limits_{x \to x_+^-} f(x) = -\infty$, 因此, $f(x) = 0$ 在区间 $x \in (0, x_{s+})$ 仅有一个解 $x = x^*$. 可进一步证明 $0 \leqslant x + y \leqslant 1$ 是一个不变集.

事实上, 因为 $\frac{\mathrm{d}x}{\mathrm{d}t}|_{x=0} = 0$, $\frac{\mathrm{d}y}{\mathrm{d}t}|_{y=0} = 2\lambda x > 0$, $\frac{\mathrm{d}}{\mathrm{d}x}\left(\frac{\mathrm{d}x}{\mathrm{d}t}\right)\Big|_{x=0} = \lambda[(n-1)(1-\phi) - 1] > 0$, $\left(\frac{\mathrm{d}x}{\mathrm{d}t} + \frac{\mathrm{d}y}{\mathrm{d}t}\right)\Big|_{x+y=1, x,y>0} = \lambda[1 + (n-1)(1-\phi) + \phi(n-1)x - n](x - x^2) - (1-x) \leqslant x - 1 \leqslant 0$.

下面将证明 (x^*, y^*) 是稳定的平衡点. 为此, 求系统 (2.2.17) 在 (x^*, y^*) 的 Jacobian 矩阵为

$$J|_{(x^*, y^*)} = \begin{pmatrix} a_{11} & a_{12} \\ a_{21} & a_{22} \end{pmatrix},$$

其中

$$a_{11} = -\lambda((n-1)(1-\phi) - 1) < 0, \quad a_{12} = -\lambda\phi(n-1)x^{*2} < 0,$$

$$a_{21} = 2\lambda\phi(n-1)x^*y^* + \frac{y^*}{x^*} > 0, \quad a_{22} = -2\lambda\frac{x^*}{y^*} < 0.$$

其特征根总具有负实部, 因此局部稳定. 类似地, 可知 $(0, 0)$ 不稳定. 注意到系统 (2.2.17) 没有极限环, 因此 (x^*, y^*) 全局渐近稳定. 有了上面的准备工作, 下面求有效再生数的近似表达.

2. 有效再生数的近似计算

考虑有三角形的规则网络, 在时刻 t 有一个染病者 v_1, 他传染其易感者邻居 v_2, 由前面的预备知识可知, 其平均传染的概率为 $\lambda/(\lambda+1)$, 而 v_2 有易感者邻居 v_3, 此时, v_3 可能与 v_1 不连接, 因而 $v_1v_2v_3$ 构成开三元组, 也可能 v_3 与 v_1 连接, 使得 $v_1v_2v_3$ 构成三角形, 对于后者, 假设 v_3 再没有和其他染病者连接, 则 v_3 被 v_1 传染的概率也是 $\lambda/(\lambda+1)$, 其没有被 v_1 传染的概率是 $1 - \lambda/(\lambda+1) = 1/(\lambda+1)$, 如果节点 v_2 立刻被 v_1 传染后, v_2 开始传染没有被 v_1 传染的 v_3 部分, 其概率仍为 $\lambda/(\lambda+1)$. 从网络的总体看, 一个有上述结构的开三元组的数量为 $\frac{[SSI]_{\angle}}{[SI]}$, 构成三角形的数量为 $\frac{[SSI]_{\triangle}}{[SI]}$, 因此, 有效再生数可以近似为

$$R_* \approx \frac{\lambda}{\lambda+1} \frac{[SSI]_{\angle}}{[SI]} + \frac{\lambda}{\lambda+1} \times \frac{1}{\lambda+1} \frac{[SSI]_{\triangle}}{[SI]}.$$

对上式利用式 (2.1.46) 和式 (2.1.52) 可得

$$R_* \approx \frac{\lambda}{\lambda+1}(1-\phi)\zeta\frac{[SS]}{[S]} + \frac{\lambda}{(\lambda+1)^2}\frac{N\zeta\phi[SS][SI]}{n[I][S]^2}.$$

上式可写为

$$R_* \approx \frac{\zeta\lambda}{\lambda+1}\frac{[SS]}{[S]}[(1-\phi) + \frac{1}{(\lambda+1)}\phi C_{SI}].$$

利用近似 $[S]/N \approx 1, [SS]/N \approx n$, 并利用 2.2.1 小节的近似 $C_{SI} \approx x^*$, 可得有效再生数的公式

$$R_* \approx \frac{\lambda}{\lambda+1}(n-1)(1-\phi) + \frac{\lambda}{(\lambda+1)^2}(n-1)\phi x^*.$$

这里要求 $\phi < (n-2)/(n-1)$.

2.2.3 二元组逼近模型局部动力学性态分析

下面给出模型 (2.1.85) 与模型 (2.1.88) 的局部动力学分析, 首先分析方程 (2.1.85). 利用规则网络的平衡条件

$$2[SI] + [II] + [SS] = nN, \quad [S] + [I] = N.$$

可将模型 (2.1.85) 转化为下面三维系统

$$\frac{\mathrm{d}[I]}{\mathrm{d}t} = \lambda[SI] - \gamma[I], \tag{2.2.20a}$$

$$\frac{\mathrm{d}[II]}{\mathrm{d}t} = -2\gamma[II] + 2\lambda[SI]\left(1 + \frac{n-1}{n}\frac{[SI]}{N-[I]}\right), \tag{2.2.20b}$$

$$\frac{\mathrm{d}[SI]}{\mathrm{d}t} = -(\lambda + \gamma)[SI] + \gamma[II] + \lambda\frac{n-1}{n}\frac{[SI]}{N-[I]}(nN - 3[SI] - [II]). \quad (2.2.20c)$$

显然, 系统 (2.2.20) 存在正不变集

$$\Omega = \{([I],[II],[SI]) \in \mathbf{R}_+^3 : 0 \leqslant [I] \leqslant N, 0 \leqslant [II] + 2[SI] \leqslant nN\}.$$

下面给出 (2.2.20) 无病平衡点的局部稳定性. 显然, 系统 (2.2.20) 总存在无病平衡点 $Q = (0,0,0)$. 在无病平衡点 $Q = (0,0,0)$ 处的 Jacobian 矩阵为

$$J|_{(0,0,0)} = \begin{pmatrix} -\gamma & 0 & \lambda \\ 0 & -2\gamma & 2\lambda \\ 0 & \gamma & (n-2)\lambda - \gamma \end{pmatrix}.$$

其对应的特征方程为

$$(\tau + \gamma)[\tau^2 - (\lambda(n-2) - 3\gamma)\tau + 2\gamma(\gamma - \lambda(n-1))] = 0. \quad (2.2.21)$$

易证, 当 $\gamma - \lambda(n-1) > 0$ 时, 特征方程特征根全部都为负根, 无病平衡点 $Q = (0,0,0)$ 局部渐近稳定, 因此得到**基本再生数**为

$$R_0 = \frac{\lambda(n-1)}{\gamma}.$$

根据以上分析, 得到当 $R_0 < 1$ 时, 无病平衡点局部渐近稳定, 当 $R_0 > 1$ 时, 无病平衡点不稳定.

下面计算系统 (2.2.20) 地方病平衡点.

令系统 (2.2.20) 右端为零, 由 (2.2.20a) 得到

$$[I] = \frac{\lambda}{\gamma}[SI].$$

再由上式以及 (2.2.20b) 推出

$$[II] = \frac{\lambda}{\gamma}[SI]\left(1 + \frac{n-1}{n}\frac{[SI]}{N - \lambda/\gamma[SI]}\right).$$

将上面两式代入式 (2.2.20c) 整理可得

$$\frac{[SI]}{n^2(\gamma N - \lambda[SI])^2}(a[SI]^2 + b[SI] + c) = 0,$$

其中

$$a = \lambda^2(\lambda n(n-1) - \gamma), \quad b = \lambda\gamma nN(2\gamma - n^2\lambda + \lambda), \quad c = \gamma^2 n^2 N^2(\lambda(n-1) - \gamma).$$

因 $[SI] \neq 0$(否则推出矛盾 $[I] = 0$) 且 $N - \lambda/\gamma[SI] \neq 0$(否则推出矛盾 $[I]^* = N$), 则
当 $R_0 > 1$ 时, 上式有正根

$$[SI]^* = \frac{nN\gamma}{\lambda}.$$

从而导出 $[I]^* = nN$. 因此导致矛盾. 注意到, 另一个根为

$$[SI]^{**} = \frac{nN\gamma[\lambda(n-1)-\gamma]}{\lambda[\lambda n(n-1)-\gamma]}.$$

进而得到系统 (2.2.20) 存在唯一**地方病平衡点**

$$Q^* = \left(\frac{nN[\lambda(n-1)-\gamma]}{\lambda n(n-1)-\gamma}, \frac{nN[\lambda(n-1)-\gamma](\lambda n-\gamma)}{\lambda[\lambda n(n-1)-\gamma]}, \frac{nN\gamma[\lambda(n-1)-\gamma]}{\lambda[\lambda n(n-1)-\gamma]} \right),$$

并且在 $R_0 > 1$ 时, Q^* 局部渐近稳定.

类似地, 利用平衡条件, 模型 (2.1.88) 可降为如下三维系统

$$\frac{\mathrm{d}[I]}{\mathrm{d}t} = \lambda[SI] - \gamma[I], \tag{2.2.22a}$$

$$\frac{\mathrm{d}[II]}{\mathrm{d}t} = -2\gamma[II] + 2\lambda[SI]\left(1 + \frac{[SI]}{N-[I]}\right), \tag{2.2.22b}$$

$$\frac{\mathrm{d}[SI]}{\mathrm{d}t} = -(\lambda+\gamma)[SI] + \gamma[II] + \lambda\frac{[SI]}{N-[I]}(nN - 3[SI] - [II]). \tag{2.2.22c}$$

在系统 (2.2.22) 的正不变集

$$\Omega = \{([I],[II],[SI]) \in \mathbf{R}_+^3 : 0 \leqslant [I] \leqslant N, 0 \leqslant [II] + 2[SI] \leqslant nN\}$$

上, 无病平衡点 $Q = (0,0,0)$ 总是存在. 注意到, 系统 (2.2.22) 在无病平衡点 $Q = (0,0,0)$ 处的 Jacobian 矩阵为

$$J|_{(0,0,0)} = \begin{pmatrix} -\gamma & 0 & \lambda \\ 0 & -2\gamma & 2\lambda \\ 0 & \gamma & (n-1)\lambda-\gamma \end{pmatrix}.$$

其对应特征方程为

$$(\tau+\gamma)(\tau^2 - (\lambda(n-1)-3\gamma)\tau + 2\gamma(\gamma-\lambda n)) = 0. \tag{2.2.23}$$

易证, 当 $\gamma - \lambda n > 0$ 时, 零平衡点对应的特征根全部为负. 从而得到**基本再生数**为
$R_0 = \frac{\lambda n}{\gamma}$. 当 $R_0 < 1$ 时, 无病平衡点局部渐近稳定, 当 $R_0 > 1$ 时, 无病平衡点不稳

定.

下面计算系统 (2.2.22) 地方病平衡点. 令系统 (2.2.22) 右端为 0, 由式 (2.2.22a) 可以得到

$$[I] = \frac{\lambda}{\gamma}[SI],$$

再由上式以及式 (2.2.22b) 可推出

$$[II] = \frac{\lambda}{\gamma}[SI]\left(1 + \frac{[SI]}{N - \lambda/\gamma[SI]}\right).$$

将上面两式代入式 (2.2.22c) 整理可得

$$\frac{[SI]}{(\gamma N - \lambda[SI])^2}(a[SI]^2 + b[SI] + c) = 0,$$

其中 $a = \lambda^3$, $b = -\lambda^2\gamma N(n+1)$, $c = \gamma^2 N^2(\lambda n - \gamma)$. 显然 $[SI] \neq 0$, $N - \lambda/\gamma[SI] \neq 0$. 记 $\Delta = \lambda^2(n+1)^2 - 4\lambda(\lambda n - \gamma) = \lambda^2(n-1)^2 + 4\lambda\gamma > 0$, 从而当 $R_0 > 1$ 时, 上述方程有两个正根

$$[SI]^* = \frac{\gamma N}{2\lambda^2}[\lambda(n+1) \pm \sqrt{\lambda^2(n+1)^2 - 4\lambda(\lambda n - \gamma)}].$$

当 $R_0 < 1$ 时, 有唯一正根

$$[SI]^* = \frac{\gamma N}{2\lambda^2}[\lambda(n+1) + \sqrt{\lambda^2(n+1)^2 - 4\lambda(\lambda n - \gamma)}].$$

当 $R_0 = 1$ 时, 正根 $[SI]^* = \frac{\gamma N}{\lambda}(n+1)$ 与零根 $[SI]^* = 0$ 同时存在.

2.2.4　自适应网络矩封闭传染病动力学模型分析

自适应在传染病网络传播过程中是经常发生的, 如一个易感者发现其有染病者邻居, 则易感者就和染病者邻居连边自动断开, 以免被传染. 断开后的边有时要与其他易感者或者恢复者重新连接, 有时就不再连接. 这样实质上影响到原来网络的拓扑结构, 使得最终形成易感者和易感者连接, 染病者和染病者连接, 进而形成大的团簇. 本小节将讨论其二元组逼近下的动力学模型及动力学性态. 该方面的主要工作见文献 [175]—[179]. 下面分别讨论断开后不再重连与重新连接两种情形.

1. 断开后不重连 SIS 矩封闭传染病动力学模型

假设 N 个节点保持不变, 分为易感者 S 和染病者 I. 易感者被染病者传染变成染病者, 一个易感者和一个染病者接触被传染的概率为 λ, 染病者恢复后又变为易感者, 恢复率系数为 γ, 用 $[S]$ 和 $[I]$ 分别代表易感者和染病者在 t 时刻的数量, 则有 $[S] + [I] = N$. 考虑不同类型二元组组合, 则有 $[SS], [SI], [II]$ 三种类型, 易感者

和染病者构成的二元组 $[SI]$ 断开的概率为 r. 假设节点的染病者邻居满足 Poisson 分布, 则在无聚类情形下, 得到断开后不重连 SIS 封闭方程

$$\frac{\mathrm{d}[I]}{\mathrm{d}t} = \lambda[SI] - \gamma[I], \tag{2.2.24a}$$

$$\frac{\mathrm{d}[SS]}{\mathrm{d}t} = 2\gamma[SI] - 2\lambda[SS]\frac{[SI]}{[S]}, \tag{2.2.24b}$$

$$\frac{\mathrm{d}[II]}{\mathrm{d}t} = -2\gamma[II] + 2\lambda[SI]\left(1 + \frac{[SI]}{[S]}\right), \tag{2.2.24c}$$

$$\frac{\mathrm{d}[SI]}{\mathrm{d}t} = -\gamma[SI] - r[SI] + \gamma[II] - \lambda[SI]\left(1 + \frac{[SI]}{[S]}\right) + \lambda[SS]\frac{[SI]}{[S]}. \tag{2.2.24d}$$

记 t 时刻网络中的总边数为 M, $2M = 2[SI] + [II] + [SS]$, 因此, 在 t 时刻网络中节点的平均度为 $n(t) = 2M/N$, 进而有下面的约束条件成立

$$\frac{\mathrm{d}M(t)}{\mathrm{d}t} = -2r[SI], \quad \frac{\mathrm{d}n(t)}{\mathrm{d}t} = -4r[SI]/N.$$

作归一化变换

$$[s] = \frac{[S]}{N}, \quad [i] = \frac{[I]}{N}, \quad [ss] = \frac{[SS]}{2M}, \quad [ii] = \frac{[II]}{2M}, \quad [si] = \frac{[SI]}{M}.$$

则可得

$$[s] + [i] = 1, \quad [ss] + [ii] + 2[si] = 1.$$

方程 (2.2.24) 归一化方程满足微分方程

$$\frac{\mathrm{d}[i]}{\mathrm{d}t} = \frac{1}{2}\lambda n[si] - \gamma[i], \tag{2.2.25a}$$

$$\frac{\mathrm{d}n}{\mathrm{d}t} = -2rn[si], \tag{2.2.25b}$$

$$\frac{\mathrm{d}[ii]}{\mathrm{d}t} = -2\gamma[ii] + \lambda[si] + \frac{1}{2}\lambda n\frac{[si]^2}{[s]} + 2r[ii][si], \tag{2.2.25c}$$

$$\frac{\mathrm{d}[si]}{\mathrm{d}t} = 2\gamma[ii] - (\gamma + r + \lambda)[si] - \frac{1}{2}\lambda n\frac{[si]^2}{[s]} + \lambda n\frac{[ss][si]}{[s]} + 2r[si]^2. \tag{2.2.25d}$$

显然, 方程 (2.2.24) 只有无病平衡点, 而且局部渐近稳定.

2. 断开后重新与易感者连的 SIS 矩封闭传染病动力学模型

如果易感者和染病者构成的对 $[SI]$ 断开的概率仍然为 r, 断开后和易感者随机连接. 若易感者随机连接的是染病者, 则 $[SI]$ 保持不变; 若易感者随机连接的是易感者, 则会引起二元组 $[SI]$ 减少, 而二元组 $[SS]$ 会增加. 因为断开后的重新连接是随机连接, 因此与易感者的连接概率为 $[S]/N$, 与染病者连接的概率为 $1 - [S]/N$. 则得到在 Poisson 分布下的无聚类封闭 SIS 方程组

$$\frac{\mathrm{d}[I]}{\mathrm{d}t} = \lambda[SI] - \gamma[I], \tag{2.2.26a}$$

$$\frac{\mathrm{d}[SS]}{\mathrm{d}t} = 2\gamma[SI] - 2\lambda[SS]\frac{[SI]}{[S]} + r[SI]\frac{[S]}{N}, \tag{2.2.26b}$$

$$\frac{\mathrm{d}[II]}{\mathrm{d}t} = -2\gamma[II] + 2\lambda[SI]\left(1 + \frac{[SI]}{[S]}\right), \tag{2.2.26c}$$

$$\frac{\mathrm{d}[SI]}{\mathrm{d}t} = -\gamma[SI] - r[SI]\frac{[S]}{N} + \gamma[II] - \lambda[SI]\left(1 + \frac{[SI]}{[S]}\right) + \lambda[SS]\frac{[SI]}{[S]}. \tag{2.2.26d}$$

此时, 总边数 M 及节点的平均度为 $n = 2M/N$ 保持不变, 并满足关系

$$2M = 2[SI] + [II] + [SS], \quad [S] + [I] = N.$$

仍然进行归一化变化

$$[s] = \frac{[S]}{N}, \quad [i] = \frac{[I]}{N}, \quad [ss] = \frac{[SS]}{2M}, \quad [ii] = \frac{[II]}{2M}, \quad [si] = \frac{[SI]}{M}.$$

可得方程

$$\frac{\mathrm{d}[i]}{\mathrm{d}t} = \frac{1}{2}\lambda n[si] - \gamma[i], \tag{2.2.27a}$$

$$\frac{\mathrm{d}[ii]}{\mathrm{d}t} = -2\gamma[ii] + \lambda[si] + \frac{1}{2}\lambda n\frac{[si]^2}{[s]}, \tag{2.2.27b}$$

$$\frac{\mathrm{d}[si]}{\mathrm{d}t} = 2\gamma[ii] - (\gamma + r[s] + \lambda)[si] - \frac{1}{2}\lambda n\frac{[si]^2}{[s]} + \lambda n\frac{[ss][si]}{[s]}. \tag{2.2.27c}$$

下面求 (2.2.27) 平衡点 $([i]^*, [ii]^*, [si]^*)$. 由方程 (2.2.27a) 与方程 (2.2.27b) 可得

$$[si]^* = \frac{2\gamma}{\lambda n}[i]^*, \quad [ii]^* = \frac{1}{n}[i]^* + \frac{\gamma}{\lambda n}\frac{[i]^{*2}}{(1 - [i])}.$$

利用关系式 $[ss] + [ii] + 2[si] = 1$ 可得

$$[ss]^* = 1 - \frac{4\gamma}{\lambda n}[i]^* - \frac{1}{n}[i]^* - \frac{\gamma}{\lambda n}\frac{[i]^{*2}}{(1 - [i])}.$$

利用方程 (2.2.27c), 可得关于 $[i]^*$ 满足的代数方程为

$$[i]^*\{n\lambda - \gamma - r + (3r - \lambda - 2\gamma - n\lambda)[i]^* + (2\gamma + \lambda - 3r)[i]^{*2} + r[i]^{*3}\} = 0. \quad (2.2.28)$$

进一步可分析方程 (2.2.28) 正解存在的条件及个数和稳定性, 此时, 我们发现方程 (2.2.27) 可能会出现各种分支等复杂动力学性态.

3. 自适应网络的 SIRS 矩封闭传染病动力学模型

前段给出了自适应网络的 SIS 矩封闭传染病动力学模型, 本段将介绍自适应网络的 SIRS 矩封闭传染病模型及其动力学性态. 下面主要介绍文献 [178] 的工作.

考虑总人口 N 保持不变的 SIRS 网络模型, 其中易感者 S 被染病者 I 传染变成染病者, 每个易感者接触一次染病者后被传染的概率为 λ, 一个染病者经过一段时间变为具有免疫力的恢复者 R, 其恢复的概率为 γ, 一个恢复者经过一段时间失去免疫又变为易感者, 其失去免疫的概率为 w, 网络中总边数为 M. 网络节点的平均度为 $n = M/N$. 易感者与易感者构成的边总数记为 $[SS]$, 易感者与染病者构成的边总数 (不分先后) 记为 $[SI]$, 易感者与恢复者构成的边总数 (不分先后) 记为 $[SR]$, 同理记 $[IR]$, $[II]$, $[RR]$. 易感者、染病者、恢复者的数量分别记为 $[S]$, $[I]$, $[R]$. 不同状态节点的比例分别记为 $P_S = [S]/N, P_I = [I]/N, P_R = [R]/N$, 同理不同边的比例分别记为 $P_{SS} = [SS]/M$, $P_{SI} = [SI]/M$, $P_{SR} = [SR]/M$ 等, 则可建立下面的动力学方程

$$\frac{dP_S}{dt} = wP_R - \lambda n P_{SI}, \quad (2.2.29a)$$

$$\frac{dP_I}{dt} = \lambda n P_{SI} - \gamma P_I, \quad (2.2.29b)$$

$$\frac{dP_R}{dt} = \gamma P_I - wP_R. \quad (2.2.29c)$$

考虑断键重连, 假设易感者与恢复者能识别染病者, 易感者和染病者断开后与易感者和恢复者随机连接, 断开的概率为 r, 则易感者随机重连易感者概率为 $r[S]/([S] + [R]) = P_S/(P_S + P_R)$, 同理恢复者随机重连易感者概率也是 $r[S]/([S] + [R]) = P_S/(P_S + P_R)$, 则得 Poisson 分布下的无聚类封闭方程组

$$\frac{dP_{SS}}{dt} = wP_{SR} + r\frac{P_S}{P_S + P_R}P_{SI} - 2\lambda n\frac{P_{SS}P_{SI}}{P_S}, \quad (2.2.30a)$$

$$\frac{dP_{SI}}{dt} = 2\lambda n\frac{P_{SS}P_{SI}}{P_S} + wP_{IR} - rP_{SI} - \gamma P_{SI} - \lambda\left(P_{SI} + n\frac{P_{SI}^2}{P_S}\right). \quad (2.2.30b)$$

$$\frac{dP_{II}}{dt} = \lambda\left(P_{SI} + n\frac{P_{SI}^2}{P_S}\right) - 2\gamma P_{II}, \quad (2.2.30c)$$

$$\frac{\mathrm{d}P_{SR}}{\mathrm{d}t} = \gamma P_{SI} + \frac{rP_R}{P_S + P_R}(P_{SI} + P_{RI}) + 2wP_{RR} - wP_{SR} - n\lambda\frac{P_{SI}P_{SR}}{P_S}, \quad (2.2.30\mathrm{d})$$

$$\frac{\mathrm{d}P_{IR}}{\mathrm{d}t} = 2\gamma P_{II} + n\lambda\frac{P_{SI}P_{SR}}{P_S} - wP_{IR} - \gamma P_{IR} - rP_{IR}, \quad (2.2.30\mathrm{e})$$

$$\frac{\mathrm{d}P_{RR}}{\mathrm{d}t} = \gamma P_{IR} - 2wP_{RR} + r\frac{P_R}{P_S + P_R}P_{IR}. \quad (2.2.30\mathrm{f})$$

L. B. Shaw[178] 利用 Monte Carlo 对系统 (2.2.30) 进行了数值模拟, 发现没有重连时, 存在阈值现象, 且具有不同的稳态解; 当存在重连时, 其动力学性态比较复杂, 在不同的参数变化下, 有双稳现象, 而且会出现跨临界分支、Hopf 分支和鞍节点分支, 但对于完整的数学理论推导还没有.

2.3　具有出生与死亡的矩封闭传染病模型

具有出生与死亡等人口动力学因素的矩封闭传染病动力学模型是将网络看作是动态网络, 研究出生与死亡对网络传播的动态影响. 该方面的主要工作是文献 [135] 建立的复杂网络上有出生和死亡的 SID 艾滋病传播模型, 其中主要方法是利用生成函数来封闭模型, 建立的动力学模型主要是基于个体异质的二元组反卷积逼近来表达的.

$$[A_k B] \approx [AB]\frac{k[A_k]}{\sum_l l[A_l]}.$$

下面介绍该方面的主要工作.

2.3.1　具有出生与死亡的 SID 矩封闭动力学模型

该模型的主要背景是性接触网络的传染病 SID 模型. 将考虑的人群分为易感者类 S, 染病者类 I 及死亡者类 D. 为方便, 将 $[A_k]$ 记为具有度为 k 的 A 类型节点的数量, 则网络中 A 类节点的总数为 $A = \sum_k [A_k]$, 网络中具有度 k 的节点总数为 $N_k = \sum_A [A_k]$, 网络总的节点数 (总人数) 为 $N = \sum_k N_k$. 用 $[AB]$ 表示网络中 A 类节点与 B 类节点构成的二元组的数量, $[A\cdot]$ 表示网络中 A 类节点发出的总边数, 它等于 $[A\cdot] = \sum_k k[A_k]$. 因为在模型逼近过程中用到生成函数, 所以我们将给出建模时用到的一些概率及相应的生成函数.

在 A 类节点中具有度 k 节点的概率 $p_{Ak} = [A_k]/A$, 其相应的概率生成函数为

$$g_A(x,t) = \sum_k p_{Ak}(t)x^k.$$

根据生成函数的性质可知: $p_{Ak} = g_A^{(k)}(0,t)/k!$, A 类节点中平均度为 $\langle k \rangle_A = g_A'(1,t)$, A 类节点发出的总边数为

$$[A\cdot] = \sum_k k[A_k] = Ag_A'(1,t).$$

网络中节点度为 k 的概率, 即度分布 $p_k = N_k/N$, 其相应的生成函数为

$$g(x,t) = \sum_k p_k x^k = \sum_A \frac{A}{N} g_A(x,t).$$

根据生成函数的性质可知: 网络的平均度为 $\langle k \rangle = g'(1,t)$.

一个新出生的节点进入到网络度为 k 的群体中概率为 $\bar{p}_k$, 其相应的生成函数为

$$\bar{g}(x,t) = \sum_k \bar{p}_k x^k.$$

网络中 A 类节点与 B 类节点构成的二元组占 A 类节点发出总边数的比例或者概率为

$$p_{AB} = \frac{[AB]}{[A\cdot]} = \frac{[AB]}{\sum_k k[A_k]}.$$

另外, 假设网络中新出生的全部是易感者, 出生率为 $\eta_1 N$, η_1 为比例系数. 新出生的个体发出的总边数为 $\eta_1 N \sum_k k\bar{p}_k = \eta_1 N \bar{g}'(1,t)$, 假设他与旧节点是随机连接, 则与度为 k 的易感者 $[S_k]$ 随机连接的概率为

$$\eta_1 N \bar{g}'(1,t) \times \frac{[S_k]}{N} = \eta_1 \bar{g}'(1,t)[S_k].$$

节点或者个体的自然死亡率系数为 η_2, 染病者的因病死亡率系数为 μ, 易感者与染病者个体之间的接触传染的概率为 λ. 有了上面的准备, 下面我们建立关于 $[S_k]$ 与 $[I_k]$ 的动力学方程. 为此, 我们看引起 $\mathrm{d}[S_k]/\mathrm{d}t$ 变化的动力学因素有:

(1) 染病者的传染导致 $[S_k]$ 的减少, 改变量为 $-\lambda[S_k I] \approx -\lambda p_{SI} k[S_k]$;

(2) 出生导致 $[S_k]$ 的增加, 改变量为 $\eta_1 N\bar{p}_k$, $[S_k]$ 自然死亡引起 $[S_k]$ 的减少, 改变量为 $-\eta_2[S_k]$;

(3) 新出生的个体发出的边与 $[S_{k-1}]$ 随机连接导致的 $[S_k]$ 的增加, 改变量为 $\eta_1 \bar{g}'(1,t)[S_{k-1}]$, 新出生的个体发出的边与 $[S_k]$ 随机连接导致的 $[S_k]$ 的减少, 改变量为 $-\eta_1 \bar{g}'(1,t)[S_k]$;

(4) 易感者与染病者的自然死亡导致的与度为 k 的易感者 $[S_k]$ 连边减少, 改变量为 $-\eta_2([S_k S] + [S_k I])$, 显然有下面的近似表达

$$\eta_2([S_kS] + [S_kI]) \approx \eta_2\left(\frac{[SS]}{\sum\limits_k k[S_k]}k[S_k] + \frac{[SI]}{\sum\limits_k k[S_k]}k[S_k]\right) = \eta_2 k[S_k].$$

(5) 类似地, 易感者与染病者的自然死亡导致的与度为 $k + 1$ 的易感者 $[S_{k+1}]$ 连边减少, 因而导致 $[S_k]$ 增加, 改变量为 $\eta_2(k + 1)[S_{k+1}]$;

(6) 染病者的因病死亡导致的与度为 k 的易感者 $[S_k]$ 连边减少, 改变量为 $-\mu[S_kI] \approx -\mu p_{SI}k[S_k]$;

(7) 染病者的因病死亡导致的与度为 $k + 1$ 的易感者 $[S_{k+1}]$ 连边减少, 因而导致 $[S_k]$ 增加, 改变量为 $\mu[S_{k+1}I] \approx \mu p_{SI}(k + 1)[S_{k+1}]$.

与引起 $\mathrm{d}[S_k]/\mathrm{d}t$ 变化的动力学因素相类似, 可以给出引起 $\mathrm{d}[I_k]/\mathrm{d}t$ 变化的动力学因素:

(1) 染病者的传染导致 $[I_k]$ 的增加, 改变量为 $\lambda p_{SI}k[S_k]$;

(2) 染病者的自然与因病死亡导致 $[I_k]$ 变化, 改变量为 $-(\eta_2 + \mu)[I_k]$;

(3) 出生导致 $[I_k]$ 的改变, 改变量为 $\eta_1\bar{g}'(1,t)([I_{k-1}] - [I_k])$;

(4) 易感者与染病者的自然死亡导致的 $[I_k]$ 的改变, 改变量为 $-\eta_2(k[I_k] - (k + 1)[I_{k+1}])$;

(5) 染病者的因病死亡导致的 $[I_k]$ 改变, 改变量为 $-\mu p_{II}(k[I_k] - (k + 1)[I_{k+1}])$.

根据以上分析, 容易建立下面的动力学方程

$$\begin{cases} \dfrac{\mathrm{d}[S_k]}{\mathrm{d}t} = -\lambda p_{SI}k[S_k] + \eta_1 N\bar{p}_k - \eta_2[S_k] + \eta_1\bar{g}'(1,t)([S_{k-1}] - [S_k]) \\ \qquad\quad -(\eta_2 + \mu p_{SI})(k[S_k] - (k + 1)[S_{k+1}]), \\ \dfrac{\mathrm{d}[I_k]}{\mathrm{d}t} = +\lambda p_{SI}k[S_k] - (\eta_2 + \mu)[I_k] + \eta_1\bar{g}'(1,t)([I_{k-1}] - [I_k]) \\ \qquad\quad -(\eta_2 + \mu p_{II})(k[I_k] - (k + 1)[I_{k+1}]). \end{cases} \tag{2.3.1}$$

对系统 (2.3.1) 求和, 可得

$$\begin{cases} \dfrac{\mathrm{d}S}{\mathrm{d}t} = -\lambda p_{SI}[S\cdot] + \eta_1 N - \eta_2 S, \\ \dfrac{\mathrm{d}I}{\mathrm{d}t} = +\lambda p_{SI}[S\cdot] - (\eta_2 + \mu)I. \end{cases} \tag{2.3.2}$$

显然系统 (2.3.2) 是没有封闭的. 要想封闭该系统, 必须导出 p_{SI} 与 p_{II} 随时间演化的动力学方程, 以及关于生成函数 $g_S(x,t)$ 与 $g_I(x,t)$. 注意到 $p_{SI} = [SI]/[S\cdot]$, $p_{II} = [II]/[I\cdot]$, 因此其导数分别为

$$\dot{p}_{SI} = \frac{[\dot{S}I]}{[S\cdot]} - \frac{[\dot{S}\cdot]}{[S\cdot]}p_{SI}, \tag{2.3.3a}$$

$$\dot{p}_{II} = \frac{[\dot{I}I]}{[I\cdot]} - \frac{[\dot{I}\cdot]}{[I\cdot]} p_{II}. \tag{2.3.3b}$$

根据 $[S\cdot]$ 与 $[I\cdot]$ 定义可知

$$[\dot{S}\cdot] = \sum_k k[\dot{S}_k], \tag{2.3.4a}$$

$$[\dot{I}\cdot] = \sum_k k[\dot{I}_k]. \tag{2.3.4b}$$

将式 (2.3.1) 代入上面的系统中, 可得

$$[\dot{S}\cdot] = -\lambda p_{SI} S(g_S''(1,t) + g_S'(1,t)) + \eta_1 \bar{g}'(1,t)(N+S) - (2\eta_2 + \mu p_{SI})[S\cdot], \tag{2.3.5a}$$

$$[\dot{I}\cdot] = \lambda p_{SI} S(g_S''(1,t) + g_S'(1,t)) + \eta_1 \bar{g}'(1,t)I - (2\eta_2 + \mu + \mu p_{II})[I\cdot]. \tag{2.3.5b}$$

为了计算式 (2.3.3), 最后还需要确定 $[SI]$ 关于时间的导数. 下面的讨论类似于 §2.1.5 小节相关内容.

首先确定 $S-I$ 二元组中 S 节点度的不同状态分布. 假设节点邻居状态之间是相互独立, 而且从 S 发出并指向其他节点的边数服从二项分布, 指向 S 和 I 节点的概率分别为 p_{SS}, p_{SI}. 对状态为 S 度为 k 的易感者节点, 其邻居中有 i 个易感者, $k-i$ 个染病者的联合概率服从二项分布

$$p(d_S(S) = i, d_S(I) = k - i | p_{SS}) = p(d_S(S) = i, d_S(I) = k - i)$$
$$= \frac{k!}{i!(k-i)!} p_{SS}^i p_{SI}^{k-i}. \tag{2.3.6}$$

将 x_S, x_I 作为辅助变量, 构造关于二项分布的概率母函数为

$$h_S(x_S, x_I) = \sum_k p_{Sk} \sum_{i \leqslant k} x_S^i x_I^{k-i} p(d_S(S) = i | p_{SS})$$
$$= \sum_k p_{Sk} \sum_{i \leqslant k} \frac{k!}{i!(k-i)!} (p_{SS} x_S)^i (p_{SI} x_I)^{(k-i)},$$
$$= \sum_k p_{Sk} (p_{SS} x_S + p_{SI} x_I)^k,$$
$$= g_S(x_S p_{SS} + x_I p_{SI}). \tag{2.3.7}$$

这里 $p_{SS} + p_{SI} = 1$.

度为 k 的易感者节点的余度分布概率母函数为

$$h_{SI}(x_S, x_I, x_R) = \sum_k p_{Sk} \sum_{i+j=k} j x_S^i x_I^j p(d_S(S)$$
$$= i | p_{SS}) / \sum_k p_{Sk} \sum_{i+j=k} j p(d_S(S) = i | p_{SS})$$

$$= \left[\frac{\mathrm{d}}{\mathrm{d}x_I}h_S(x_S, x_I)\right] \bigg/ \left[\frac{\mathrm{d}}{\mathrm{d}x_I}h_S(x_S, x_I)\right]_{x_S=x_I=1}$$

$$= g_S'[x_S(1-p_{SI}) + x_I p_{SI}]/g_S'(1). \tag{2.3.8}$$

在 $S-I$ 二元组中, S 类节点的余度中连向 S 类节点的平均值 $\delta_{SI}(S)$, 以及 S 类节点的余度中连向 I 类节点的平均值 $\delta_{SI}(I)$ 分别为

$$\delta_{SI}(S) = \left[\frac{\mathrm{d}}{\mathrm{d}x_I}h_{SI}(x_S, x_I)\right]_{x_S=x_I=1} = (1-p_{SI})g_S''(1,t)/g_S'(1,t), \tag{2.3.9a}$$

$$\delta_{SI}(I) = \left[\frac{\mathrm{d}}{\mathrm{d}x_S}h_{SI}(x_S, x_I)\right]_{x_S=x_I=1} = p_{SI}g_S''(1,t)/g_S'(1,t). \tag{2.3.9b}$$

下面考虑引起 $[SI]$ 及 $[II]$ 变化的因素. 对于 $[SI]$, 有其中的染病者传染易感者导致单位时间内减少, 数量为 $\lambda[SI]$, 染病者的因病死亡导致的减少, 数量为 $\mu[SI]$, 易感者与染病者的自然死亡, 数量为 $2\eta_2[SI]$, 新出生的与染病者的随机连接导致的增加, 数量为 $\eta_1 \bar{g}'(1,t)I$. 另外, 还有因被传染的易感者周围平均余度中有 $\delta_{SI}(I)$ 个染病者节点, 即有 $\delta_{SI}(I)$ 个 $S-I$ 二元组, 因易感者被传染, 所以整个网络中因易感者被传染间接引起的 $[SI]$ 减少, 数量为 $-\lambda p_{SI}[S\cdot]\delta_{SI}(I)$. 同理, 因被传染的易感者周围平均余度中有 $\delta_{SI}(S)$ 个易感者节点, 因易感者被传染, 所以整个网络中因易感者被传染间接引起的 $[SI]$ 增加, 数量为 $\lambda p_{SI}[S\cdot]\delta_{SI}(S)$.

类似地, 对于变量 $[II]$, 有其中的染病者传染易感者导致单位时间内增加, 数量为 $2\lambda[SI]$, 染病者的因病死亡导致的减少, 数量为 $2\mu[II]$, 染病者的自然死亡, 数量为 $2\eta_2[II]$, 还有因被传染的易感者周围平均余度中有 $\delta_{SI}(I)$ 个染病者节点, 即有 $\delta_{SI}(I)$ 个 $S-I$ 二元组, 因易感者被传染, $S-I$ 二元组变为 $I-I$ 二元组, 所以整个网络中因易感者被传染间接引起的 $[II]$ 增加, 数量为 $2\lambda p_{SI}[S\cdot]\delta_{SI}(I)$.

根据以上分析, 容易建立下面的动力学方程

$$\begin{aligned}
[\dot{SI}] &= -\lambda p_{SI}[S\cdot](\delta_{SI}(I) - \delta_{SI}(S)) - (\lambda + \mu)[SI] - 2\eta_2[SI] + \eta_1 \bar{g}'(1,t)I, \\
&= -\lambda(2p_{SI}-1)p_{SI}[S\cdot]\frac{g_S''(1,t)}{g_S'(1,t)} - (\lambda + \mu + 2\eta_2)[SI] + \eta_1 \bar{g}'(1,t)I, \tag{2.3.10a}
\end{aligned}$$

$$\begin{aligned}
[\dot{II}] &= 2\lambda p_{SI}[S\cdot]\delta_{SI}(I) + 2\lambda[SI] - 2\mu[II] - 2\eta_2[II], \\
&= 2\lambda p_{SI}^2[S\cdot]\frac{g_S''(1,t)}{g_S'(1,t)} + 2\lambda[SI] - 2(\mu + \eta_2)[II]. \tag{2.3.10b}
\end{aligned}$$

从而得到下面的方程

$$\dot{p}_{SI} = \lambda(1-p_{SI})\frac{g_S''(1,t)}{g_S'(1,t)} - (\lambda+\mu)p_{SI}(1-p_{SI}) + \eta_1 \frac{\bar{g}'(1,t)}{[S\cdot]}[I - (N+S)p_{SI}], \tag{2.3.11a}$$

$$\dot{p}_{II} = \lambda \frac{[S\cdot]}{[I\cdot]} p_{SI}(2p_{SI} - p_{II}) \frac{g_S''(1,t)}{g_S'(1,t)} - \lambda \frac{[S\cdot]}{[I\cdot]} p_{SI} p_{II}$$
$$+ 2\lambda \frac{[S\cdot]}{[I\cdot]} p_{SI} - \mu(1-p_{II})p_{II} + \eta_1 \frac{\bar{g}'(1,t)}{[I\cdot]} I p_{II}. \tag{2.3.11b}$$

为了封闭系统 (2.3.2), 通过上述分析可导出了 p_{SI} 与 p_{II} 随时间演化的动力学方程, 下面还需要导出生成函数 $g_S(x,t)$ 与 $g_I(x,t)$ 随时间演化的动力学方程. $g_S(x,t)$ 与 $g_I(x,t)$ 分别对应的是 S 类节点中度为 k 的节点的概率 p_{Sk} 与 I 类节点中度为 k 的节点的概率 p_{Ik} 的概率生成函数. 由生成函数的定义, 我们可以得到

$$\dot{g}_S(x,t) = \sum_k \left(\frac{[\dot{S}_k]}{S} - \frac{\dot{S}}{S} p_{Sk} \right) x^k, \tag{2.3.12a}$$

$$\dot{g}_I(x,t) = \sum_k \left(\frac{[\dot{I}_k]}{I} - \frac{\dot{I}}{I} p_{Ik} \right) x^k. \tag{2.3.12b}$$

将计算式 (2.3.1) 和 (2.3.2) 代入上述系统 (2.3.12) 可得

$$\dot{g}_S(x,t) = -\lambda p_{SI}(x g_S'(x,t) - g_S'(1,t)g_S(x,t)) + \eta_1 \frac{N}{S}(\bar{g}(x,t) - g_S(x,t))$$
$$- \eta_1(1-x)\bar{g}'(1,t)g_S(x,t) + (\eta_2 + \mu p_{SI})(1-x)g_S'(x,t), \tag{2.3.13a}$$

$$\dot{g}_I(x,t) = \lambda p_{SI} \frac{S}{I}(x g_S'(x,t) - g_S'(1,t)g_I(x,t))$$
$$- \eta_1(1-x)\bar{g}'(1,t)g_I(x,t) + (\eta_2 + \mu p_{II})(1-x)g_I'(x,t), \tag{2.3.13b}$$

这里

$$\dot{g}_S(x,t) = \frac{\partial g_S(x,t)}{\partial t}, \quad \dot{g}_I(x,t) = \frac{\partial g_I(x,t)}{\partial t}, \quad g_S'(x,t) = \frac{\partial g_S(x,t)}{\partial x}, \quad g_I'(x,t) = \frac{\partial g_I(x,t)}{\partial x}.$$

显然系统 (2.3.13) 是一阶偏微分方程, 其边界条件满足

$$g_S(1,t) = 1, \quad g_S'(1,t) = [S\cdot]/S, \quad g_I(1,t) = 1, \quad g_I'(1,t) = [I\cdot]/I.$$

理论上看, 方程 (2.3.13) 可以解出依赖于 $p_{SI}, [S\cdot], S, N, x, t$ 的形式解

$$g_S(x,t) = G(p_{SI}, [S\cdot], S, N, x, t),$$

从而可以求出依赖于 $p_{SI}, [S\cdot], S, N$ 及 t 的 $g_S''(1,t)$ 表达式, 因此方程 (2.3.2)、方程 (2.3.5), 以及方程 (2.3.11) 与方程 (2.3.13a) 共同构成了封闭系统, 它是由常微与偏微分方程组成.

此外还可以得到整个种群度分布 p_k 的概率生成函数 $g(x,t)$ 随时间的导数. 事实上, 因为

$$g(x,t) = \frac{S}{N}g_S(x,t) + \frac{I}{N}g_I(x,t),$$

因此, 可得其随时间的导数为

$$\dot{g}(x,t) = \mu\frac{I}{N}(g(x,t) - g_I(x,t)) + \eta_1(\bar{g}(x,t) - g(x,t)) - \eta_1(1-x)\bar{g}(1,t)g(x,t)$$

$$+ \eta_2(1-x)g'(x,t) + \mu(1-x)\left(\frac{S}{N}p_{SI}g'_S(x,t) + \frac{I}{N}p_{II}g'_I(x,t)\right). \quad (2.3.14)$$

注意到, 当 $x = 1$ 时, 方程 (2.3.11a) 和 (2.3.11b) 由偏微分方程转变成了常微分方程, 其中 $g'_S(1,t) = \langle k\rangle_S, g''_S(1,t) = \langle k\rangle_S^2 - \langle k\rangle_S$. 当 $x = 1$ 时, $g(x,t)$ 随 x 的 m 阶偏导数 $g_S^{(m)}(1,t)$ 和 $g_S^{(m)}(1,t)$ 随 t 的偏导数如下

$$g_S^{(m)}(1,t) = \sum_k k(k-1)\cdots(k-m+1)p_{Sk} = \sum_k k(k-1)\cdots(k-m+1)\frac{[S_k]}{S}$$

$$\quad (2.3.15a)$$

$$\dot{g}_S^{(m)}(1,t) = \sum_k k(k-1)\cdots(k-m+1)\dot{p}_{Sk}$$

$$= \sum_k k(k-1)\cdots(k-m+1)\left(\frac{[\dot{S}_k]}{S} - \frac{\dot{S}}{S}p_{Sk}\right) \quad (2.3.15b)$$

方程 (2.3.15b) 中的 $\dot{p}_{Sk}$ 可以由方程 (2.3.1) 和方程 (2.3.2) 得到

$$\dot{p}_{Sk} = \left(\frac{[\dot{S}_k]}{S} - \frac{\dot{S}}{S}p_{Sk}\right)$$

$$= -\lambda p_{SI}(k - \langle k\rangle_S)p_{Sk} + \eta_1\frac{N}{S}(\bar{p}_k - p_{Sk}) + \eta_1\langle k\rangle_S(p_{Sk-1} - p_{Sk})$$

$$- (\eta_2 + \mu p_{SI})(kp_{Sk} - (k+1)p_{Sk+1}). \quad (2.3.16)$$

由于方程 (2.3.16) 的第一项 $-\lambda p_{SI}(k - \langle k\rangle_S)p_{Sk}$ 是关于 $g_S^{(m)}(1,t)$ (或 p_{Sk} 的 m 阶矩) 的表达式, 它的取值依赖于 $g_S^{(m+1)}(1,t)$ (或 p_{Sk} 的下一阶矩). 这样就得到一个关于 $g_S^{(m)}(1,t)$ (或 p_{Sk}) 的常微分方程分层结构. 综上所述不仅封闭了系统 (2.3.2), 还得到了一个关于 $g_S^{(m)}(1,t)$ (或 p_{Sk}) 的常微分方程分层结构.

2.3.2　具有出生与死亡的 SI_1I_2D 矩封闭动力学模型

本节主要考虑 HIV 的异质性, 将在 2.2 节 SID 模型的基础上, 来建立 HIV 扩展模型. HIV 传染一般分为一个较短且传染性极高的早期传染阶段, 之后是出现艾

滋病之前的一个潜伏期阶段 (有时被称为无症状或者慢性期), 以及出现 AIDS 的疾病阶段 (晚期阶段). 在早期阶段, 有高达 2.76 的年传染率 λ_1 及高达 4.1 的年因病死亡率 μ_1, 而在潜伏期阶段, 传染性相对较低, 一般年传染率 λ_2 为 0.1, 年因病死亡率 μ_2 为 0.12. 在疾病阶段, 因身体原因, 会阻碍 HIV 的进一步传播, 这里没有考虑艾滋病晚期的传染.

与 2.3.1 小节介绍的 SID 模型类似, 记早期染病者和潜伏期染病者个体的数量分别为 I_1 与 I_2, 易感者个体的数量为 S, 用 $[S_k]$, $[I_{1k}]$, $[I_{2k}]$ 分别表示有 k 个接触的易感者、早期阶段及潜伏期阶段的染病者. 两个染病阶段的传染率分别为 λ_1 和 λ_2, 相应的因病死亡率是 μ_1 和 μ_2. 类似于 2.3.1 小节的出生死亡传播模型, 则可建立下面的系统

$$[\dot{S_k}] = -(\lambda_1 p_{SI_1} + \lambda_2 p_{SI_2})k[S_k] + \eta_1 N \bar{p}_k - \eta_2 [S_k] + \eta_1 \bar{g}'(1,t)([S_{k-1}] - [S_k])$$
$$-(\eta_2 + \mu_2 p_{SI_2})(k[S_k] - (k+1)[S_{k+1}]), \tag{2.3.17a}$$

$$[\dot{I_{1k}}] = +(\lambda_1 p_{SI_1} + \lambda_2 p_{SI_2})k[S_k] - (\eta_2 + \mu_1)[I_{1k}] + \eta_1 \bar{g}'(1,t)([I_{1k-1}] - [I_{1k}])$$
$$-(\eta_2 + \mu_2 p_{I_1 I_2})(k[I_{1k}] - (k+1)[I_{1k+1}]), \tag{2.3.17b}$$

$$[\dot{I_{2k}}] = \mu_1 [I_{1k}] - (\eta_2 + \mu_2)[I_{2k}] + \eta_1 \bar{g}'(1,t)([I_{2k-1}] - [I_{2k}])$$
$$-(\eta_2 + \mu_2 p_{I_2 I_2})(k[I_{2k}] - (k+1)[I_{2k+1}]). \tag{2.3.17c}$$

对系统 (2.3.16) 按 k 求和, 得到易感者和各传染阶段染病者的总数满足下面的系统

$$\dot{S} = \eta_1 N - (\lambda_1 p_{SI_1} + \lambda_2 p_{SI_2})[S\cdot] - \eta_2 S, \tag{2.3.18a}$$

$$\dot{I_1} = (\lambda_1 p_{SI_1} + \lambda_2 p_{SI_2})[S\cdot] - (\eta_2 + \mu_1)I_1, \tag{2.3.18b}$$

$$\dot{I_2} = \mu_1 I_1 - (\eta_2 + \mu_2)I_2. \tag{2.3.18c}$$

另外, 还需导出描述不同状态的个体间接触概率 $p_{AB} = [AB]/[A\cdot]$ 满足的动力学方程, 这里 $A, B \in \{S, I_1, I_2\}$. 显然其导数满足关系式

$$\dot{p}_{AB} = \frac{[\dot{AB}]}{[A\cdot]} - \frac{[\dot{A}\cdot]}{[A\cdot]} p_{AB}. \tag{2.3.19}$$

同 2.3.1 小节类似, 为了封闭系统, 需要给出从染病节点 (I_1 或者 I_2) 连到易感节点, 而该节点连向易感者或者染病节点的平均剩余度分别为

$$\delta_{SI}(I_1) = p_{SI_1} \frac{g_S''(1,t)}{g_S'(1,t)}, \quad \delta_{SI}(I_2) = p_{SI_2} \frac{y_S''(1,t)}{g_S'(1,t)}, \quad \delta_{SI}(S) = (1 - p_{SI_2} - p_{SI_1}) \frac{g_S''(1,t)}{g_S'(1,t)}.$$

这里假设度为 k 的易感者, 其邻居中易感者、早期染病者和潜伏期染病者的数量以概率 p_{SI_1}, p_{SI_2}, $p_{SS} = 1 - p_{SI_1} - p_{SI_2}$ 服从多项分布. 于是可写出不同状态间总接触数, 即 $[A\cdot]$ 与 $[AB]$, $A, B \in \{S, I_1, I_2\}$ 的变化率分别为

$$[\dot{S}\cdot] = -(\lambda_1 p_{SI_1} + \lambda_2 p_{SI_2})S(g_S''(1,t) + g_S'(1,t))$$
$$+\eta_1 \bar{g}'(1,t)(N+S) - (2\eta_2 + \mu_2 p_{SI_2})[S\cdot], \qquad (2.3.20a)$$

$$[\dot{I_1}\cdot] = (\lambda_1 p_{SI_1} + \lambda_2 p_{SI_2})S(g_S''(1,t) + g_S'(1,t))$$
$$+\eta_1 \bar{g}'(1,t)I_1 - (2\eta_2 + \mu_1 + \mu_2 p_{I_1 I_2})[I_1\cdot], \qquad (2.3.20b)$$

$$[\dot{I_2}\cdot] = \mu_1[I_1\cdot] + \eta_1 \bar{g}'(1,t)I_2 - (2\eta_2 + \mu_2 + \mu_2 p_{I_2 I_2})[I_2\cdot] \qquad (2.3.20c)$$

$$[\dot{SI_1}] = -(\lambda_1 p_{SI_1} + \lambda_2 p_{SI_2})[S\cdot](\delta_{SI}(I_1) - \delta_{SI}(S))$$
$$-(\lambda_1 + \mu_1)[SI_1] + \eta_1 \bar{g}'(1,t)I_1$$
$$= -(\lambda_1 p_{SI_1} + \lambda_2 p_{SI_2})(2p_{SI_1} + p_{SI_2} - 1)[S\cdot]\frac{g_S''(1,t)}{g_S'(1,t)}$$
$$-(\lambda_1 + \mu_1 + 2\eta_2)[SI_1] + \eta_1 \bar{g}'(1,t)I_1, \qquad (2.3.20d)$$

$$[\dot{SI_2}] = -(\lambda_1 p_{SI_1} + \lambda_2 p_{SI_2})[S\cdot]\delta_{SI}(I_2) - (\lambda_2 + \mu_2)[SI_2]$$
$$+\mu_1[SI_1] - 2\eta_2[SI_2] + \eta_1 \bar{g}'(1,t)I_2$$
$$= -(\lambda_1 p_{SI_1} + \lambda_2 p_{SI_2})p_{SI_2}[S\cdot]\frac{g_S''(1,t)}{g_S'(1,t)} + \mu_1[SI_1]$$
$$-(\lambda_2 + \mu_2 + 2\eta_2)[SI_2] + \eta_1 \bar{g}'(1,t)I_2, \qquad (2.3.20e)$$

$$[\dot{I_1 I_1}] = 2(\lambda_1 p_{SI_1} + \lambda_2 p_{SI_2})[S\cdot]\delta_{SI}(I_1) + 2\lambda_1[SI_1] - 2\mu_1[I_1 I_1] - 2\eta_2[I_1 I_1]$$
$$= 2(\lambda_1 p_{SI_1} + \lambda_2 p_{SI_2})p_{SI_1}[S\cdot]\frac{g_S''(1,t)}{g_S'(1,t)}$$
$$+2\lambda_1[SI_1] - 2(\mu_1 + \eta_2)[I_1 I_1], \qquad (2.3.20f)$$

$$[\dot{I_1 I_2}] = (\lambda_1 p_{SI_1} + \lambda_2 p_{SI_2})[S\cdot]\delta_{SI}(I_2) + \lambda_2[SI_2]$$
$$-(\mu_1 + \mu_2)[I_1 I_2] + \mu_1[I_1 I_1] - 2\eta_2[I_1 I_2]$$
$$= (\lambda_1 p_{SI_1} + \lambda_2 p_{SI_2})p_{SI_2}[S\cdot]\frac{g_S''(1,t)}{g_S'(1,t)} + \lambda_2[SI_2]$$
$$+\mu_1[I_1 I_1] - (\mu_1 + \mu_2 + 2\eta_2)[I_1 I_2], \qquad (2.3.20g)$$

$$[\dot{I_2 I_2}] = 2\mu_1[I_1 I_2] - 2(\mu_2 + \eta_2)[I_2 I_2]. \qquad (2.3.20h)$$

由上面系统, 可以导出 $p_{AB} = [AB]/[A\cdot]$, $A, B \in \{S, I_1, I_2\}$ 的演化方程

$$\dot{p}_{SI_1} = (\lambda_1 p_{SI_1} + \lambda_2 p_{SI_2})(1 - p_{SI_1} - p_{SI_1})\frac{g_S''(1,t)}{g_S'(1,t)} + (\lambda_1 p_{SI_1} + \lambda_2 p_{SI_2})p_{SI_1}$$

$$-(\lambda_1 + \mu_1 - \mu_2 p_{SI_2})p_{SI_1} + \eta_1\frac{\bar{g}'(1,t)}{[S\cdot]}(I_1 - (N+S)p_{SI_1}), \tag{2.3.21a}$$

$$\dot{p}_{SI_2} = (\lambda_1 p_{SI_1} + \lambda_2 p_{SI_2})p_{SI_2} + \mu_1 p_{SI_1} - (\lambda_2 + \mu_2 - \mu_2 p_{SI_2})p_{SI_2}$$

$$+\eta_1\frac{\bar{g}'(1,t)}{[S\cdot]}(I_2 - (N+S)p_{SI_2}), \tag{2.3.21b}$$

$$\dot{p}_{I_1 I_1} = (\lambda_1 p_{SI_1} + \lambda_2 p_{SI_2})(2p_{SI_1} - p_{I_1 I_1})\frac{[S\cdot]}{[I_1\cdot]}\frac{g_S''(1,t)}{g_S'(1,t)} - (\lambda_1 p_{SI_1} + \lambda_2 p_{SI_2})\frac{[S\cdot]}{[I_1\cdot]}p_{I_1 I_1}$$

$$+2\lambda_1\frac{[S\cdot]}{[I_1\cdot]}p_{SI_1} - (\mu_1 - \mu_2 p_{I_1 I_2})p_{I_1 I_1} - \eta_1\frac{\bar{g}'(1,t)}{\bar{g}_{I_1}'(1,t)}p_{I_1 I_1}, \tag{2.3.21c}$$

$$\dot{p}_{I_1 I_2} = (\lambda_1 p_{SI_1} + \lambda_2 p_{SI_2})(p_{SI_2} - p_{I_1 I_2})\frac{[S\cdot]}{[I_1\cdot]}\frac{g_S''(1,t)}{g_S'(1,t)} - (\lambda_1 p_{SI_1} + \lambda_2 p_{SI_2})\frac{[S\cdot]}{[I_1\cdot]}p_{I_1 I_2}$$

$$+\lambda_2\frac{[S\cdot]}{[I_1\cdot]}p_{SI_2} + \mu_1 p_{I_1 I_1} - \mu_2(1 - p_{I_1 I_2})p_{I_1 I_2} - \eta_1\frac{\bar{g}'(1,t)}{\bar{g}_{I_1}'(1,t)}p_{I_1 I_2}), \tag{2.3.21d}$$

$$\dot{p}_{I_2 I_2} = \mu_1\frac{[I_1\cdot]}{[I_2\cdot]}(2p_{I_1 I_2} - p_{I_2 I_2}) - \mu_2(1 - p_{I_2 I_2})p_{I_2 I_2} - \eta_1\frac{\bar{g}'(1,t)}{\bar{g}_{I_2}'(1,t)}p_{I_2 I_2}. \tag{2.3.21e}$$

显然, 为了使上面的方程组封闭, 还需要给出概率生成函数 $g_S(x,t)$, $g_{I_1}(x,t)$, $g_{I_2}(x,t)$ 的导数, 其来描述各状态的接触模式和随时间的变化.

$$\dot{g}_A(x,t) = \sum_k \left(\frac{[\dot{A}_k]}{[A]} - \frac{[\dot{A}]}{[A]}p_{A_k}\right)x^k, \quad A \in \{S, I_1, I_2\}. \tag{2.3.22}$$

由此得到

$$\dot{g}_S(x,t) = \frac{(\lambda_1 p_{SI_1} + \lambda_2 p_{SI_2})}{S}\left([S\cdot]g_S(x,t) - xSg_S'(x,t)\right) + \eta_1\frac{N}{S}\left(\bar{g}(x,t) - g_S(x,t)\right)$$

$$-\eta_1(1-x)\bar{g}'(1,t)g_S(x,t) + (\eta_2 + \mu_2 p_{SI_2})(1-x)g_S'(x,t), \tag{2.3.23a}$$

$$\dot{g}_{I_1}(x,t) = -\frac{(\lambda_1 p_{SI_1} + \lambda_2 p_{SI_2})}{I_1}\left([S\cdot]g_{I_1}(x,t) - xSg_S'(x,t)\right) - \eta_1(1-x)\bar{g}'(1,t)q_{I_1}(x,t)$$

$$+(\eta_2 + \mu_2 p_{I_1 I_2})(1-x)g_{I_1}'(x,t), \tag{2.3.23b}$$

$$\dot{g}_{I_2}(x,t) = \mu_1 \frac{I_1}{I_2} \Big(g_{I_1}(x,t) - g_{I_2}(x,t) \Big) - \eta_1(1-x)\bar{g}'(1,t)g_{I_2}(x,t)$$
$$+ (\eta_2 + \mu_2 p_{I_2 I_2})(1-x)g'_{I_2}(x,t). \tag{2.3.23c}$$

根据上面推导出来的方程组, 可以得到总量的变化

$$\dot{N}_k = \eta_1 N \bar{p}_k - \eta_2 N_k - \mu_2[I_{2k}] + \eta_1 \bar{g}'(1,t)(N_{k-1} - N_k) + \eta_2 \Big(k N_k - (k+1)N_{k+1} \Big)$$
$$- \mu_2(p_{SI_2}(k[S_k] - (k+1)[S_{k+1}]) + p_{I_1 I_2}(k[I_{1k}] - (k+1)[I_{1k+1}])$$
$$+ p_{I_2 I_2}(k[I_{2k}] - (k+1)[I_{2k+1}])), \tag{2.3.24a}$$

$$\dot{N} = (\eta_1 - \eta_2)N - \mu_2 I_2, \tag{2.3.24b}$$

$$\dot{M} = 2\eta_1 \bar{g}'(1,t)N - 2\eta_2 g'(1,t)N - 2\mu[I_2 \cdot], \tag{2.3.24c}$$

$$\dot{g}(x,t) = \mu_2 \frac{I_2}{N} \Big(g(x,t) - g_{I_2}(x,t) \Big) + \eta_1 \Big(\bar{g}(x,t) - g(x,t) \Big) - \eta_1(1-x)\bar{g}'(1,t)g(x,t)$$
$$+ \eta_2(1-x)g'(x,t) + \mu_2(1-x)\Big(\frac{S}{N} p_{SI_2} g'_S(x,t)$$
$$+ \frac{I_1}{N} p_{I_1 I_2} g'_{I_1}(x,t) + \frac{I_2}{N} p_{I_2 I_2} g'_{I_2}(x,t) \Big). \tag{2.3.24d}$$

本章主要介绍网络传染病矩封闭动力学模型建立与分析方法, 特别是在建模方面, 给出了不同网络的不同建模方法, 该方面已有许多很好的结果, 但也存在大量的待解决的问题, 或者需要进一步研究的工作, 主要有:

(1) 在已有的封闭的条件下, 研究封闭后的二元组逼近传染病模型的动力学性态, 该方面的工作, 特别是数学分析方面, 目前还很少, 为易于分析, 可取最大度较小情形.

(2) 关于矩封闭的问题, 任何三元组的封闭都是有适用范围的, 如果给出更合理假设下, 不同度分布下的三元组逼近仍然是研究重点之一, 如不同分布的组合问题等.

(3) 关于 PGF 封闭下的模型研究, 其动力学模型虽然维数较低, 但仍然是很抽象的模型, 其动力学性态研究仍然是空白. 另外, 已有的 PGF 封闭下的模型主要是针对 SIR 传染病模型, 对于 SIS 模型是否能用 PGF 方法封闭, 仍然是待解决的问题.

(4) 现实世界中存在大量的多菌株和多病毒传染病, 对于该类问题可否用二元组逼近模型进行研究, 其结论是否能更加精确, 有待进一步研究.

(5) 引入出生死亡或者断接重连, 研究其对二元组等的影响, 考虑动态网络中的二元组逼近模型, 研究引入出生死亡 PGF 逼近方法.

(6) 一般网络中不区分节点的状态, 给出统一度分布, 可以根据节点的状态给出不同的分布, 比如给易感者和染病者不同的度分布, 研究多分布下传染病模型.

(7) 用二元组逼近方法建立具有媒介传播的传染病模型.

(8) 在异质网络中, 将度相关系数结合到网络传染病动力学方程中已有大量工作, 但关于状态相关系数, 或者状态与度同时不相关 (相关) 等问题还没有见到结合到网络传染病动力学方程中, 而实际问题中, 存在大量的与此对应的问题, 如社会网络中, 易感者一般会拒绝与染病者接触, 因而易感者与染病者呈现异配性, 即 $C_{SI} < 1$, 这些问题有待进一步研究.

第 3 章 复杂网络传染病动力学模型

本章主要介绍小世界网络与无标度网络上的传染病动力学传播模型的建立及动力学性态分析.

3.1 小世界网络传染病动力学模型

研究人类群体水平的传染病的传播实际上是在社会人际网络上传染病的传播问题, 而社会人际网络就是将每个人看作社会人际网络中的节点, 将人与人之间的人际关系 (朋友、合作或者相识) 看作网络中连边, 其很重要的一个特征是具有小世界现象: 网络中很大部分节点彼此并不相连, 但绝大部分节点之间经过很少几步就可以到达. 20 世纪 60 年代, 美国社会心里学家 Stanley Milgram 做了一个实证研究 (示意图 3.1.1), 他将一份信件交给自愿参与者, 要求他们通过自己的熟人将信件传到信封上指明的收信人手里, 结果发现平均只需要 5 次转发就可以到达目标, 即在社会网络中, 任意两个人之间的距离平均意义下是 6, 这就是所谓的六度分离. 本节将介绍疾病由短距离传播和长距离传播构成的动态变化的小世界网络上动力学模型.

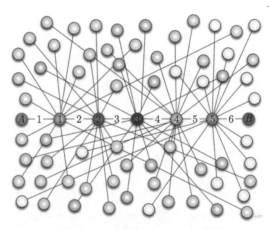

图 3.1.1   六度分离理论示意图

3.1.1   小世界网络上疾病传播的 SIR 动力学模型

本小节主要介绍文献 [90] 关于小世界网络上传染性疾病传播的 SIR 动力学模

型. 首先给出 Watts 与 Strogatz, 构造一维周期边界小世界网络: 设有 N 个节点的规则一维网络, 每个节点的度为 2, 在此基础上, 随着时间的变化每个节点随机与长距离节点 (非邻居节点) 进行接触, 即产生新的边, 这样网络的结构不断发生变化, 就生成一个小世界网络, 如图 3.1.2 所示. 在 $t = 0$ 时, 只有一个节点被传染 (实黑圈), 然后染病者将疾病传染到邻近的节点, 或者传染到随机选择的节点上. 节点是移出者的标为实灰圈.

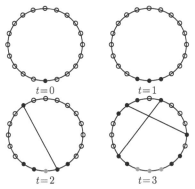

图 3.1.2 动态的小世界接触网络中的传播图形[90]

将网络上 N 个节点按照状态分为易感者 S 和染病者 I 及恢复者 R. 在开始阶段, 有 N_0 节点被传染, $N - N_0$ 易感者节点. 随时间的变化, 在每一个 δt 时间段内, 网络中的每个被感染的节点将

(1) 以概率 p_s 传染相邻的易感者 (短距离传染);

(2) 以概率 p_j 随机感染网络中的易感者 (长距离传染);

(3) 以概率 p_r 移出, 不再感染其他节点.

记 $F(t) = [SI]$ 表示相邻易感者和染病者构成二元组的数量, 也称为围域的总数, 其边界点称为 "围域的壁", 短距离传播可以看作是感染者在域内以移动速度 p_s 的增长, 或者壁的增长. 记 $Q(t) = R(t) + I(t)$. 注意到一个染病者长距离随机接触易感者的概率为 $(N - Q)/N$, 如果易感者被传染将产生 $2p_j(N - Q)/N$ 易感者与染病者构成的二元组或者围域, 如图 3.1.3 所示. 围域由长距离传播的产生, 每一次长距离传播产生两个围域, 当两个围域融合时, 从而形成域的消失, 如图 3.1.4 所示. 当时间很短而 N 很大时, 可以忽略围域的融合, 其演化动力学方程为

$$\frac{\mathrm{d}Q}{\mathrm{d}t} = p_s F, \tag{3.1.1a}$$

$$\frac{\mathrm{d}I}{\mathrm{d}t} = p_s F - p_r I, \tag{3.1.1b}$$

$$\frac{\mathrm{d}F}{\mathrm{d}t} = 2p_j \frac{N - Q}{N} I - p_r(1 - p_s)F. \tag{3.1.1c}$$

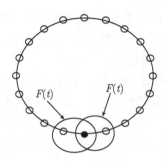

图 3.1.3　围域示意图

方程 (3.1.1c) 中右边的第一项对应于在域上产生的传播, 第二项对应于染病者传播疾病之前已经恢复.

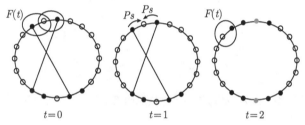

图 3.1.4　围域融合

传播阈值的计算　在疾病传播早期阶段, 可以认为 $Q/N \approx 0$, 结合式 (3.1.1b) 和式 (3.1.1c), 记 $i = I/N$, 可得

$$\frac{\mathrm{d}^2 i}{\mathrm{d}t^2} + p_r(2 - p_s)\frac{\mathrm{d}i}{\mathrm{d}t} - [2p_s p_j - (1 - p_s)p_r^2]i = 0. \tag{3.1.2}$$

通过对方程 (3.1.2) 特征根分析可以知道, 疾病传播的阈值条件为

$$p_j > \frac{(1 - p_s)p_r^2}{2p_s}.$$

从上述阈值条件可以看出, 对于小世界网络上的传染病传播, 如果没有长距离的随机传播, 疾病不可能持续.

现在讨论一种上述传播过程的特殊情况 $p_s = 1$, 即在染病者移出之前, 每个邻近者都要被感染, 这种限制使模型更易处理. 注意到, 在任何时刻 t, 网络中包含 $F(t)/2$ 个由感染者产生的围域, 其中易感染节点数量为 $N - Q$, 这些域的壁以速度 $2p_s$ 移动收缩, 域的平均长度为 $2(N-Q)/F(t)$, 平均存在时间为 $2(N-Q)/F(t)p_s$. 因为每次碰撞两个域的壁被破坏, 现有 $F(t)/2$ 个域, 因此单位时间内有 $p_s F(t)^2/(N - Q)$ 个壁被破坏, 从而有

$$\frac{\mathrm{d}F}{\mathrm{d}t} = 2p_j \frac{N - Q}{N} I - p_s \frac{F(t)^2}{N - Q}. \tag{3.1.3}$$

令 $n = Q/N$, 结合前面的方程得到

$$\frac{\mathrm{d}^2 n(t)}{\mathrm{d}t^2} + \frac{1}{1-n(t)} \left(\frac{\mathrm{d}n(t)}{\mathrm{d}t} \right)^2 = 2 p_s p_j (1-n(t)) i(t), \tag{3.1.4a}$$

$$\frac{\mathrm{d}i}{\mathrm{d}t} = \frac{\mathrm{d}n(t)}{\mathrm{d}t} - p_r i(t). \tag{3.1.4b}$$

从上述方程可以看出, 整个网络必然被全部传染.

3.2   无标度网络传染病动力学模型

无标度网络上的传染病传播动力学模型是目前在复杂网络上研究传染病动力学模型最为广泛, 成果相对集中的一类模型. 最早起源于 R. Pastor-Satorras 和 A. Vespignani[50] 在 2001 年研究 SIS 传染病模型, 发现在无标度网络上, 适当参数下不存在阈值, 这一结论颠覆了传统的均匀混合传染病动力学模型的阈值理论.

3.2.1   无标度网络上的 SIS 传染病动力学模型

考虑由 N 个人构成的一个网络, 不考虑出生与死亡, 因此其总人口 N 保持不变, 把人分为易感者类和染病者类, 其数量分别为 S 和 I, 即有关系

$$N = S + I.$$

把人看作网络的节点, 人与人之间的相互接触看作有边相连. 在网络中把节点进行分类, 即对人口进行分组, 根据单位时间内接触次数的不同, 将人按度分为 M 组 ($1 \leqslant M \leqslant N$ 是网络中最大度), 用 N_k 表示单位时间内有 k 次接触的人群总数, 假设传染病传播过程是将易感者被传染变成染病者, 易感者每次接触被传染的概率为 λ, 染病者恢复变成易感者, 其恢复率为 γ. 用 S_k 和 I_k 分别代表 N_k 中的易感者和染病者数量, 因此, 也有下面的关系

$$N = \sum_{k=1}^{M} N_k, \quad N_k = S_k + I_k.$$

一个人在单位时间内接触的人数 k 就是网络中节点的度, 假设网络的度分布 $p(k) = N_k/N$ 为幂律形式 $p(k) = ck^{-\mu}$, 此时, $N_k = p(k)N$ 也确定. 该网络称为无标度网络. 网络的平均度 $n = \langle k \rangle = \sum kp(k)$. 由式 (2.1.103) 可知, 有下面的方程

$$\begin{cases} \dfrac{\mathrm{d}S_k}{\mathrm{d}t} = \gamma I_k - \lambda k S_k \displaystyle\sum_{m=1}^{M} C_{km} \dfrac{m I_m}{nN}, \\[3mm] \dfrac{\mathrm{d}I_k}{\mathrm{d}t} = \lambda k S_k \displaystyle\sum_{m=1}^{M} C_{km} \dfrac{m I_m}{nN} - \gamma I_k. \end{cases} \tag{3.2.1}$$

当网络为度不相关, 即相关系数 $C_{km} = 1$. 此时上述模型可转化为下面的系统

$$
\begin{cases}
\dfrac{\mathrm{d}S_k}{\mathrm{d}t} = \gamma I_k - \lambda k S_k \dfrac{\displaystyle\sum_{m=1}^{M} m I_m}{\displaystyle\sum_{m=1}^{M} m N_m}, \\[6mm]
\dfrac{\mathrm{d}I_k}{\mathrm{d}t} = -\gamma I_k + \lambda k S_k \dfrac{\displaystyle\sum_{m=1}^{M} m I_m}{\displaystyle\sum_{m=1}^{M} m N_m}.
\end{cases}
\tag{3.2.2}
$$

这里 $nN = \displaystyle\sum_{m=1}^{M} m N_m$. 定义染病者的**相对密度**为 $\rho_k = \dfrac{I_k}{N_k}$, 则易感者的相对密度为 $1 - \rho_k$. 与相对密度相对应的, 也可定义染病者的全局密度 $\sigma_k = p(k) \times \dfrac{I_k}{N_k} = \dfrac{I_k}{N}$. 因为

$$
\frac{\displaystyle\sum_{m=1}^{M} m I_m}{\displaystyle\sum_{m=1}^{M} m N_m} = \frac{\displaystyle\sum_{m=1}^{M} m \times \dfrac{N_m}{N} \times \dfrac{I_m}{N_m}}{\displaystyle\sum_{m=1}^{M} m \times \dfrac{N_m}{N}} = \frac{\displaystyle\sum_{m=1}^{M} m p(m) \rho_m}{\displaystyle\sum_{m=1}^{M} m p(m)} = \frac{\displaystyle\sum_{m=1}^{M} m p(m) \rho_m}{\langle k \rangle},
$$

从而方程 (3.2.2) 变为

$$
\frac{\mathrm{d}\rho_k}{\mathrm{d}t} = -\gamma \rho_k + \lambda k (1 - \rho_k) \theta,
\tag{3.2.3}
$$

这里 $\theta = \displaystyle\sum_{m=1}^{M} m p(m) \rho_m / \langle k \rangle$. 上述模型正是文献 [50] 给出的 SIS 传染病模型, 其中 θ 是一个度为 k 的易感者个体每次接触染病者的概率 (见示意图 3.2.1). 进一步可理解为: 对一个度为 k 的节点, 随机接触一个度为 m 节点的条件概率为 $p(m/k)$, 而度为 m 的节点是染病者的概率为 $\dfrac{I_m}{N_m} = \rho_k$, 因此, 一般情形下有

$$
\theta = \sum_{m=1}^{M} p(m/k) \frac{I_m}{N_m}.
$$

在度不相关的网络中, 对一个度为 k 的节点, 随机接触一个度为 m 节点的条件概率 $p(m/k)$ 独立于 k, 而与 $m p(m)$ 成比例[50, 51], 即有

$$
p(m|k) = \frac{m p(m)}{\langle k \rangle}.
$$

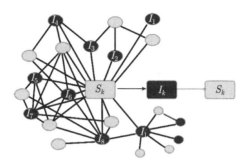

图 3.2.1 一个度为 k 的易感者节点接触染病者示意图

从而可导出

$$\theta = \frac{\sum\limits_{m=1}^{M} mp(m)\rho_m}{\langle k \rangle}.$$

基本再生数的计算 可以从无病平衡点的稳定性计算基本再生数, 也可以从地方病平衡点的存在性给出. 对有些模型, 还可以从初始时刻疾病的单调上升给出. 对系统 (3.2.3), 我们将从地方病平衡点的存在性给出.

系统 (3.2.3) 平衡点满足的方程

$$\rho_k = \frac{\lambda k\theta}{\gamma + \lambda k\theta}. \tag{3.2.4}$$

从方程 (3.2.4) 可以看出, ρ_k 是否取正值, 决定于 θ 的正性, 因此, 将方程 (3.2.4) 代入 θ 的表达式

$$\theta = \frac{\sum\limits_{m}^{M} mp(m)\rho_m}{\langle k \rangle}$$

得到

$$\theta = \frac{1}{\langle k \rangle} \sum_{m=1}^{M} mp(m) \frac{\lambda m\theta}{\gamma + \lambda m\theta}. \tag{3.2.5}$$

显然, 式 (3.2.5) 有一个零解 $\theta = 0$, 而且有 $0 \leqslant \theta \leqslant 1$. 下面给出存在唯一正解的条件.

记

$$F(\theta) = \theta - \frac{1}{\langle k \rangle} \sum_{m=1}^{M} mp(m) \frac{\lambda m\theta}{\gamma + \lambda m\theta}.$$

经计算可得

$$\frac{\mathrm{d}F(\theta)}{\mathrm{d}\theta} = 1 - \frac{1}{\langle k \rangle} \sum_{m=1}^{M} \frac{\lambda \gamma m^2 p(m)}{(\gamma + \lambda m\theta)^2},$$

$$\frac{\mathrm{d}^2 F(\theta)}{\mathrm{d}\theta^2} = \frac{2}{\langle k \rangle} \sum_{m=1}^{M} \frac{\lambda^2 \gamma m^3 p(m)}{(\gamma + \lambda m \theta)^3} > 0.$$

因此, $F(\theta)$ 在 $0 \leqslant \theta \leqslant 1$ 上是凹函数, 且 $F(0) = 0$,

$$F(1) = 1 - \frac{1}{\langle k \rangle} \sum_{m}^{M} m p(m) \frac{\lambda m}{\gamma + \lambda m} > 0.$$

从而, $F(\theta)$ 在 $0 \leqslant \theta \leqslant 1$ 上有唯一正解的充分必要条件为

$$\frac{\mathrm{d} F(\theta)}{\mathrm{d}\theta}|_{\theta=0} = 1 - \frac{1}{\langle k \rangle} \sum_{m=1}^{M} \frac{\lambda m^2 p(m)}{\gamma} = 1 - \frac{\lambda}{\gamma} \times \frac{\langle k^2 \rangle}{\langle k \rangle} < 0,$$

从而得到**基本再生数**

$$R_0 = \frac{\lambda}{\gamma} \frac{\langle k^2 \rangle}{\langle k \rangle}.$$

显然, 当 $R_0 > 1$ 时, 有唯一的正平衡点, 其中 $\langle k^2 \rangle = \sum_{m=1}^{M} m^2 p(m)$ 为度分布的二阶矩.

　　备注 3.2.1　(1) 幂律分布也叫无标度分布, 概率上称为 ζ 分布或者 Zipf 分布, 其度分布满足

$$p(k) = c k^{-\mu}, \quad k = 1, 2, \cdots,$$

其中 $\mu > 1$ 为参数. 因为概率和为 1, 因此有

$$c = \left[\sum_{k=1} k^{-\mu} \right]^{-1} = 1.$$

ζ 分布起源于黎曼 ζ 函数

$$\zeta(s) = 1 + \left(\frac{1}{2}\right)^s + \left(\frac{1}{3}\right)^s + \cdots + \left(\frac{1}{k}\right)^s + \cdots$$

广泛推广其应用的是 G.K.Zipf, 因此, 又称 Zipf 分布.

　　(2) 从基本再生数 $R_0 = \lambda \langle k^2 \rangle / \gamma \langle k \rangle$ 可以看出, 对于幂律分布, 因当 $1 < \mu \leqslant 3$ 时, 二阶矩 $\langle k^2 \rangle$ 为无穷大, 因此, 没有阈值.

　　平衡点的稳定性　对于无病平衡点的稳定性, 可以采用构造 Lyapunov 函数. 对于地方病平衡点, 由于系统是单调系统, 所有可以用单调系统的相关理论进行证明, 也可以采用构造 Lyapunov 函数法进行证明. 首先容易证明下面的区域

$$\Omega = \{\{\rho_k\}|_{k=1}, 0 \leqslant \rho_k \leqslant 1\}$$

是系统 (3.2.3) 的一个不变区域. 为证明零平衡点的稳定性, 对系统 (3.2.3) 两边同乘以 $kp(k)$ 并求和, 可得

$$\frac{\mathrm{d}\left(\sum\limits_{k=1}^{M} kp(k)\rho_k\right)}{\mathrm{d}t} = -\gamma \sum_{k=1}^{M} kp(k)\rho_k + \theta\lambda\left[\sum_{k=1}^{M} k^2 p(k) - \sum_{k=1}^{M} k^2 p(k)\rho_k\right], \quad (3.2.6)$$

因 $\sum\limits_{k=1}^{M} kp(k)\rho_k = \theta\langle k\rangle$, 所以系统 (3.2.6) 变为

$$\frac{\mathrm{d}\left(\sum\limits_{k=1}^{M} kp(k)\rho_k\right)}{\mathrm{d}t} = -\theta\left[\gamma\langle k\rangle(1 - R_0) + \lambda\sum_{k=1}^{M} k^2 p(k)\rho_k\right]. \quad (3.2.7)$$

因此, 可构造 Lyapunov 函数

$$V(\rho_k(t)) = \sum_{k=1}^{M} kp(k)\rho_k.$$

沿着系统 (3.2.3) 求导, 得到

$$V'(\rho_k(t))|_{(3.2.3)} = -\theta\left[\gamma\langle k\rangle(1 - R_0) + \lambda\sum_{k=1}^{M} k^2 p(k)\rho_k\right].$$

因此, 对所有的 $\rho_k \geqslant 0$, 当 $R_0 < 1$ 时, $\dfrac{\mathrm{d}V}{\mathrm{d}t} \leqslant 0$. 进一步, 有 $V'(t) = 0$ 当且仅当 $I_k = 0$, 因此, 由 Lasalle 不变集原理, 可得零平衡点全局渐近稳定.

下面利用单调迭代技术, 证明地方病平衡点的全局吸引性. 证明主要方法来自文献 [180]. 为书写方便, 可做时间尺度变化, 把 γ 变为 1, 故方程 (3.2.3) 变为

$$\frac{\mathrm{d}\rho_k}{\mathrm{d}t} = -\rho_k + \lambda k(1 - \rho_k)\theta. \quad (3.2.8)$$

首先给出系统 (3.2.8) 一致持续引理, 它在证明地方病平衡点全局吸引性时将用到.

引理 3.2.1 若基本再生数 $R_0 = \lambda\dfrac{\langle k^2\rangle}{\langle k\rangle} > 1$, 则对从 Ω 内部出发的任何一个系统 (3.2.8) 的解 $\rho_k(t)$, 有 $\sum\limits_{k=1}^{M} kp(k)\rho_k(0) > 0$, $\inf\limits_{t\geqslant 0}\theta > 0$, 且对任意 $\tau > 0$, $\inf\limits_{t\geqslant\tau}\rho_k(t) > 0$.

证明 类似于 (3.2.7), 可以得到下面的方程

$$\frac{\mathrm{d}\theta}{\mathrm{d}t} = \theta\left[R_0 - 1 - \lambda\langle k\rangle^{-1}\sum_{k=1}^{M} k^2 p(k)\rho_k\right]. \quad (3.2.9)$$

从而

$$\frac{\mathrm{d}\theta}{\mathrm{d}t} \geqslant \theta[R_0 - 1 - M\theta]. \tag{3.2.10}$$

由已知条件 $\theta(0) > 0$, 并注意到系统

$$\frac{\mathrm{d}x(t)}{\mathrm{d}t} = x[R_0 - 1 - Mx]. \tag{3.2.11}$$

是 Logistic 方程, $x(0) > 0$, 因此, 它一定是一致持续的, 从而由比较定理可知, $\inf\limits_{t\geqslant 0} \theta > 0$.

记 $\alpha = \inf\limits_{t\geqslant 0} \theta > 0$, 由方程 (3.2.8) 可知, 当 $t > 0$ 时有

$$\frac{\mathrm{d}\rho_k}{\mathrm{d}t} = -(1 + \lambda k\theta)\rho_k + \lambda k\theta \geqslant -(1 + \lambda k)\rho_k + \lambda k\alpha. \tag{3.2.12}$$

由比较定理可知

$$\rho_k(t) \geqslant \exp[-(1 + \lambda k)t]\rho_k(0) + \frac{\lambda k\alpha}{1 + \lambda k}(1 - \exp[-(1 + \lambda k)t]). \tag{3.2.13}$$

因此, 对任意 $\tau > 0$, $\inf\limits_{t\geqslant\tau} \rho_k(t) > 0$.

备注 3.2.2 引理 3.2.1 的证明也可以参考文献 [25] 中的性质 3.3.1 的方法进行证明.

定理 3.2.2 [180] 若基本再生数 $R_0 = \lambda\dfrac{\langle k^2 \rangle}{\langle k \rangle} > 1$, 则对系统 (3.2.8) 任何一个从不变集 Ω 出发的解, 一定满足

$$\lim_{t\to\infty} \rho_k(t) = \rho_k^*,$$

其中 ρ_k^* 为地方病平衡点的坐标分量.

证明 主要思路是采取单调迭代技术来证明下面的关系成立

$$\liminf_{t\to\infty} \rho_k(t) = \limsup_{t\to\infty} \rho_k(t).$$

为此, 首先构造关于 m 的单调递减序列 $\{u_k^{(m)}\}$, 且满足

$$\limsup_{m\to\infty} \rho_k(t) \leqslant u_k^{(m)}, \quad 1 \leqslant k \leqslant M, \quad m = 1, 2, \cdots.$$

事实上, 取 $u_k^{(1)} = 1$, 且

$$u_k^{(m+1)} = \frac{\lambda k \sum\limits_{i=1}^{M} ip(i)u_i^{(m)}}{\langle k \rangle + \lambda k \sum\limits_{i=1}^{M} ip(i)u_i^{(m)}}, \quad m = 1, 2, \cdots. \tag{3.2.14}$$

使用归纳法易证, $\{u_k^{(m)}\}$ 是单调递减, 因此极限存在

$$\lim_{m\to\infty} u_k^{(m)} = u_k^*.$$

对式 (3.2.14) 两边对 m 求极限, 可得 u_k^* 满足稳态方程

$$u_k^*\langle k\rangle = \lambda k(1 - u_k^*)\sum_{i=1}^{M} ip(i)u_i^{(*)}.$$

对 $1 \leqslant k \leqslant M$, 显然有 $\limsup\limits_{m\to\infty} \rho_k(t) \leqslant u_k^{(1)}$, 从而可证 $\limsup\limits_{t\to\infty} \rho_k(t) \leqslant u_k^{(2)}$. 事实上, 因为, $\limsup\limits_{t\to\infty} \rho_k(t) \leqslant u_k^{(1)}$, 因此, 对任意 $\varepsilon > 0$, 存在 $T > 0$, 当 $t \geqslant T$ 时, 有 $\rho_k(t) = u_k^{(1)} + \varepsilon$. 因此,

$$\frac{\mathrm{d}\rho_k}{\mathrm{d}t} \leqslant -\rho_k + \lambda k(1 - \rho_k)\frac{\displaystyle\sum_{i=1}^{M} ip(i)(u_i^{(1)} + \varepsilon)}{\langle k\rangle}. \tag{3.2.15}$$

即有不等式

$$\rho_k(t) \leqslant \frac{\rho_k(T)}{\exp\left\{\left[1 + \lambda k\langle k\rangle^{-1}\displaystyle\sum_{i=1}^{M} ip(i)(u_i^{(1)} + \varepsilon)\right](t - T)\right\}} + \frac{\lambda k\displaystyle\sum_{i=1}^{M} ip(i)(u_i^{(1)} + \varepsilon)}{\langle k\rangle + \lambda k\displaystyle\sum_{i=1}^{M} ip(i)(u_i^{(1)} + \varepsilon)}. \tag{3.2.16}$$

两边取上极限, 并注意 ε 的任意性, 可得

$$\limsup_{t\to\infty} \rho_k(t) \leqslant \frac{\lambda k\displaystyle\sum_{i=1}^{M} ip(i)u_i^{(1)}}{\langle k\rangle + \lambda k\displaystyle\sum_{i=1}^{M} ip(i)u_i^{(1)}} = u_k^{(2)}.$$

类似地, 归纳可得

$$\limsup_{t\to\infty} \rho_k(t) \leqslant \frac{\lambda k\displaystyle\sum_{i=1}^{M} ip(i)u_i^{(1)}}{\langle k\rangle + \lambda k\displaystyle\sum_{i=1}^{M} ip(i)u_i^{(1)}} = u_k^{(m)}, \quad 1 \leqslant k \leqslant M,\ m = 1, 2, \cdots. \tag{3.2.17}$$

下面构造单调递增序列 $\{l_k^{(m)}\}$, 且满足

$$0 < l_k^{(m)} \leqslant \liminf_{t\to\infty} \rho_k(t), \quad 1 \leqslant k \leqslant M,\ m = 1, 2, \cdots.$$

首先选取 $l_k^{(1)}$. 记

$$f(\theta) = \frac{1}{\langle k \rangle} \sum_{k=1}^{M} \frac{\lambda k^2 p(k) \theta}{1 + \lambda k \theta} - \theta.$$

因为

$$f(0) = 0, \quad f'(0) = R_0 - 1 > 0,$$

因此, 对充分小的 $\theta > 0$, 一定有 $f(\theta) > f(0) = 0$. 应用引理 3.2.1, 一定存在 $l_k^{(1)}$, 满足

$$0 < l_k^{(1)} \leqslant \liminf_{t \to \infty} \rho_k(t), \quad f\left(\frac{\sum_{k=1}^{M} k p(k) l_k^{(1)}}{\langle k \rangle} \right) > 0, \quad 1 \leqslant k \leqslant M, \ m = 1, 2, \cdots.$$

取

$$l_k^{(m+1)} = \frac{\lambda k \sum_{i=1}^{M} i p(i) l_i^{(m)}}{\langle k \rangle + \lambda k \sum_{i=1}^{M} i p(i) l_i^{(m)}}, \quad m = 1, 2, \cdots. \tag{3.2.18}$$

类似于 $u_k^{(m)}$, 利用归纳法可证明: 序列 $\{l_k^{(m)}\}$ 单调递增, 且满足

$$0 < l_k^{(m)} \leqslant \liminf_{t \to \infty} \rho_k(t), \quad 1 \leqslant k \leqslant M, \ m = 1, 2, \cdots.$$

事实上, 可以反证法证明 $l_k^{(2)} > l_k^{(1)}$. 若不然, 对

$$l_k^{(2)} = \frac{\lambda k \sum_{i=1}^{M} i p(i) l_i^{(1)}}{\langle k \rangle + \lambda k \sum_{i=1}^{M} i p(i) l_i^{(1)}} \leqslant l_k^{(1)}.$$

两边同乘以 $k p(k)$ 然后求和, 可得

$$f\left(\frac{\sum_{k=1}^{M} k p(k) l_k^{(1)}}{\langle k \rangle} \right) \leqslant 0,$$

因此, 有 $l_k^{(2)} > l_k^{(1)}$. 归纳可证: $l_k^{(m+1)} > l_k^{(m)}$.

注意到 $l_k^{(m)} < 1$, 因此极限存在

$$\lim_{m \to \infty} l_k^{(m)} = l_k^*.$$

对式 (3.2.18) 两边求极限, 可得 l_k^* 满足稳态方程

$$l_k^* \langle k \rangle = \lambda k (1 - l_k^*) \sum_{i=1}^{M} i p(i) l_i^{(*)}.$$

由 $u_k^{(m)}$ 与 $\{l_k^{(m)}\}$ 构造, 我们有

$$l_k^{(m)} \leqslant \liminf_{t \to \infty} \rho_k(t) \leqslant \limsup_{t \to \infty} \rho_k(t) \leqslant u_k^{(m)}, \quad 1 \leqslant k \leqslant M, \ m = 1, 2, \cdots.$$

对上式两边对 m 取极限, 可得

$$l_k^{(*)} \leqslant \liminf_{t \to \infty} \rho_k(t) \leqslant \limsup_{t \to \infty} \rho_k(t) \leqslant u_k^{(*)}, \quad 1 \leqslant k \leqslant M, \ m = 1, 2, \cdots.$$

因为 $u_k^{(*)}$ 与 $\{l_k^{(*)}\}$ 都是稳态方程的正解, 而当 $R_0 > 1$ 时, 该方程的正解是唯一的, 因此. □

3.2.2　无标度网络上的 SIR 及 SEIRS 传染病动力学模型

对不同的传染病, 从病原学和传播途径上看有 SIR 型, 即易感者被染病者传染后变为染病者, 而染病者或者恢复成具有永久免疫的, 或者死亡, 对于永久免疫或者死亡, 它们都不再被传染也不具有传染性, 称为移出者, 用 R 表示, 这种类型称为 SIR 型. 另外有些传染病, 其个体在发病之前病毒或者细菌已经在体内潜伏了一段时间, 描述这类人口或者种群数量用 E 来表征, 因此有 SEI, SEIR 等类型模型. 另外, 我们在研究 2009 年甲流 (H1N1) 传播时, 发现有非常大的比例染病者并没有确诊, 因此, 引入了没有确诊者类 A. 在无标度网络上研究 SIR 传染病动力学模型可见文献 [79], [134], [145], [147], [181]. 研究 SEIAR 传染病动力学模型主要是我们的工作[154].

1. SIR 网络传染病动力学模型

用 S_k, I_k 和 R_k 分别代表在度为 k 的群体中易感者和染病者和移出者数量. 假设没有出生和死亡, 总人口保持不变, 度分布 $p(k) = N_k/N$ 给定, 因此, 有归一化为关系: $S_k + I_k + R_k = 1$. 在 t 时刻易感者、染病者及恢复者总的比例分别为

$$S(l) = \sum_k p(k) S_k(t), \quad I(t) = \sum_k p(k) I_k(t), \quad R(t) = \sum_k p(k) R_k(t).$$

其相对密度的动力学方程为

$$\frac{\mathrm{d}S_k}{\mathrm{d}t} = -\lambda k S_k \theta, \tag{3.2.19a}$$

$$\frac{\mathrm{d}I_k}{\mathrm{d}t} = \lambda k S_k \theta - I_k, \tag{3.2.19b}$$

$$\frac{\mathrm{d}R_k}{\mathrm{d}t} = I_k, \tag{3.2.19c}$$

这里, $\theta = \sum_k k p(k) I_k / \langle k \rangle$. 下面分别用初始时刻染病者单调上升和恢复者最终规模存在性这两种方法给出方程 (3.2.19) 基本再生数计算.

(1) 初始时刻染病者单调上升方法: 按照再生数的定义, 只需考虑在初始时刻染病者比例是否单调上. 注意到 $\theta(t) = \sum_k k p(k) I_k(t) / \langle k \rangle$, 因此, 在初始时刻染病者总的比例单调上与 $\theta(t)$ 单调上升能保持一致. 为此, 考察 $\theta(t)$ 变化. 对方程 (3.2.19b) 两边同乘 $k p(k) / \langle k \rangle$ 并求和得

$$\frac{\mathrm{d}\theta}{\mathrm{d}t} = \theta \left(\frac{\lambda \sum\limits_k k^2 p(k) S_k}{\langle k \rangle} - 1 \right). \tag{3.2.20}$$

因此, $\frac{\mathrm{d}\theta}{\mathrm{d}t}\big|_{t=0} > 0$ 等价于 $\dfrac{\lambda \sum\limits_k k^2 p(k) S_k(0)}{\langle k \rangle} > 1$. 因为当人口数量很大时, 在初始时刻, $I_k(0) \approx 0, R_k(0) = 0, S_k(0) \approx 1$, 从而得到基本再生数

$$R_0 = \frac{\lambda \langle k^2 \rangle}{\langle k \rangle}.$$

(2) 恢复者最终规模存在性方法: 该方法主要来源于文献 [79], [181]. 注意到, 当人口数量很大时, 在初始时刻, $I_k(0) \approx 0, R_k(0) = 0, S_k(0) \approx 1$, 对方程 (3.2.19a) 两边从 0 到 t 积分, 可得

$$S_k(t) = \exp\{-\lambda k \phi(t)\}. \tag{3.2.21}$$

其中

$$\phi(t) = \int_0^t \theta(s)\mathrm{d}s. \tag{3.2.22}$$

由方程 (3.2.19c), 可得

$$\phi(t) = \int_0^t \theta(s)\mathrm{d}s = \frac{1}{\langle k \rangle} \sum_k k p(k) R_k(t). \tag{3.2.23}$$

从而

$$\frac{\mathrm{d}\phi(t)}{\mathrm{d}t} = \frac{1}{\langle k \rangle} \sum_k kp(k)I_k(t) = \frac{1}{\langle k \rangle} \sum_k kp(k)(1 - R_k(t) - S_k(t)).$$

进一步有

$$\frac{\mathrm{d}\phi(t)}{\mathrm{d}t} = 1 - \phi(t) - \frac{1}{\langle k \rangle} \sum_k kp(k)S_k(t). \tag{3.2.24}$$

将式 (3.2.21) 代入式 (3.2.24) 得

$$\frac{\mathrm{d}\phi(t)}{\mathrm{d}t} = 1 - \phi(t) - \frac{1}{\langle k \rangle} \sum_k kp(k)\mathrm{e}^{-\lambda k \phi(t)}. \tag{3.2.25}$$

注意到, 如果疾病能够流行, 则最终规模一定满足

$$R_k(\infty) + S_k(\infty) = 1, \quad I_k(\infty) = 0, \quad R_k(\infty) > 0.$$

由上式及式 (3.2.23) 可知,$\phi(\infty)$ 存在且 $\phi(\infty) = \lim_{t \to \infty} \phi(t) > 0,$

$$R(\infty) = \sum_k p(k)(1 - \mathrm{e}^{-\lambda k \phi(\infty)}).$$

进一步有 $\lim_{t \to \infty} \dfrac{\mathrm{d}\phi(t)}{\mathrm{d}t} = 0.$ 由此得到

$$\phi(\infty) = 1 - \frac{1}{\langle k \rangle} \sum_k kp(k)\mathrm{e}^{-\lambda k \phi(\infty)}. \tag{3.2.26}$$

方程 (3.2.26) 有正解的充分必要条件为

$$\frac{\mathrm{d}}{\mathrm{d}\phi(\infty)} \left(1 - \frac{1}{\langle k \rangle} \sum_k kp(k)\mathrm{e}^{-\lambda k \phi(\infty)} \right) \bigg|_{\phi(\infty)=0} > 1,$$

从而得到基本再生数

$$R_0 = \frac{\lambda \langle k^2 \rangle}{\langle k \rangle}.$$

备注 3.2.3 关于 $\lim_{t \to \infty} \mathrm{d}\phi(t)/\mathrm{d}t = 0$ 可用文献 [211] 引理 1.2.3 进行证明, 为了方便, 这里给出引理 1.2.3 及其证明. 设 $g(t)$ 是定义在区间 $I = [a, \infty), a \in (-\infty, \infty)$ 上的可微实函数, 如果① $\lim_{t \to \infty} g(t) = \alpha, |\alpha| < \infty$, ② $g(t)$ 的导数 $g'(t)$ 在 $t > a$ 上一致连续, 则有 $\lim_{t \to \infty} g'(t) = 0.$

事实上, 如果 $g'(t)$ 不趋于零, 则有

$$\lim_{t \to \infty} g'(t) = \beta, \quad \beta \neq 0.$$

不失一般性, 假设 $\beta > 0$. 令 $m \in (0, \beta)$. 一定存在一个无界序列 $t_n \to \infty, n \to \infty$, 对全部 n 有 $g'(t) > m$.

定义 $g'(t)$ 的连续模 $\omega(\delta)$, 它是一个非负单调增函数, 满足 $\lim\limits_{\delta \to 0} \omega(\delta) = \omega(0) = 0$, 而且有

$$|g'(t_1) - g'(t_2)| \leqslant \omega(|t_1 - t_2|), \quad t_1, t_2 \in I.$$

对 $t > t_n$, 根据 $g'(t)$ 的连续模定义可知

$$g'(t) - g'(t_n) \geqslant -\omega(t - t_n).$$

因此

$$g'(t) \geqslant m - \omega(t - t_n).$$

选择 δ 使得 $\omega(\delta) < m/2$, 对上式两边在 $(t_n, t_n + \delta)$ 上积分, 得到

$$\begin{aligned}
g(t_n + \delta) - g(t_n) &> m\delta - \int_{t_n}^{t_n + \delta} \omega(s - t_n) \mathrm{d}s \\
&> m\delta - \delta\omega(\mu), \mu \in (t_n, t_n + \delta) \\
&> m\delta/2,
\end{aligned}$$

因为 $\lim\limits_{t \to \infty} g(t) = \alpha$, 显然矛盾, 因此结论成立.

SEIRS 网络传染病动力学模型　　文献 [147] 在 R. Olinky,J. Joo 及 Zhou T 等[110, 115, 181, 182, 126, 183] 研究节点的传染性的基础上, 研究了 SEIRS 模型的传播阈值及稳定性和持续性. 关于不同节点的传染能力将在后面讨论.

考虑网络下 SEIRS 传染病动力学模型

$$\begin{cases}
\dfrac{\mathrm{d}S_k}{\mathrm{d}t} = \delta R_k - \lambda k S_k \sum\limits_{m=1}^{M} \phi(m) \dfrac{p(m|k)I_m}{m}, \\
\dfrac{\mathrm{d}E_k}{\mathrm{d}t} = \lambda k S_k \sum\limits_{m=1}^{M} \phi(m) \dfrac{p(m|k)I_m}{m} - \gamma E_k, \\
\dfrac{\mathrm{d}I_k}{\mathrm{d}t} = \gamma E_k - \mu I_k, \\
\dfrac{\mathrm{d}R_k}{\mathrm{d}t} = \mu I_k - \delta R_k,
\end{cases} \tag{3.2.27}$$

这里, $p(m|k)$ 是度 k 为节点与度为 m 的节点相连的条件概率, 在度不相关的网络中, $p(m|k) = mp(m)/\langle k \rangle$, $\phi(m)$ 是度为 m 的染病者节点 (个体) 在单位时间内总的有效接触时间 (有的文献称为传染性), 假设每次接触是等时的, $\phi(m)/m$ 是他与每条边接触时间, $\lambda\phi(m)/m$ 是真正的单位时间染病者与每个易感者边接触并传染的概率. 在文献 [147] 中, 取 $\phi(m) = A$ 为常数. 因此系统 (3.2.27) 变为

$$
\begin{cases}
\dfrac{\mathrm{d}S_k}{\mathrm{d}t} = \delta R_k - \dfrac{\lambda A}{\langle k \rangle} k S_k \sum_{m=1}^{M} p(m) I_m, \\[2mm]
\dfrac{\mathrm{d}E_k}{\mathrm{d}t} = \dfrac{\lambda A}{\langle k \rangle} k S_k \sum_{m=1}^{M} p(m) I_m - \gamma E_k, \\[2mm]
\dfrac{\mathrm{d}I_k}{\mathrm{d}t} = \gamma E_k - \mu I_k, \\[2mm]
\dfrac{\mathrm{d}R_k}{\mathrm{d}t} = \mu I_k - \delta R_k.
\end{cases}
\tag{3.2.28}
$$

为方便, 假设系统经过归一化, 因此有 $S_k(t) + E_k(t) + I_k(t) + R_k(t) = 1$, 而且各类全局密度为

$$
S(t) = \sum_{m=1}^{M} p(m) S_m(t), \quad E(t) = \sum_{m=1}^{M} p(m) E_m(t),
$$

$$
I(t) = \sum_{m=1}^{M} p(m) I_m(t), \quad R(t) = \sum_{m=1}^{M} p(m) R_m(t).
$$

下面由正平衡点的存在性给出系统 (3.2.28) 基本再生数计算.

令系统 (3.2.28) 右边为零, 得到平衡点 $\{S_k, E_k, I_k, R_k\}$ 满足下面的方程

$$
\begin{cases}
\delta R_k - \dfrac{\lambda A}{\langle k \rangle} k S_k I = 0, \\[2mm]
\dfrac{\lambda A}{\langle k \rangle} k S_k I - \gamma E_k = 0, \\[2mm]
\gamma E_k - \mu I_k = 0, \\[2mm]
\mu I_k - \delta R_k = 0.
\end{cases}
\tag{3.2.29}
$$

由方程 (3.2.29) 及 $S_k(t) + E_k(t) + I_k(t) + R_k(t) = 1$ 可得

$$
I_k = \frac{\lambda k A I}{\mu \langle k \rangle + \lambda k A (1 + \mu/\gamma + \mu/\delta) I}.
\tag{3.2.30}
$$

将式 (3.2.30) 代入到 $I(t) = \sum_{m=1}^{M} p(m) I_m(t)$, 获得

$$
I = \sum_{k=1}^{M} \frac{p(k) \lambda k A I}{\mu \langle k \rangle + \lambda k A (1 + \mu/\gamma + \mu/\delta) I}.
\tag{3.2.31}
$$

类似于式 (3.2.5) 分析, 可得到式 (3.2.31) 有唯一正解的充分必要条件为

$$
R_0 = \frac{\lambda A}{\mu} > 1.
$$

从而获得系统 (3.2.28) 基本再生数 $R_0 = \lambda A / \mu$.

定理 3.2.3 [147]　　当基本再生数 $R_0 = \lambda A/\mu < 1$, 系统 (3.2.28) 的无病平衡点 $E_0\{(1,0,0,0)\}$ 局部稳定, 当 $R_0 = \lambda A/\mu > 1$ 时, 无病平衡点 $E_0\{(1,0,0,0)\}$ 不稳定, 系统 (3.2.28) 的疾病是持续, 即存在 $\varepsilon > 0$, 使得

$$\liminf_{t\to\infty} I(t) = \liminf_{t\to\infty} \sum_{k=1}^{M} p(k)I_k(t) > \varepsilon.$$

证明　将系统 (3.2.28) 变化为等价系统

$$\begin{cases} \dfrac{\mathrm{d}E_k}{\mathrm{d}t} = \dfrac{\lambda A}{\langle k \rangle} k(1 - E_k - I_k - R_k) \displaystyle\sum_{m=1}^{M} p(m)I_m - \gamma E_k, \\[3mm] \dfrac{\mathrm{d}I_k}{\mathrm{d}t} = \gamma E_k - \mu I_k, \\[3mm] \dfrac{\mathrm{d}R_k}{\mathrm{d}t} = \mu I_k - \delta R_k. \end{cases} \qquad (3.2.32)$$

系统 (3.2.32) 在无病平衡点 $E_0\{(1,0,0,0)\}$ 的 Jacobian 矩阵是一个 $3M \times 3M$ 矩阵

$$J_{E_0} = \begin{pmatrix} A_1 & B_{12} & B_{13} & \cdots & B_{1M} \\ B_{21} & A_2 & B_{23} & \cdots & B_{2M} \\ \vdots & \vdots & \vdots & & \vdots \\ B_{M1} & B_{M2} & B_{M3} & \cdots & A_M \end{pmatrix}_{3M \times 3M},$$

其中

$$A_j = \begin{pmatrix} -\gamma & j\lambda A p(j)/\langle k \rangle & 0 \\ \gamma & -\mu & 0 \\ 0 & \mu & -\delta \end{pmatrix}, \quad B_{ij} = \begin{pmatrix} 0 & i\lambda A p(j)/\langle k \rangle & 0 \\ 0 & 0 & 0 \\ 0 & 0 & 0 \end{pmatrix}.$$

其特征多项式为

$$(x+\delta)^M (x+\mu)^{M-1} (x+\gamma)^{M-1} [(x+\gamma)(x+\mu) - \gamma\lambda A] = 0.$$

显然, 当 $R_0 < 1$ 时, 上式全部根具有负实部, 当 $R_0 > 1$ 时, 有正实部的根, 从而, 当 $R_0 = \lambda A/\mu < 1$, 系统 (3.2.28) 的无病平衡点 $E_0\{(1,0,0,0)\}$ 局部稳定, 当 $R_0 = \lambda A/\mu > 1$ 时, 无病平衡点 $E_0\{(1,0,0,0)\}$ 不稳定.

下面证明系统的持续性. 主要利用文献 [184] 定理 4.6(关于疾病的持续性证明的相关理论及主要结论也可参考文献 [25] 及 H. Thieme[184].

定义

$$X = \{(S_1, E_1, I_1, R_1, \cdots, S_M, E_M, I_M, R_M) : S_k, E_k, I_k, R_k \geqslant 0, S_k + E_k + I_k + R_k = 1\},$$

$$X_0 = \left\{ (S_1, E_1, I_1, R_1, \cdots, S_M, E_M, I_M, R_M) \in X : \sum_{k=1}^{M} p(k) I_k > 0 \right\}, \quad \partial X_0 = X \backslash X_0.$$

容易证明, 集合 X 是正不变集, 从而, 对 $S_k(0) \geqslant 0, E_k(0) \geqslant 0, R_k(0) \geqslant 0, I(0) = \sum_{k=1}^{M} p(k) I_k(0) > 0$, 一定对任意 $t > 0$ 有, $S_k(t) \geqslant 0, E_k(t) \geqslant 0, R_k(t) \geqslant 0, I(t) = \sum_{k=1}^{M} p(k) I_k(0) > 0.$ 因为

$$I'(t) = \gamma E(t) - \mu I(t) \geqslant -\mu I(t),$$

从而, 当 $I(0) = \sum_{k=1}^{M} p(k) I_k(0) > 0$ 时, 由比较定理可得

$$I(t) = \sum_{k=1}^{M} p(k) I_k(t) \geqslant \sum_{k=1}^{M} p(k) I_k(0) e^{\mu t} > 0,$$

因此, 集合 X_0 也是正不变集. 进一步可知, 存在集合 X 的紧子集 B, 使得从 X 中出发的任何一个解, 将进入并永远停留在 B 中. 对紧集 B, 易证满足文献 [184] 中紧性条件 $(C_{4.2})$.

定义 $M_\partial = \{ (S_k(0), E_k(0), I_k(0), R_k(0)) : (S_k(t), E_k(t), I_k(t), R_k(t)) \in \partial X_0, k = 1, \cdots, M, t \geqslant 0 \}.$

$$\Omega = \cup \omega(y), \quad y \in M_\partial,$$

这里 $\omega(S_k(0), E_k(0), I_k(0), R_k(0))$ 是系统 (3.2.28) 的 ω 极限集. 将系统 (3.2.28) 限制在 M_∂ 上, 获得

$$\begin{cases} \dfrac{\mathrm{d}S_k}{\mathrm{d}t} = \delta R_k, \\[2mm] \dfrac{\mathrm{d}E_k}{\mathrm{d}t} = -\gamma E_k, \\[2mm] \dfrac{\mathrm{d}I_k}{\mathrm{d}t} = \gamma E_k - \mu I_k, \\[2mm] \dfrac{\mathrm{d}R_k}{\mathrm{d}t} = -\delta R_k. \end{cases} \quad (3.2.33)$$

显然, 系统 (3.2.33) 有唯一的全局渐近稳定的平衡点 E_0, 因此, $\Omega = E_0$, 显然 E_0 是一个孤立的非循环覆盖. 最后, 将证明 E_0 相对于 X_0 是弱排斥的, 即对于系统 (3.2.28) 任何一个初值从 X_0 出发的解 $(S_k(t), E_k(t), I_k(t), R_k(t))$, 满足

$$\limsup_{t \to \infty} \mathrm{dist}((S_k(t), E_k(t), I_k(t), R_k(t)), E_0) > 0.$$

由 Leenheer 在文献 [185] 中引理 3.5 的证明知, 仅需证明 $W^s(E_0) \cap X_0 = \varnothing$, 其中 $W^s(E_0)$ 是系统 (3.2.28) 平衡点的稳定流形. 若不然, 则一定存在解 $(S_k(t), E_k(t), I_k(t), R_k(t)) \in X_0$, 使得

$$S_k(t) \to 1, \quad E_k(t) \to 0, \quad I_k(t) \to 0, \quad R_k(t) \to 0, \quad \text{当} t \to \infty. \tag{3.2.34}$$

因为 $R_0 = \lambda A/\mu > 1$, 因此, 一定存在 $\eta > 0, \sigma > 0$, 使得 $\dfrac{\lambda A(1-\eta)}{\mu(1+\sigma)} > 1$.

对于 $\eta > 0$, 由式 (3.2.34) 得一定存在 $T > 0$, 使得下面不等式成立

$$1 - \eta < S_k(t) < 1 + \eta, \quad 0 \leqslant E_k(t), I_k(t), R_k(t) < \eta, \quad t \geqslant T. \tag{3.2.35}$$

定义函数

$$V(t) = \sum_{k=1}^{M} p(k)(E_k(t) + (1+\sigma)I_k(t)).$$

沿着系统 (3.2.28) 对 $V(t)$ 求导得

$$V'(t)|_{(3.2.28)} = \sum_{k=1}^{M} p(k) \left[\frac{k\lambda A}{\langle k \rangle} S_k(t)I(t) - (1+\sigma)\mu I_k(t) + \gamma\sigma E_k(t) \right].$$

进一步由式 (3.2.35) 得

$$V'(t)|_{(3.2.28)} \geqslant \sum_{k=1}^{M} p(k)\{\gamma\sigma E_k(t) + [\lambda A(1-\eta) - (1+\sigma)\mu]I_k(t)\} \geqslant \rho V(t), t \geqslant T,$$

这里 $\rho = \min\{\gamma\sigma, \lambda A(1-\eta) - (1+\sigma)\mu/(1+\sigma)\}$. 从而可知, $\lim\limits_{t \to \infty} V(t) = \infty$, 这与 $(S_k(t), E_k(t), I_k(t), R_k(t)) \in X_0$ 导致 $V(t)$ 有界相矛盾.

3.2.3　无标度网络上有效传染率刻画

传染率的刻画问题, 不论是均匀混合传染病模型还是复杂网络传染病模型都是一个关键的问题. 在均匀混合模型中, 有各种饱和传染率的问题[25], 在复杂网络传染病模型中, 实际情况会更复杂. 为叙述方便, 我们以 SIR 传染病度不相关网络模型为例

$$\begin{cases} \dfrac{\mathrm{d}S_k}{\mathrm{d}t} = -\lambda k S_k \displaystyle\sum_{m=1}^{M} p(m|k)I_m, \\[3mm] \dfrac{\mathrm{d}I_k}{\mathrm{d}t} = \lambda k S_k \displaystyle\sum_{m=1}^{M} p(m|k)I_m - \mu I_k, \\[3mm] \dfrac{\mathrm{d}R_k}{\mathrm{d}t} = \mu I_k. \end{cases} \tag{3.2.36}$$

这里, λ 是单位时间染病者与易感者边接触并传染的概率, $\sum\limits_{m=1}^{M} p(m|k)I_m$ 是一个易感者发出的边和染病者相连的概率, $p(m|k)$ 是度 k 为节点与度为 m 的节点相连的条件概率, 在度不相关的网络中, $p(m|k) = mp(m)/\langle k \rangle$, 因此, 有

$$
\begin{cases}
\dfrac{\mathrm{d}S_k}{\mathrm{d}t} = -\dfrac{\lambda}{\langle k \rangle} k S_k \sum\limits_{m=1}^{M} mp(m)I_m, \\[3mm]
\dfrac{\mathrm{d}I_k}{\mathrm{d}t} = \dfrac{\lambda}{\langle k \rangle} k S_k \sum\limits_{m=1}^{M} mp(m)I_m - \mu I_k, \\[3mm]
\dfrac{\mathrm{d}R_k}{\mathrm{d}t} = \mu I_k.
\end{cases}
\tag{3.2.37}
$$

假设系统 (3.2.37) 规范化条件成立

$$
S_k(t) + I_k(t) + R_k(t) = 1.
$$

上述系统是理想化系统, 实际上有三种主要因素会影响到传染率刻画, 包括**网络的饱和连接, 染病者周围一定有染病者, 易感者的风险预知**. 下面分别进行介绍.

(1) 网络的饱和连接　　由于受生理等因素的限制, 度为 k 易感者, 在单位时间内实际连接的边 $C(k) \leqslant k$, 因此, 在单位时间内每条边连接的概率为 $a(k) = C(k)/k$, 或者理解为度为 k 的节点 (个体) 在单位时间内实际有效接触时间 $C(k)$, 假设每次接触是等时的, $C(k)/k$ 是它在单位时间内与每条边实际接触时间, λ 是单位时间染病者与每个易感者边接触并传染的概率, 同样地, 度为 m 染病者, 在单位时间内实际连接的边为 $T(m) \leqslant m$, 在单位时间内每条边连接的概率为 $b(m) = T(m)/m$, 因此, **每条边有效传染率为**

$$
\theta = \lambda \frac{C(k)}{k} S_k \sum\limits_{m=1}^{M} \frac{T(m)}{m} p(m|k)I_m.
\tag{3.2.38}
$$

相应地, 系统 (3.2.36)

$$
\begin{cases}
\dfrac{\mathrm{d}S_k}{\mathrm{d}t} = -\lambda C(k) S_k \sum\limits_{m=1}^{M} \dfrac{T(m)}{m} p(m|k)I_m, \\[3mm]
\dfrac{\mathrm{d}I_k}{\mathrm{d}t} = \lambda C(k) S_k \sum\limits_{m=1}^{M} \dfrac{T(m)}{m} p(m|k)I_m - \mu I_k, \\[3mm]
\dfrac{\mathrm{d}R_k}{\mathrm{d}t} = \mu I_k.
\end{cases}
\tag{3.2.39}
$$

系统 (3.2.37) 变为

$$\begin{cases} \dfrac{\mathrm{d}S_k}{\mathrm{d}t} = -\dfrac{\lambda}{\langle k \rangle} C(k) S_k \sum_{m=1}^{M} T(m)p(m)I_m, \\[3mm] \dfrac{\mathrm{d}I_k}{\mathrm{d}t} = \dfrac{\lambda}{\langle k \rangle} C(k) S_k \sum_{m=1}^{M} T(m)p(m)I_m - \mu I_k, \\[3mm] \dfrac{\mathrm{d}R_k}{\mathrm{d}t} = \mu I_k. \end{cases} \tag{3.2.40}$$

文献 [110], [115], [126], [181]~[183], [186], [187] 分别针对 SIS 与 SIR 等研究了不同饱和连接情形下的传播阈值. 下面主要介绍文献 [110] 和 [183] 工作.

考虑 SIS 无标度网络上度不相关的饱和连接 SIS 传染病模型

$$\begin{cases} \dfrac{\mathrm{d}S_k}{\mathrm{d}t} = -\lambda a(k) k S_k \theta + \mu I_k, \\[3mm] \dfrac{\mathrm{d}I_k}{\mathrm{d}t} = \lambda a(k) k S_k \theta - \mu I_k. \end{cases} \tag{3.2.41}$$

这里 $a(k) = C(k)/k, b(m) = T(m)/m$, 且

$$\theta = \frac{1}{\langle k \rangle} \sum_{m=1}^{M} m b(m) p(m) I_m. \tag{3.2.42}$$

归一化方程 $(3.2.42) S_k(t) + I_k(t) = 1$, 并做时间尺度变化, 可得下面的系统

$$\frac{\mathrm{d}I_k}{\mathrm{d}t} = \lambda a(k) k (1 - I_k) \theta - I_k. \tag{3.2.43}$$

为方便, 进一步把上述方程写成下面的张量积形式

$$\frac{d\boldsymbol{I}}{dt} = \left[\frac{\lambda}{\langle k \rangle} (\boldsymbol{K}_a \cdot (\boldsymbol{1} - \boldsymbol{I})) \otimes (\boldsymbol{K}_b \cdot \boldsymbol{P}) - \boldsymbol{E} \right] \cdot \boldsymbol{I}, \tag{3.2.44}$$

其中 $\boldsymbol{I}, \boldsymbol{P}, \boldsymbol{1}$ 分别代表向量 $\{I_k\}_1^M, \{p(k)\}_1^M, \{1\}_1^M, \boldsymbol{K}_x$ 是一个 $M \times M$ 矩阵, 且 $k_{ii} = ix(i), k_{ij} = 0, i \neq j, \boldsymbol{E}$ 是一个 $M \times M$ 单位矩阵.

利用 3.2.1 小节中基本再生数类似的计算, 可得

$$R_0 = \frac{\lambda}{\langle k \rangle} \sum_{m=1}^{M} m^2 a(m) b(m) p(m). \tag{3.2.45}$$

也可写为

$$R_0 = \frac{\lambda \langle k a(k) \rangle \langle k b(k) \rangle}{\langle k \rangle} \left[1 + \frac{\mathrm{Cov}(k a(k), k b(k))}{\langle k a(k) \rangle \langle k b(k) \rangle} \right].$$

并可获得当 $R_0 > 1$, 系统 (3.2.43) 存在唯一的正平衡点. 文献 [115], [147], [181], [187] 给出了一些特殊情形 $a(k) = 1, b(k) = A/k$ 的阈值, 而文献 [126], [186] 则给出了当 $a(k) = 1, b(k) = \dfrac{\alpha k^{\zeta-1}}{1 + \beta k^{\zeta}}$ 的阈值.

系统 (3.2.43) **平衡点的稳定性**　　假设系统 (3.2.43) 存在平衡点 $\boldsymbol{I}^*$, 则一定满足方程

$$\lambda a(k)k(1 - I_k^*)\theta^* = I_k^*. \tag{3.2.46}$$

将系统 (3.2.43) 在平衡点 $\boldsymbol{I}^*$ 线性化, 可得其系数矩阵

$$B(\boldsymbol{I}^*) = \frac{\lambda}{\langle k \rangle}[\boldsymbol{K}_a \cdot (\boldsymbol{1} - \boldsymbol{I}^*)] \otimes (\boldsymbol{K}_b \cdot \boldsymbol{P}) - \boldsymbol{E}. \tag{3.2.47}$$

其特征方程为

$$(-1 - x)^{M-1}\left(-1 - x + \frac{\lambda}{\langle k \rangle}\sum_{m=1}^{M} m^2 a(m)b(m)p(m)(1 - I_k^*)\right) = 0. \tag{3.2.48}$$

当 $R_0 > 1$ 时, 正平衡点存在, 因此 $\theta^* > 0$, 从而将式 (3.2.46) 代入式 (3.2.48) 获得其最大的特征根为 $x_{\max} = 0$, 因此正平衡点稳定, 当 $R_0 < 1$ 时, 正平衡点不存在, 仅有无病平衡点 $\boldsymbol{I}^* = \boldsymbol{0}$, 从式 (3.2.48) 可以获得, 其最大的特征根

$$x_{\max} = \frac{\lambda}{\langle k \rangle}\sum_{m=1}^{M} m^2 a(m)b(m)p(m) - 1 = R_0 - 1.$$

因此, 当 $R_0 > 1$ 时, 无病平衡点 $\boldsymbol{I}^* = \boldsymbol{0}$ 不稳定, 当 $R_0 < 1$ 时, 无病平衡点 $\boldsymbol{I}^* = \boldsymbol{0}$ 稳定.

(2) 染病者周围一定有染病者　　在疾病流行后, 每个染病者的邻居或者有一个初始时的种子染病者, 或者至少有一个被传染的染病者, 因此, 在度不相关的网络中, 在不考虑连接的饱和性情况下, **有效传染率为**

$$\theta = \lambda\frac{k}{\langle k \rangle}S_k\sum_{m=1}^{M} mp(m)I_m(0) + \lambda\frac{k}{\langle k \rangle}S_k\sum_{m=1}^{M}(m - 1)p(m)(I_m(t) - I_m(0)).$$

如果忽略初始时刻染病者的数量, 则

$$\theta = \lambda\frac{k}{\langle k \rangle}S_k\sum_{m=1}^{M}(m - 1)p(m)I_m(t). \tag{3.2.49}$$

文献 [109], [182], [188] 分别针对 SIS 与 SIR 等模型, 并利用有效传染率 (3.2.49) 研究染病者周围一定有染病者情形下的传播阈值. 下面举例说明利用有效传染率获得的阈值与原来系统的差异性.

例 3.2.1　　考虑无标度网络下的 SIS 传染病模型

$$\frac{\mathrm{d}I_k}{\mathrm{d}t} = -I_k + \lambda k(1 - I_k)\theta, \tag{3.2.50}$$

这里

$$\theta = \frac{1}{\langle k \rangle} \sum_{m=1}^{M} (m-1)p(m)I_m(t). \tag{3.2.51}$$

因此, 有效传染率为式 (3.2.49). 系统 (3.2.50) 有正平衡点, 则一定有 $I_k = \lambda k(1-I_k)\theta$. 从而

$$I_k = \frac{\lambda k\theta}{1+\lambda k\theta}.$$

从上述方程可以看出, I_k 是否取正值, 决定于 θ 的正性. 因此, 将上式代入式 (3.2.51) 得

$$\theta = \frac{1}{\langle k \rangle} \sum_{m=1}^{M} (m-1)p(m)\frac{\lambda m\theta}{1+\lambda m\theta}. \tag{3.2.52}$$

显然, 式 (3.2.52) 有一个零解 $\theta = 0$, 而且有 $0 \leqslant \theta \leqslant 1$. 记

$$f(\theta) = \theta - \frac{1}{\langle k \rangle} \sum_{m=1}^{M} (m-1)p(m)\frac{\lambda m\theta}{1+\lambda m\theta}.$$

类似于一起的分析方法, 可得式 (3.2.52) 存在唯一正解的充分必要条件为

$$\left.\frac{\mathrm{d}f(\theta)}{\mathrm{d}\theta}\right|_{\theta=0} = 1 - \frac{1}{\langle k \rangle} \sum_{m=1}^{M} \lambda m(m-1)p(m) = 1 - \lambda \times \frac{\langle k^2 \rangle - \langle k \rangle}{\langle k \rangle} < 0.$$

从而得到**基本再生数**

$$R_0 = \lambda\frac{\langle k^2 \rangle - \langle k \rangle}{\langle k \rangle},$$

即当 $R_0 > 1$ 时, 有唯一的正平衡点.

另外, 有效传染率 (3.2.49) 假设染病者周围仅仅有一个染病者, 事实上, 度为 k 的染病者邻居中染病者的平均数量应为

$$n_k = 1 + (k-1) \sum_{m=1}^{M} p(m)I_m. \tag{3.2.53}$$

式 (3.2.53) 表示, 染病者周围一定至少有一个染病者, 而整个网络的每一个节点是染病者的平均概率为 $\sum\limits_{m=1}^{M} p(m)I_m$. 因此, 剩余的 $k-1$ 条边对应的节点是染病者的平均数量为 $(k-1) \sum\limits_{m=1}^{M} p(m)I_m$. 从而, 有效传染率应为

$$\theta = \lambda\frac{k}{\langle k \rangle}S_k \sum_{m=1}^{M} (m-n_k)p(m)I_m(t). \tag{3.2.54}$$

仍然考虑系统 (3.2.50), 其中 θ 变为

$$\theta = \frac{1}{\langle k \rangle} \sum_{m=1}^{M} (m - n_m) p(m) I_m(t). \tag{3.2.55}$$

将式 (3.2.53) 代入式 (3.2.55) 得

$$\theta = \frac{1}{\langle k \rangle} [1 - \sum_{m=1}^{M} p(m) I_m] \times \sum_{m=1}^{M} (m-1) p(m) I_m, \tag{3.2.56}$$

即

$$\theta = \frac{\displaystyle\sum_{m=1}^{M} m p(m) I_m + \left[\sum_{m=1}^{M} p(m) I_m\right]^2 - \left[1 + \sum_{m=1}^{M} m p(k) I_m\right] \sum_{m=1}^{M} p(m) I_m}{\langle k \rangle}. \tag{3.2.57}$$

将系统 (3.2.50) 平衡点满足的方程

$$I_k = \frac{\lambda k \theta}{1 + \lambda k \theta}$$

代入式 (3.2.57), 得到关于 θ 满足方程

$$\theta = g(\theta), \tag{3.2.58}$$

其中

$$\begin{aligned}
g(\theta) = \frac{1}{\langle k \rangle} \Bigg\{ & \sum_{m=1}^{M} m p(m) \frac{\lambda m \theta}{1 + \lambda m \theta} + \left[\sum_{m=1}^{M} p(m) \frac{\lambda m \theta}{1 + \lambda m \theta}\right]^2 \\
& - \sum_{m=1}^{M} p(m) \frac{\lambda m \theta}{1 + \lambda m \theta} \left[1 + \sum_{m=1}^{M} m p(m) \frac{\lambda m \theta}{1 + \lambda m \theta}\right] \Bigg\}.
\end{aligned}$$

显然, $\theta = 0$ 是方程 (3.2.58) 的解. 现在寻找其有正解的条件. 因为

$$\begin{aligned}
g(1) &= \frac{1}{\langle k \rangle} \Bigg\{ \left[1 - \sum_{m=1}^{M} p(m) \frac{\lambda m}{1 + \lambda m}\right] \sum_{m=1}^{M} m p(m) \frac{\lambda m}{1 + \lambda m} \\
& \quad - \sum_{m=1}^{M} p(m) \frac{\lambda m}{1 + \lambda m} \sum_{m=1}^{M} \frac{p(m)}{1 + \lambda m} \Bigg\} \\
&\leqslant \frac{1}{\langle k \rangle} \Bigg\{ \left[1 - \sum_{m=1}^{M} p(m) \frac{\lambda m}{1 + \lambda m}\right] \sum_{m=1}^{M} m p(m) \frac{\lambda m}{1 + \lambda m} \Bigg\} \\
&< 1,
\end{aligned} \tag{3.2.59}$$

所以, 方程 (3.2.58) 有正解的充分条件是 $\left.\dfrac{\mathrm{d}g(\theta)}{\mathrm{d}\theta}\right|_{\theta=0} > 1$. 因为

$$\left.\frac{\mathrm{d}g(\theta)}{\mathrm{d}\theta}\right|_{\theta=0} = \lambda\left[\frac{\langle k^2\rangle}{\langle k\rangle} - 1\right], \tag{3.2.60}$$

从而获得基本再生数

$$R_0 = \lambda\left[\frac{\langle k^2\rangle}{\langle k\rangle} - 1\right]. \tag{3.2.61}$$

例 3.2.2　考虑无标度网络下度不相关的饱和连接与染病者周围有染病者的 SIR 模型[182]

$$\begin{cases} \dfrac{\mathrm{d}S_k}{\mathrm{d}t} = -\lambda k S_k \theta, \\[2mm] \dfrac{\mathrm{d}I_k}{\mathrm{d}t} = \lambda k S_k \theta - \mu I_k, \\[2mm] \dfrac{\mathrm{d}R_k}{\mathrm{d}t} = \mu I_k, \end{cases} \tag{3.2.62}$$

其中

$$\theta = \frac{1}{\langle k\rangle}\sum_{m=1}^{M}(m-1)b(m)p(m)I_m. \tag{3.2.63}$$

式 (3.2.63) 中 $b(m)$ 表示染病者的有效接触率, $m-1$ 表示染病者周围有一个染病者. 类似于式 (3.2.58) 给出的基本再生数的方法, 可以获得

$$R_0 = \frac{\lambda}{\mu\langle k\rangle}\sum_{m=1}^{M}m(m-1)b(m)p(m). \tag{3.2.64}$$

如果取 $b(m)=1$, 则可得式 (3.2.64) 与式 (3.2.61) 等价; 如果取

$$b(m) = \begin{cases} 1, & 1 \leqslant m \leqslant k_0, \\[2mm] \dfrac{k_0}{m}, & k_0 < m \leqslant M. \end{cases} \tag{3.2.65}$$

将式 (3.2.65) 代入式 (3.2.64), 则可得

$$R_0 = \frac{\lambda}{\mu\langle k\rangle}\left[\sum_{m=1}^{k_0}m(m-1)p(m) + k_0\sum_{m=k_0+1}^{M}(m-1)p(m)\right]. \tag{3.2.66}$$

如果取 $b(m)=m^{\alpha-1}, \alpha<1$, 则有

$$R_0 = \frac{\lambda}{\mu}\times\frac{\langle k^{1+\alpha}\rangle - \langle k^\alpha\rangle}{\langle k\rangle}. \tag{3.2.67}$$

(3) 易感者的风险预知　在传染病实际传播过程中, 疾病信息的传播会导致人们预防力度增强, 而疾病的信息可以由政府通过广播、电视和网络等媒体传播, 也

可以根据周围邻居节点的患病人数来获得. 此时, 人们会自发地采取一系列防御措施, 如减少聚会、加强防护等. 但当没有正式的预警信息下, 人们将仅仅根据周围邻居节点的患病人数来获得信息. 关于风险预知结合到网络模型中主要见文献 [121], [189]~[191].

假设一个易感者和染病者接触在单位时间内被传染的概率为 λ, 则一个周围有 s 个染病者邻居的度为 k 的易感者, 在单位时间内被传染的概率为

$$1 - (1 - \lambda)^s.$$

当考虑风险预知时, L. Sguanci, P. Lió 等[121, 189] 提出了一个易感者和染病者接触在单位时间内被传染的概率为 $\lambda A(s, k)$, 其中

$$A(s, k) = \exp\left\{-\left[H + J\left(\frac{s}{k}\right)^{\alpha}\right]\right\}. \tag{3.2.68}$$

这里假设风险预知依赖于大众传播水平 H(如电视、广播、网络等), 以及节点周围染病者的比例 s/k, 其中, J 代表风险预知度量, $0 \leqslant \alpha \leqslant 1$ 代表个体采取的防护水平. 因此, 一个周围有 s 个染病者邻居的度为 k 的易感者, 在单位时间内被传染的概率为

$$\varphi(s, k) = 1 - [1 - \lambda A(s, k)]^s. \tag{3.2.69}$$

假设网络度不相关, 则染病者发出的边占网络总边数的比例为

$$\beta = \frac{\sum_{m=1}^{M} mp(m)I_m}{\langle k \rangle}. \tag{3.2.70}$$

由二项分布可知, 度为 k 的易感者, 周围有 s 个染病者的概率为

$$\binom{k}{s} \beta^s (1 - \beta)^{k-s}.$$

因此, 一个度为 k 的易感者, 在单位时间内被传染的概率为

$$g(k) = \sum_{s=1}^{k} \binom{k}{s} \varphi(s, k)\beta^s (1 - \beta)^{k-s}. \tag{3.2.71}$$

从而, 可得归一化的 SIS 传染病模型

$$\frac{\mathrm{d}I_k}{\mathrm{d}t} = -\mu I_k + (1 - I_k)g(k). \tag{3.2.72}$$

文献 [191] 对上述模型进行了数值仿真.

3.2.4   无标度网络上不同类型传染病免疫策略

传染病的控制是一个重要的问题, 基于不同疾病的传播特征及条件, 有不同的控制方法. 传统上, 对于基于动力学模型的传染病传播, 其控制方法主要有免疫与隔离等, 而免疫主要包括新生儿免疫、群体免疫及根据不同年龄结构的免疫等. 对于复杂网络上传染病动力学模型, 因为疾病的传播高度依赖于网络的结构, 因此, 其上的免疫方法由有其独特的特征. 本小节将介绍目前主要的一些免疫方法. 主要内容来源于文献 [102], [104], [109], [192]~[194].

为了更清晰地反映免疫不同方法, 首先介绍基于均匀混合传染病动力学模型中免疫的不同方法及作用. 为此, 首先介绍什么叫免疫? 一般情况下, 免疫分为: 自然免疫和人工免疫, 自然免疫 (natural immunity) 是指人体感染病原体后, 产生的针对病原体及其产物的特异性免疫. 人工免疫是根据自然免疫的原理, 用人工的方法, 使人体获得的特异性免疫. 人工免疫广泛的应用于预防传染病, 也用于治疗某些传染病. 人工免疫包括自动免疫和被动免疫两种. 自动免疫是注射或服用疫苗, 是当今最为广泛的人工诱导的免疫方法, 如天花、脊髓灰质炎、肝炎、破伤风、百日咳、白喉都是使用这种方法来免疫的. 被动免疫是指注射同种或异种抗体获得免疫力的方法. 人工自动免疫可以维持较长的时间, 但人工被动免疫可维持的时间就较短.

考虑 Kermack-McKendrick 给出 SIR 传播动力学模型

$$\begin{cases} \dfrac{\mathrm{d}S}{\mathrm{d}t} = -\beta S(t)I(t), \\[2mm] \dfrac{\mathrm{d}I}{\mathrm{d}t} = \beta S(t)I(t) - \gamma I(t), \\[2mm] \dfrac{\mathrm{d}R}{\mathrm{d}t} = \gamma I(t). \end{cases} \tag{3.2.73}$$

其中 R 代表移出者, 它包括死亡和先天性免疫. 现在加入人工免疫, 此时, 将易感者分为已经人工免疫类和没有人工免疫类, 分别用 $S_v(t)$ 和 $S_n(t)$ 表示 t 时刻各自的数量, $S(t) = S_v(t) + S_n(t)$. 下面分不同的类型进行介绍.

一致免疫   在任何时刻, 对易感人群按照一定的比例进行人工免疫. 如果在 t 时刻人工免疫的数量占易感者的比例为 ψ, 则免疫的易感者数量为 $S_v(t) = \psi S(t)$, 没有免疫的易感者数量为 $S_n(t) = (1 - \psi)S(t)$, $S_v(t)$ 也可表示为 $S_v(t) = \psi/(1 - \psi)S_n(t)$. 因为, 染病者只有对没有免疫的易感者进行传染, 因此系统 (3.2.73) 变为

$$\begin{cases} \dfrac{\mathrm{d}S}{\mathrm{d}t} = -\beta(1 - \psi)S(t)I(t), \\[2mm] \dfrac{\mathrm{d}I}{\mathrm{d}dt} = \beta(1 - \psi)S(t)I(t) - \gamma I(t), \\[2mm] \dfrac{\mathrm{d}R}{\mathrm{d}t} = \gamma I(t), \\[2mm] S_v(t) = \psi S(t). \end{cases} \tag{3.2.74}$$

假设总人口为常数 K, 即有

$$S(t) + R(t) + I(t) = K.$$

利用无病平衡点的稳定性, 可获得基本再生数

$$R_0(\psi) = \frac{\beta}{\gamma} K(1 - \psi).$$

因此, 控制疾病流行的临界接种阈值为

$$\psi_c = 1 - \frac{1}{R_0(0)}.$$

新生儿免疫　是指对新生儿在单位时间内按照一定的比例 ψ 进行的免疫, 免疫后的新生儿永远属于免疫者. 此时, 人口分为没有免疫的易感者 $S_n(t)$ 和已经免疫的易感者 $S_v(t)$, 染病者 $I(t)$ 和恢复者 $R(t)$. 人口的出生率为常数 b, 所有的新生儿或者进入没有免疫的易感者类, 或者进入免疫的易感者类. 人口的自然死亡率为 μ, 则动力学方程为

$$\begin{cases} \dfrac{\mathrm{d}S_n}{\mathrm{d}t} = b(1 - \psi) - \beta S_n(t)I(t) - \mu S_n(t), \\[2mm] \dfrac{\mathrm{d}I}{\mathrm{d}t} = \beta S_n(t)I(t) - (\gamma + \mu)I(t), \\[2mm] \dfrac{\mathrm{d}R}{\mathrm{d}t} = \gamma I(t) - \mu R(t), \\[2mm] \dfrac{\mathrm{d}S_v}{\mathrm{d}t} = b\psi - \mu S_v(t). \end{cases} \tag{3.2.75}$$

如果把自然免疫和人工免疫者类的和仍然记为 R, 则方程 (3.2.75) 可变换为

$$\begin{cases} \dfrac{\mathrm{d}S_n}{\mathrm{d}t} = b(1 - \psi) - \beta S_n(t)I(t) - \mu S_n(t), \\[2mm] \dfrac{\mathrm{d}I}{\mathrm{d}t} = \beta S_n(t)I(t) - (\gamma + \mu)I(t), \\[2mm] \dfrac{\mathrm{d}R}{\mathrm{d}t} = \gamma I(t) + b\psi - \mu R(t). \end{cases} \tag{3.2.76}$$

对上述方程作变换:

$$S_n(t) = (1 - \psi)\tilde{S}_n(t), \quad I(t) = (1 - \psi)\tilde{I}(t), \quad R(t) = \tilde{R}(t)(1 - \psi) + \frac{b}{\mu}\psi,$$

则系统 (3.2.76) 变为

$$\begin{cases} \dfrac{\mathrm{d}\tilde{S}_n}{\mathrm{d}t} = b - \beta(1 - \psi)\tilde{S}_n(t)\tilde{I}(t) - \mu\tilde{S}_n(t), \\[2mm] \dfrac{\mathrm{d}\tilde{I}}{\mathrm{d}t} = \beta(1 - \psi)\tilde{S}_n(t)\tilde{I}(t) - (\gamma + \mu)\tilde{I}(t), \\[2mm] \dfrac{\mathrm{d}\tilde{R}}{\mathrm{d}t} = \gamma\tilde{I}(t) - \mu\tilde{R}(t). \end{cases} \tag{3.2.77}$$

系统 (3.2.77) 表明, 对新生儿的免疫相对于对成人的一致免疫, 其基本再生数为

$$R_0 = \frac{b}{\mu} \times \frac{\beta}{\gamma + \mu}(1 - \psi).$$

上式中 b/μ 是无病平衡点易感者的数量.

免疫的等待时间满足指数分布   是指在单位时间内, 对易感者的免疫率为常数 ψ, 在只有免疫的情况下, 易感者的变化率为

$$\frac{\mathrm{d}S}{\mathrm{d}t} = -\psi S(t).$$

显然, 在 t 时刻, 仍然没有免疫的比例为 $S(t)/S(0) = \mathrm{e}^{-\psi t}$, 免疫的比例则为 $1 - \mathrm{e}^{-\psi t}$. 因此, $1/\psi$ 为免疫平均等待时间. 考虑 SIR 模型 (参阅流程图), 其动力学模型为

$$\begin{cases} S' = \mu - \beta SI - (\mu + \psi)S, \\ I' = \beta SI - \mu I - \gamma I, \\ R' = \gamma I - \mu R + \psi S, \end{cases} \tag{3.2.78}$$

这里 β 代表传染系数, γ 恢复率, μ 是自然死亡率.

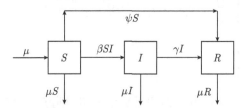

系统 (3.2.78) 的无病平衡点为 $E_0 = \left(\dfrac{\mu}{\mu + \psi}, 0, \dfrac{\psi}{\mu + \psi} \right)$, 基本再生数

$$R_0 = \frac{\beta}{\mu + \gamma} \times \frac{\mu}{\mu + \psi}.$$

当 $R_0 > 1$ 时, 存在正平衡点 $E^* = (S^*, I^*, R^*)$, 其中

$$S^* = \frac{\mu + \gamma}{\beta}, \quad I^* = \frac{\mu + \psi}{\beta}(R_0 - 1), \quad R^* = \frac{\gamma I^* + \psi S^*}{\mu}.$$

关于网络上的免疫, 由于受到网络结构影响, 因此, 其免疫策略与均匀混合动力学模型有明显不同的特点. 主要是针对网络的度展开的, 包括一致免疫、成比例免疫、熟人免疫、目标免疫及主动免疫. 下面分别加以介绍. 为了说明不同免疫的动力学模型, 我们仍以无标度网络上的 SIS 模型为例加以说明.

$$\frac{\mathrm{d}I_k}{\mathrm{d}t} = -\gamma I_k + \lambda k(1 - I_k)\theta, \tag{3.2.79}$$

这里

$$\theta = \frac{\sum\limits_{m=1}^{M} m p(m) I_m}{\langle k \rangle}.$$

网络上的一致免疫(uniform immunization) 类似于均匀混合上的传染病免疫策略, 其方法是对所有的易感者节点按照一定的比例 ψ 进行免疫, 因此, 度为 k 的易感者 S_k 没有被免疫的量为 $(1-\psi)S_k$. 系统 (3.2.79) 变为

$$\frac{\mathrm{d}I_k}{\mathrm{d}t} = -\gamma I_k + \lambda(1-\psi)k(1-I_k)\theta. \tag{3.2.80}$$

由 3.2.1 小节中再生数的计算可知, 上述方程的基本再生数为

$$R_0(\psi) = \frac{\lambda}{\gamma}(1-\psi)\frac{\langle k^2 \rangle}{\langle k \rangle}.$$

从而得到控制疾病流行的免疫临界阈值为

$$\psi_c = 1 - \frac{1}{R_0(0)}.$$

网络上的比例免疫(proportional immunization)[102] 网络上的一致免疫与节点的度没有关系, 而比例免疫是把一致免疫中的 ψ 换为与度有关的免疫比例, 并满足

$$\lambda(1-\psi_k)k = c \text{ (常数)}, \tag{3.2.81}$$

从而可得

$$\psi_k = 1 - \frac{c}{k\lambda}.$$

因为, 没有免疫的比例 $1-\psi_k$ 必须小于 1, 从而有 $k > \frac{c}{\lambda}$, 即仅仅对 $k > \frac{c}{\lambda}$ 节点才进行免疫. 注意到系统 (3.2.79) 变为

$$\frac{\mathrm{d}I_k}{\mathrm{d}t} = -\gamma I_k + c(1-I_k)\theta. \tag{3.2.82}$$

对系统 (3.2.82) 两边同乘以 $kp(k)/\langle k \rangle$, 并求和得到

$$\frac{\mathrm{d}\theta}{\mathrm{d}t} = -\gamma\theta + c(1-\theta)\theta. \tag{3.2.83}$$

从而易得, 其基本再生数为

$$R_0 = \frac{c}{\gamma}.$$

易得, 控制疾病流行的临界免疫阈值为 $\psi_k^c = 1 - \gamma/k\lambda$, 总的临界免疫比例

$$\psi_c = \sum_{k > \frac{\gamma}{\lambda}}^{M} \left(1 - \frac{\gamma}{k\lambda} \right) p(k).$$

网络上的目标免疫(targeted immunization)[102, 194]   该免疫方法主要是对度大的节点进行免疫, 免疫比例 ψ_k 是一个关于 k 分段函数. 首先给一个免疫的上限阈值 κ. 取

$$\psi_k = \begin{cases} 1, & \kappa < k < M, \\ c, & k = \kappa, \\ 0, & k < \kappa. \end{cases} \tag{3.2.84}$$

这里 $0 < c \leqslant 1$, 从而, 整个网络节点的平均免疫率为

$$\bar{\psi} = \sum_{m=1}^{M} \psi_k p(k).$$

系统 (3.2.79) 变为

$$\frac{\mathrm{d}I_k}{\mathrm{d}t} = -\gamma I_k + \lambda(1 - \psi_k)k(1 - I_k)\theta. \tag{3.2.85}$$

从而获得

$$\theta = \frac{1}{\langle k \rangle} \sum_{m=1}^{M} mp(m) \frac{\lambda m(1 - \psi_m)\theta}{\gamma + \lambda(1 - \psi_m)m\theta}.$$

故有基本再生数

$$R_0 = \frac{\lambda}{\gamma} \times \frac{\langle k^2 \rangle - \langle k^2 \psi_k \rangle}{\langle k \rangle}.$$

注意到 $\langle k^2 \psi_k \rangle = \bar{\psi}\langle k^2 \rangle + \sigma$, 其中 σ 是 ψ_k 与 k^2 的协方差

$$\sigma = \mathrm{Cov}(\psi_k, k^2) = \langle (\psi_k - \bar{\psi})(k^2 - \langle k^2 \rangle) \rangle.$$

取适当小的 κ, 可以保证 $\sigma > 0$, 因此有

$$R_0 = \frac{\lambda}{\gamma} \times \frac{\langle k^2 \rangle(1 - \bar{\psi}) - \sigma}{\langle k \rangle} < \frac{\lambda}{\gamma} \times \frac{\langle k^2 \rangle}{\langle k \rangle}(1 - \bar{\psi}).$$

上式表明, 目标免疫一定比一致免疫效果要好, 但我们需要确定 κ 这个全局信息, 这对于社会网络是困难. 为此, Cohen[104, 109] 提出熟人免疫, 它仅仅需要局部信息.

网络上的熟人免疫(acquaintance immunization)[109, 194]   其基本思想是: 先从 N 个节点中随机选取比例为 ψ 的节点, 再从每一个被选出的节点中随机选择一个邻居节点进行免疫. 这种策略只需要知道被随机选择出来的节点以及与它们直接

相连的邻居节点, 从而巧妙地回避了目标免疫中需要知道全局信息 (每个节点的度) 的问题. 下面计算度为 k 的节点被选择免疫的概率 ψ_k.

在度不相关的网络中, 从 N 个节点中以比例 ψ 随机选择的节点数量为 ψN, 而对每个被选择的节点, 其邻居中度为 k 的节点被选择进行免疫概率为 $kp(k)/N\langle k \rangle$. 因此, 网络中对度为 k 节点进行免疫的概率为

$$\psi_k = \frac{kp(k)}{N\langle k \rangle} \times \psi N = \frac{\psi kp(k)}{\langle k \rangle}.$$

将上式代入系统 (3.2.85) 变为

$$\frac{\mathrm{d}I_k}{\mathrm{d}t} = -\gamma I_k + \lambda \left(1 - \frac{\psi kp(k)}{\langle k \rangle} \right) k(1 - I_k)\theta. \tag{3.2.86}$$

从而整个网络节点的平均免疫率为

$$\bar{\psi} = \sum_{m=1}^{M} \psi_k p(k) = \frac{\psi \sum_{k=1}^{M} kp^2(k)}{\langle k \rangle}.$$

获得基本再生数为

$$R_0 = \frac{\lambda}{\gamma} \times \frac{\langle k \rangle \langle k^2 \rangle - \psi \langle k^3 p(k) \rangle}{\langle k \rangle^2}.$$

利用 $\langle k^2 \psi_k \rangle = \bar{\psi}\langle k^2 \rangle + \sigma$, σ 是 $\dfrac{\psi kp(k)}{\langle k \rangle}$ 与 k^2 的协方差, 可得

$$R_0 = \frac{\lambda}{\gamma} \times \frac{\langle k^2 \rangle (1 - \bar{\psi}) - \sigma}{\langle k \rangle}.$$

网络上的主动免疫(active immunization)[194]　　选择一个染病者节点, 并且免疫他的邻居中度 $k > \kappa$ 的节点, 其动力学方程为

$$\frac{\mathrm{d}I_k}{\mathrm{d}t} = -(\gamma + \bar{\psi})I_k + \lambda k(1 - I_k)\theta. \tag{3.2.87}$$

其中, $\bar{\psi} = \displaystyle\sum_{m=1}^{M} kp(k)\psi_k / \langle k \rangle = \langle k\psi_k \rangle / \langle k \rangle$,

$$\psi_k = \begin{cases} 1, & \kappa < k < M, \\ c, & k = \kappa, \\ 0, & k < \kappa. \end{cases}$$

令 $\dfrac{\mathrm{d}I_k}{\mathrm{d}t} = 0$, 则由式 (3.2.87) 可得

$$\theta = \frac{1}{\langle k \rangle} \sum_{m=1}^{M} \frac{\lambda m^2 p(m) \theta}{\gamma + \bar{\psi} + \lambda m \theta}.$$

从而获得基本再生数

$$R_0 = \frac{\lambda \langle k^2 \rangle}{\gamma \langle k \rangle + \langle k \bar{\psi} \rangle}.$$

3.2.5　无标度网络上一些特殊类传染率的动力学分支问题

在均匀混合网络中, 不同传染病传播机理会导致各种动力学分支现象, 如考虑有预防接种的 SIS-V 模型, 会导致后向分支, 考虑非线性传染率或者非常系数恢复率都会导致鞍–节点分支等. 在无标度网络上, 有些类似于均匀混合动力学模型的分支现象仍然会出现, 而有些会消失, 如后向分支等. 下面主要介绍 Carlo Piccardi[122] 关于非线性传染率出现鞍–节点分支工作.

1. 均匀网络 (homogeneous networks, HN) 非线性传染率的动力学及分支

首先给出均匀网络下 SIS 传染病动力学模型[122]. 用 $S(t)$ 及 $I(t)$ 分别表示网络中易感者和染病者的密度, $S(t) + I(t) = 1$, γ 是染病者的恢复率, 一个易感者和一个染病者接触被传染的系数是 β, 它具有非线性形式

$$\beta(t) = \beta_0 + \beta_1 I(t). \tag{3.2.88}$$

假设均匀网络的平均度为 $\bar{k}$, 网络中任何一个节点 i 或者是易感者或者为染病者, 一个易感者节点在单位时间内被染病者邻居传染的概率 $\beta(t)G_i$, 这里 G_i 代表节点 i 的染病者邻居数量, 具有饱和因素, $G_i = \min\{n_i, M\}$, $M \in \{1, 2, \cdots, k_{\max}\}$ 是饱和水平, 即接触的数量最大不超过 M. 因而, 建立的动力学模型为

$$I'(t) = -\gamma I(t) + [\beta_0 + \beta_1 I(t)](1 - I(t)) g_{\bar{k},M}(I(t)), \tag{3.2.89}$$

其中

$$g_{k,M}(I(t)) = \sum_{n=0}^{k} \min\{n, M\} \binom{k}{n} I^n (1 - I)^{k-n}. \tag{3.2.90}$$

代表任何一个节点其染病者邻居的期望数 (饱和到水平 M), 而

$$\binom{k}{n} I^n (1 - I)^{k-n} = p(n)$$

表示在 k 个邻居中有 n 个染病者的概率, 其满足二项分布. 注意到 $g_{k,M}(0) = 0, g'_{k,M}(0) = k$, 因此, 当 $I \to 0$ 时, $g_{k,M}(I) \approx kI$. 当缺少饱和时 $(M = k)$, $g_{k,k}(I) = kI$. 当 $M = 1$ 时, $g_{k,1}(I) = 1 - (1-I)^k$.

系统 (3.2.90) 一定存在无病平衡点 $I = 0$. 利用线性化系统可知其稳定的充分必要条件是

$$\beta_0 < \bar{\beta}_0^{HN} = \frac{\gamma}{\bar{k}}.$$

非平凡平衡点的满足条件

$$\beta_0 = \frac{\gamma I - \beta_1 I(1-I)g_{\bar{k},M}(I)}{(1-I)g_{\bar{k},M}(I)}. \tag{3.2.91}$$

显然有

$$\lim_{I \to 0} \beta_0 = \bar{\beta}_0^{HN}, \quad \lim_{I \to 1} \beta_0 = \infty. \tag{3.2.92}$$

因为

$$\left. \frac{\mathrm{d}\beta_0}{\mathrm{d}I} \right|_{I \to 0} = \gamma \left[\frac{1}{\bar{k}} - \frac{g''_{\bar{k},M}(0)}{2\bar{k}^2} \right] - \beta_1, \tag{3.2.93}$$

$g''_{\bar{k},M}(0) < 0$. 从上式可以看出, 对充分大的 β_1, $\frac{\mathrm{d}\beta_0}{\mathrm{d}I}|_{I \to 0} < 0$. 从而由式 (3.2.92) 可知, 一定存在另一个参数阈值 $\beta_0 = \tilde{\beta}_0^{HN} < \bar{\beta}_0^{HN}$, 使系统发生鞍-节点分支.

总之, 对系统 (3.2.89), 当 $\beta_0 \leqslant \tilde{\beta}_0^{HN}$ 疾病不能持续, 当 $\beta_0 > \bar{\beta}_0^{HN}$ 时, 存在唯一稳定地方病平衡点, 当 $\tilde{\beta}_0^{HN} < \beta_0 < \bar{\beta}_0^{HN}$ 时, 疾病持续与否, 依赖于初值 (图 3.2.6).

2. 无标度网络非线性传染率的动力学及分支

考虑给定度分布为 $p(k)$ 的 (scale-free networks, SFN) 无标度网络, 记 $I_k(t)$ 是度为 k 的染病者相对密度, 类似于式 (3.2.89), 可建立下面的动力学方程[122]

$$I'_k(t) = -\gamma I_k(t) + [\beta_0 + \beta_1 I(t)](1 - I_k(t))g_{k,M}(\theta), \tag{3.2.94}$$

其中 $I(t)$ 是整个网络中染病者的全局密度, θ 是一个节点染病者邻居的期望比例, 分别为

$$I(t) = \sum_{k=1}^{k_{\max}} p(k)I_k(t), \quad \theta = \frac{\displaystyle\sum_{k=1}^{k_{\max}} kp(k)I_k(t)}{\langle k \rangle}. \tag{3.2.95}$$

注意到系统 (3.2.94)Jacobian 矩阵的非对角元素

$$\frac{\partial I'_k}{\partial I_h} = (1 - I_k) \left[\beta_1 p(h)g_{k,M}(\theta) + \frac{(\beta_0 + \beta_1 I)g'_{k,M}(0)hp(h)}{\langle k \rangle} \right], \quad h \neq k \tag{3.2.96}$$

是严格正的, 因此系统 (3.2.94) 是单调的不可约系统. 由文献 [195] 可知, 在不变集 $(0,1)^n$ 上, 系统 (3.2.94) 任何轨线都收敛到一个平衡点. 系统的平衡点满足方程

$$I_k = \frac{(\beta_0 + \beta_1 I)g_{k,M}(\theta)}{\gamma + (\beta_0 + \beta_1 I)g_{k,M}(\theta)}. \tag{3.2.97}$$

由方程 (3.2.95) 可得下面一对代数方程

$$F_1(I,\theta) = I - \sum_{k=1}^{k_{\max}} p(k)\frac{(\beta_0 + \beta_1 I)g_{k,M}(\theta)}{\gamma + (\beta_0 + \beta_1 I)g_{k,M}(\theta)} = 0, \tag{3.2.98a}$$

$$F_2(I,\theta) = \theta - \frac{1}{\langle k \rangle}\sum_{k=1}^{k_{\max}} kp(k)\frac{(\beta_0 + \beta_1 I)g_{k,M}(\theta)}{\gamma + (\beta_0 + \beta_1 I)g_{k,M}(\theta)} = 0. \tag{3.2.98b}$$

系统 (3.2.98) 的零解 $I = \theta = 0$ 在

$$\det\begin{pmatrix} \partial F_1/\partial I & \partial F_1/\partial \theta \\ \partial F_2/\partial I & \partial F_2/\partial \theta \end{pmatrix}_{I=\theta=0} = 1 - \frac{\beta_0\langle k^2 \rangle}{\gamma\langle k \rangle} = 0 \tag{3.2.99}$$

时, 有分支点, 即

$$\beta_0 = \bar{\beta}_0^{SF} = \gamma\frac{\langle k \rangle}{\langle k^2 \rangle} < \bar{\beta}_0^{HN}.$$

数值模拟显示 (图 3.2.2), 当 $\beta > \beta_0$ 时, 系统 (3.2.94) 有唯一稳定的平衡点, 当 $\beta < \beta_0$, 依然存在非平凡平衡点, 且有鞍-节点分支点 $\beta_0 = \tilde{\beta}_0^{SF}$. 通过与均匀网络相比, 可以看到, 无标度网络的鞍-节点分支点 $\tilde{\beta}_0^{SF} > \tilde{\beta}_0^{HN}$.

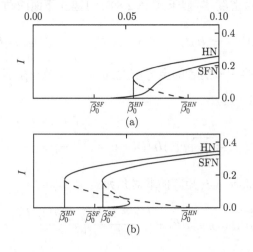

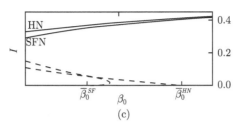

图 3.2.2 系统 (3.2.89) 与 (3.2.94) 非平凡平衡点 $I = I(\beta_0)$,
其中 $M = 1, \bar{k} = \langle k \rangle = 12, \gamma = 1, \beta_1$ 分别取 1(a),1.25(b),1.5(c), 实线 (虚线) 代表稳定 (不稳定) 的平衡点[122]

3.3 具有出生与死亡的复杂网络传染病动力学模型

现有的大多数网络中研究传播动力学是没有出生与死亡的静态网络, 但对于具有出生与死亡的网络传染病模型, 因为出生会导致网络的增长, 而死亡会导致网络的衰减, 因而会影响网络的结构. 该方面的研究结果并不多, 目前主要有两种形式, 一种是加入空格子, 或者是把空格子作为节点, 度分布仍然是给定, 人口与空格子的和保持不变, 其本质上仍然是一种静态网络. 另外一种是我们提出的完全动态网络, 其网络的结构, 包括度分布是在动态变化的网络, 我们给出了在其上的传染病动力学模型建立与分析, 下面分别加以论述.

3.3.1 静态网络出生死亡传染病动力学模型

静态网络出生死亡传染病动力学模型主要见 J. Z. Liu[111] 的工作. 他们考虑了具有空格子的网络, 也就是网络中的度分布是给定, 但个体死亡表示节点为空格子, 个体出生后只能放在空格子中, 建立了 SIS 网络病毒模型, 给出了基本再生数, 我们在此基础上, 进一步研究了一类染病者周围有染病者的网络动力学模型, 分析了其动力学性态[196].

在一个具有 N 个节点的网络中, 每一个节点是空的或至多被一个个体占有. 为方便, 给每一个节点一个记号, 用 0,1 或 2 来表示, 这三个数分别表示三个状态, 其中 0 代表节点是空节点, 1 表示节点被一个易感者占有, 而 2 表示节点被一个染病者占有. 记 $A_t(x)$ 表示 t 时刻在位置 x 的个体状态为 A, 那么 $A_t(x) \in \{0,1,2\}$. 每个位置以一定的概率改变自己的状态, 假设出生全部为易感者, 出生只能发生在空节点上, 出生率为 b. 如果一个易感者的邻居中有染病者, 那么它被任一染病者传染的概率为 λ, 如果一个节点死亡, 表示这个节点为空节点, 自然死亡率为 d, 因病死亡率为 α, 记 $\mu = d + \alpha > d$, 染病者的恢复率为 γ. 这里所有的参数 $b, \mu > d, \gamma, \lambda$ 都为非负数, 节点接触过程中的状态转移规则如图 3.3.1 所示.

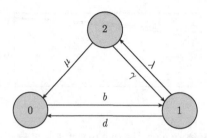

图 3.3.1   节点接触过程中的状态变化图

用 $S_k(t)$ 和 $I_k(t)$ 分别表示度为 k 的易感者和染病者的密度, 可以得到平均域方程为[196]

$$\begin{cases} \dfrac{dS_k(t)}{dt} = b(1 - S_k - I_k) - dS_k - \lambda k S_k \theta(t) + \gamma I_k, \\ \dfrac{dI_k(t)}{dt} = \lambda k S_k \theta(t) - \gamma I_k - \mu I_k. \end{cases} \quad (3.3.1)$$

假设网络是度不相关网络, 那么度为 k 的节点中任意一条指向度为 j 的节点的边条件概率 $p(j|k)$ 为 $jp(j)/\langle k \rangle$, 不依赖于度为 k 的节点. 对于一个易感者任意一条边指向度为 j 的染病者节点, 因为染病者节点一定有一个染病者邻居, 所以这个节点自由连接的边仅有 $j-1$ 个[182], 因此, 可以得到任意一条给定的边与一个被感染节点相连的概率为

$$\theta(t) = \frac{\sum_j (j-1)p(j)I_j}{\langle k \rangle}, \quad (3.3.2)$$

并且网络度的期望为 $\langle k \rangle = \sum_k kp(k)$.

系统 (3.3.1) 的稳态解为

$$S_k = \frac{b(\gamma + \mu)}{(b+d)(\gamma + \mu) + (b+\mu)\lambda k\theta}, \quad I_k = \frac{b\lambda k\theta}{(b+d)(\gamma + \mu) + (b+\mu)\lambda k\theta}. \quad (3.3.3)$$

从式 (3.3.3), 可得

$$\theta = \frac{b\lambda}{\langle k \rangle} \left\langle \frac{k(k-1)\theta}{(b+d)(\gamma + \mu) + (b+\mu)\lambda k\theta} \right\rangle. \quad (3.3.4)$$

进而给出自相容方程为

$$\theta = \frac{b}{(b+\mu)\langle k \rangle} \sum_k \frac{\lambda' k\theta(k-1)p(k)}{1 + \lambda' k\theta} = f(\theta), \quad (3.3.5)$$

其中 $\lambda' = \lambda(b+\mu)/(b+d)(\gamma + \mu)$. 显然 $\theta = 0$ 是方程 (3.3.5) 的一个解, 并且

$$f(1) = \frac{b}{(b+\mu)\langle k \rangle} \sum_k \frac{\lambda' k(k-1)p(k)}{1 + \lambda' k} < \frac{b}{b+\mu} < 1.$$

下面给出方程 (3.3.5) 正解存在的条件. 为了使正解 $\theta(\theta \in (0,1])$ 存在, 必须满足下面不等式

$$\frac{\mathrm{d}f(\theta)}{\mathrm{d}\theta}|_{\theta=0} = \frac{\mathrm{d}}{\mathrm{d}\theta}\left(\frac{b}{(b+\mu)\langle k\rangle}\sum_k \frac{\lambda' k\theta(k-1)p(k)}{1+\lambda' k\theta}\right)_{\theta=0} > 1, \tag{3.3.6}$$

因此, 得到基本再生数 R_0 为

$$R_0 = \frac{b\lambda}{(b+d)(\gamma+\mu)}\left(\frac{\langle k^2\rangle}{\langle k\rangle}-1\right),$$

其中 $\langle k^2\rangle = \sum_k k^2 p(k)$. 对 $1 \leqslant k \leqslant M$, 把系统 (3.3.1) 的两个方程相加, 得到

$$\frac{\mathrm{d}(S_k(t)+I_k(t))}{\mathrm{d}t} = b - bS_k(t) - dS_k(t) - (b+\mu)I_k(t)$$
$$\leqslant b - b(S_k(t)+I_k(t)) - d(S_k(t)+I_k(t)).$$

因此, $\limsup_{t\to\infty}(S_k+I_k) \leqslant \dfrac{b}{b+d}$. 所以系统 (3.3.1) 的 ω 极限集为 $\mathbf{R}^{2M}$ 上非负有界区域

$$\Gamma = \left\{(S_1, I_1, \cdots, S_M, I_M) \in \mathbf{R}^{2M}, S_k + I_k \leqslant \frac{b}{b+d}\right\}.$$

易证区域 Γ 是系统 (3.3.1) 正向不变集.

综上所述, 如果 $R_0 < 1$, 系统 (3.3.1) 在 Γ 的边界上有边界平衡点

$$E_0\left(\frac{b}{b+d}, 0, \frac{b}{b+d}, 0, \cdots, \frac{b}{b+d}, 0\right).$$

如果 $R_0 > 1$, 系统 (3.3.1) 在区域 Γ 的内部存在内在平衡点

$$E^*(S_1^*, I_1^*, S_2^*, I_2^*, \cdots, S_M^*, I_M^*).$$

平衡点的稳定性 下面讨论平衡点 E_0 和 E^* 的稳定性. 首先, 考虑在边界平衡点 E_0 的 Jacobian 矩阵为

$$J(E_0) = \begin{pmatrix} -b-d & -b+\gamma & \cdots & 0 & -h_{1j} & \cdots & 0 & -h_{1M} \\ 0 & -(\gamma+\mu) & \cdots & 0 & h_{1j} & \cdots & 0 & h_{1M} \\ \vdots & \vdots & & \vdots & \vdots & & \vdots & \vdots \\ 0 & 0 & \cdots & -b-d & -b-h_{jj}+\gamma & \cdots & 0 & -h_{jM} \\ 0 & 0 & \cdots & 0 & -(\gamma+\mu)+h_{jj} & \cdots & 0 & h_{jM} \\ \vdots & \vdots & & \vdots & \vdots & & \vdots & \vdots \\ 0 & 0 & \cdots & 0 & -h_{Mj}+\gamma & \cdots & -b-d & -b-h_{MM}+\gamma \\ 0 & 0 & \cdots & 0 & h_{Mj}+\gamma & \cdots & 0 & -(\gamma+\mu)+h_{MM} \end{pmatrix}_{2M\times 2M}$$

其中 $h_{ij} = \lambda i S_i g(j), g(j) = \dfrac{(j\ 1)p(j)}{\langle k\rangle}, i, j = 1, 2, \cdots, M.$ 矩阵 $J(E_0)$ 有 M 个特

征值等于 $-(b+d)$. 第 $M+1$ 个特征值是 $-(\gamma+\mu)$, 其余 $M-1$ 个特征值是矩阵 F 的特征值, 其中

$$
F=\begin{pmatrix}
h_{22}-(\gamma+\mu) & h_{23} & \cdots & h_{2j} & \cdots & h_{2M} \\
h_{32} & h_{33}-(\gamma+\mu) & \cdots & h_{3j} & \cdots & h_{3M} \\
\vdots & \vdots & & \vdots & & \vdots \\
h_{j2} & h_{j3} & \cdots & h_{jj}-(\gamma+\mu) & \cdots & h_{jM} \\
\vdots & \vdots & & \vdots & & \vdots \\
h_{M2} & h_{M3} & \cdots & h_{Mj} & \cdots & h_{MM}-(\gamma+\mu)
\end{pmatrix}.
$$

对矩阵 F 作行列相似变换, 所得矩阵与矩阵 F 具有相同的特征根. 相似变换如下: 第二列乘以 $-\dfrac{g(2)}{g(3)}$ 加到第一列, 依次类推, 第一行乘以 $\dfrac{g(2)}{g(3)}$ 加到第二行, 依次类推, 得到相似变换后的矩阵为

$$
F^*=\begin{pmatrix}
-(\gamma+\mu) & 0 & \cdots & 0 & \cdots & h_{2M} \\
0 & -(\gamma+\mu) & \cdots & 0 & \cdots & (h_{22}+h_{33})\dfrac{g(M)}{g(3)} \\
\vdots & \vdots & & \vdots & & \vdots \\
0 & 0 & \cdots & -(\gamma+\mu) & \cdots & \displaystyle\sum_{i=2}^{j}h_{ii}\dfrac{g(M)}{g(j)} \\
\vdots & \vdots & & \vdots & & \vdots \\
0 & 0 & \cdots & 0 & \cdots & \displaystyle\sum_{i=2}^{M}h_{ii}-(\gamma+\mu)
\end{pmatrix}.
$$

因此, 矩阵 $J(E_0)$ 有 $M-2$ 个特征值等于 $-(\gamma+\mu)$. 第 $2M$ 个特征值是

$$
\sum_{i=2}^{M}h_{ii}-(\gamma+\mu)=(\gamma+\mu)(R_0-1).
$$

根据上面的分析, 可得下面的结论.

定理 3.3.1　如果 $R_0<1$, 则系统 (3.3.1) 的边界平衡点 E_0 在 Γ 上渐近稳定, 否则系统 (3.3.1) 的边界平衡点 E_0 不稳定, 并且系统 (3.3.1) 在 Γ 内存在唯一的内在平衡点 E^*.

下面给出边界平衡点的全局稳定性及地方病平衡点的局部稳定性.

定理 3.3.2　如果 $R_0<1$, 则系统 (3.3.1) 的边界平衡点在 Γ 上全局渐近稳定.

证明 令 $\{S_k(t), I_k(t)\}_{k=1}^M$ 为系统 (3.3.1) 的非负解, 如果 $\gamma > b$, 构造 Lyapunov 函数

$$L(t) = \sum_k a_k \int_{\frac{b}{b+d}}^{S_k} \frac{x - \dfrac{b}{b+d}}{x} \mathrm{d}x + \sum_k a_k I_k,$$

其中 $a_k = \dfrac{(k-1)p(k)}{\langle k \rangle}$. 对 $L(t)$ 沿系统 (3.3.1) 求导可得

$$
\begin{aligned}
L'(t)|_{(3.3.1)} = & \sum_k a_k \frac{S_k - \dfrac{b}{b+d}}{S_k}(b - bS_k - bI_k - dS_k - \lambda k S_k \theta + \gamma I_k) \\
& + \sum_k a_k[\lambda k S_k \theta - (\gamma + \mu)I_k] \\
= & -\sum_k a_k \frac{[(b+d)S_k - b]^2}{(b+d)S_k} - \sum_k a_k \left[(\gamma + \mu)I_k - \frac{b}{b+d}\lambda k\theta\right] \\
& - \sum_k a_k \left[\frac{b}{(b+d)S_k} - 1\right](\gamma - b)I_k \\
= & -\sum_k a_k \frac{[(b+d)S_k - b]^2}{(b+d)S_k} - (\gamma + \mu)(1 - R_0)\theta \\
& - \sum_k a_k \left[\frac{b}{(b+d)S_k} - 1\right](\gamma - b)I_k.
\end{aligned}
$$

因此, 对所有的 $I_k \geqslant 0$, 当 $\gamma > b$ 且 $R_0 < 1$ 时, $\dfrac{\mathrm{d}L}{\mathrm{d}t} \leqslant 0$. 进一步有, $L'(t) = 0$ 当且仅当 $I_k = 0$. 如果 $\gamma < b$, 通过式 (3.3.1), 有

$$\frac{\mathrm{d}S_k(t)}{\mathrm{d}t} \leqslant b - bS_k(t) - dS_k(t).$$

考虑下面的辅助系统

$$\frac{\mathrm{d}S_k(t)}{\mathrm{d}t} = b - bS_k(t) - dS_k(t),$$

上述系统唯一的内在平衡点 S_k^0 是全局渐近稳定的, 所以对于任给的 $\varepsilon > 0$, 当 t 充分大时, 有 $S_k(t) < S_k^0 + \varepsilon$, 因此有

$$\frac{\mathrm{d}I_k(t)}{\mathrm{d}t} \leqslant \lambda k(S_k^0 + \varepsilon)\theta(t) - (\gamma + \mu)I_k(t).$$

考虑下面辅助系统

$$\frac{\mathrm{d}I_k(t)}{\mathrm{d}t} = \lambda k(S_k^0 + \varepsilon)\theta(t) - (\gamma + \mu)I_k(t), \tag{3.3.7}$$

当 t 趋于无穷大时, 只要证明系统 (3.3.7) 的解趋于 0 即可.

构造 Lyapunov 函数

$$L(t) = \sum_k b_k I_k,$$

其中 $b_k = \dfrac{(k-1)P(k)}{\langle k \rangle (\gamma + \mu)}$, 对 $L(t)$ 沿系统 (3.3.7) 求导可得

$$\begin{aligned}
L'(t)|_{(3.3.7)} &= \sum_k b_k [\lambda k (S_k^0 + \varepsilon)\theta(t) - (\gamma + \mu)I_k(t)] \\
&= \frac{\lambda}{\gamma + \mu}\theta(t)(S_k^0 + \varepsilon)\frac{\langle k(k-1)\rangle}{\langle k \rangle} - \theta(t) \\
&= \left[\frac{\lambda}{\gamma + \mu}\left(\frac{b}{b+d} + \varepsilon\right)\frac{\langle k(k-1)\rangle}{\langle k \rangle} - 1 \right]\theta(t) \\
&= \left(R_0 + \frac{\varepsilon\lambda}{\gamma + \mu}\frac{\langle k(k-1)\rangle}{\langle k \rangle} - 1 \right)\theta(t).
\end{aligned}$$

因为 $R_0 < 1$ 时, 能选取充分小的 $\varepsilon > 0$, 使得 $R_0 + \dfrac{\varepsilon\lambda}{\gamma + \mu}\dfrac{\langle k(k-1)\rangle}{\langle k \rangle} \leqslant 1$. 这保证了对于所有 $I_k \geqslant 0$, 使得 $\dfrac{\mathrm{d}L}{\mathrm{d}t} \leqslant 0$, 并且当且仅当 $I_k = 0$ 有 $\dfrac{\mathrm{d}L}{\mathrm{d}t} = 0$ 成立. 因此, 当 $t \to \infty$ 时, 系统 (3.3.7) 的解趋于 0, 即

$$\lim_{t \to \infty} I_k(t) = 0, \quad k = 2, 3, \cdots, M.$$

当 $k = 1$ 时, 考虑系统 (3.3.7) 第一个方程的极限系统:

$$\frac{\mathrm{d}I_1(t)}{\mathrm{d}t} = -\gamma I_1 - \mu I_1,$$

可知, $\lim\limits_{t \to \infty} I_1(t) = 0$. 又因为系统 (3.3.7) 是单调系统, 所以, 系统 (3.3.1) 的边界平衡点 E_0 全局渐近稳定.

定理 3.3.3　如果 $R_0 > 1$, 且 $\gamma > b$, 则系统 (3.3.1) 的内在平衡点 E^* 局部渐近稳定.

证明　令 $x_k = S_k - S_k^*, y_k = I_k - I_k^*$, 考虑系统 (3.3.1) 在点 (S_k^*, I_k^*) 的线性系统

$$\begin{cases} \dfrac{\mathrm{d}x_k(t)}{\mathrm{d}t} = -(b + d + \lambda k \theta^*)x_k(t) - \lambda k S_k^* \theta + (\gamma - b)y_k, \\[2mm] \dfrac{\mathrm{d}y_k(t)}{\mathrm{d}t} = \lambda k \theta^* x_k + \lambda k S_k^* \theta - (\gamma + \mu)y_k, \end{cases} \tag{3.3.8}$$

其中 $\theta = \sum\limits_k g(k)y_k, \theta^* = \sum\limits_k g(k)I_k^*$. 从式 (3.3.8) 可得

$$\frac{\mathrm{d}\theta(t)}{\mathrm{d}t} = \frac{\lambda\theta^*}{\langle k \rangle}\sum_k k(k-1)p(k)x_k,$$

其中 $\dfrac{\lambda}{\langle k \rangle} \sum\limits_k k(k-1)p(k)S_k^* - (\gamma + \mu) = 0.$

下面考虑线性系统

$$
\frac{\mathrm{d}}{\mathrm{d}t}
\begin{pmatrix}
\theta \\
x_1(t) \\
y_1(t) \\
\vdots \\
x_M(t) \\
y_M(t)
\end{pmatrix}
= A
\begin{pmatrix}
\theta \\
x_1(t) \\
y_1(t) \\
\vdots \\
x_M(t) \\
y_M(t)
\end{pmatrix},
\tag{3.3.9}
$$

其中

$$
A = \begin{pmatrix}
0 & b_1 g(1) & 0 & \cdots & b_j g(j) & 0 & \cdots & b_M g(M) & 0 \\
-a_1 & -(b+d+b_1) & \gamma-b & \cdots & 0 & 0 & \cdots & 0 & 0 \\
a_1 & b_1 & -(\gamma+\mu) & \cdots & 0 & 0 & \cdots & 0 & 0 \\
\vdots & \vdots & \vdots & & \vdots & \vdots & & \vdots & \vdots \\
-a_j & 0 & 0 & \cdots & -(b+d+b_j) & \gamma-b & \cdots & 0 & 0 \\
a_j & 0 & 0 & \cdots & b_j & -(\gamma+\mu) & \cdots & 0 & 0 \\
\vdots & \vdots & \vdots & & \vdots & \vdots & & \vdots & \vdots \\
-a_M & 0 & 0 & \cdots & 0 & 0 & \cdots & -(b+d+b_M) & \gamma-b \\
a_M & 0 & 0 & \cdots & 0 & 0 & \cdots & b_M & -(\gamma+\mu)
\end{pmatrix},
$$

这里 $a_i = \lambda i S_i^*, b_i = \lambda i \theta^*$. 对矩阵 A 作相似变换, 即将第 $2j$ 行加到第 $(2j+1)$ 行上, 第 $(2j+1)$ 列乘以 -1 加到第 $2j$ 列上, $j=1,2,\cdots,M$. 矩阵 A 变成 B, 即

$$
B = \begin{pmatrix}
0 & b_1 g(1) & 0 & \cdots & b_j g(j) & 0 & \cdots & b_M g(M) & 0 \\
-a_1 & -(\gamma+d+b_1) & \gamma-b & \cdots & 0 & 0 & \cdots & 0 & 0 \\
0 & \mu-d & -(\mu+b) & \cdots & 0 & 0 & \cdots & 0 & 0 \\
\vdots & \vdots & \vdots & & \vdots & \vdots & & \vdots & \vdots \\
-a_j & 0 & 0 & \cdots & -(\gamma+d+b_j) & \gamma-b & \cdots & 0 & 0 \\
0 & 0 & 0 & \cdots & \mu-d & -(\mu+b) & \cdots & 0 & 0 \\
\vdots & \vdots & \vdots & & \vdots & \vdots & & \vdots & \vdots \\
-a_M & 0 & 0 & \cdots & 0 & 0 & \cdots & -(\gamma+d+b_M) & \gamma-b \\
0 & 0 & 0 & \cdots & 0 & 0 & \cdots & \mu-d & -(\mu+b)
\end{pmatrix}.
$$

下面将证明矩阵 A 的所有特征根的实部是负的. 由于矩阵 A 和 B 具有相同的特征根, 因此只需考虑矩阵 B 的特征根, 矩阵 B 的特征多项式为

$$
\begin{aligned}
f_B(x) &= B_1 B_2 \cdots B_M (-x) - (\mu+b+x) \sum_{i=1}^{M} C_i B_1 \cdots B_{i-1} B_{i+1} \cdots B_M \\
&= -\left[x B_1 B_2 \cdots B_M + (\mu+b+x) \sum_{i=1}^{M} C_i B_1 \cdots B_{i-1} B_{i+1} \cdots B_M \right] \\
&\overset{\text{def}}{=} -g_B(x),
\end{aligned}
$$

其中 x 是特征方程的变量, $C_i = a_i b_i g(i)$, 而

$$B_i = \det \begin{pmatrix} -(\gamma+d)-b_i-x & \gamma-b \\ \mu-d & -(\mu+b)-x \end{pmatrix}, \quad i=1,2,\cdots,M.$$

从而

$$B_i = x^2 + (\gamma+d+b_i+\mu+b)x + (\gamma+d+b_i)(\mu+b) - (\gamma-b)(\mu-d).$$

令 $B_i = 0$, 那么对应的判别式为

$$\begin{aligned}\Delta_i &= (\gamma+d+b_i+\mu+b)^2 - 4[(\gamma+d+b_i)(\mu+b)-(\gamma-b)(\mu-d)] \\ &= (\gamma+d+b_i+\mu+b)^2 - 4(\gamma b+d\mu+\mu b_i+bb_i+\gamma d+b\mu) \\ &= (\gamma-d-b_i+\mu-b)^2 + 4b_i(\gamma-b) > 0,\end{aligned}$$

且 $\Delta_i < (\gamma+d+b_i+\mu+b)^2$. 因此, 矩阵 B_i 的特征值的实部是负的. 令

$$-x_{i1} = -\frac{\gamma+d+b_i+\mu+b-\sqrt{\Delta_i}}{2}, \quad -x_{i2} = -\frac{\gamma+d+b_i+\mu+b+\sqrt{\Delta_i}}{2},$$

显然有 $0 < x_{i1} < x_{i2}$. 因此, 可得

$$\begin{aligned}g_B(x) =\ & x\prod_{i=1}^{M}(x+x_{i1})(x+x_{i2}) + C_1(\mu+b+x)\prod_{i=2}^{M}(x+x_{i1})(x+x_{i2}) \\ & + C_2(\mu+b+x)\prod_{i=1,i\neq2}^{M}(x+x_{i1})(x+x_{i2}) + \\ & \cdots + C_M(\mu+b+x)\prod_{i=1}^{M-1}(x+x_{i1})(x+x_{i2}),\end{aligned} \tag{3.3.10}$$

因为 $x_{ij}, i=1,2,\cdots,M, j=1,2$ 是互不相等的, 因此, 它们可以按照大小关系排序, 可以得到

$$x_{11} < x_{21} < \cdots < x_{(M-1)1} < x_{M1} < \mu+b < x_{12} < x_{22} < \cdots < x_{(M-1)2} < x_{M2}.$$

表达式 (3.3.10) 表明

$$g_B(0) > 0, \quad \lim_{x\to\infty} g_B(x) = \infty,$$

并且最高项 x^{2M} 的系数是

$$\sum_{i=1}^{M}\sum_{j=1}^{2} x_{ij}. \tag{3.3.11}$$

表达式 (3.3.10) 也显示 $g_B(-x_{i1})g_B(-x_{(i+1)1}) < 0, i = 1, 2, \cdots, M - 1$, 并且

$$g_B(-x_{i2})g_B(-x_{(i+1)2}) < 0, \quad i = 1, 2, \cdots, M - 1.$$

这表明方程 $g_B(x) = 0$ 在 $(-x_{(i+1)1}, -x_{i1})$ 和 $(-x_{(i+1)2}, -x_{i2})$ 上分别至少存在一个根 $-\alpha_{i1}$ 和 $-\alpha_{i2}$, 对每一个 $i = 1, 2, \cdots, M - 1$. 因为 $g_B(-x_{12})g_B(-(\mu + b)) < 0$, 则方程 $g_B(x) = 0$ 在 $(-x_{12}, -(\mu + b))$ 上至少存在一个根 $-\alpha_{2M-1}$. 因此, 存在实数 $\beta_i, i = 1, 2$, 使得 $g_B(x)$ 可以表示成 $g_B(x) = (x + \alpha_{11})(x + \alpha_{21}) \cdots (x + \alpha_{(M-1)1})(x + \alpha_{12})(x + \alpha_{22}) \cdots (x + \alpha_{(M-1)2})(x + \alpha_{2M-1})(x^2 + \beta_1 x + \beta_2)$. 在这个表达式中, x^{2M} 的系数为

$$\sum_{i=1}^{M-1} \sum_{j=1}^{2} \alpha_{ij} + \alpha_{2M-1} + \beta_1. \tag{3.3.12}$$

根据式 (3.3.11) 和式 (3.3.12), 结合 $\alpha_{i1} < x_{i1}, \alpha_{i2} < x_{(i+1)2}, i = 1, 2, \cdots, M - 1$, 和 $\alpha_{2M-1} < x_{12}$, 可得 $\beta_1 > 0$. 当方程

$$x^2 + \beta_1 x + \beta_2 = 0, \tag{3.3.13}$$

没有实数解时, 方程 (3.3.13) 的两个复根的实部 $-\beta_1/2$ 是负的. 假设方程 (3.3.13) 有两个实数解. 那么, 由 $\beta_1 > 0$ 和 $g_B(0) > 0$, 两个解的实部都是负的. 因此, 得到 B 的所有特征值的实部是负的. B 的特征值也是 (3.3.1) 在 E^* 的 Jacobian 矩阵的特征值, 换句话说, 线性系统 (3.3.9) 渐近稳定.

免疫策略   免疫在预防控制疾病中是非常有用的一种策略, 下面给出在具有出生和死亡的网络模型中不同的免疫策略的比较.

记 σ 为免疫率, 且 $0 < \sigma < 1$. 在均匀免疫下, 方程 (3.3.1) 变为

$$\begin{cases} \dfrac{\mathrm{d}S_k(t)}{\mathrm{d}t} = b(1 - S_k - I_k) - dS_k - \lambda(1 - \sigma)kS_k\theta(t) + \gamma I_k, \\ \dfrac{\mathrm{d}I_k(t)}{\mathrm{d}t} = \lambda(1 - \sigma)kS_k\theta(t) - \gamma I_k - \mu I_k. \end{cases} \tag{3.3.14}$$

可获得系统 (3.3.14) 的稳态解为

$$S_k = \frac{b(\gamma + \mu)}{(b + d)(\gamma + \mu) + (b + \mu)\lambda(1 - \sigma)k\theta}, \quad I_k = \frac{b\lambda(1 - \sigma)k\theta}{(b + d)(\gamma + \mu) + (b + \mu)\lambda(1 - \sigma)k\theta}.$$

其自相容方程为

$$\theta = \frac{b}{(b + \mu)\langle k \rangle} \sum_k \frac{\lambda_1 k\theta(k - 1)p(k)}{1 + \lambda_1 k\theta} = \tilde{f}(\theta),$$

其中 $\lambda_1 = \lambda(b + \mu)(1 - \sigma)/(b + d)(\gamma + \mu)$. 类似于前面讨论, 系统 (3.3.14) 存在内在平衡点的阈值条件为

$$\left. \frac{\mathrm{d}\tilde{f}(\theta)}{\mathrm{d}\theta} \right|_{\theta=0} > 1,$$

因此, 基本再生数为

$$\tilde{R}_0 = \frac{b\lambda(1-\sigma)\langle k(k-1)\rangle}{(b+d)(\gamma+\mu)\langle k\rangle} = (1-\sigma)R_0. \tag{3.3.15}$$

注意到在式 (3.3.15) 中, 当 $\sigma = 0$ 时, 即如果系统没有进行免疫, 则 $\tilde{R}_0 = R_0$; 当 $0 < \sigma < 1$ 时, 有 $\tilde{R}_0 < R_0$, 即免疫策略是有效的; 当 $\sigma \to 1$ 时, $\tilde{R}_0 \to 0$, 即对所有节点进行免疫, 疾病不能在网络中传播.

下面讨论**目标免疫**. 引入一个上界 κ, 使得度大于 κ 的所有节点都免疫. 定义免疫率 σ_k 为

$$\sigma_k = \begin{cases} 1, & k > \kappa, \\ c, & k = \kappa, \\ 0, & k < \kappa, \end{cases} \tag{3.3.16}$$

其中 $0 < c \leqslant 1$, 并且 $\sum_k \sigma_k P(k) = \bar{\sigma}$, 其中 $\bar{\sigma}$ 表示平均免疫率. 方程 (3.3.1) 变为

$$\begin{cases} \dfrac{\mathrm{d}S_k(t)}{\mathrm{d}t} = b(1 - S_k - I_k) - dS_k - \lambda(1-\sigma_k)kS_k\theta(t) + \gamma I_k, \\ \dfrac{\mathrm{d}I_k(t)}{\mathrm{d}t} = \lambda(1-\sigma_k)kS_k\theta(t) - \gamma I_k - \mu I_k. \end{cases} \tag{3.3.17}$$

可获得自相容方程为

$$\theta = \frac{b}{(b+\mu)\langle k\rangle}\sum_k \frac{\lambda_2 k\Theta(k-1)p(k)}{1+\lambda_2 k\theta} = \hat{f}(\theta),$$

其中 $\lambda_2 = \dfrac{(b+\mu)(1-\sigma_k)}{(b+d)(\gamma+\mu)}\lambda$. 因此, 疾病传播阈值为

$$\hat{R}_0 = \frac{b\lambda(\langle k(k-1)\rangle - \langle k\sigma_k(k-1)\rangle)}{(b+d)(\gamma+\mu)\langle k\rangle}.$$

注意到 $\langle k\sigma_k(k-1)\rangle = \bar{\sigma}\langle k(k-1)\rangle + \sigma'$, 其中

$$\sigma' = \langle(\sigma_k - \bar{\sigma})[k(k-1) - \langle k(k-1)\rangle]\rangle$$

是 σ_k 与 $k(k-1)$ 的协方差.

通过类似于参考文献 [194] 的讨论方法, 可获得

$$\hat{R}_0 < \frac{1-\bar{\sigma}}{1-\sigma}\tilde{R}_0.$$

记 $\sigma = \bar{\sigma}$, 则有

$$\hat{R}_0 < \tilde{R}_0.$$

这意味着在相同的平均免疫率下目标免疫比均匀免疫更有效.

熟人免疫　从 N 个节点中以概率 p 随机选取节点, 则度为 k 的节点被免疫的概率为 $kp(k)/(N\langle k \rangle)$, 因此 $\sigma_k = \dfrac{p}{\langle k \rangle} kp(k)$, 所以对于此免疫策略疾病传播阈值为

$$\check{R}_0 = \frac{b\lambda(\langle k(k-1) \rangle - \frac{p}{\langle k \rangle} \langle k^2 p(k)(k-1) \rangle)}{(b+d)(\gamma+\mu)\langle k \rangle} = \frac{\langle k(k-1) \rangle - \frac{p}{\langle k \rangle} \langle k^2 p(k)(k-1) \rangle}{(1-\bar{\sigma})\langle k(k-1) \rangle - \sigma'} \hat{R}_0.$$

主动免疫　选择一个染病者节点, 并且免疫他的邻居中度大于 κ 的节点, 其动力学模型为

$$\begin{cases} \dfrac{\mathrm{d}S_k(t)}{\mathrm{d}t} = b(1 - S_k - I_k) - dS_k - \lambda k S_k \theta(t) + (\gamma + \bar{\sigma}_k)I_k, \\ \dfrac{\mathrm{d}I_k(t)}{\mathrm{d}t} = \lambda k S_k \Theta(t) - (\gamma + \bar{\sigma}_k)I_k - \mu I_k. \end{cases} \tag{3.3.18}$$

其中 $\bar{\sigma}_k = \sum\limits_k \dfrac{kP(k)}{\langle k \rangle} \sigma_k$, 并且 σ_k 由式 (3.3.16) 给出. 自相容方程为

$$\theta = \frac{b}{(b+\mu)\langle k \rangle} \sum_k \frac{\lambda_3 \theta k(k-1)p(k)}{1 + \lambda_3 k\theta} = \bar{f}(\theta),$$

其中 $\lambda_3 = \dfrac{(b+\mu)}{(b+d)(\gamma + \bar{\sigma}_k + \mu)}\lambda$. 疾病传播的阈值为

$$\bar{R}_0 = \frac{b\lambda \sum\limits_k \dfrac{1}{\gamma + \bar{\sigma}_k + \mu} k(k-1)p(k)}{(b+d)\langle k \rangle}.$$

因此有

$$\bar{R}_0 < R_0.$$

也就是说, 主动免疫更有效. 若 $\left\langle \dfrac{k(k-1)}{\gamma + \bar{\sigma}_k + \mu} \right\rangle$ 越小, 则免疫策略越有效.

3.3.2 动态网络出生死亡传染病动力学模型

在均匀混合网络中, 出生与死亡很容易结合到传染病动力学模型中, 但对于复杂网络下的传染病节点动力学模型, 由于其传播既依赖于网络的结构又依赖于疾病的传播机理, 而出生与死亡将使得网络的结构会发生动态变化. 因此, 研究其疾病传播动力学会更加困难. 本小节将主要介绍我们近年来的工作[197].

为了使本书自成一体, 首先给出一般人口动力学模型. 考虑总人口为 N 的 SIS 仓室模型, S 是易感者数量, I 是染病者数量, $N = S + I$. 总人口的变化主要由出

生与死亡决定, 用 $B(N)$ 代表人口的出生或者补充率, $D(N)$ 代表自然死亡率系数, α 代表因病死亡率系数, 则人口的变化满足下面的方程

$$N'(t) = B(N) - D(N)N - \alpha I. \tag{3.3.19}$$

将人口按照度分为 n 个不同的群体, n 代表最大度, 最小度为 0, 用 $N_k(k = 1, 2, \cdots , n)$ 代表度为 k 的数量. 记

$$\vec{N} = (N_1, N_2, N_3, \cdots , N_n),$$

则总人口 $N = \sum_k^n N_k$, 度分布 $p(k) = N_k/N$. 如果 S_k 与 I_k 分别代表度为 k 群体中易感者与染病者数量, 则

$$S_k + I_k = N_k, \quad S(t) = \sum_k^n S_k(t), \quad I(t) = \sum_k^n I_k(t).$$

为了建立有出生与死亡的传染病传播模型, 做下面的基本假设:

(A1) 补充率 $B(N)$ 以概率 $r_k(0 \leqslant r_k < 1)$ 进入到度为 k 群体中, 因此 $\sum_{k=1}^n r_k = 1$, 假设新的补充全部是易感者, 自然死亡率 $D(N)N$;

(A2) 染病者的恢复率为 γ, 一个易感者与一个染病者接触并被传染的概率 λ;

(A3) 新进入的成员发出的任何一条边与已有的度为 k 的节点相连的概率 $\Pi_a(k, \vec{N})$. 类似地, 死亡一个节点同时失去相应的边, 其任何一条失去边与网络中度为 k 的节点相连的概率为 $\Pi_d(k, \vec{N})$. 在网络节点的出生与死亡过程中, 网络中任何现存的一个节点在单位时间内仅获得 (因出生新节点发出边导致网络中旧节点边的增加) 或者失去一条边 (因为死亡节点引起的现存节点边的失去), 现存每一个节点获得或者失去更多的边将被忽略. 每个节点的度最少为 1, 最多为 $n(n \leqslant N)$, 这意味着新节点不能与度为 n 的节点连接, 即

$$\Pi_a(n, \vec{N}) = 0.$$

度为 1 的节点如果失去边, 则必须重连, 即

$$\Pi_d(1, \vec{N}) = 0.$$

在这两种情形下, 我们忽略其他节点度的变化, 因此有[198]

$$\sum_{k=1}^n \Pi_a(k, \vec{N})N_k = 1, \quad \sum_{k=1}^n \Pi_d(k, \vec{N})N_k = 1.$$

(A4) 网络是度不相关的, 则一个节点周围有染病者的概率为

$$\theta(t) = \frac{\displaystyle\sum_{j=1}^{n} jp(j)I_j/N_j}{\langle k \rangle} = \frac{\displaystyle\sum_{j=1}^{n} jI_j}{\displaystyle\sum_{k=1}^{n} kN_k}. \tag{3.3.20}$$

从以上假设可以看出, 单位时间新进入的成员发出的总边数为 $B(N)\displaystyle\sum_{i=1}^{n} ir_i$, 这些边与已有的一个度为 k 的一个节点相连的数量为

$$B(N)\sum_{i=1}^{n} ir_i\Pi_a(k, \overrightarrow{N}) \stackrel{\text{def}}{=} C_a(k).$$

类似地, 单位时间死亡的节点失去的总边数为 $D(N)\displaystyle\sum_{i=1}^{n} iN_i$, 这些失去的边曾经与度为 k 的一个节点相连的数量为

$$D(N)\sum_{i=1}^{n} iN_i\Pi_d(k, \overrightarrow{N}) \stackrel{\text{def}}{=} C_d(k).$$

基于上面的假设与讨论, 可以得到下面的动力学模型

$$\begin{cases} S_1' = r_1 B(N) - D(N)S_1 - \lambda S_1\theta + \gamma I_1 - C_a(1)S_1 + C_d(2)S_2, \\ I_1' = \lambda S_1\theta - D(N)I_1 - \gamma I_1 - C_a(1)I_1 + C_d(2)I_2, \\ S_k' = r_k B(N) - D(N)S_k - \lambda k S_k\theta + \gamma I_k + C_a(k-1)S_{k-1} \\ \qquad - C_a(k)S_k + C_d(k+1)S_{k+1} - C_d(k)S_k, \\ I_k' = \lambda k S_k\theta - D(N)I_k - \gamma I_k + C_a(k-1)I_{k-1} - C_a(k)I_k \\ \qquad + C_d(k+1)I_{k+1} - C_d(k)I_k, \quad 2 \leqslant k \leqslant n-1 \\ S_n' = r_n B(N) - D(N)S_n - \lambda n S_n\theta + \gamma I_n + C_a(n-1)S_{n-1} \\ \qquad - C_d(n)S_n, \\ I_n' = \lambda n S_n\theta - D(N)I_n - \gamma I_n + C_a(n-1)I_{n-1} - C_d(n)I_n. \end{cases} \tag{3.3.21}$$

由式 (3.3.21) 可得到下面的方程

$$\begin{cases} \dfrac{\mathrm{d}N_1}{\mathrm{d}t} = B(N)r_1 - D(N)N_1 - C_a(1)N_1 + C_d(2)N_2, \\ \dfrac{\mathrm{d}N_k}{\mathrm{d}t} = B(N)r_k - D(N)N_k + C_a(k-1)N_{k-1} - C_a(k)N_k \\ \qquad + C_d(k+1)N_{k+1} - C_d(k)N_k, \quad 2 \leqslant k \leqslant n-1, \\ \dfrac{\mathrm{d}N_n}{\mathrm{d}t} = B(N)r_n - D(N)N_n + C_a(n-1)N_{n-1} - C_d(n)N_n, \end{cases} \tag{3.3.22}$$

式 (3.3.22)$B(N)r_k$ 表示单位时间新进入的节点进入到度为 k 群体数量, 而所有新进入的节点发出的边与度为 $k-1$ 老节点相连的数量为 $C_a(k-1)N_{k-1}$, 其中 $B(N)\sum_{i=1}^{n} ir(i)$ 新节点发出的总边数, $\Pi_a(k-1,\vec{N})N_{k-1}$ 是新发出的边与度为 $k-1$ 老节点相连的概率. 相应地, $\Pi_a(k,\vec{N})N_k$ 是新发出的边与度为 k 老节点相连的概率. 注意到, 度为 $k-1$ 的节点新增一条边后变为度是 k 的节点, 因此, 单位时间内度为 k 群体数量增加, 同样地, 度为 k 的节点新增一条边后变为度是 $k+1$, 导致单位时间内度为 k 群体数量减少. $C_d(k+1)N_{k+1}$ 代表单位时间内死亡的节点失去的边与度为 $k+1$ 节点相连的数量, 因而导致度为 k 群体数量增加, $C_d(k)N_k$ 代表单位时间内死亡的节点失去的边与度为 k 节点相连的数量, 从而导致度为 k 群体数量减少.

由式 (3.3.22), 可知总的人口数量 $N(t)$ 满足下面的方程

$$N'(t) = B(N) - D(N)N(t). \tag{3.3.23}$$

从上面的打开与合并动力学模型可以看出, 出生与死亡确实会给网络的结构带来很大的变化, 而且网络下的传染病动力学是对人口动力学更精细的刻画, 其建立的模型是否合理, 可以进行合并看是否可以归纳到原来的人口动力学模型中去, 可以形象的比喻为一个手风琴, 可以打开, 看到更细微的结构, 也可以压缩, 还原为一个整体.

对于出生率或者补充率 $B(N)$, 以及死亡率系数 $D(N)$ 已经有各种刻画[199], 一般情况下会使用下面两种形式

(B1) $B(N) = A, D(N) = \mu, A > 0, \mu > 0$;

(B2) $B(N) = N\left(b + \dfrac{\mu N}{K}\right), D(N) = \mu + \dfrac{bN}{K}, b > 0, \mu > 0, K > 0$.

因此导致的相应人口动力学方程分别为

$$N'(t) = A - \mu N(t), \tag{3.3.24}$$

$$N'(t) = (b - \mu)N\left(1 - \frac{N}{K}\right). \tag{3.3.25}$$

对于方程 (3.3.24) 或者方程 (3.3.25), 显然有全局渐近稳定的平衡点 $N^* = A/\mu$ 或者 $N^* = K$.

1. 复杂网络下具有出生死亡传染病动力学模型性态分析

一般情况下, 系统 (3.3.21) 的动力学性态是非常复杂的, 为了说明该类模型的研究方法, 我们取人口动力学满足方程 (3.3.24), 即出生或者补充率 $B(N)$ 以及死亡率系数 $D(N)$ 满足假设 (B1). 而 $\Pi_a(k,\boldsymbol{N})$ 与 $\Pi_d(k,\boldsymbol{N})$ 分别取随机连接和优先连接[198, 200]

$$\Pi_a(k, \boldsymbol{N}) = \frac{1}{\displaystyle\sum_{i=1}^{n} N_i} = \frac{1}{N}, \quad k = 1, 2, \cdots, n-1.$$

$$\Pi_d(k, \boldsymbol{N}) = \frac{k}{\displaystyle\sum_{k=1}^{n} k N_k}, \quad k = 2, \cdots, n.$$

从而, 系统 (3.3.21) 变为下面的系统

$$\begin{cases} S_1' = r_1 A - \mu S_1 - \lambda S_1 \theta + \gamma I_1 - \dfrac{A\displaystyle\sum_{k=1}^{n} k r_k}{N} S_1 + 2\mu S_2, \\[3mm] I_1' = \lambda S_1 \theta - \mu I_1 - \gamma I_1 - \dfrac{A\displaystyle\sum_{k=1}^{n} k r_k}{N} I_1 + 2\mu I_2, \\[3mm] S_k' = r_k A - \mu S_k - \lambda k S_k \theta + \gamma I_k \\[3mm] \quad + \dfrac{A\displaystyle\sum_{k=1}^{n} k r_k}{N}[S_{k-1} - S_k] + \mu[(k+1)S_{k+1} - k S_k], \\[3mm] I_k' = \lambda k S_k \theta - \mu I_k - \gamma I_k + \dfrac{A\displaystyle\sum_{k=1}^{n} k r_k}{N}[I_{k-1} - I_k] + \mu[(k+1)I_{k+1} - k I_k], \\[3mm] S_n' = r_n A - \mu S_n - \lambda n S_n \theta + \gamma I_n + \dfrac{A\displaystyle\sum_{k=1}^{n} k r_k}{N} S_{n-1} - n\mu S_n, \\[3mm] I_n' = \lambda n S_n \theta - \mu I_n - \gamma I_n + \dfrac{A\displaystyle\sum_{k=1}^{n} k r_k}{N} I_{n-1} - n\mu I_n. \end{cases}$$

$$(3.3.26)$$

相应地, 度为 k 的群体中总人口满足

$$\begin{cases} \dfrac{\mathrm{d}N_1}{\mathrm{d}t} = A r_1 - \dfrac{A}{N}\displaystyle\sum_{i=1}^{n} i r(i) N_1 - \mu N_1 + 2\mu N_2, \\[3mm] \dfrac{\mathrm{d}N_k}{\mathrm{d}t} = A r_k + \dfrac{A}{N}\displaystyle\sum_{i=1}^{n} i r(i)[N_{k-1} - N_k] - \mu N_k + \mu[(k+1)N_{k+1} - k N_k], \\[3mm] \quad k = 2, \cdots, n-1, \\[3mm] \dfrac{\mathrm{d}N_n}{\mathrm{d}t} = A r_n + \dfrac{A}{N}\displaystyle\sum_{i=1}^{n} i r(i) N_{n-1} - \mu N_n - n\mu N_n. \end{cases}$$

$$(3.3.27)$$

系统 (3.3.26) 的流程图如图 3.3.2 所示, 因为系统 (3.3.24) 有唯一稳定的平衡点 $N^* = A/\mu$, 从而, 系统 (3.3.27) 的极限系统为

$$
\begin{cases}
\dfrac{\mathrm{d}N_1}{\mathrm{d}t} = Ar_1 - \mu c N_1 - \mu N_1 + 2\mu N_2, \\[2mm]
\dfrac{\mathrm{d}N_k}{\mathrm{d}t} = Ar_k + \mu c[N_{k-1} - N_k] - \mu N_k + \mu[(k+1)N_{k+1} - kN_k], \\[1mm]
\qquad k = 2, \cdots, n-1, \\[2mm]
\dfrac{\mathrm{d}N_n}{\mathrm{d}t} = Ar_n + \mu c N_{n-1} - \mu N_n - n\mu N_n,
\end{cases}
\tag{3.3.28}
$$

其中 $c = \displaystyle\sum_{i=1}^{n} i r_i$.

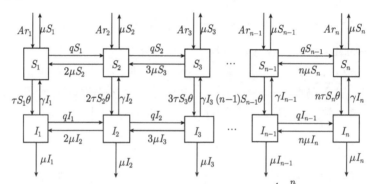

图 3.3.2 系统 (3.3.26) 流程图, 其中 $q = \dfrac{A}{N}\displaystyle\sum_{k=1}^{n} k r_k$.

为了研究系统 (3.3.26) 的全局动力学性态, 首先研究其极限系统 (3.3.28) 的动力学性态.

记

$$
J = -\begin{pmatrix}
-(c+1)\mu & 2\mu & & & & \\
c\mu & -(c+3)\mu & 3\mu & & & \\
& c\mu & -(c+4)\mu & 4\mu & & \\
& & \ddots & \ddots & \ddots & \\
& & & c\mu & -(c+n)\mu & n\mu \\
& & & & c\mu & -(1+n)\mu
\end{pmatrix},
$$

以及 $T = \mathrm{diag}(\delta_1, \delta_2, \cdots, \delta_n)$, $\delta_1 = 1$, $\delta_i = \sqrt{\dfrac{c^{i-1}}{i!}}, 2 \leqslant i \leqslant n$, $d_i = \mu\sqrt{c(1+i)}$, 容易验证 $T^{-1}JT = J^*$,

$$J^* = - \begin{pmatrix} -(c+1)\mu & d_1 & & & & \\ d_1 & -(c+3)\mu & d_2 & & & \\ & d_2 & -(c+4)\mu & d_3 & & \\ & & \ddots & \ddots & \ddots & \\ & & & d_{n-2} & -(c+n)\mu & d_{n-1} \\ & & & & d_{n-1} & -(1+n)\mu \end{pmatrix}.$$

从而可知 J 与 J^* 具有相同的特征值, 而 J^* 是实对称矩阵, 从而具有实的特征值. 下面用 Gerschgorin 圆盘定理来估计矩阵 J 特征值的符号. 由 Gerschgorin 圆盘定理可知, 矩阵 J 的特征值 x 一定位于下面的区域内

$$D_1 = \{x : -(2c+1)\mu \leqslant x \leqslant -\mu\},$$

$$D_2 = \{x : -\mu(2c+2k-1) \leqslant x \leqslant -\mu, k = 2, 3, \cdots, n-1\},$$

$$D_3 = \{x : -(2n+1)\mu \leqslant x \leqslant -\mu\}.$$

由文献 [201] 中的定理 1.2 可知, 系统 (3.3.28) 有唯一平衡点 $P_0 = (N_1^0, N_2^0, \cdots, N_n^0)$ 且 $\sum_{i=1}^{n} N_i^0 = A/\mu$. 记 $\boldsymbol{N}^0 = (N_1^0, N_2^0, \cdots, N_n^0)^{\mathrm{T}}$, $\boldsymbol{R} = (Ar_1, Ar_2, \cdots, Ar_n)^{\mathrm{T}}$, 则

$$\boldsymbol{N}^0 = J^{-1} \boldsymbol{R}.$$

从上面的分析可得下面的定理.

定理 3.3.4 系统 (3.3.28) 有唯一平衡点 $P_0 = (N_1^0, N_2^0, \cdots, N_n^0)$, 而且全局渐近稳定, 即 $\lim_{t \to \infty} N_k(t) = N_k^0$.

由定理 3.3.4 可知, 系统 (3.3.26) 的极限系统为

$$\begin{cases} S_1' = r_1 A - \beta_1 S_1 \sum_{i=1}^{n} i I_i + \mu(1+c)S_1 + \gamma I_1 + 2\mu S_2, \\ I_1' = \beta_1 S_1 \sum_{i=1}^{n} i I_i - (\mu + \mu c + \gamma)I_1 + 2\mu I_2, \\ \quad \vdots \\ S_k' = r_k A - \beta_k S_k \sum_{i=1}^{n} i I_i - \mu(1+k+c)S_k + \gamma I_k + \mu c S_{k-1} + \mu(k+1)S_{k+1}, \\ I_k' = \beta_k S_k \sum_{i=1}^{n} i I_i - [\mu(1+k+c) + \gamma]I_k + \mu c I_{k-1} + \mu(k+1)I_{k+1}, \\ \quad \vdots \\ S_n' = r_n A - \beta_n S_n \sum_{i=1}^{n} i I_i - \mu(1+n)S_n + \gamma I_n + \mu c S_{n-1}, \\ I_n' = \beta_n S_n \sum_{i=1}^{n} i I_i - [\mu(1+n) + \gamma]I_n + \mu c I_{n-1} - \mu I_n, \end{cases} \quad (3.3.29)$$

其中 $\beta_k = \dfrac{\lambda k}{\sum\limits_{k=1}^{n} k N_k^0}$. 根据定理 3.3.4 可知, 系统 (3.3.29) 有唯一的无病平衡点

$$E_0 = (N_1^0, N_2^0, \cdots, N_n^0, 0, 0, \cdots, 0) = (S_1^0, S_2^0, \cdots, S_n^0, 0, 0, \cdots, 0).$$

下面计算**基本再生数**. 为方便, 记 $\mu + \mu c + \gamma \overset{\text{def}}{=} a$, $\beta_i S_i^0 \overset{\text{def}}{=} \sigma_i$,

$$M = \begin{pmatrix} \sigma_1 - a & 2\sigma_1 + 2\mu & 3\sigma_1 & \cdots & k\sigma_1 & \cdots & n\sigma_1 \\ \sigma_2 + \mu c & 2\sigma_2 - a - 2\mu & 3\sigma_2 + 3\mu & \cdots & k\sigma_2 & \cdots & n\sigma_2 \\ \vdots & \vdots & \vdots & & \vdots & & \vdots \\ \sigma_k & 2\sigma_k & 3\sigma_k & \cdots & k\sigma_k - a - k\mu & \cdots & n\sigma_k \\ \vdots & \vdots & \vdots & & \vdots & & \vdots \\ \sigma_n & 2\sigma_n & 3\sigma_n & \cdots & k\sigma_n & \cdots & n\sigma_n - \gamma - (n+1)\mu \end{pmatrix},$$

显然, M 是不可约的, 而且具有非负的非对角线元素. 定义矩阵

$$M_1 = \begin{pmatrix} \beta_1 & 2\beta_1 & \cdots & k\beta_1 & \cdots & n\beta_1 \\ \beta_2 & 2\beta_2 & \cdots & k\beta_2 & \cdots & n\beta_2 \\ \vdots & \vdots & & \vdots & & \vdots \\ \beta_k & 2\beta_k & \cdots & k\beta_k & \cdots & n\beta_k \\ \vdots & \vdots & & \vdots & & \vdots \\ \beta_n & 2\beta_n & \cdots & k\beta_n & \cdots & n\beta_n \end{pmatrix}, \quad F = \begin{pmatrix} \sigma_1 & 2\sigma_1 & \cdots & k\sigma_1 & \cdots & n\sigma_1 \\ \sigma_2 & 2\sigma_2 & \cdots & k\sigma_2 & \cdots & n\sigma_2 \\ \vdots & \vdots & & \vdots & & \vdots \\ \sigma_k & 2\sigma_k & \cdots & k\sigma_k & \cdots & n\sigma_k \\ \vdots & \vdots & & \vdots & & \vdots \\ \sigma_n & 2\sigma_n & \cdots & k\sigma_n & \cdots & n\sigma_n \end{pmatrix},$$

$$V = -\begin{pmatrix} -a & 2\mu & 0 & 0 & 0 & 0 & 0 \\ \mu c & -a - 2\mu & 3\mu & 0 & 0 & 0 & 0 \\ 0 & \mu c & -a - 3\mu & 4\mu & 0 & 0 & 0 \\ \vdots & \vdots & & \vdots & \vdots & \vdots & \vdots \\ 0 & 0 & \cdots & \mu c & -a - k\mu & (k+1)\mu & 0 \\ \vdots & \vdots & & \vdots & \vdots & \vdots & \vdots \\ 0 & 0 & \cdots & 0 & 0 & \mu c & -\gamma - (n+1)\mu \end{pmatrix}.$$

由 van den Driessche 和 J.Watmough[202] 定义的下一代矩阵, 可以得到基本再生数 $R_0 = \rho(FV^{-1})$, 这里 ρ 代表谱半径, 并有

$$R_0 < 1 \Leftrightarrow s(M) < 0, \quad R_0 > 1 \Leftrightarrow s(M) > 0,$$

这里

$$s(M) := \max\{\text{Re }x : x \text{是矩阵} M \text{特征根}\}.$$

为计算 R_0 表达式, 首先将三对角矩阵 (tridiagonal matrix) $V = (v_{ij})_{n \times n}$ 转化为对角矩阵对称的三对角矩阵 V^*. 令 $T = \mathrm{diag}(\delta_1, \delta_2, \cdots, \delta_n)$, $\delta_1 = 1$, $\delta_i = \sqrt{\dfrac{c^{i-1}}{i!}}$, $2 \leqslant i \leqslant n$, $d_i = \mu\sqrt{c(1+i)}$, 则有 $T^{-1}VT = V^* = (h_{ij})_{n \times n}$, $v_{ij} = \dfrac{\delta_i}{\delta_j}h_{ij}$,

$$
V^* = - \begin{pmatrix}
-a & d_1 & & & & \\
d_1 & -a-2\mu & d_2 & & & \\
& d_2 & -a-3\mu & d_3 & & \\
& & \ddots & \ddots & \ddots & \\
& & & d_{n-2} & -a-(n-1)\mu & d_{n-1} \\
& & & & d_{n-1} & -\gamma-(n+1)\mu
\end{pmatrix}.
$$

注意到矩阵 V 的每一列求和为 $\mu + \gamma$, 因此 V 是非奇异的 M- 矩阵, 因此 V^{-1} 是正矩阵. 使用文献 [203] 方法, 对于 $V^* = (h_{ij})_{n \times n}$, 可以计算得到

$$
h_{ij} = \begin{cases}
\dfrac{|V_{i-1}^*|}{|V_i^*|} + |V_{i-1}^*|^2 \displaystyle\sum_{k=i+1}^{n} \left(\dfrac{\prod\limits_{l=i}^{k-1} d_l^2}{|V_{k-1}^*||V_k^*|} \right), & i = j, \\[4mm]
(-1)^{i+j} \dfrac{|V_{j-1}^*|}{|V_{i-1}^*|} \displaystyle\prod_{l=j}^{i-1} d_l h_{ii}, & i \neq j,
\end{cases}
$$

这里 $|V_0^*| = 1, |V_i^*|$ $(1 \leqslant i \leqslant n)$ 是 V^* 的第 i 阶顺序主子式. 注意到 F 是一个秩 1 矩阵, 因此 $R_0 = \rho(FV^{-1})$ 一定是矩阵 FV^{-1} 的迹, 即

$$
R_0 = \rho(FV^{-1}) = \sum_{j=1}^{n} \sigma_j \left(\sum_{i=1}^{n} iv_{ji} \right) = \sum_{j=1}^{n} \sigma_j \delta_j \left(\sum_{i=1}^{n} \frac{ih_{ji}}{\delta_i} \right).
$$

对特殊情形 $n = 2$, 经计算得到

$$
S_1^* = \frac{A(r_1+2)}{\mu(3+c)}, \quad S_2^* = \frac{A(1+2r_2)}{\mu(3+c)}, \quad \sigma_1 = \frac{\lambda(r_1+2)}{r_1+4(1+r_2)}, \quad \sigma_2 = \frac{2\lambda(1+2r_2)}{r_1+4(1+r_2)},
$$

因此, 基本再生数

$$
R_0 = \frac{\lambda[(r_1+2)(\gamma+3\mu+2\mu c) + 4(1+2r_2)(\gamma+2\mu+\mu c)]}{[r_1+4(1+r_2)][\gamma(\gamma+4\mu+\mu c) + \mu^2(3+c)]},
$$

这里 $c = r_1 + 2r_2$.

2. 平衡点的稳定性分析

下面讨论系统 (3.3.29) 平衡点的稳定性.

定理 3.3.5　当 $R_0 < 1$ 时, 系统 (3.3.29) 无病平衡点 $E_0 = (S_1^0, S_2^0, \cdots, S_n^0, 0, \cdots, 0)$ 全局吸引, 即 $\lim\limits_{t \to \infty} S_k(t) = S_k^0$, $\lim\limits_{t \to \infty} I_k(t) = 0$.

证明　事实上, 仅需证明 $\lim\limits_{t \to \infty} I_k(t) = 0$. 由定理 3.3.4 可知, 对任意 $\varepsilon > 0$, 当 t 充分大时有,

$$N_k(t) = S_k(t) + I_k(t) < S_k^0 + \varepsilon, \quad k = 1, 2, \cdots, n.$$

因此, 由式 (3.3.29) 可知

$$\begin{cases} I_1' \leqslant \beta_1(S_k^0 + \varepsilon) \sum\limits_{i=1}^n iI_i - (\mu + \mu c + \gamma)I_1 + 2\mu I_2, \\ \quad \vdots \\ I_k' \leqslant \beta_k(S_k^0 + \varepsilon) \sum\limits_{i=1}^n iI_i - [\mu(1 + k + c) + \gamma]I_k + \mu cI_{k-1} + \mu(k+1)I_{k+1}, \\ \quad \vdots \\ I_n' \leqslant \beta_n(S_n^0 + \varepsilon) \sum\limits_{i=1}^n iI_i - [\mu(1 + n) + \gamma]I_n + \mu cI_{n-1} - \mu I_n. \end{cases}$$

为此, 考虑下面的辅助系统

$$\begin{cases} I_1' = \beta_1(S_k^0 + \varepsilon) \sum\limits_{i=1}^n iI_i - (\mu + \mu c + \gamma)I_1 + 2\mu I_2, \\ \quad \vdots \\ I_k' = \beta_k(S_k^0 + \varepsilon) \sum\limits_{i=1}^n iI_i - [\mu(1 + k + c + \gamma)I_k + \mu cI_{k-1} + \mu(k+1)I_{k+1}, \\ \quad \vdots \\ I_n' = \beta_n(S_n^0 + \varepsilon) \sum\limits_{i=1}^n iI_i - [\mu(1 + n) + \gamma]I_n + \mu cI_{n-1} - \mu I_n, \end{cases} \tag{3.3.30}$$

以下证明系统 (3.3.30) 的任何一个解全部趋于零. 因为 $s(M) < 0$, 而 $s(M + \varepsilon M_1)$ 对充分小的 ε 是连续变化的, 因此, 可以取 $\varepsilon > 0$ 足够小, 使 $s(M + \varepsilon M_1) < 0$. 又因为系统 (3.3.30) 是一个线性系统, 因此当 $s(M) < 0$ 时, 零解全局渐近稳定, 即 $\lim\limits_{t \to \infty} I_i(t) = 0$. 由单调系统的比较原理, 可知系统 (3.3.29) 的无病平衡点全局吸引.

下面将证明当 $R_0 > 1$, 系统 (3.3.29) 有唯一全局吸引的地方病平衡点, 为此, 将系统 (3.3.29) 转换为下面的等价系统

$$
\begin{cases}
\dfrac{\mathrm{d}N_1}{\mathrm{d}t} = Ar_1 - \mu c N_1 - \mu N_1 + 2\mu N_2, \\
\quad\vdots \\
\dfrac{\mathrm{d}N_k}{\mathrm{d}t} = Ar_k + \mu c[N_{k-1} - N_k] - \mu N_k + \mu[(k+1)N_{k+1} - kN_k], \quad k = 2, \cdots, n, \\
\quad\vdots \\
\dfrac{\mathrm{d}N_n}{\mathrm{d}t} = Ar_n + \mu c N_{n-1} - \mu N_n - n\mu N_n, \\
I_1' = \beta_1(N_1 - I_1)\displaystyle\sum_{i=1}^n iI_i - (\mu + \mu c + \gamma)I_1 + 2\mu I_2, \\
\quad\vdots \\
I_k' = \beta_k(N_k - I_k)\displaystyle\sum_{i=1}^n iI_i - [\mu(1+k+c)+\gamma]I_k + \mu c I_{k-1} + \mu(k+1)I_{k+1}, \\
\quad\vdots \\
I_n' = \beta_n(N_n - I_n)\displaystyle\sum_{i=1}^n iI_i - [\mu(1+n)+\gamma]I_n + \mu c I_{n-1} - \mu I_n.
\end{cases}
$$

(3.3.31)

首先证明系统 (3.3.31) 存在紧的正不变集.

因为总人口 N 满足系统 (3.3.24), 因此, 下面的引理一定成立.

引理 3.3.6 对系统 (3.3.31) 任何一个从 R_+^{2n} 出发的正轨线, 将最终进入并停留在下面的区域内

$$
G \stackrel{\mathrm{def}}{=} \left\{ (\vec{N}, \vec{I}) \in R^{2n} : \sum_{k=1}^n N_k \leqslant \frac{A}{\mu}, 0 \leqslant I_k \leqslant N_k \right\},
$$

即区域 G 是系统 (3.3.31) 正向不变集, 这里 $\boldsymbol{N} = (N_1, N_2, \cdots, N_n)$, $\boldsymbol{I} = (I_1, I_2, \cdots, I_n)$

注意到系统 (3.3.31) 前 n 个方程独立于后面的 n 个方程, 而对于前 n 个方程, 由定理 3.3.4 知, $\lim\limits_{t\to\infty} N_k(t) = N_k^0$, 因此, 系统 (3.3.31) 的极限系统为

$$
\begin{cases}
I_1' = \beta_1(N_1^0 - I_1)\displaystyle\sum_{i=1}^n iI_i - (\mu + \mu c + \gamma)I_1 + 2\mu I_2, \\
\quad\vdots \\
I_k' = \beta_k(N_k^0 - I_k)\displaystyle\sum_{i=1}^n iI_i - [\mu(1+k+c)+\gamma]I_k + \mu c I_{k-1} + \mu(k+1)I_{k+1}, \\
\quad\vdots \\
I_n' = \beta_n(N_n^0 - I_n)\displaystyle\sum_{i=1}^n iI_i - [\mu(1+n)+\gamma]I_n + \mu c I_{n-1} - \mu I_n.
\end{cases}
$$

(3.3.32)

引理 3.3.7　对系统 (3.3.32), 集合

$$G_1 \stackrel{\text{def}}{=} \{(I_1, I_2, \cdots, I_n) = \boldsymbol{I} \in R_+^n : 0 \leqslant I_k \leqslant N_k^*, k = 1, 2, \cdots, n\}$$

是一个正的不变集.

证明　首先将证明: 对于从任何初值 $\boldsymbol{I}(0) \in G_1$ 出发的解 $I_k(t) \geqslant 0 (t \geqslant 0$, $k = 1, 2, \cdots, n$. 若不然, 一定存在一个 $k_0 \in \{1, 2, \cdots, n\}$ 及 $t_0 > 0$, 使得 $I_{k_0}(t_0) = 0$. 记 $t^* = \inf\{t > 0, I_{k_0}(t) = 0\}$, 因为

$$I'_{k_0}(t^*) = \beta_{k_0} N_{k_0}^0 \sum_{i=1}^n i I_i(t^*) + \mu c I_{k_0-1}(t^*) + \mu(k_0 + 1) I_{k_0+1}(t^*),$$

则 $I'_{k_0}(t^*) > 0$, 但 t^* 定义隐含了 $I'_{k_0}(t^*) \leqslant 0$, 这是一个矛盾, 从而 $I_k(t) \geqslant 0$.

其次, 将证明, 对任何 $t \geqslant 0$, 一定有 $I_k(t) \leqslant N_k^0$, $k = 1, 2, \cdots, n$.

对于任何初值 $\boldsymbol{I}(0) \in G_1$, 做变换 $x_k(t) = N_k^* - I_k(t)$, 从而系统 (3.3.32) 变为

$$\begin{cases} x'_1 = -\beta_1 x_1 \displaystyle\sum_{i=1}^n i(N_i^0 - x_i) + (\mu + \mu c + \gamma)(N_1^0 - x_1) - 2\mu(N_2^0 - x_2), \\ \quad\vdots \\ x'_k = -\beta_k x_k \displaystyle\sum_{i=1}^n i(N_i^0 - x_i) + [\mu(1 + k + c) + \gamma](N_k^0 - x_k) \\ \qquad -\mu c(N_{k-1}^0 - x_{k-1}) - \mu(k+1)(N_{k+1}^0 - x_{k+1}), \\ \quad\vdots \\ x'_n = -\beta_n x_n \displaystyle\sum_{i=1}^n i(N_i^0 - x_i) + [\mu(1 + n) + \gamma](N_n^0 - x_n) - \mu c(N_{n-1}^0 - x_{n-1}). \end{cases}$$

$$(3.3.33)$$

我们将证明对任何 $t \geqslant 0$, 有 $x_k(t) > 0, k = 1, 2, \cdots, n$. 若不然, 则一定存在 $k_0 (1 \leqslant k_0 \leqslant n)$ 与 $t_0 > 0$, 使得 $x_{k_0}(t_0) = 0$. 记 $t^{**} = \inf\{t > 0, x_{k_0}(t) = 0\}$, 从而

$$x'_{k_0}(t^{**}) = N_{k_0}^0 [\mu(1 + k_0 + c) + \gamma] - \mu c N_{k_0-1}^0 - \mu(k_0 + 1) N_{k_0+1}^0 + \mu c x_{k_0-1}(t^{**}) + \mu c(k_0 + 1) x_{k_0+1}(t^{**}).$$

因为

$$[\mu(1 + k_0 + c) + \gamma] N_{k_0}^0 - \mu c N_{k_0-1}^0 - \mu(k_0 + 1) N_{k_0+1}^0 = A r_{k_0} > 0,$$

因此 $x'_{k_0}(t^{**}) > 0$, 但 t^{**} 的定义隐含 $x'_{k_0}(t^{**}) \leqslant 0$, 这是一个矛盾. 因此 $I_{k_0}(t) \leqslant N_{k_0}^0$.

定理 3.3.8 当 $R_0 > 1$ 时, 对于任何初值 $I(0) \in G_1$, 系统 (3.3.32) 有唯一的全局渐近稳定的正平衡点 $E_I^* = (I_1^*, \cdots, I_n^*)$.

证明 我们将使用文献 [204] 关于合作系统推论 3.2 去证明全局渐近稳定, 为此, 仅需要验证系统 (3.3.32) 满足文献 [204] 中推论 3.2 条件.

事实上, 记 $f: G_1 \to G_1$ 是系统 (3.3.32) 向量场, $f = (f_1, \cdots, f_n)$. 显然 f 是连续可微的, $f(0) = 0$, 对 $I \in G_1$, 且 $I_i = 0$, 有 $f_i(I) \geqslant 0$, 并对 $I \in G_1$, 有 $\partial f_i / \partial I_j \geqslant 0, i \neq j$. 显然对任何 $I \in G_1$, $Df = (\partial f_i / \partial x_j)_{1 \leqslant i,j \leqslant n}$ 是不可约的. 对任何 $\alpha \in (0,1)$ 和 $I_k > 0$, 有

$$
\begin{aligned}
f_k(\alpha I) &= \alpha \Big\{ (\beta_k N_k^* - \alpha I_k) \sum_{i=1}^n i I_i - [\mu(1 + k + c) + \gamma] I_k + \mu c I_{k-1} \\
&\quad + \mu(k+1) I_{k+1} \Big\} \\
&\geqslant \alpha \Big\{ (\beta_k N_k^* - I_k) \sum_{i=1}^n i I_i - [\mu(1 + k + c) + \gamma] I_k + \mu c I_{k-1} \\
&\quad + \mu(k+1) I_{k+1} \Big\} \\
&= \alpha f_k(I),
\end{aligned}
$$

因此 f 在 G_1 上是强次线性 (strongly sublinear). 由引理 3.3.7 及文献 [204] 推论 3.2 可知, 系统 (3.3.32) 在区域 $I(0) \in G_1$ 内有唯一的全局渐近稳定的地方病平衡点 $E_I^* = (I_1^*, \cdots, I_n^*)$.

下面用类似于文献 [205] 中定理 3.1 的证明, 我们将证明系统 (3.3.31) 平衡点的全局性态.

定理 3.3.9 如果 $R_0 > 1$, 则对于系统 (3.3.31) 任何初值 $(N(0), I(0)) \in G$, 有唯一全局渐近稳定的平衡点

$$E^* = (N_1^*, \cdots, N_n^*, I_1^*, \cdots, I_n^*).$$

证明 记 $\Phi(t): R_+^{2n} \to R_+^{2n}$ 为系统 (3.3.31) 的半流, 由引理 3.3.6 及文献 [206] 中引理 1.2.1 可知, ω 极限集是 $\Phi(t)$ 的一个内部链转换集. 显然, 当 $R_0 > 1$, 系统 (3.3.31) 仅有两个平衡点 E_0 与 E^*. 由定理 3.3.4 与 3.3.8, 容易验证 $\Phi(t)$ 满足文献 [206] 定理 1.2.2 条件, 因此, 其 ω 极限集或者是 E_0 或者是 E^*.

下面将证明 $\omega = \{E^*\}$. 若不然, 则 $\omega = \{E_0\}$, 从而 $\lim\limits_{t \to +\infty} N_i = N_i^*$, $\lim\limits_{t \to +\infty} I_i = 0 (i = 1, 2, \cdots, n)$. 因为 $s(M) > 0$, 我们能够选择充分小的 $\varepsilon > 0$ 使得 $s(M - cM_2) > 0$, 这里

$$M_2 = \begin{pmatrix} 1 & 2 \times 1 & \cdots & k \times 1 & \cdots & n \times 1 \\ 2 & 2 \times 2 & \cdots & k \times 2 & \cdots & n \times 2 \\ \vdots & \vdots & & \vdots & & \vdots \\ k & 2 \times k & \cdots & k \times k & \cdots & n \times k \\ \vdots & \vdots & & \vdots & & \vdots \\ n & 2 \times n & \cdots & k \times n & \cdots & n \times n \end{pmatrix}.$$

从而存在 $\bar{t}$, 使得 $\beta_i(N_i(t) - I_i(t)) > \beta_i N_i^0 - \varepsilon$, 对 $t > \bar{t}, i = 1, 2, \cdots, n$. 因此

$$\begin{cases} I_1' > (\beta_1 S_k^0 - \varepsilon) \displaystyle\sum_{i=1}^n iI_i - (\mu + \mu c + \gamma)I_1 + 2\mu I_2, \\ \vdots \\ I_k' > (\beta_k S_k^0 - \varepsilon) \displaystyle\sum_{i=1}^n iI_i - [\mu(1 + k + c) + \gamma]I_k + \mu cI_{k-1} + \mu(k+1)I_{k+1}, \\ \vdots \\ I_n' > (\beta_n S_n^0 - \varepsilon) \displaystyle\sum_{i=1}^n iI_i - [\mu(1 + n) + \gamma]I_n + \mu cI_{n-1} - \mu I_n. \end{cases}$$

记矩阵 $M - \varepsilon M_2$ 相应于特征值 $s(M - \varepsilon M_2)$ 的特征向量为 $\boldsymbol{v} = (v_1, \cdots, v_n)$. 选择充分小的 α, 使得 $\boldsymbol{I} \geqslant \alpha \boldsymbol{v}$, 则由比较定理可知

$$\boldsymbol{I} \geqslant \alpha \exp[s(M - \varepsilon M_2)(t - \bar{t})]\boldsymbol{v}, \quad t \geqslant \bar{t},$$

因此 $I_i(t) \to +\infty (i = 1, 2, \cdots, n)$, 这与 $I_i(t) \to 0$ 矛盾, 从而结论得证.

对系统 (3.3.26), 由定理 3.3.5 与定理 3.3.9 及引理 3.3.6, 并结合极限系统理论[207, 208], 可得下面的定理.

定理 3.3.10 对系统 (3.3.26), 当 $R_0 < 1$, 在区域 G 上唯一的无病平衡点

$$E_0 = (N_1^0, \cdots, N_n^0, 0, \cdots, 0)$$

全局渐近稳定, 当 $R_0 > 1$, 则无病平衡点不稳定, 存在唯一地方病平衡点

$$E^* = (S_1^*, \cdots, S_n^*, I_1^*, \cdots, I_n^*),$$

且全局渐近稳定.

以上是出生与死亡的传染病复杂网络动力学模型建立及分析, 从中可以看出其数学分析是极其复杂的, 从模型建立到分析, 与没有人口动力学的复杂网络相比, 存在较大差异, 其主要区别在于以下三点.

(1) 从网络的拓扑结构看, 没有人口动力学因素的传染病网络模型, 其度分布是给定的, 即 $p(k) = N_k/N$, 而有人口动力学因素的网络传染病模型, 其度分布是依赖于时间及出生率、死亡率和新进入节点的度分布 r_k, 即 $p(k,t) = N_k(t)/N(t)$, 由定理 3.3.28 知, 其极限为 $\lim_{t\to\infty} p(k,t) = \lim_{t\to\infty} N_k/N = \mu N_k^*/A$. 事实上, 可以从数值模拟看出其变化. 对系统 (3.3.26), 取参数 $A = 5000$, $\gamma = 0.02$, $\mu = 0.006$ 与 $\lambda = 0.008$, 我们进行了数值模拟, 图 3.3.3, 图 3.3.4 分别取新节点的度分布为 Poisson 分布 $r_k = \dfrac{\mathrm{e}^{-4}4^k}{k!}\Big/\sum_{k=1}^n \dfrac{\mathrm{e}^{-4}4^k}{k!}$ 和幂律分布 $r_k = k^{-4}\big/\sum_{k=1}^n k^{-4}$, 得到网络节点的度分布随时间 t 和度 k 的变化图. 图 3.3.5, 图 3.3.6 显示 $p(5)$ 和 $p(10)$ 在两种 r_k 下度分布随时间的变化.

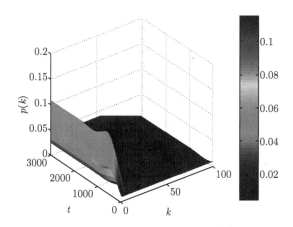

图 3.3.3 度分布随时间和度变化图, $r_k = \dfrac{\mathrm{e}^{-4}4^k}{k!}\Big/\sum_{k=1}^n \dfrac{\mathrm{e}^{-4}4^k}{k!}$

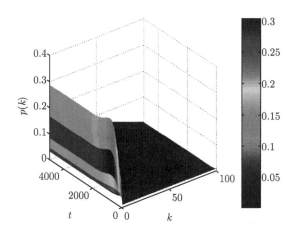

图 3.3.4 度分布随时间和度变化图, $r_k = k^{-4}\big/\sum_{k=1}^n k^{-4}$

(2) 从基本再生数看, 有人口动力学的基本再生数与种群的补充率及其分布、死亡率、传染率、恢复率及没有疾病时不同度种群的规模有关, 而没有人口动力学的基本再生数 $R_0 = \dfrac{\lambda}{\gamma} \dfrac{\langle k^2 \rangle}{\langle k \rangle}$ 仅依赖于网络的度分布及传染率和恢复率;

(3) 从建模的角度看, 有人口动力学的网络传染病动力学, 其变量一般是各类不同度人群的数量, 而没有人口动力学因素的则可以用相对密度来作为变量.

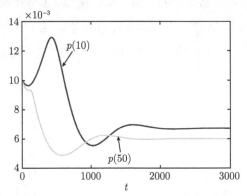

图 3.3.5　度分布随时间变化图, $r_k = \dfrac{\mathrm{e}^{-4} 4^k}{k!} \Big/ \sum_{k=1}^{n} \dfrac{\mathrm{e}^{-4} 4^k}{k!}$

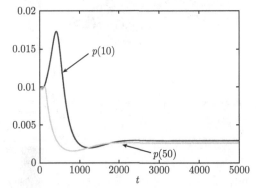

图 3.3.6　度分布随时间变化图, $r_k = k^{-4} \Big/ \sum_{k=1}^{n} k^{-4}$

3.3.3　动态网络线性增长 SIR 传染病动力学模型

3.3.2 小节给出了具有出生与死亡等人口动力学因素的传染病建及分析, 但对有些网络仅有增长情况, 为此, Y. Hayashi 等在文献 [209] 提出了线性增长无标度网络下的 SIR 病毒传播模型, 但该模型略有缺陷, 下面我们给出修正的模型.

对于线性增长网络, P.L.Krapivsky 在文献 [210] 中提出了网络线性增长, 将度为 k 的节点随时间变化写为 $N_k(t) = a_k t$, 即有 $\dot{N}_k(t) = a_k$, 其中取 $a_k = A k^{-\nu}$, $A > 0, \nu > 2$.

对于 SIR 模型, $N_k(t) = S_k(t) + I_k(t) + R_k(t)$. 注意到总节点 $N(t) = \displaystyle\sum_{k=m}^{\infty} N_k = t \displaystyle\sum_{k=m}^{\infty} a_k$, 而 $\displaystyle\sum_{k=m}^{\infty} a_k \sim \int_m^{\infty} A k^{-\nu} \mathrm{d}k = \dfrac{A m^{1-\nu}}{\nu - 1}$, 因此, 网络的度分布

$$p(k) = \frac{N_k(t)}{N(t)} = \frac{t a_k}{t \displaystyle\sum_{k=m}^{\infty} a_k} \sim (\nu - 1) m^{\nu - 1} k^{-\nu}.$$

该分布是不依赖于时间的确定幂律分布. 考虑度不相关网络, 我们给出文献 [209] 的修正 SIR 模型

$$\begin{cases} \dfrac{\mathrm{d}S_k}{\mathrm{d}t} = a_k - \lambda k S_k \theta, \\ \dfrac{\mathrm{d}I_k}{\mathrm{d}t} = \lambda k S_k \theta - \gamma I_k, \\ \dfrac{\mathrm{d}R_k}{\mathrm{d}t} = \gamma I_k, \end{cases} \tag{3.3.34}$$

其中, $\theta = \displaystyle\sum_k k p(k) I_k / N_k \langle k \rangle$(这里我们修正了文献 [209] 给出 $\theta = \displaystyle\sum_k k p(k) I_k / \langle k \rangle$).

作变换 $x_k(t) = S_k / N_k$, $y_k(t) = I_k / N_k$, $z_k(t) = R_k / N_k$, 并保留 N_k 方程, 则系统 (3.3.34) 变为

$$\begin{cases} \dfrac{\mathrm{d}x_k}{\mathrm{d}t} = \dfrac{a_k}{N_k} - \lambda k x_k \theta - x_k \dfrac{a_k}{N_k}, \\ \dfrac{\mathrm{d}y_k}{\mathrm{d}t} = \lambda k x_k \theta - \gamma y_k - y_k \dfrac{a_k}{N_k}, \\ \dfrac{\mathrm{d}N_k}{\mathrm{d}t} = a_k, \end{cases} \tag{3.3.35}$$

其中 $\theta = \displaystyle\sum_k k p(k) y_k / \langle k \rangle$. 因为当 $t \to \infty$ 时, $N_k(t) \to \infty$, 而 x_k, y_k 有界, 因此, 系统 (3.3.35) 前两个方程的极限系统为

$$\begin{cases} \dfrac{\mathrm{d}x_k}{\mathrm{d}t} = -\lambda k x_k \theta, \\ \dfrac{\mathrm{d}y_k}{\mathrm{d}t} = \lambda k x_k \theta - \gamma y_k, \end{cases} \tag{3.3.36}$$

其动力学性态类似于方程 (3.2.19), 存在基本再生数 $R_0 = \dfrac{\lambda \langle k^2 \rangle}{\gamma \langle k \rangle}$. 当 $R_0 < 1$ 时, 疾病绝灭, 当 $R_0 > 1$ 时, 疾病流行.

3.4 多菌株或多状态网络传染病模型分析

在社会接触网中, 疾病的传播过程实质上是整个社会网间不同个体相互作用的

复杂过程. 对于不同的疾病, 病菌的传染力和疾病的流行机理是不同的. 同一种疾病, 易感者和染病者以及疾病的暴发区域等也都具有异质性, 即使不考虑这些异质性, 在同一种疾病中所研究人群的状态及不同状态间的相互转换途径也具有多样性, 这些都为网络传染病模型提供了丰富的研究内容. 在本节中, 我们将结合这些异质性及所研究人群状态的多样性, 来介绍多菌株与多状态网络传染病动力学模型.

3.4.1　多菌株 SIS 网络传染病动力学模型建立及分析

在疾病的传播过程中, 有一部分人群具有很强的传染力, 这类人称为核心人群. 例如, 在性疾病传播过程中, 核心人群会引导很多人进行有风险的性行为[213]. 在 2003 年 SARS 传播过程中, 核心人群指的是一些超级传播者[214]. 本小节, 将主要介绍 S. Nobuaki 与 A. Kazuyuki 在文献 [212] 中的工作. 这里只考虑易感者和染病者两种状态, 不考虑免疫和潜伏期. 染病者中一部分以概率 $1 - p$ 具有较弱传染力 λ_1, 其余以概率 p 具有较强传染力 λ_2. 将具有较弱传染力的感染者称为一般感染者, 具有较强传染力的感染者称为核感染者. 记 s_k, u_k, v_k 分别是易感者、一般感染者、核感染者的相对密度. 假设网络是度不相关. 为简单期间, 假设网络的最大度为 K, 即当 $k > K$ 时, 度分布 $p(k) = 0$. 在此情形下建立了下面的模型

$$
\begin{cases}
\dfrac{\mathrm{d}s_k}{\mathrm{d}t} = u_k(t) + \delta v_k(t) - k s_k(t)(U(t) + V(t)), \\[2mm]
\dfrac{\mathrm{d}u_k}{\mathrm{d}t} = -u_k(t) + k s_k(t)(U(t) + V(t))(1 - p), \\[2mm]
\dfrac{\mathrm{d}v_k}{\mathrm{d}t} = -\delta v_k(t) + k s_k(t)(U(t) + V(t))p,
\end{cases}
\tag{3.4.1}
$$

其中 $0 < \delta < 2$, $p \in (0, 1)$, $U(t) = \lambda_1 \sum\limits_{j=1}^{K} j p(j) u_j(t)$, $V(t) = \lambda_2 \sum\limits_{j=1}^{K} j p(j) v_j(t)$.

定义 $q(k) = k p(k)/\langle j \rangle, 1 \leqslant k \leqslant K$, 及可行域 Ω:

$$
\Omega = \{(s_k, u_k, v_k) : s_k, u_k, v_k \geqslant 0, s_k + u_k + v_k = 1, 1 \leqslant k \leqslant K\}.
$$

下面给系统持久性的定义.

持久性　对于从集合 $\Omega \setminus \{(1, 0, 0)\}_{k=1}^{K}$ 中的任意点为初值出发的解, 如果存在某个 $\varepsilon > 0$, 使得 $\liminf\limits_{t \to \infty} \|\{(s_k(t), u_k(t), v_k(t))\}_{k=1}^{K}\| \geqslant \varepsilon$, 则称系统 (3.4.1) 是持久的, 其中, $\|\cdot\|$ 表示 $3K$ 空间中的欧几里得范数.

下面首先给出 (3.4.1) 的正解的存在性以及无病平衡点全局稳定性.

定理 3.4.1　对于系统 (3.4.1), 当且仅当

$$
\left[\lambda_1(1 - p) + \lambda_2 \frac{p}{\delta}\right] \frac{\langle k^2 \rangle}{\langle k \rangle} > 1
\tag{3.4.2}
$$

时, 系统在区域 $\Omega \setminus \{(1,0,0)\}_{k=1}^K$ 内存在唯一的地方病平衡点 $\{(1 - u_k^* - v_k^*, u_k^*,$ $v_k^*)\}_{k=1}^K$, 并且是持久的, 否则系统 (3.4.1) 的无病平衡点 $\{(1,0,0)\}_{k=1}^K$ 全局渐近稳定.

证明 令系统 (3.4.1) 的右边等于零, 可得

$$s_k^* = \frac{1}{1 + kW(1 - (\delta - 1)p^*)}, \quad u_k^* = ks_k^* W(1 - p), \quad v_k^* = ks_k^* W p^*, \qquad (3.4.3)$$

其中 $W = \sum_{j=1}^K q(j)(\lambda_1 u_j^* + \lambda_2 v_j^*)$, $p^* = p/\delta$. 记 $\lambda^* = \lambda_1(1 - p) + \lambda_2 p^*$, 从式 (3.4.3) 可得

$$W = \frac{\lambda^*}{\langle k \rangle} \left\langle \frac{k^2 W}{1 + kW(1 - (\delta - 1)p^*)} \right\rangle. \qquad (3.4.4)$$

显然表达式 (3.4.4) 的右端是关于 W 的递增的凹函数, 所以当且仅当式 (3.4.2) 成立时, 系统 (3.4.1) 存在唯一的地方病平衡点. 下面证明系统的持续性及无病平衡点的全局渐近稳定性. 系统 (3.4.1) 的等价系统为

$$\begin{cases} \dfrac{\mathrm{d}u_k}{\mathrm{d}t} = -u_k(t) + k(1 - u_k(t) - v_k(t))(U(t) + V(t))(1 - p), \\ \dfrac{\mathrm{d}v_k}{\mathrm{d}t} = -\delta v_k(t) + k(1 - u_k(t) - v_k(t))(U(t) + V(t))p. \end{cases} \qquad (3.4.5)$$

该系统的可行域为 $\Omega_1 = \{(u_k, v_k) : u_k, v_k \geqslant 0, u_k + v_k < 1\}$. 考虑上述系统在无病平衡点 $\{(0,0)\}_{k=1}^K$ 处 Jacobian 矩阵

$$J = \begin{pmatrix} \widetilde{f}(1) & f_2(1) & \cdots & f_1(j) & f_2(j) & \cdots & f_1(K) & f_2(K) \\ g_1(1) & \widetilde{g}(1) & \cdots & g_1(j) & g_2(j) & \cdots & g_1(K) & g_2(K) \\ \vdots & \vdots & & \vdots & \vdots & & \vdots & \vdots \\ jf_1(1) & jf_2(1) & \cdots & \widetilde{f}(j) & jf_2(j) & \cdots & jf_1(K) & jf_2(K) \\ jg_1(1) & jg_2(1) & \cdots & jg_1(j) & \widetilde{g}(1) & \cdots & jg_1(K) & jg_2(K) \\ \vdots & \vdots & & \vdots & \vdots & & \vdots & \vdots \\ Kf_1(1) & Kf_2(1) & \cdots & Kf_1(j) & Kf_2(j) & \cdots & \widetilde{f}(K) & Kf_2(K) \\ Kg_1(1) & Kg_2(1) & \cdots & Kg_1(j) & Kg_2(j) & \cdots & jg_1(K) & \widetilde{g}(K) \end{pmatrix}.$$

其中 $f_i(j) = \lambda_i q(j)(1 - p), g_i(j) = \lambda_i q(j)p, \widetilde{f}(j) = jf_1(j) - 1, \widetilde{g}(j) = jg_2(j) - \delta, 1 \leqslant j \leqslant K, i = 1, 2.$ 上述 Jacobian 矩阵的特征方程为

$$(\kappa + 1)^K (\kappa + \delta)^K \left[\frac{\langle k^2 \rangle}{\langle k \rangle} \left(\frac{\lambda_1(1 - p)}{\kappa + 1} + \frac{\lambda_2 p}{\kappa + \delta} \right) \right] = 0.$$

当 (3.4.2) 成立时, 容易知道矩阵 J 存在唯一的正的特征根, 否则 J 的特征值均非正根据 Perron-Frobenius 定理, 当 (3.4.2) 成立时, J 的所有特征值的实部最大值是

大于零, 根据文献 [215], 可知系统 (3.4.1) 是持久的, 否则无病平衡点 $\{(0,0)\}_{k=1}^{K}$ 全局渐近稳定.

定理 3.4.2　　如果不等式 (3.4.2) 成立, 则当 δ 充分接近 1 时, 系统 (3.4.1) 的地方病平衡点 $\{(1-u_k^*-v_k^*, u_k^*, v_k^*)\}_{k=1}^{K}$ 局部渐近稳定. 进一步, 当 $\delta=1$ 时, $\{(1-u_k^*-v_k^*, u_k^*, v_k^*)\}_{k=1}^{K}$ 在区域 $\Omega \setminus \{(0,0)\}_{k=1}^{K}$ 内全局渐近稳定.

证明　　首先证明局部稳定性. 将 (3.4.1) 在 $\{(1-u_k^*-v_k^*, u_k^*, v_k^*)\}_{k=1}^{K}$ 处线性化. 将坐标平移后的变量记为 $\{(\widetilde{s}_k(t), \widetilde{u}_k(t), \widetilde{v}_k(t))\}_{k=1}^{K}$, 得到如下系统

$$
\begin{cases}
\dfrac{\mathrm{d}\widetilde{s}_k}{\mathrm{d}t} = \widetilde{u}_k(t) + \delta\widetilde{v}_k(t) - k(s_k^*\widetilde{W}(t) + W\widetilde{s}_k(t)), \\[2mm]
\dfrac{\mathrm{d}\widetilde{u}_k}{\mathrm{d}t} = -\widetilde{u}_k(t) + k(1-p)(s_k^*\widetilde{W}(t) + W\widetilde{s}_k(t)), \\[2mm]
\dfrac{\mathrm{d}\widetilde{v}_k}{\mathrm{d}t} = -\delta\widetilde{v}_k(t) + kp(s_k^*\widetilde{W}(t) + W\widetilde{s}_k(t)),
\end{cases}
\tag{3.4.6}
$$

其中 $\widetilde{W}(t) = \displaystyle\sum_{j=1}^{K} q(j)(\lambda_1\widetilde{u}_j + \lambda_2\widetilde{v}_j)$, 假设 $\delta=1$, K 是奇数 (偶数类似可证). 记 $a_j = \lambda^* W j q(j)$, 结合式 (3.4.4) 和式 (3.4.6) 得

$$
\frac{\mathrm{d}\widetilde{W}(t)}{\mathrm{d}t} = \frac{\lambda^* W}{\langle k \rangle} \left[\sum_{k=1}^{K} k^2 p(k)\widetilde{s}_k(t) \right].
$$

考虑如下线性系统

$$
\frac{\mathrm{d}}{\mathrm{d}t}
\begin{pmatrix}
\widetilde{W}(t) \\
\widetilde{s}_1(t) \\
\vdots \\
\widetilde{s}_K(t)
\end{pmatrix}
= M
\begin{pmatrix}
\widetilde{W}(t) \\
\widetilde{s}_1(t) \\
\vdots \\
\widetilde{s}_K(t)
\end{pmatrix},
\tag{3.4.7}
$$

其中

$$
M = \begin{pmatrix}
0 & a_1 & \cdots & a_j & \cdots & a_K \\
-s_1^* & -1-W & 0 & \cdots & \cdots & 0 \\
\vdots & 0 & \ddots & \ddots & & 0 \\
-js_j^* & \vdots & & 1-jW & \ddots & \vdots \\
\vdots & \vdots & & & \ddots & 0 \\
-Ks_k^* & 0 & \cdots & \cdots & 0 & -1-KW
\end{pmatrix}.
$$

下面将证明矩阵 M 所有特征值具有负实部. 令 $c_j = js_j^* a_j$, 矩阵 M 的特征方程 Φ_M 为

$$\begin{aligned}
\Phi_M(x) = &\, x(x+1+W)\cdots(x+1+KW) \\
&+ c_1(x+1+2W)\cdots(x+1+KW) \\
&+ c_2(x+1+W)(x+1+3W)\cdots(x+1+KW) + \cdots \\
&+ c_K(x+1+W)\cdots(x+1+(K-1)W).
\end{aligned} \tag{3.4.8}$$

由方程 (3.4.8) 可知

$$\Phi_M(0) > 0, \quad \lim_{x\to\infty} \Phi_M(x) = \infty, \tag{3.4.9}$$

及 x^k 的系数为

$$\sum_{j=1}^{K}(1+jW). \tag{3.4.10}$$

从 (3.4.8) 可以推出, 当 $2 \leqslant j \leqslant K$ 时, $\Phi_M(-1-jW)\Phi_M(-1-(j-1)W) < 0$. 表明方程 $\Phi_M(x) = 0$ 在区间 $(-1-jW, -1-(j-1)W)$ 至少有一个根 $-\alpha_j$, 所以一定存在实数 β 和 γ, 使得 $\Phi_M(x)$ 可以表示成 $\Phi_M(x) = (x+\alpha_2)\cdots(x+\alpha_K)(x^2+\beta x+\gamma)$. 从这个式子又可以得到 x^k 的系数为

$$\sum_{j=2}^{K}\alpha_j + \beta. \tag{3.4.11}$$

结合方程 (3.4.10) 和方程 (3.4.11) 及 $\alpha_j < 1+jW$, 可知 $\beta > 0$, 所以方程 $x^2+\beta x+\gamma = 0$ 的解一定有负实部. 因此, 线性系统 (3.4.7) 的零平衡点局部渐近稳定. 当 $\delta = 1$ 时, 由线性系统 (3.4.7) 的稳定性及系统 (3.4.6) 的后两个方程可知, 系统 (3.4.6) 也是局部渐近稳定的. 再由连续性即可得到, 当 δ 充分接近 1 时, 系统 (3.4.1) 的地方病平衡点局部渐近稳定.

下面来研究当 $\delta = 1$ 时, 系统 (3.4.1) 地方病平衡点的全局渐近稳定性. 令 $w_k(t) = pu_k(t) - (1-p)v_k(t)$, 从系统 (3.4.1) 可以得到, 对于 $1 \leqslant k \leqslant K$, 都有

$$pu_k(t) = (1-p)v_k(t) + w_k \mathrm{e}^{-t} \tag{3.4.12}$$

和

$$ps_k(t) + v_k(t) = p - w_k \mathrm{e}^{-t}, \tag{3.4.13}$$

其中 $w_k = pu_k(0) - (1-p)v_k(0)$. 假定 $w_k = 0, 1 \leqslant k \leqslant K$, 从方程 (3.4.1), 方程 (3.4.12) 和方程 (3.4.13), 可以得到

$$\begin{aligned}
\frac{\mathrm{d}v_k}{\mathrm{d}t} &= -v_k(t) + \lambda^* k s_k(t) \sum_{j=1}^{K} q(j)v_j(t) \\
&= -v_k(t) + \frac{k\lambda^*}{p}(p - v_k(t)) \sum_{j=1}^{K} q(j)v_j(t).
\end{aligned} \tag{3.4.14}$$

系统 (3.4.14) 在区域 $[0,p]^{2K}$ 上可以化为文献 [215] 中的 SIS 模型, 因此, 系统 (3.4.14) 正平衡点 $\{(v_k^*)\}_{k=1}^K$ 在区域 $[0,p]^{2K} \setminus \{(p,0)\}_{k=1}^K$ 上全局渐近稳定.

当存在 k, 使得 $w_k \neq 0$ 时, 从方程 (3.4.1),(3.4.12) 和 (3.4.13) 得到

$$\begin{aligned}
\frac{dv_k}{dt} &= -v_k(t) + ks_k(t)(\lambda^* \sum_{j=1}^K q(j)v_j(t) + \lambda_1 \langle w_j \rangle_q e^{-t}), \\
&= -v_k(t) + \frac{k\lambda^*}{p}(p - w_k e^{-t} - v_k(t)) \sum_{j=1}^K q(j)v_j(t) \\
&\quad + k\lambda_1 \langle w_j \rangle_q e^{-t} s_k(t),
\end{aligned} \tag{3.4.15}$$

其中 $\langle \cdot \rangle_q$ 表示关于 $\{q(j)\}_{j=1}^K$ 的期望.

事实上, 由 (3.4.13) 式, 可以把 (3.4.15) 中的 s_k 消掉, 从而使得 (3.4.15) 成为关于 $(v_1(t), v_2(t), \cdots, v_K(t))^T$ 的一个封闭系统. 显然, 它是 (3.4.1) 的一个等价系统, 故研究 (3.4.1) 的地方病平衡点 $\{(s_k^*, u_k^*, v_k^*)\}_{k=1}^K$ 的全局渐近稳定性, 只需研究 (3.4.15) 的平衡点 $(v_1^*, v_2^*, \cdots, v_K^*)^T$ 的全局渐近稳定性.

对于任意的 $\epsilon > 0$, 定义 R^K 上的两个 V 函数为

$$V(z) = \max\{M(z) - (1+\epsilon), 0\}, W(z) = \max\{(1-\epsilon) - m(z), 0\},$$

其中 $z = (z_1, z_2, \cdots, z_K)^T \in R^K$, $M(z) = \max\limits_{1 \leq k \leq K} \frac{z_k}{v_k^*}$, $m(z) = \min\limits_{1 \leq k \leq K} \frac{z_k}{v_k^*}$. 设 $v(t) = (v_1(t), v_2(t), \cdots, v_K(t))^T \in R^K$ 是 (3.4.15) 的一个解, 则 $V(v)$ 沿系统 (3.4.15) 的 Dini 右上导数定义为

$$D^+V(v(t)) = \limsup_{h \to 0^+} \frac{V(v(t+h)) - V(v(t))}{h}.$$

同理, 可定义 $D^+W(v)$. 下面对于给定的 τ, 计算 $D^+V(v(\tau))$. 如果 $V(v(\tau)) = 0$, 显然有 $D^+V(v(\tau)) \leq 0$; 如果 $V(v(\tau)) \neq 0$, 那么一定存在某个 $k(1 \leq k \leq K)$ 和 $\eta > 0$, 使得当 $t \in [\tau, \tau+\eta]$, 有 $M(v(t)) = \frac{v_k(t)}{v_k^*} > 1+\epsilon$. 则

$$v_j(\tau) \leq \left(\frac{v_j^*}{v_k^*}\right) v_k(\tau), j \neq k. \tag{3.4.16}$$

此时有 $D^+V(v(t)) = \frac{1}{v_k^*}\frac{dv_k(\tau)}{dt}$. 利用 (3.4.16), 可得

$$\begin{aligned}
\frac{dv_k(\tau)}{dt} &\leq \frac{v_k(\tau)}{v_k^*}[-v_k^* + \frac{k\lambda^*}{p}(p - w_k e^{-\tau} - v_k^*(1+\epsilon))\langle v_j^* \rangle_q] + k\lambda_1 \langle w_j \rangle_q e^{-\tau} s_k(\tau) \\
&\leq \frac{v_k(\tau)}{v_k^*}\left([-v_k^* + \frac{k\lambda^*}{p}(p - v_k^*)\langle v_j^* \rangle_q] - \frac{k\lambda^*}{p}(\epsilon v_k^* + w_k e^{-\tau})\langle v_j^* \rangle_q\right) \\
&\quad + k\lambda_1 \langle w_j \rangle_q e^{-\tau} s_k(\tau)
\end{aligned} \tag{3.4.17}$$

由于 $\{(s_k^*, u_k^*, v_k^*)\}_{k=1}^K$ 满足 (3.4.12) 和 (3.4.13), 则令 $t \to \infty$, 可得 $pu_k^* = (1-p)v_k^*$, $ps_k^* + v_k^* = p, 1 \leqslant k \leqslant K$, 所以有

$$-v_k^* + \frac{k\lambda^*}{p}(p - v_k^*)\langle v_{j^*} \rangle_q = -v_k^* + ks_k^*[\lambda_1 \sum_{j=1}^K q(j)u_j^* + \lambda_1 \sum_{j=1}^K q(j)v_j^*] = 0. \quad (3.4.18)$$

由 (3.4.17) 及 (3.4.18), 可知

$$\frac{dv_k(\tau)}{dt} \leqslant -\frac{k\lambda^*}{p}(\epsilon v_k + w_k e^{-\tau})\langle v_j^* \rangle_q + k\lambda_1 \langle w_j \rangle_q e^{-\tau} s_k(\tau).$$

故对于充分大的 τ, 如果 $M(v(\tau)) > 1 + \epsilon$, 有

$$D^+ V(v(\tau)) < 0. \quad (3.4.19)$$

同理, 如果 $m(v(\tau)) < 1 - \epsilon$, 有

$$D^+ W(v(t)) < 0. \quad (3.4.20)$$

令 $H_v = \{z : D^+V(z) = 0\}$, $H_w = \{z : D^+W(z) = 0\}$. 从 (3.4.19)-(3.4.21) 可知, $H_v \subset \{z : 0 \leqslant z_j \leqslant (1+\epsilon)v_j^*, 1 \leqslant j \leqslant K\}$, $H_w \subset \{z : (1-\epsilon)v_j^* \leqslant z_j, 1 \leqslant j \leqslant K\} \cup \{0\}$. 所以 $H_v \cap H_w \subset \{z : (1-\epsilon)v_j \leqslant z_j \leqslant (1+\epsilon)v_j\} \cup \{0\}$. 结合 (3.4.12), (3.4.13), (3.4.21) 和定理 3.4.1, 即可证明, 当 $\delta = 1$ 时, 系统 (3.4.1) 的地方病平衡点全局渐近稳定.

3.4.2 具有多种状态转化的网络传染病动力学建模及分析

在复杂网络下, 无论种群动力学模型还是传染病动力学模型, 个体的状态转化极为复杂. 如疾病的传播, 除了考虑不同的接触率, 还应考虑更详细的个体状态转化, 如暴露、隔离、突变等, 对于种群模型, 具有阶段结构实质上也是一种状态转化. 这里用图 3.4.1 来表示种群出生或者传染病传播过程状态转化. 图中实线表示状态转换 (如死亡、移出、变异等) 的发生率与其邻居的状态无关路径, 而虚线表示的转换路径 (如繁殖、染病) 的发生率与其邻居状态是成比例的, 如果表示疾病的传播过程, 则图 (a) 可以解释为: 在接触过程中, 易感者个体 (状态 0) 转换为染病者个体 (状态 1), 转换率与其邻居中染病者的数量 (n_1) 成比例, 传染率记为 λ, 自身的恢复率为 1, 图 (b) 表示 SIR 模型, 图 (c) 表示 SIRS 模型; 如果表示种群的生长过程, 则图 (a) 可以解释为: 状态 0 表示该节点是空格子, 状态 1 表示有种群占有. 如果空格子的邻居有种群出生, 则该空格子的状态可以从 0 传化为 1. 如果种群死亡, 则该节点的状态就从 1 转化为 0, 死亡率为 1. 图 (b) 可以理解为仅有出生没有死亡的具有阶段结构种群模型, 状态 1 表示幼年, 状态 2 表示成年. 图 (c) 可以理解为有出生死亡的阶段结构种群模型.

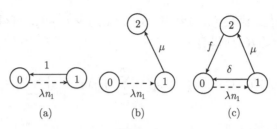

图 3.4.1

(a) 接触过程的状态转换规则, (b) SIR 模型的状态转换规则, (c) SIRS 模型的状态转换规则, 实线表示不依赖于邻居状态的转换, 虚线表示依赖于邻居状态的转换, 符号表示转换率, 其中 n_i 状态为 i 邻居数[216]

下面介绍网络下的种群或者疾病多种状态传化动力学模型, 主要工作来源于文献 [216].

首先介绍具有阶段结构的网络种群动力学模型. 将种群分为幼年与成年, 网络的节点状态分别用 0, 1, 2 表示, 其中 0 表示空格子, 1 表示幼年个体, 2 表示成年个体. 仅有成年个体可以出生, 且仅在空格子上, 其系数为 λ, 个体死亡后变为空格子, 幼年个体的死亡率记为 δ, 成年个体的死亡率归一化为系数 1, 幼年到成年转化系数为 r, 其状态转化如图 3.4.2(a) 所示. 令 p_k 表示网络中度为 k 的节点度分布, $\rho_{i,k}(i=1,2)$ 表示度为 k 的节点位于状态 i 的相对密度, 则度为 k 状态为 0 的节点相对密度为 $1-\rho_{1,k}-\rho_{2,k}$. 考虑度不相关网络, 则任意一条边指向状态 i 的节点的概率为

$$\theta_i = \frac{\sum_{k=1}^{\infty} kp_k\rho_{i,k}(t)}{\langle k \rangle}.$$

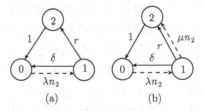

图 3.4.2　(a) 两阶段的种群动力学模型状态转换规则, (b) 肺结核模型的状态转换规则[216]

从而具有阶段结构的出生与死亡种群动力学模型为

$$\begin{cases} \dot{\rho}_{1,k} = \lambda(1-\rho_{1,k}-\rho_{2,k})k\theta_2 - (\delta+r)\rho_{1,k}, \\ \dot{\rho}_{2,k} = r\rho_{1,k} - \rho_{2,k}. \end{cases} \tag{3.4.21}$$

系统 (3.4.21) 的平衡点满足方程

$$\begin{cases} \rho_{1,k}^* = \dfrac{\rho_{2,k}^*}{r}, \\[3mm] \rho_{2,k}^* = \dfrac{\lambda r \theta_2^* k}{\delta + r + \lambda(r+1)\theta_2^* k}. \end{cases} \tag{3.4.22}$$

将方程 (3.4.22) 代入到 θ_2 的表达式中, 得到稳态解关于 θ_2 的自相容方程

$$\theta_2^* = \frac{1}{\langle k \rangle} \sum_k^{\infty} \frac{\lambda r \theta_2^* k^2 p_k}{\delta + r + \lambda(r+1)\theta_2^* k}. \tag{3.4.23}$$

显然 $\theta_2^* = 0$ 是方程 (3.4.23) 的解, 此时对应于零平衡态 $\{0\}$. 当 $0 < \theta_2^* < 1$, 网络中状态为 2 的系统存在正平衡态, 因此,$\theta_2^* > 0$ 对应于存在正平衡点, 即网络中同时存在状态为 0,1,2 的正平衡点, 状态为 $\{0,1,2\}$ 正平衡点存在条件是

$$\frac{\partial}{\partial \theta_2^*} \left(\frac{1}{\langle k \rangle} \sum_{k=1}^{\infty} \frac{\lambda r \theta_2^* k^2 p_k}{\delta + r + \lambda(r+1)\theta_2^* k} \right) \bigg|_{\theta_2^* = 0} > 1. \tag{3.4.24}$$

可以推出: $\lambda > \dfrac{(\delta + r)\langle k \rangle}{r \langle k^2 \rangle}$. 当 $p_k \propto k^{-\gamma}(\gamma \leqslant 3)$, 临界阈值消失, 这与无标度网络中 SIR 模型的传播过程一致.

1. 依赖媒介传染的两种群网络动力学模型

在许多人类的传染病中, 如疟疾、黄热病、登革热等, 都是依靠蚊子或其他媒介进行传播. 在这些疾病中, 直接的人与人或蚊子与蚊子之间不传染, 而是人与蚊子之间进行疾病的传播. 在网络动力学中, 采用的模型是两部图网络. 用 N 表示总人口数, 用 Ω 表示雌蚊子的总数, 只有雌蚊子才传播疾病. 分别用 y_k 与 ψ_k 表示网络中度为 k 的染病人和染病蚊子密度. 网络中人和蚊子的度分布为 $p_{y,k}$ 与 $p_{\psi,k}$, 用 a 表示蚊子的叮咬系数, b,c 分别表示染病的雌蚊子和染病人的疾病传染率系数, γ 是人类恢复率, μ 表示单位时间内蚊子的死亡率. 人与蚊子间两部图网络传播动力学模型建立如下

$$\begin{cases} \dot{y}_k = \dfrac{ab\Omega}{N}(1 - y_k)k\theta_\psi - \gamma y_k, \\[3mm] \dot{\psi}_k = ac(1 - \psi_k)k\theta_y - \mu \psi_k, \end{cases} \tag{3.4.25}$$

其中

$$\begin{aligned} \theta_y &\overset{\text{def}}{=} \frac{1}{\langle k \rangle_y} \sum_{k=1}^{\infty} k p_{y,k} y_k, & \langle k \rangle_y &\overset{\text{def}}{=} \sum_{k=1}^{\infty} k p_{y,k}, \\ \theta_\psi &\overset{\text{def}}{=} \frac{1}{\langle k \rangle_\psi} \sum_{k=1}^{\infty} k p_{\psi,k} \psi_k, & \langle k \rangle_\psi &\overset{\text{def}}{=} \sum_{k=1}^{\infty} k p_{\psi,k}. \end{aligned} \tag{3.4.26}$$

方程 (3.4.25) 的平衡点满足方程

$$(y_k^*, \psi_k^*) = \left(\frac{ab\Omega\theta_\psi^* k}{N\gamma + ab\Omega\theta_\psi^* k}, \frac{ac\theta_y^* k}{\mu + ac\theta_y^* k} \right), \tag{3.4.27}$$

显然 $(\theta_y^*, \theta_\psi^*) = (0,0)$ 是方程 (3.4.25) 的平凡解. 为计算非平凡解, 从方程 (3.4.26) 和方程 (3.4.27) 中消去 θ_ψ^*, 得到

$$\theta_y^* = \frac{1}{\langle k \rangle_y} \sum_{k=1}^{\infty} \frac{ab\Omega k^2 p_{y,k} \sum_{k'=1}^{\infty} (ac\theta_y^* k'^2 p_{\psi,k'} / (\mu + ac\theta_y^* k'))}{N\gamma\langle k \rangle_\psi + ab\Omega k p_{y,k} \sum_{k'=1}^{\infty} (ac\theta_y^* k'^2 p_{\psi,k'} / (\mu + ac\theta_y^* k'))} \triangleq f(\theta_y^*).$$

(3.4.28)

当

$$\frac{\partial f}{\partial \theta_y^*}\bigg|_{\theta_y^*=0} = \frac{a^2 bc\Omega \langle k^2 \rangle_y \langle k^2 \rangle_\psi}{N\gamma\mu \langle k \rangle_y \langle k \rangle_\psi} > 1. \tag{3.4.29}$$

时, 方程 (3.4.28) 存在正解. 式 (3.4.29) 表明, 当 $\langle k^2 \rangle_\psi$, 或者 $\langle k^2 \rangle_y$ 足够大, 疾病的传播阈值将消失.

如果模型 (3.4.25) 中的度分别取 δ 分布, 则系统变为均匀混合动力学模型

$$\begin{cases} \dot{y} = \dfrac{ab\Omega}{N}(1-y)\psi - \gamma y, \\ \dot{\psi} = ac(1-\psi)y - \mu\psi, \end{cases} \tag{3.4.30}$$

其基本再生数为

$$R_0 = \frac{a^2 bc\Omega}{N\gamma\mu}. \tag{3.4.31}$$

显然, 再生数 (3.4.31) 是系统 (3.4.25) 再生数 (3.4.29) 的特殊情形.

2. 染病者具有多种状态转换的传染病网络模型 —— 肺结核模型

在肺结核传染病传播过程中, 一般染病者具有两种状态, 一种是不具有传染性状态, 用 1 表示, 另一种是具有传染性的状态, 用 2 表示. 多数染病者处于 1 状态后康复, 用 0 代表康复者状态, 或者易感者状态. 其状态转化具有两个特征: 一是依赖于具有传染性邻居的 2 状态的节点数量, 从 0 状态到 1 状态, 从 1 状态到 2 状态就属于这种情形. 设具有传染性的邻居对易感者的传染系数为 λ, 对处于 1 状态染病者的传染系数为 μ; 另外, 从 1 状态的染病者到 2 状态的具有传染性染病者自然发生率系数为 r, 它不依赖于具有传染性邻居数量, 从 1 状态到 0 状态的恢复率系数为 δ, 从 2 状态到 0 状态的康复率归一化为数 1. 不考虑出生与死亡, 其状态转换如图 3.4.2 的 (b) 所示.

网络中度为 k 的节点度分布及相对密度分别用 p_k 和 $\rho_{i,k}(i=0,1,2)$ 表示, 显然有 $\rho_{0,k} = 1 - \rho_{1,k} - \rho_{2,k}$. 因此, 可建立下面的网络传播动力学模型

$$\begin{cases} \dot{\rho}_{1,k} = \lambda(1 - \rho_{1,k} - \rho_{2,k})k\theta_2 - \mu\rho_{1,k}k\theta_2 - (\delta + r)\rho_{1,k}, \\ \dot{\rho}_{2,k} = \mu\rho_{1,k}\theta_2 + r\rho_{1,k} - \rho_{2,k}, \end{cases} \tag{3.4.32}$$

其中 θ_2 表示一个易感者或者处于状态 1 的染病者周围邻居是状态 2 的染病者的概率. 上述模型是上述具有阶段结构种群模型的推广. 模型 (3.4.32) 平衡点满足方程

$$\begin{pmatrix} \rho_{1,k}^* \\ \rho_{2,k}^* \end{pmatrix} = \frac{\lambda \theta_2^* k}{\delta + r + (\lambda + \mu + \lambda r)\theta_2^* k + \lambda\mu\theta_2^{*2}k^2} \times \begin{pmatrix} 1 \\ r + \mu k\theta_2^* \end{pmatrix},$$

其中 θ_2^* 满足自相容方程

$$\theta_2^* = \frac{1}{\langle k \rangle} \sum_k^{\infty} \frac{\lambda k^2 (r + \mu k\theta_2^*)\theta_2^* p_k}{\delta + r + (\lambda + \mu + \lambda r)k\theta_2^* + \lambda\mu k^2\theta_2^{*2}}.$$

类似于前面的分析, 可得状态 $\{0, 1, 2\}$ 正平衡点存在的阈值条件为 $\lambda > \dfrac{(\delta + r)\langle k \rangle}{r\langle k^2 \rangle}$. 显然与前面具有阶段结构的动力学模型阈值条件相同.

3.4.3 多菌株与多状态网络传播动力学建模及分析

在许多传染病模型中, 具有不同的传染力、毒性与迁移率的多种菌株会共同存在, 而且彼此竞争同一易感者. 因此, 一方面, 由不同菌株会导致的不同的染病状态, 不同疾病状态之间会发生状态间的转换; 另一方面, 由于菌株的变异和疾病的扩散也会导致疾病产生不同阶段, 这些不同阶段的染病者也会发生阶段间的转换. 在同一种群中, 不同疾病的共存也会产生菌株间的竞争. 本小节将考虑多菌株、多状态甚至多种群耦合的网络传染病动力学模型.

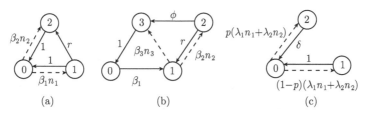

图 3.4.3 (a) 多菌株竞争和变异的状态转换规则, (b) 抗药疾病模型的状态转换规则, (c) 超级传播者模型的状态转换规则[216]

下面首先考虑含菌株竞争和变异的多状态网络模型. 状态 0 表示易感者, 状态 1 和状态 2 分别是带有两种不同的菌株的两类染病者, 其传染率分别为 β_1 和 β_2. 两类染病者的恢复率归一化为 1. 因病菌变异, 状态 1 的染病者按比例 r 转化为状态 2 的染病者. 从种群生态学角度来看, 三种状态又可分别解释为空格子 (0), 物种 $A(1)$, 物种 $B(2)$. 物种 $A(1)$, 物种 $B(2)$ 分别在空格子按系数 β_1 和 β_2 出生, 二者死亡率均为 1, 死亡后都变为空格子. 物种 $A(1)$ 按比例 r 转化为物种 $B(2)$, 其状态转换和传播机理如图 3.4.3(a) 所示. 对于度不相关网络, 其动力学模型如下

$$\begin{cases} \dot{\rho}_{1,k} = \beta_1(1 - \rho_{1,k} - \rho_{2,k})k\theta_1 - (r+1)\rho_{1,k}, \\ \dot{\rho}_{2,k} = \beta_2(1 - \rho_{1,k} - \rho_{2,k})k\theta_2 + r\rho_{1,k} - \rho_{2,k}, \end{cases} \tag{3.4.33}$$

其中

$$\theta_i = \frac{\sum\limits_{k=1}^{\infty} k p_k \rho_{i,k}(t)}{\langle k \rangle}.$$

应用与前面类似地分析, 可得状态 $\{0,2\}$ 的边界平衡点存在的条件为 $\beta_2 > \dfrac{\langle k \rangle}{\langle k^2 \rangle}$. 这不同于文献 [217] 均匀种群模型的条件 $\beta_2 > 1$. 下面分析状态 $\{0,1,2\}$ 正平衡点存在的条件. 系统 (3.4.33) 平衡点满足方程

$$\begin{pmatrix} \rho_{1,k}^* \\ \rho_{2,k}^* \end{pmatrix} = \frac{k}{r + 1 + (r+1)(\beta_2\theta_2^* + \beta_1\theta_1^*)k} \begin{pmatrix} \beta_1\theta_1^* \\ r\beta_1\theta_1^* + \beta_2(r+1)\theta_2^* \end{pmatrix}.$$

从而可得

$$\theta_1^* = \frac{\beta_1 - \beta_2(r+1)}{r\beta_1}\theta_2^* \overset{\text{def}}{=} C_1\theta_2^*, \tag{3.4.34}$$

与

$$\theta_2^* = \frac{1}{\langle k \rangle(r+1)} \sum_k \frac{\beta_1\theta_2^* k^2 p_k}{1 + (\beta_1 C_1 + \beta_2)\theta_2^* k}. \tag{3.4.35}$$

因此, 正平衡点存在的条件是 $\theta_2^* > 0$ 与 $\theta_1^* > 0$, 而 $\theta_2^* > 0$ 充要条件为 $\beta_1 > \dfrac{(r+1)\langle k \rangle}{\langle k^2 \rangle}$. 注意到 $\theta_1^* > 0$ 隐含 $\beta_1 > \beta_2(r+1)$, 从而存在正平衡点的阈值条件为

$$\beta_1 > \max\left\{ \frac{(r+1)\langle k \rangle}{\langle k^2 \rangle}, \beta_2(r+1) \right\}.$$

耐药菌株疾病传播动力学模型　许多疾病, 如结核病, 由于滥用抗生素导致野生菌株发生基因突变, 导致新的更强的耐药菌株出现. 本段给出野生菌株和耐药菌株互相竞争易感者的传染病网络动力学模型. 由于感染耐药菌株后导致高死亡率, 因此, 需要考虑死亡后形成空格子节点, 空格子节点由于邻居的出生导致变为易感者. 用状态 $0, 1, 2, 3$ 分别表示空格子, 易感者, 带野生菌株的染病者, 带抗药性菌株的染病者. 野生菌株和抗药性菌株彼此竞争易感者. 假定只有抗药性菌株以速率 1 使得易感者致死. 野生菌株因药物作用以速率 r 移出变为易感者, 野生菌株变异率为 ϕ, 空格子的出生率系数为 β_1. 其状态转化的示意图如图 3.4.15(b) 所示. 在度不相关网络下, 疾病传播动力学模型如下

$$\begin{cases} \dot{\rho}_{1,k} = \beta_1(1 - \rho_{1,k} - \rho_{2,k} - \rho_{3,k}) + r\rho_{2,k} - \beta_2\rho_{1,k}k\theta_2 - \beta_3\rho_{1,k}k\theta_3, \\ \dot{\rho}_{2,k} = \beta_2\rho_{1,k}k\theta_2 - (r+\phi)\rho_{2,k}, \\ \dot{\rho}_{3,k} = \beta_3\rho_{1,k}k\theta_3 + \phi\rho_{2,k} - \rho_{3,k}. \end{cases} \tag{3.4.36}$$

系统 (3.4.36) 平衡点满足方程

$$
\begin{pmatrix} \rho_{1,k}^* \\ \rho_{2,k}^* \\ \rho_{3,k}^* \end{pmatrix} = \frac{\beta_1}{\Delta} \begin{pmatrix} r + \phi \\ \beta_2 \theta_2^* k \\ (\beta_2 \phi \theta_2^* + \beta_3 (r+\phi) \theta_3^*) k \end{pmatrix},
\tag{3.4.37}
$$

其中

$$
\Delta = \beta_1 (r+\phi) + [(\beta_1 + \phi + \beta_1 \phi)\beta_2 \theta_2^* + (\beta_1 + 1)\beta_3 (r+\phi)\theta_3^*]k.
$$

由方程 (3.4.37) 可知

$$
\theta_3^* = \frac{\beta_2 \phi}{\beta_2 - \beta_3 (r+\phi)} \theta_2^*.
\tag{3.4.38}
$$

从式 (3.4.38) 可以看到, 在条件 $\beta_2 > \beta_3 (r+\phi)$ 下, 只要 $\theta_2^* > 0$, 就可以得到正平衡点存在. 结合 θ_2^* 表达式及方程 (3.4.37) 与 (3.4.38) 可知

$$
\theta_2^* = \frac{1}{\langle k \rangle} \sum_k \frac{\beta_2 \theta_2^* k^2 p_k}{\Delta}.
\tag{3.4.39}
$$

由上式可知, $\theta_2^* > 0$ 的阈值条件为

$$
\beta_2 > \max \left\{ \frac{\beta_1 (r+\phi)\langle k \rangle}{\langle k^2 \rangle}, \beta_3 (r+\phi) \right\}.
$$

超级传播者网络传染病动力学模型 在不同类型的传染病传播过程中, 由于个体体质或者活动范围的不同, 即使对同一菌株或者病毒, 不同个体的传染率存在很大的差异, 例如, SARS 期间, 就有所谓的超级"毒王". 鉴于此, 可将具有很强传染力的个体从一般传染者中分离出来, 构建不同类型传染者的传播模型. 用状态 0, 1, 2 分别表示易感者、一般传染者和超级传染者. 其中一般传染者的传染率系数记为 β_1, 恢复率系数归一化为数 1, 超级传染者的传染率系数记为 β_2, 恢复率系数为 δ. 显然, 在实际中 $\beta_1 \ll \beta_2$. 状态转化示意图见 3.4.15(c) 所示, 其中状态为 0 的节点以概率 $1 - p$ 变为状态 1, 以概率 p 变为状态 2. 从 $0 \to 2$ 和 $0 \to 1$ 的转换率分别依赖于状态 1 和状态 2 的密度. 对于度不相关的异质网络, 其 SIS 传染病动力学模型为

$$
\begin{cases} \dot{\rho}_{1,k} = (1-p)(1 - \rho_{1,k} - \rho_{2,k})k(\beta_1 \theta_1 + \beta_2 \theta_2) - \rho_{1,k}, \\ \dot{\rho}_{2,k} = p(1 - \rho_{1,k} - \rho_{2,k})k(\beta_1 \theta_1 + \beta_2 \theta_2) - \delta \rho_{2,k}, \end{cases}
\tag{3.4.40}
$$

其中 $\theta_i = \sum_{k=1}^{\infty} k p_k \rho_{i,k}(t)/\langle k \rangle, i = 1, 2$. 系统 (3.4.40) 平衡点满足方程

$$
\begin{pmatrix} \rho_{1,k}^* \\ \rho_{2,k}^* \end{pmatrix} = \frac{(\beta_1 \theta_1^* + \beta_2 \theta_2^*)k}{\delta + [p + \delta(1-p)](\beta_1 \theta_1^* + \beta_2 \theta_2^*)k} \times \begin{pmatrix} \delta(1 \quad p) \\ p \end{pmatrix}.
\tag{3.4.41}
$$

从而导致

$$\theta_1^* = \frac{\delta(1-p)}{p}\theta_2^*.$$

记 $\theta^* = \beta_1\theta_1^* + \beta_2\theta_2^*$, 结合方程 (3.4.41), 可得 θ^* 满足自相容方程

$$\theta^* = \frac{1}{\langle k\rangle}\sum_k \frac{[\beta_1\delta(1-p)+\beta_2p]\theta^*k^2p_k}{\delta+[p+\delta(1-p)]k\theta^*}. \tag{3.4.42}$$

类似前面分析可知, 地方病存在的条件为

$$\beta_1\delta(1-p)+\beta_2p > \frac{\delta\langle k\rangle}{\langle k^2\rangle}.$$

这表明, 对于任意小的传染率 λ_1 和 λ_2, 当 $\dfrac{\langle k^2\rangle}{\langle k\rangle}\to\infty$, 都可以形成地方病.

多菌株与多状态计算机病毒传播模型　　下面主要介绍文献 [116] 工作. 考虑含竞争和激活免疫的多菌株与多状态的计算机病毒模型. 假设有两种粒子 A 与 B, 其中一种粒子传染病毒, 而另一种粒子治愈带毒的计算机. 在计算机网络中, 两种粒子分别表示蠕虫 A 和蠕虫 B, 蠕虫 B 可以杀死蠕虫 A. 在活体组织中, A 表示病菌, B 表示免疫细胞. 在每一个时间步长内, 动力学演化规则如下: 一个 A 粒子要么以概率 p_A 湮灭, 要么以概率 $q_A = 1 - p_A$ 在其邻居节点处产生一个新粒子, 新产生的粒子中 A 与 B 所占比例分别为 $1-\lambda$ 与 λ. 一个 B 粒子要么以概率 p_B 湮灭, 要么以概率 $q_B = 1 - p_B$ 随机选择邻居节点产生一个 B 粒子. 如果目标节点处于与该粒子相同类型的节点, 则不再产生新粒子. 当两种不同的粒子占用同一个节点时, A 粒子以概率 μ 移出. 每一个节点要么是空的, 要么是粒子 A 或 B, 每一个节点也可被解释为易感者、染病者、免疫者. 感染和治愈的概率分别为 $q_A(1-\lambda)$ 和 p_A. 建立的动力学模型为

$$\begin{cases} \dfrac{\mathrm{d}a_k}{\mathrm{d}t} = -p_Aa_k + q_A(1-\lambda)k(1-a_k)\theta_A - \mu ka_k\theta_B, \\ \dfrac{\mathrm{d}b_k}{\mathrm{d}t} = -p_Bb_k + q_Bk(1-b_k)\theta_B + q_A\lambda k(1-b_k)\theta_A, \end{cases} \tag{3.4.43}$$

其中, a_k 和 b_k 分别表示 A 与 B 粒子中度为 k 的节点密度,

$$\theta_A = \frac{1}{\langle k\rangle}\sum_{k=1}ka_kp_k, \quad \theta_B = \frac{1}{\langle k\rangle}\sum_{k=1}kb_kp_k. \tag{3.4.44}$$

度分布 $p_k\sim k^{-\gamma}$, 得到自相容方程

$$\theta_A = \frac{1}{\langle k\rangle}\sum_{k=1}\frac{\tilde{q}_A\theta_Ak^2p_k}{1+(\tilde{q}_A\theta_A+\tilde{\mu}\theta_B)k} \overset{\text{def}}{=} f(\theta_A,\theta_B), \tag{3.4.45}$$

$$\theta_B = \frac{1}{\langle k \rangle} \sum_{k=1} \frac{\tilde{q}_A \theta_A k^2 p_k}{1 + (\tilde{q}_A \theta_A + \tilde{\mu} \theta_B) k} \stackrel{\text{def}}{=} g(\theta_A, \theta_B). \tag{3.4.46}$$

进一步地, 通过数值模拟, 得到了在无标度网络中, $\gamma > 3$ 和 $\gamma \leqslant 3$ 的相图和临界行为.

有种群动力的多菌株网络动力学模型   在现实的网络种群动力学模型中, 往往都含有种群出生. 下面考虑含出生的多状态两菌株网络传染病模型. 假设网络中的节点有三种状态: 0,1,2, 其中 0 表示易感者, 1 表示一种病菌导致的染病者, 2 表示由另一种毒性更强的病菌导致的染病者, 且状态 2 中的病菌所感染的目标人群为状态 1 的染病者. 三种状态的相对密度分别为: $1 - \rho_{1,k} - \rho_{2,k}, \rho_{1,k}, \rho_{2,k}$, $p(k)$ 表示网络中度为 k 的节点的概率. 状态 1 的染病者以传染系数 λ 感染易感者, 以系数 δ 恢复为易感者, 状态 2 的染病者以传染率系数 μ 感染状态为 1 的染病者, 以系数 r 转化为状态为 1 的染病者, 以系数 1 恢复为易感者. 其状态转换和传播机理如图 3.4.4 所示, 还可以理解为: 0,1,2 三种状态分别表示空格子, 易感者, 染病者. 出生仅在空格子处发生, 有效出生率与 $k\theta_1 \left(\text{这里 } \theta_1 = \sum_{k=1}^{\infty} kp(k)\rho_{1,k}/\langle k \rangle \right)$ 成比例, 比例系数为 λ. 新生儿全部为易感者, 易感者的死亡系数 δ, 节点死亡则记为空格子, 染病者以传染系数 μ 感染易感者, 以系数 r 恢复为易感者, 以系数 1 死亡. 基于以上状态转换和传播机理, 可建立如下模型

$$\begin{cases} \dot{\rho}_{1,k} = \lambda(1 - \rho_{1,k} - \rho_{2,k})k\theta_1 - \delta\rho_{1,k} + r\rho_{2,k} - \mu\rho_{1,k}k\theta_2, \\ \dot{\rho}_{2,k} = \mu\rho_{1,k}k\theta_2 - (r+1)\rho_{2,k}. \end{cases} \tag{3.4.47}$$

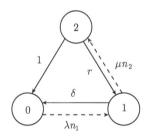

图 3.4.4   含出生的多状态网络两菌株传染病模型的状态转换[216]

方程 (3.4.47) 的稳态解满足方程

$$\begin{pmatrix} \rho_{1,k}^* \\ \rho_{2,k}^* \end{pmatrix} = \frac{\lambda\theta_1^* k}{\delta(r+1) + [\lambda(r+1)\theta_1^* + \mu\theta_2^*]k + \lambda\mu\theta_1^*\theta_2^* k^2} \times \begin{pmatrix} r+1 \\ \mu\theta_2^* k \end{pmatrix},$$

进而得到关于 θ_1^* 与 θ_2^* 自相容方程

$$\begin{pmatrix} \theta_1^* \\ \theta_2^* \end{pmatrix} = \frac{1}{\langle k \rangle} \sum_{k=1}^{\infty} \frac{\lambda \theta_1^* k^2 p(k)}{\delta(r+1) + [\lambda(r+1)\theta_1^* + \mu \theta_2^*]k + \lambda \mu \theta_1^* \theta_2^* k^2} \begin{pmatrix} r+1 \\ \mu \theta_2^* k \end{pmatrix}. \quad (3.4.48)$$

显然 $(\theta_1^*, \theta_2^*) = (0, 0)$(对应于方程 (3.4.47) 的 $\{0\}$ 状态) 是上述方程的解, 为寻找方程 (3.4.47) 的其他状态 ($\{0,1\}, \{0,1,2\}$) 非平凡稳态解, 记

$$f_1(\theta_1^*, \theta_2^*) = \frac{\lambda(r+1)}{\langle k \rangle} \sum_{k=1}^{\infty} \frac{k^2 p(k)}{\delta(r+1) + [\lambda(r+1)\theta_1^* + \mu \theta_2^*]k + \lambda \mu \theta_1^* \theta_2^* k^2} - 1, \quad (3.4.49)$$

$$f_2(\theta_1^*, \theta_2^*) = \frac{\lambda \mu \theta_1^*}{\langle k \rangle} \sum_{k=1}^{\infty} \frac{k^3 p(k)}{\delta(r+1) + [\lambda(r+1)\theta_1^* + \mu \theta_2^*]k + \lambda \mu \theta_1^* \theta_2^* k^2} - 1. \quad (3.4.50)$$

所以方程 (3.4.48) 等价于 $\theta_1^* f_1(\theta_1^*, \theta_2^*) = 0, \theta_2^* f_2(\theta_1^*, \theta_2^*) = 0$.

下面首先考虑状态 $\{0,1\}$ 非平凡稳态解存在条件. 注意到, 当状态 $\{0,1\}$ 非平凡稳态解存在时, 一定有 $\theta_2^* = 0$. 因此只需证明存在 $0 < \theta_1^* < 1$, 使得 $f_1(\theta_1^*, 0) = 0$. 为此, 将 $\theta_2^* = 0$ 代入到方程 (3.4.49), 得到

$$f_1(\theta_1^*, 0) = \frac{\lambda}{\langle k \rangle} \sum_{k=1}^{\infty} \frac{k^2 p(k)}{\delta + \lambda \theta_1^* k} - 1 = 0. \quad (3.4.51)$$

因为

$$f_1(1, 0) = \frac{\lambda}{\langle k \rangle} \sum_{k=1}^{\infty} \frac{k^2 p(k)}{\delta + \lambda k} - 1 \leqslant \frac{\lambda}{\langle k \rangle} \sum_{k=1}^{\infty} \frac{k^2 p(k)}{\lambda k} - 1 = 0,$$

所以仅需 $f_1(0, 0) > 0$, 即当

$$\frac{\lambda}{\delta} > \frac{\langle k \rangle}{\langle k^2 \rangle}. \quad (3.4.52)$$

时, 状态 $\{0,1\}$ 的非平凡稳态解存在.

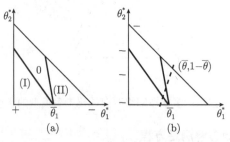

图 3.4.5   (a) f_1 的符号及等倾线 $f_1 = 0$, (b) f_2 的符号, 虚线为等倾线 $f_2 = 0$ 与实线 $f_1 = 0$ 叠加[216]

最后, 考虑状态 $\{0,1,2\}$ 非平凡稳态解存在条件. 若状态 $\{0,1,2\}$ 非平凡稳态解存在, 则 $\theta_1^* > 0, \theta_2^* > 0$. 进一步需要条件 (3.4.52) 成立, 否则, $\theta_1^* = 0$, 进而存在

$0 < \bar{\theta}_1 < 1$, 使得 $f_1(\bar{\theta}_1, 0) = 0$. 因为 $\frac{\partial f_1}{\partial \theta_1^*} < 0$, 且 $\frac{\partial f_1}{\partial \theta_2^*} < 0$, 所以在 θ_1^*-θ_2^* 平面坐标中, 曲线 $f_1(\theta_1^*, \theta_2^*) = 0$ 如图 3.4.5(a) 中实线 (I) ($f_1(0,1) \leqslant 0$) 和 (II)($f_1(0,1) > 0$) 所示. 又因为 $\frac{\partial f_2}{\partial \theta_1^*} > 0, \frac{\partial f_2}{\partial \theta_2^*} < 0$, 所以, 当 $\theta_2^* = 0, \theta_1^* + \theta_2^* = 1$ 时, f_2 关于 θ_1^* 单调递增. 等倾线 $f_1(\theta_1^*, \theta_2^*) = 0$ 与 $f_2(\theta_1^*, \theta_2^*) = 0$ 及 $f_2(\theta_1^*, \theta_2^*)$ 的符号如图 3.4.5(b) 所示. 因为 $f_2(0, \theta_2^*) = -1$, 若 $f_2(1, 0) > 0$, 则图中的虚线存在. 所以必有唯一的 $0 < \bar{\theta} < 1$, 使得 $f_2(\bar{\theta}, 1 - \bar{\theta}) = 0$. 最后, 当条件 (i): $f_2(\bar{\theta}_1, 0) < 0$ 与条件 (ii): $f_1(\bar{\theta}, 1 - \bar{\theta}) < 0$ 同时满足时, 图中的虚线实线相交, 利用恒等式 $f_1(\bar{\theta}_1, 0) = \frac{\lambda}{\langle k \rangle} \sum_{k=1}^{\infty} \frac{k^2 p(k)}{\delta + \lambda \bar{\theta}_1 k} - 1 = 0$, 从条件 (i) 中可推出

$$\frac{\delta}{\lambda} + \frac{r+1}{\mu} < \frac{\langle k^2 \rangle}{\langle k \rangle}. \tag{3.4.53}$$

为证明条件 (ii) 成立, 定义 $C \stackrel{\text{def}}{=} \frac{\lambda(r+1)(1-\bar{\theta})}{\lambda(r+1)\bar{\theta} + \mu(1-\bar{\theta})}$, 可得

$$
\begin{aligned}
f_1(\bar{\theta}, 1-\bar{\theta}) &= f_1(\bar{\theta}, 1-\bar{\theta}) + C f_2(\bar{\theta}, 1-\bar{\theta}) \\
&= \frac{\lambda}{\langle k \rangle} \sum_{k=1}^{\infty} \frac{(r+1+C\mu\bar{\theta}k)k^2 p(k)}{\delta(r+1) + [\lambda(r+1)\bar{\theta} + \mu(1-\bar{\theta})]k + \lambda\mu\bar{\theta}(1-\bar{\theta})k^2} - 1 - C \\
&< \frac{\lambda}{\langle k \rangle} \sum_{k=1}^{\infty} \frac{(r+1+C\mu\bar{\theta}k)k^2 p(k)}{[\lambda(r+1)\bar{\theta} + \mu(1-\bar{\theta})]k + \lambda\mu\bar{\theta}(1-\bar{\theta})k^2} - 1 - C \\
&= -\frac{\mu(1-\bar{\theta})}{\lambda(r+1)\bar{\theta} + \mu(1-\bar{\theta})} \leqslant 0.
\end{aligned}
$$

综上, 当式 (3.4.52) 和式 (3.4.53) 同时成立时, 状态 $\{0,1,2\}$ 非平凡稳态解存在. 进一步可知, 当 $\langle k^2 \rangle \to \infty$, 状态 $\{0\}$ 和 $\{0,1\}$ 非平凡稳态解均消失, 状态 $\{0,1,2\}$ 非平凡稳态解一定存在.

3.5 有向网络传染病动力学模型

前面章节介绍的疾病传播动力学模型主要针对无向网络, 其假设节点之间的疾病传播都是对称的, 即如果节点 i 和 j 相邻, 则节点 i 传染 j(如果节点 i 为染病者, j 为易感者) 的概率和节点 j 传染节点 i(如果 i 为易感者, j 为染病者) 的概率是相等的 [35, 50, 51]. 而随着人们对网络的认识逐步加深, 在研究某一些疾病的传播过程时, 这种对称性假设往往是不成立的. 例如, 在性病的传播中, 男性传播女性和女性传播男性的概率并不一样, 事实上女性比男性更容易受到疾病的攻击, 更容易被传染; 患者与医护人员的接触中, 医护人员更容易被传染, 母婴传播, 计算机网络上的

病毒传播, 微博上的信息传播等都是非对称的. 文献 [145], [224] 建立了基于有向网络的传播模型来研究此类非对称的传播问题.

　　而在真实的的社交网络中, 人们之间的接触并非全部都是对称或者非对称的, 而是有向与无向并存的, 我们称此类网络为半有向网络. 例如, 家庭成员、亲密朋友、单位同事、同班同学之间的接触应往往都是对称的; 与此同时, 非对称接触也存在, 其中节点 i 指向节点 j 的有向边代表着疾病沿节点 i 到 j 的单向传播. 例如, 如果节点 i 为一个普通个体, 节点 j 为医护人员, 在疾病暴发期, 如果节点 i 染病, 它将会去医院不可避免的语与医护人员接触, 则他将很有可能将疾病传染给医护人员节点 j, 而相反情况下, 如果医护人员节点 j 染病, 他将不会传播给节点 i. 在研究通过空气传播的疾病当中, 则近距离的人们之间的传播应当认为是对称的, 从而用无向边表示他们之间的连接, 而若节点 i 和 j 处于不同区域, 且节点 i 处在风向的上游, 节点 j 处在风向的下游, 则节点 i 和 j 的传播也是非对称的, 节点 i 能将疾病传播给节点 j, 反之则不能传播, 此时应当用向边表示他们之间的联系. 因此, 此类传播问题应该用基于半有向网络的模型进行刻画. 为此, 本节将主要介绍有向网络及有向与无向耦合网络 (半有向网络) 的疾病传播动力学模型及分析.

3.5.1　基于有向网络的传染病模型

　　针对无向网络图 3.5.1(a) 上的传染病传播在前面已经进行了介绍, 而自然界大量涉及的网络是有向网络, 例如, 万维网、电力网、社交网、食物链网络、新陈代谢网等都是有向网络 3.5.1(b). 为此, 我们介绍有向网络上的传染病动力学模型, 首先介绍有向网络的一些简单的拓扑性质[218−221].

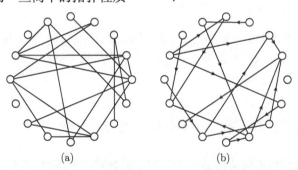

(a)　　　　　　　　　　　　　　(b)

图 3.5.1　(a) 无向网络, (b) 有向网络[218]

　　研究节点规模为 N 的有向网络 G, 按照所有的节点入度划分, 可将节点划分为 d_{in}(网络 G 的最大入度) 个仓室, 记为 $N(k,\cdot)$, 其中 $k = 1, 2, \cdots, d_{\text{in}}$; 同理所有节点按照出度可划分为 d_{out}(网络 G 的最大出度) 个仓室, 记为 $N(\cdot, l)$, 其中 $l = 1, 2, \cdots, d_{\text{out}}$, 则可以将入度为 k、出度为 l 的节点数目记为 $N(k, l)$. 易得如下关系

$$N(k, \cdot) = \sum_{l=1}^{d_{\text{out}}} N(k, l), \quad N(\cdot, l) = \sum_{k=1}^{d_{\text{in}}} N(k, l),$$

且

$$N = \sum_{k=1}^{d_{\text{in}}} N(k, \cdot) = \sum_{l=1}^{d_{\text{out}}} N(\cdot, l).$$

记 $p(k, l)$ 为有向网络 G 中节点入度为 k、出度为 l 的联合概率分布, 其中 $1 \leqslant k \leqslant d_{\text{in}}, 1 \leqslant l \leqslant d_{\text{out}}$, 则关于入度、出度的边缘概率分布分别为

$$p(k, \cdot) = \sum_{l=1}^{d_{\text{out}}} p(k, l), \quad p(\cdot, l) = \sum_{k=1}^{d_{\text{in}}} p(k, l).$$

定义 $p(k, l)$ 为网络中随机选取一个入度为 k 而出度为 l 节点的概率. 为了探讨更深层次的拓扑性质, 引入关于联合概率 $p(k, l)$ 的概率母函数

$$G = \sum_{k,l} p(k, l) x^k y^l. \tag{3.5.1}$$

因为在任一有向网络中, 每条边都是离开一个节点进入另一节点, 所以联合概率 $p(j, k)$ 必须满足

$$\sum_{k,l} (k - l) p(k, l) = 0, \tag{3.5.2}$$

即平均入度与平均出度相等

$$\left. \frac{\partial G}{\partial x} \right|_{x,y=1} = \left. \frac{\partial G}{\partial y} \right|_{x,y=1} = z. \tag{3.5.3}$$

在以后的分析中还要用到联合概率分布 $p(k, l)$ 的数字特征

$$\langle k^n \rangle = \sum_{k=1}^{d_{\text{in}}} \sum_{l=1}^{d_{\text{out}}} k^n p(k, l) = \sum_{k=1}^{d_{\text{in}}} k^n p(k, \cdot),$$

$$\langle l^n \rangle = \sum_{k=1}^{d_{\text{in}}} \sum_{l=1}^{d_{\text{out}}} l^n p(k, l) = \sum_{l=1}^{d_{\text{out}}} l^n p(\cdot, l),$$

$$\langle kl \rangle = \sum_{k=1}^{d_{\text{in}}} \sum_{l=1}^{d_{\text{out}}} kl p(k, l). \tag{3.5.4}$$

另外用 $p((i, j)|(k, l))$ 表示网络中的任一条边由"度"为 (i, j) 的节点发出, 指向"度"为 (k, l) 的节点的条件概率.

基于有向网络的 SIR 模型　基于有向网络的 SIR 传染病模型与经典的 SIR 仓室模型一样, 将人群分为三类: 易感者、染病者和恢复者. 每个染病节点指向易感

节点边的传染概率为 λ. 不失一般性, 将恢复率取为 1. 记 $s_{(k,l)}(t)$, $\rho_{(k,l)}(t)$, $r_{(k,l)(t)}$ 分别表示 t 时刻出度为 k、入度为 l 的易感者、染病者、恢复者的相对密度, 则有规一化形式

$$s_{(k,l)}(t) + \rho_{(k,l)}(t) + r_{(k,l)(t)} = 1.$$

则可以建立如下模型[224]

$$\begin{cases} \dfrac{\mathrm{d}s_{(k,l)}(t)}{\mathrm{d}t} = -\lambda k s_{(k,l)}(t)\theta(t), \\[2mm] \dfrac{\mathrm{d}\rho_{(k,l)}(t)}{\mathrm{d}t} = \lambda k s_{(k,l)}(t)\theta(t) - \rho_{(k,l)}(t), \\[2mm] \dfrac{\mathrm{d}r_{(k,l)(t)}}{\mathrm{d}t} = \rho_{(k,l)}(t). \end{cases} \tag{3.5.5}$$

其中 $\theta(t)$ 为在网络中任选一条边由染病者发出的概率, 可以表示为

$$\theta(t) = \sum_{(i,j)} p((i,j)|(k,l))\rho_{(i,j)}(t). \tag{3.5.6}$$

设初始条件 $\rho_{(k,l)}(0) = \varepsilon \ll 1$, $s_{(k,l)}(0) = 1 - \varepsilon$, $r_{(k,l)}(0) = 0$, 则对模型 (3.5.5) 的第一式两边积分可得到

$$s_{(k,l)}(t) = s_{(k,l)}(0)\mathrm{e}^{-\lambda k \phi_{(k,l)}(t)} \approx \mathrm{e}^{-\lambda k \phi_{(k,l)}(t)}. \tag{3.5.7}$$

定义辅助函数 $\phi_{(k,l)}(t)$

$$\phi_{(k,l)}(t) = \int_0^t \theta(t')\mathrm{d}t' = \int_0^t \sum_{(i,j)} p((i,j)|(k,l))\rho_{(i,j)}(t')\mathrm{d}t'.$$

则利用式 (3.5.5) 与式 (3.5.6) 可得

$$\phi_{(k,l)}(t) = \sum_{(i,j)} p((i,j)|(k,l))r_{(i,j)}(t). \tag{3.5.8}$$

由式 (3.5.8) 可以看出 $\phi_{(k,l)}(t)$ 即为任意选取一条边由恢复者发出的概率.
    因为, 当 $t \to \infty$ 时,

$$1 - r_{(k,l)}(\infty) = s_{(k,l)}(\infty) = \lim_{t \to \infty} s_{(k,l)}(t),$$

从而根据式 (3.5.7) 与式 (3.5.8), 可以得到关于 $\phi_{(k,l)}(\infty)$ 的自约束方程

$$\phi_{(k,l)}(\infty) = \sum_{(i,j)} p((i,j)|(k,l))(1 - \mathrm{e}^{-\lambda i \phi_{(i,j)}(t)}(\infty)). \tag{3.5.9}$$

记 $\Phi = (\phi(1,1), \phi(1,2), \cdots, \phi(d_{\mathrm{in}}, d_{\mathrm{out}}))^{\mathrm{T}}$, 则 (3.5.9) 可以写为 $\Phi = F(\Phi)$. 至此将模型 (3.5.5) 平衡点的存在性问题转化为研究自约束方程 (3.5.9) 解的存在性. 显然式 (3.5.9) 有一零平衡点 $\Phi = 0$, 其对应于模型 (3.5.9) 的无病平衡点; 方程 (3.5.9) 有正平衡点, 当 λ 大于临界值 λ_c 时, 零平衡点 $\Phi = 0$ 将不稳定, 系统将最终会趋向正平衡点.

传播阈值 系统 (3.5.5) 零平衡点的局部稳定性取决于方程

$$\left. \frac{\partial F}{\partial \Phi} \right|_{\Phi=0} = \lambda A, \tag{3.5.10}$$

其中 $(d_{\mathrm{in}} \times d_{\mathrm{out}}) \times (d_{\mathrm{in}} \times d_{\mathrm{out}})$ 阶矩阵 A 为

$$\begin{pmatrix} 1p((1,1)|(1,1)) & \cdots & ip((i,j)|(1,1)) & \cdots & d_{in}p((d_{\mathrm{in}}, d_{\mathrm{out}})|(1,1)) \\ 1p((1,1)|(1,2)) & \cdots & ip((i,j)|(1,2)) & \cdots & d_{in}p((d_{\mathrm{in}}, d_{\mathrm{out}})|(1,2)) \\ \vdots & & \vdots & & \vdots \\ 1p((1,1)|(k,l)) & \cdots & ip((i,j)|(k,l)) & \cdots & d_{in}p((d_{\mathrm{in}}, d_{\mathrm{out}})|(k,l)) \\ \vdots & & \vdots & & \vdots \\ 1p((1,1)|(d_{\mathrm{in}}, d_{\mathrm{out}})) & \cdots & ip((i,j)|(d_{\mathrm{in}}, d_{\mathrm{out}})) & \cdots & d_{in}p((d_{\mathrm{in}}, d_{\mathrm{out}})|(d_{\mathrm{in}}, d_{\mathrm{out}})) \end{pmatrix},$$

记矩阵 A 的最大特征值为 Λ_m, 则根据 (3.5.10) 可知, 在 $\lambda \Lambda_m > 1$ 时, 零平衡点 $\Phi = 0$ 不稳定, 从而得到传播阈值为

$$\lambda_c = \frac{1}{\Lambda_m}, \tag{3.5.11}$$

该阈值也是系统 (3.5.5) 零平衡点不稳定和自约束方程 (3.5.9) 存在正平衡点的阈值条件.

下面在度不相关的有向网络中, 给出阈值 Λ_m 的具体形式.

在度不相关下, 条件概率 $p((i,j)|(k,l))$ 只与上游节点的度有关, 即

$$p((i,j)|(k,l)) = \frac{jp(i,j)}{\langle l \rangle}. \tag{3.5.12}$$

在条件 (3.5.12) 下, 矩阵 A 最大特征值为

$$\Lambda_m = \sum_{i,j} \frac{ijp(i,j)}{\langle l \rangle} = \frac{\langle kl \rangle}{\langle l \rangle}. \tag{3.5.13}$$

文献 [145] 在度不相关下给出阈值下面的推导如下. 注意到, 在度不相关下假设下, $\phi_{(k,l)}(t)$ 与 k, l 无关, 因此, 将 $\phi_{(k,l)}(t)$ 记为 $\phi(t)$, 并将式 (3.5.12) 代入式 (3.5.8) 可得

$$\phi(t) = \frac{1}{\langle l \rangle} \sum_{k,l} lp(k,l) \int_0^t \rho_{(k,l)}(t')\mathrm{d}t'$$
$$= \frac{1}{\langle l \rangle} \sum_{k,l} lp(k,l) r_{(k,l)}(t), \tag{3.5.14}$$

再将 $\phi(t)$ 关于 t 求导, 利用式 (3.5.7) 和式 (3.5.14) 可得

$$\frac{\mathrm{d}\phi(t)}{\mathrm{d}t} = \frac{1}{\langle l \rangle} \sum_{k,l} lp(k,l) \frac{r_{(k,l)}(t)}{\mathrm{d}t}$$
$$= \frac{1}{\langle l \rangle} \sum_{k,l} lp(k,l)\rho_{(k,l)}(t)$$
$$= \frac{1}{\langle l \rangle} \sum_{k,l} lp(k,l)(1 - s_{(k,l)}(t) - r_{(k,l)}(t))$$
$$= 1 - \phi(t) - \frac{1}{\langle l \rangle} \sum_{k,l} lp(k,l)s_{(k,l)}(t)$$
$$= 1 - \phi(t) - \frac{1}{\langle l \rangle} \sum_{k,l} lp(k,l)\mathrm{e}^{-\lambda k\phi(t)}. \tag{3.5.15}$$

注意到, 当系统处于平衡点时, 极限 $\lim\limits_{t\to\infty} \phi(t)$ 存在. 记

$$\lim_{t\to\infty} \phi(t) \stackrel{\mathrm{def}}{=} \phi^*, \tag{3.5.16}$$

且有

$$\lim_{t\to\infty} \frac{\mathrm{d}\phi(t)}{\mathrm{d}t} = 0. \tag{3.5.17}$$

对式 (3.5.15) 两边求极限, 并利用上面两式可得

$$\phi^* = 1 - \frac{1}{\langle l \rangle} \sum_{k,l} lp(k,l)\mathrm{e}^{-\lambda k\phi^*}. \tag{3.5.18}$$

式 (3.5.18) 有一个零解 $\phi^* = 0$. 又因式 (3.5.18) 的右端是关于 ϕ^* 的凹函数, 且在 $\phi^* = 1$ 处小于 1, 所以式 (3.5.18) 存在正解的条件是

$$\frac{\mathrm{d}}{\mathrm{d}\phi^*} \left[1 - \frac{1}{\langle l \rangle} \sum_{k,l} lp(k,l)\mathrm{e}^{-\lambda k\phi^*} \right] \Bigg|_{\phi^*=0} > 1. \tag{3.5.19}$$

因此, 由式 (3.5.19) 可得到疾病的传播阈值 λ_c 为

$$\lambda_c = \frac{\langle l \rangle}{\sum\limits_{k,l} klp(k,l)} = \frac{\langle l \rangle}{\langle kl \rangle}. \tag{3.5.20}$$

这与式 (3.5.13) 所对应的传播阈值相同.

基于有向网络的 SIS 模型 在文献 [145] 还给出了基于有向网络的 SIS 模型及其分析. 其动力学模型为

$$\frac{\mathrm{d}\rho_{(k,l)}(t)}{\mathrm{d}t} = \lambda k(1 - \rho_{(k,l)}(t))\theta(t) - \rho_{(k,l)}(t), \tag{3.5.21}$$

其中 $\theta(t)$ 与式 (3.5.6) 相同.

在稳态的情况下, 有

$$\lim_{t\to\infty} \frac{\mathrm{d}\rho_{(k,l)}(t)}{\mathrm{d}t} = 0, \tag{3.5.22}$$

且可得到

$$\lim_{t\to\infty} \theta(t) \overset{\text{def}}{=} \theta^*. \tag{3.5.23}$$

因此, 根据式 (3.5.21) 可得到

$$\lim_{t\to\infty} \rho_{(k,l)}(t) = \frac{\lambda k\theta^*}{1 + \lambda k\theta^*}. \tag{3.5.24}$$

将式 (3.5.24)、式 (3.5.12) 代入式 (3.5.6), 并对式 (3.5.6) 两边关于 t 求导, 可得关于 θ^* 的自约束方程为

$$\theta^* = \frac{1}{\langle l \rangle} \sum_{k,l} lp(k,l) \frac{\lambda k\theta^*}{1 + \lambda k\theta^*}. \tag{3.5.25}$$

同理, 可推得式 (3.5.25) 存在正平衡点的条件, 即模型 (3.5.21) 存在地方病平衡点的条件是

$$\frac{\mathrm{d}}{\mathrm{d}\theta^*} \left(\frac{1}{\langle l \rangle} \sum_{k,l} lp(k,l) \frac{\lambda k\theta^*}{1 + \lambda k\theta^*} \right) \bigg|_{\theta^*=0} > 1. \tag{3.5.26}$$

进而, 可得到与 SIR 模型同样的疾病传播阈值

$$\lambda_c = \frac{\langle l \rangle}{\langle kl \rangle}. \tag{3.5.27}$$

入度出度的相关性分析 像无向网络中一样, 有向网络中也可能存在 hub 节点, 即相对其他节点而言, 有入度和出度非常大的节点. 这些节点影响着有向网络上的传播行为. 为了研究入度出度的相关性, 即要研究任给一入度为 k 出度为 l 的节点概率 $p(l|k)$, 首先考虑两个极端情形.

情形 1 对于任意的入度 k 和出度 l, 有 $p(l|k) = \delta_{k,l}$ 成立; 这意味着网络中每个节点的入度和出度都相等, 因此有 $\langle k^2 \rangle = \langle l^2 \rangle$, 且

$$\langle kl \rangle = \sum_{k,l} klp(k,l) = \sum_{k,l} kl\delta_{k,l} p(k,\cdot) = \langle k^2 \rangle. \tag{3.5.28}$$

将式 (3.5.28) 代入式 (3.5.27) 可得传播阈值:

$$\lambda_c = \frac{\langle k \rangle}{\langle k^2 \rangle},$$

即退化为无向网络情形.

情形 2   对于任意的入度 k 和出度 l, 有 $p(l|k) = p(\cdot, l)$ 成立, 这意味着随机变量入度和出度相互独立, 则有 $\langle kl \rangle = \langle k \rangle \langle l \rangle$, 从而得到传播阈值为

$$\lambda_c = \frac{1}{\langle k \rangle} = \frac{1}{\langle l \rangle},$$

均匀无向网络下的 SIS 模型的传播阈值即为此形式.

在 $\langle k^2 \rangle < \infty$ 和 $\langle l^2 \rangle < \infty$ 的条件下, 根据 Schwarz 不等式可得到 $\langle kl \rangle$ 满足

$$\langle kl \rangle \leqslant \sqrt{\langle k^2 \rangle \langle l^2 \rangle},$$

并且 $\langle kl \rangle = \sqrt{\langle k^2 \rangle \langle l^2 \rangle}$ 当且仅当随机变量入度 k 和出度 l 满足 $k = al$. 又因为平均入度和平均出度相等, 即 $\langle k \rangle = \langle l \rangle$, 所以只有 $a = 1$ 时等号成立. 此时就是情形 1 条件. 当边缘分布服从幂律分布时, 即

$$p(k, \cdot) \propto k^{-\gamma}, \quad p(\cdot, l) \propto l^{-\gamma'}, \tag{3.5.29}$$

其中 $2 < \gamma, \gamma' \leqslant 3$, $k \leqslant d_{\text{in}}, l \leqslant d_{\text{out}}$, 根据 (3.5.27) 可得

$$\lambda_c = \frac{\langle l \rangle}{\langle kl \rangle} \to \frac{\langle l \rangle}{\sqrt{\langle k^2 \rangle \langle l^2 \rangle}} \to 0, \tag{3.5.30}$$

即入度和出度的相关性越大, 则传播阈值 λ_c 越接近于 0.

为了更进一步探讨入度和出度相关性对疾病传播阈值的影响, 使用相关性系数

$$r = \frac{\langle (k - \langle k \rangle) \rangle \langle (l - \langle l \rangle) \rangle}{\sigma_k \sigma_l} = \frac{\langle kl \rangle - \langle k \rangle \langle l \rangle}{\sqrt{\langle k^2 \rangle - \langle k \rangle^2} \sqrt{\langle l^2 \rangle - \langle l \rangle^2}}, \tag{3.5.31}$$

其中 σ_k 和 σ_l 分别表示入度和出度的标准差, 相关系数满足 $-1 \leqslant r \leqslant 1$. 将式 (3.5.31) 变形后代入式 (3.5.27) 可得

$$\lambda_c = [\langle k \rangle + r \langle k \rangle \sqrt{(\langle k^2 \rangle / \langle k \rangle^2 - 1)(\langle l^2 \rangle / \langle l \rangle^2 - 1)}]^{-1}. \tag{3.5.32}$$

从式 (3.5.32) 可易看出, 当入度和出度的相关系数 $r > 0$, 且最大出、入度很大时, 在式 (3.5.22) 条件下, 因为 $\langle k^2 \rangle \gg \langle k \rangle^2$, $\langle l^2 \rangle \gg \langle l \rangle^2$, 从而容易得到传播阈值满足 $\lambda_c \approx 0$.

数值模拟   文献 [224] 中给出了三种不同网络拓扑结构上的疾病传播数值模拟, 并进行了比较. 考虑节点规模都为 $N = 5000$,①入度满足幂律分布 $p(k, \cdot) \propto k^{-\gamma}$, 其中 $\gamma = 2.0346$, 最大入度为 $d_{\text{in}} = 50$, 出度近似满足正态分布, 两个边缘分布互相

独立的有向网络, 网络的入度、出度以及二阶矩分别为 $\langle k \rangle = 2.5454$, $\langle k^2 \rangle = 26.1430$, $\langle l \rangle = 2.5454$, $\langle l^2 \rangle = 9.0046$, $\langle kl \rangle = 6.4164$, 其边缘分布如图 3.5.2 所示; ② 为了比较两种分布对疾病传播的影响, 改变有向网络 (1) 中每条边的方向, 生成新的有向网络; ③ 以网络 (1) 中入度满足的幂律分布生成一无向网络, 其中 $\gamma = 2.0013$, 网络的平均度和二阶矩分别为 $\langle k \rangle = 2.5454$, $\langle k^2 \rangle = 26.1430$, 其度分布如图 3.5.3 所示. 图 3.5.4 给出了疾病在三种网络上的流行水平随有效传播率 λ 的变化. 从图中容易看出传染病暴发的阈值现象, 在无向网络中 $\lambda_c = \dfrac{\langle k \rangle}{\langle k^2 \rangle} = 0.09$, 有向网络中 $\lambda_c = \dfrac{\langle l \rangle}{\langle kl \rangle} = 0.39$.

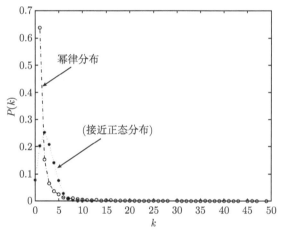

图 3.5.2   有向网络 (1) 的的边缘分布[224]

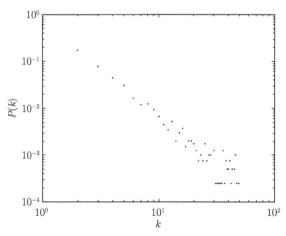

图 3.5.3   无向网络 (3) 的度分布, 采用对数坐标[224]

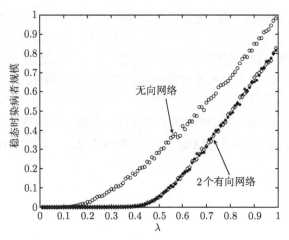

图 3.5.4　在三种网络中疾病的流行水平随有效传播率 λ 的变化情况[224]

3.5.2　基于半有向网络 (semi-directed networks) 的 SIS 传染病模型

关于无向网络和有向网络的传染病模型前面都已经有了详细的介绍. 对于耦合网络, 文献 [226] 建立均匀网络上的有向和无向耦合的对逼近模型, 文献 [222] 区别于以前的工作, 用概率母函数的方法研究了半有网络的传播问题. 下面将重点介绍我们给出的基于异质半有向网络的传染病模型及其详细动力学分析[223].

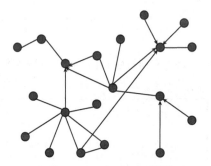

图 3.5.5　半有向网络[222]

考虑半有向网络 $G = (V, E)$, 假设网络中无重边和自环, 如图 3.5.5 所示. 每个节点都代表不同的个体, 其发出的无向和有向边代表不同的接触方式, 一个节点的无向度和入度边代表着此节点被传染的概率的大小, 相反, 无向度和出度代表着此节点向外传播疾病的能力. 分别用 d_{in}, d_{out} 和 d_u 表示节点的最大入度、最大出度和最大无向度, $N_{(k,l;m)}$ 代表网络中入度为 k、出度为 l、无向度为 m 的节点总数, 用 $N_{(k,\cdot;\cdot)}$ 代表网络中入度为 k 的节点总数, $N_{(\cdot,l;\cdot)}$ 代表网络中出度为 l 的节点总数, $N_{(\cdot,\cdot;m)}$ 为无向度为 m 的节点总数, 其中 $k = 1, 2, \cdots, d_{\mathrm{in}}$, $l = 1, 2, \cdots, d_{\mathrm{out}}$, $m =$

$1, 2, \cdots, d_u$, 显然有下面关系

$$N_{(k, \cdot; \cdot)} = \sum_{l=1}^{d_{\mathrm{out}}} \sum_{m=1}^{d_u} N_{(k, l; m)},$$

$$N_{(\cdot, l; \cdot)} = \sum_{k=1}^{d_{\mathrm{in}}} \sum_{m=1}^{d_u} N_{(k, l; m)},$$

$$N_{(\cdot, \cdot; m)} = \sum_{k=1}^{d_{\mathrm{in}}} \sum_{l=1}^{d_{\mathrm{out}}} N_{(k, l; m)}, \qquad (3.5.33)$$

和

$$N = \sum_{k=1}^{d_{\mathrm{in}}} N_{(k, \cdot; \cdot)} = \sum_{l=1}^{d_{\mathrm{out}}} N_{(\cdot, l; \cdot)} = \sum_{m=1}^{d_u} N_{(\cdot, \cdot; m)}$$

$$= \sum_{k=1}^{d_{\mathrm{in}}} \sum_{l=1}^{d_{\mathrm{out}}} \sum_{m=1}^{d_u} N_{(k, l; m)}. \qquad (3.5.34)$$

在半有向网络中, 假设疾病只沿着入度边和无向边进行传播, 因此节点的入度和无向度刻画了此节点被传染的可能性的方式, 而节点的出度和无向度代表着此节点向其他节点传播疾病的可能性方式. 同样地, 半有向网络的联合度分布表示为 $p(k, l; m)$, 即为随机选取一节点其入度为 k, 出度为 l, 无向度为 m 的概率, 其边缘分布分别为

$$p(k, \cdot; \cdot) = \sum_{l, m} p(k, l; m),$$

$$p(\cdot, l; \cdot) = \sum_{k, m} p(k, l; m),$$

$$p(\cdot, \cdot; m) = \sum_{k, l} p(k, l; m), \qquad (3.5.35)$$

其分布的数字特征

$$\langle d_{\mathrm{in}}^n \rangle = \sum_{k, l, m} k^n p(k, l; m) = \sum_k k^n p(k, \cdot; \cdot),$$

$$\langle d_{\mathrm{out}}^n \rangle = \sum_{k, l, m} l^n p(k, l; m) = \sum_l l^n p(\cdot, l; \cdot),$$

$$\langle d_u^n \rangle = \sum_{k, l, m} m^n p(k, l; m) = \sum_m m^n p(\cdot, \cdot; m). \qquad (3.5.36)$$

与有向网络中一样, 因为任意节点发出的边一定为其他节点的入度边, 从而半有向网络的平均入度和出度相等, 即 $\langle d_{\mathrm{in}} \rangle = \langle d_{\mathrm{out}} \rangle$.

下面给出半有向网络度分布的几个条件概率. 首先, 用 (i, j, n) 表示入度为 i, 出度为 j, 无向度为 n 的节点, 用 $p((i, j, n) \rightarrow |(k, l; m))$ 表示由度为 (i, j, n) 节点发出有向边指向任一度为 $(k, l; m)$ 节点的条件概率. 类似地, 用 $p((i, j, n) \leftarrow |(k, l; m))$ 表示由度为 $(k, l; m)$ 的节点发出有向边指向任一度为 (i, j, n) 节点的条件概率, 而用符号 $p((i, j, n)|(k, l; m))$ 表示由度为 (i, j, n) 节点发出无向边连接到任一度为 $(k, l; m)$ 节点的条件概率.

在度不相关的条件下, 条件概率 $p((i, j, n) \rightarrow |(k, l; m))$ 和 $p((i, j, n)|(k, l; m))$ 有如下形式

$$p\big((i, j, n) \rightarrow |(k, l; m)\big) = \frac{jp(i, j; n)}{\sum\limits_{k, l, m} lp(k, l; m)} = \frac{jp(i, j; n)}{\langle d_{\mathrm{out}} \rangle},$$

$$p\big((i, j, n)|(k, l; m)\big) = \frac{np(i, j; n)}{\sum\limits_{k, l, m} mp(k, l; m)} = \frac{np(i, j; n)}{\langle d_u \rangle}. \tag{3.5.37}$$

基于半有向网络的 SIS 模型　以下建立了基于半有向网络的 SIS 模型. 将个体分为两类易感者 (S), 染病者 (I). 用 τ_d 和 τ_u 分别表示染病者通过有向边和无向边传播疾病给其易感者邻居的概率. 不失一般性, 假设染病者的恢复率为 1. 度为 $(k, l; m)$ 的易感者节点和染病者节点的数目分别记为 $S_{(k, l; m)}$ 与 $I_{(k, l; m)}$, 则有

$$S_{(k, l; m)}(t) + I_{(k, l; m)}(t) = N_{(k, l; m)},$$

用 $s_{(k, l; m)}, \rho_{(k, l; m)}$ 分别表示其相对密度, 显然满足 $s_{(k, l; m)}(t) + \rho_{(k, l; m)}(t) = 1$. 据此, 我们可得如下半有向网络的 SIS 动力学模型

$$\frac{\mathrm{d}\rho_{(k, l; m)}(t)}{\mathrm{d}t} = \tau_d k\big(1 - \rho_{(k, l; m)}(t)\big)\theta^d_{(k, l; m)}(t) + \tau_u m\big(1 - \rho_{(k, l; m)}(t)\big)\theta^u_{(k, l; m)}(t) - \rho_{(k, l; m)}, \tag{3.5.38}$$

其中 $1 \leqslant k \leqslant d_{\mathrm{in}}$, $1 \leqslant l \leqslant d_{\mathrm{out}}$, $1 \leqslant m \leqslant d_u$, $\theta^d_{(k, l; m)}(t)$ 表示网络中任一染病者发出的有向边指向度为 $(k, l; m)$ 的节点的概率, $\theta^u_{(k, l; m)}(t)$ 表示任一度为 $(k, l; m)$ 的节点通过无向边与染病者连接的概率, 其数学表达式为

$$\theta^d_{(k, l; m)}(t) = \sum_{i, j, n} p\big((i, j, n) \rightarrow |(k, l; m)\big)\rho_{(i, j, n)}(t),$$

$$\theta^u_{(k, l; m)}(t) = \sum_{i, j, n} p\big((i, j, n)|(k, l; m)\big)\rho_{(i, j, n)}(t). \tag{3.5.39}$$

模型动力学分析　下面给出 SIS 模型 (3.5.38) 的稳定性分析. 为表达简单, 记

$$\wp = \big(\rho_{(1,1;1)}, \rho_{(1,1;2)}, \cdots, \rho_{(k, l; m)}, \cdots, \rho_{(d_{\mathrm{in}}, d_{\mathrm{out}}; d_u)}\big)^{\mathrm{T}},$$

则 $\wp$ 表示维数为 $D = d_{\text{in}} d_{\text{out}} d_u$ 的向量, 系统 (3.5.38) 可简写为

$$\dot{\wp} = F(\wp).$$

显然 $\wp = \mathbf{0}$ 为 (3.5.38) 的零平衡点. 系统 (3.5.38) 在零平衡点可线性化为

$$\dot{\wp} = J\wp,$$

上式 Jacobian 矩阵 $J_{D \times D}$ 可写为

$$J = \left.\frac{\partial F}{\partial \wp}\right|_{\wp=\mathbf{0}} = F - V,$$

其中 V 为 $D \times D$ 阶单位矩阵, $F = \left\{ F^{(i,j;n)}_{(k,l;m)} \right\}_{D \times D}$, 且

$$F^{(i,j;n)}_{(k,l;m)} = \tau_d k p\big((i,j;n) \to |(k,l;m)\big) + \tau_u m p\big((i,j;n)|(k,l;m)\big). \tag{3.5.40}$$

则系统 (3.5.38) 零平衡点的局部稳定性由 Λ_m 决定, 其中

$$\Lambda_m := \max\{\text{Re}\lambda \colon \lambda \text{ 为 } J \text{ 的特征值}\}, \tag{3.5.41}$$

因此, 当 $\Lambda_m < 0$ 时 $\wp = \mathbf{0}$ 局部稳定; 当 $\Lambda_m > 0$ 时 $\wp = \mathbf{0}$ 不稳定.

在**度不相关下**, 将式 (3.5.37) 代入式 (3.5.39) 可得

$$\begin{aligned}
\theta^d_{(k,l;m)}(t) &= \frac{\displaystyle\sum_{i,j,n} j p(i,j;n)\rho_{(i,j;n)}(t)}{\langle d_{\text{out}}\rangle} \stackrel{\text{def}}{=} \theta^d_{nc}(t), \\
\theta^u_{(k,l;m)}(t) &= \frac{\displaystyle\sum_{i,j,n} n p(i,j;n)\rho_{(i,j;n)}(t)}{\langle d_u\rangle} \stackrel{\text{def}}{=} \theta^u_{nc}(t).
\end{aligned} \tag{3.5.42}$$

从而将系统 (3.5.38) 变为下面的系统

$$\frac{\mathrm{d}\rho_{(k,l;m)}(t)}{\mathrm{d}t} = \tau_d k\big(1 - \rho_{(k,l;m)}(t)\big)\theta^d_{nc}(t) + \tau_u m\big(1 - \rho_{(k,l;m)}(t)\big)\theta^u_{nc}(t) - \rho_{(k,l;m)}(t), \tag{3.5.43}$$

其中 $k = 1, 2, \cdots, d_{\text{in}}, l = 1, 2, \cdots, d_{\text{out}}, m = 1, 2, \cdots, d_u$.

容易验证区域

$$\Omega_D = \left\{\rho_{(k,l;m)}(t) \colon 0 \leqslant \rho_{(k,l;m)}(t) \leqslant 1, \right\} \in \prod_{i=1}^{D}[0,1]$$

为系统 (3.5.43) 的正不变集.

下面证明系统 (3.5.43) 的零平衡点的存在唯一性. 在平衡状态下, 显然有关系

$$\lim_{t\to\infty}\frac{\mathrm{d}\rho_{(k,l;m)}(t)}{\mathrm{d}t}=0,$$

成立, 记

$$\theta^d=\lim_{t\to\infty}\theta^d_{(k,l;m)}(t),$$
$$\theta^u=\lim_{t\to\infty}\theta^u_{(k,l;m)}(t).$$

因此, 可以得到

$$\lim_{t\to\infty}\rho_{(k,l;m)}(t)=\frac{\tau_d k\theta^d+\tau_u m\theta^u}{1+\tau_d k\theta^d+\tau_u m\theta^u}. \tag{3.5.44}$$

将上式 (3.5.44) 代入式 (3.5.42) 可得

$$\theta^d=\frac{1}{\langle d_{\mathrm{out}}\rangle}\sum_{i,j,n}jp(i,j;n)\frac{\tau_d k\theta^d+\tau_u m\theta^u}{1+\tau_d k\theta^d+\tau_u m\theta^u},$$
$$\theta^u=\frac{1}{\langle d_u\rangle}\sum_{i,j,n}np(i,j;n)\frac{\tau_d k\theta^d+\tau_u m\theta^u}{1+\tau_d k\theta^d+\tau_u m\theta^u}. \tag{3.5.45}$$

易证系统 (3.5.43) 的平衡点必为 (3.5.45) 的解. 零平衡点 $\rho=\mathbf{0}$ 对应于 $(\theta^d,\theta^u)=(0,0)$. 再由式 (3.5.44) 和式 (3.5.45), 易得系统 (3.5.43) 无边界平衡点, 否则, 由式 (3.5.45) 可得任一 $\rho\geqslant 0$ 都使得 $\theta^d>0$, $\theta^u>0$, 再由式 (3.5.44) 得出 $\lim_{t\to\infty}\rho_{(k,l;m)}(t)>0$, 这与 $\rho\geqslant 0$ 矛盾, 所以边界平衡点不存在.

基本再生数的计算　　计算系统 (3.5.43) 的基本再生数. 根据文献 [202] 给出的计算方法, 基本再生数 $R_0=\rho(FV^{-1})$, 其中 $F=\left.\dfrac{\partial\mathscr{F}}{\partial\rho}\right|_{\rho=0}$, $V=\left.\dfrac{\partial\mathscr{V}}{\partial\rho}\right|_{\rho=0}$. 经计算易得 V 为 $D\times D$ 阶单位矩阵, 而矩阵 $F=\left\{F^{(i,j;n)}_{(k,l;m)}\right\}_{D\times D}$ 具体形式为

$$\begin{pmatrix} F^{(1,1;1)}_{(1,1;1)} & \cdots & F^{(1,1;d_u)}_{(1,1;1)} & \cdots & F^{(d_{\mathrm{in}},d_{\mathrm{out}};1)}_{(1,1;1)} & \cdots & F^{(d_{\mathrm{in}},d_{\mathrm{out}};d_u)}_{(1,1;1)} \\ \vdots & & \vdots & & \vdots & & \vdots \\ F^{(1,1;1)}_{(1,1;d_u)} & \cdots & F^{(1,1;d_u)}_{(1,1;d_u)} & \cdots & F^{(d_{\mathrm{in}},d_{\mathrm{out}};1)}_{(1,1;d_u)} & \cdots & F^{(d_{\mathrm{in}},d_{\mathrm{out}};d_u)}_{(1,1;d_u)} \\ \vdots & & \vdots & & \vdots & & \vdots \\ F^{(1,1;1)}_{(d_{\mathrm{in}},d_{\mathrm{out}};1)} & \cdots & F^{(1,1;d_u)}_{(d_{\mathrm{in}},d_{\mathrm{out}};1)} & \cdots & F^{(d_{\mathrm{in}},d_{\mathrm{out}};1)}_{(d_{\mathrm{in}},d_{\mathrm{out}};1)} & \cdots & F^{(d_{\mathrm{in}},d_{\mathrm{out}};d_u)}_{(d_{\mathrm{in}},d_{\mathrm{out}};1)} \\ \vdots & & \vdots & & \vdots & & \vdots \\ F^{(1,1;1)}_{(d_{\mathrm{in}},d_{\mathrm{out}};d_u)} & \cdots & F^{(1,1;d_u)}_{(d_{\mathrm{in}},d_{\mathrm{out}};d_u)} & \cdots & F^{(d_{\mathrm{in}},d_{\mathrm{out}};1)}_{(d_{\mathrm{in}},d_{\mathrm{out}};d_u)} & \cdots & F^{(d_{\mathrm{in}},d_{\mathrm{out}};d_u)}_{(d_{\mathrm{in}},d_{\mathrm{out}};d_u)} \end{pmatrix}.$$

其中

$$F^{(i,j;n)}_{(k,l;m)}=\tau_d k\frac{jp(i,j;n)}{\langle d_{\mathrm{out}}\rangle}+\tau_u m\frac{np(i,j;n)}{\langle d_u\rangle}. \tag{3.5.46}$$

经过计算可得矩阵 F 的相似矩阵为 $F_s = \begin{pmatrix} F^* & 0 \\ 0 & 0 \end{pmatrix}$, 这里 F^* 为

$$F^* = \begin{pmatrix} \tau_u \dfrac{\langle d_u^2 \rangle}{\langle d_u \rangle} & \tau_u \dfrac{\langle d_{\mathrm{in}} d_u \rangle}{\langle d_u \rangle} \\[4mm] \tau_d \dfrac{\langle d_{\mathrm{out}} d_u \rangle}{\langle d_{\mathrm{out}} \rangle} & \tau_d \dfrac{\langle d_{\mathrm{in}} d_{\mathrm{out}} \rangle}{\langle d_{\mathrm{out}} \rangle} \end{pmatrix},$$

其中

$$\langle d_{\mathrm{in}} d_{\mathrm{out}} \rangle = \sum_{k,l,m} klp(k,l;m), \quad \langle d_{\mathrm{in}} d_u \rangle = \sum_{k,l,m} kmp(k,l;m),$$

$$\langle d_{\mathrm{out}} d_u \rangle = \sum_{k,l,m} lmp(k,l;m).$$

矩阵 F^* 的特征多项式为

$$\lambda^2 - \left(\tau_d \frac{\langle d_{\mathrm{in}} d_{\mathrm{out}} \rangle}{\langle d_{\mathrm{out}} \rangle} + \tau_u \frac{\langle d_u^2 \rangle}{\langle d_u \rangle} \right)\lambda + \frac{\tau_d \tau_u}{\langle d_{\mathrm{out}} \rangle \langle d_u \rangle} \left(\langle d_{\mathrm{in}} d_{\mathrm{out}} \rangle \langle d_u^2 \rangle - \langle d_{\mathrm{in}} d_u \rangle \langle d_{\mathrm{out}} d_u \rangle \right) = 0,$$
$$(3.5.47)$$

方程 (3.5.47) 判别式为

$$\begin{aligned} \Delta &= \left(\tau_d \frac{\langle d_{\mathrm{in}} d_{\mathrm{out}} \rangle}{\langle d_{\mathrm{out}} \rangle} + \tau_u \frac{\langle d_u^2 \rangle}{\langle d_u \rangle} \right)^2 - 4 \frac{\tau_d \tau_u}{\langle d_{\mathrm{out}} \rangle \langle d_u \rangle} \left(\langle d_{\mathrm{in}} d_{\mathrm{out}} \rangle \langle d_u^2 \rangle - \langle d_{\mathrm{in}} d_u \rangle \langle d_{\mathrm{out}} d_u \rangle \right) \\ &= \left(\tau_d \frac{\langle d_{\mathrm{in}} d_{\mathrm{out}} \rangle}{\langle d_{\mathrm{out}} \rangle} - \tau_u \frac{\langle d_u^2 \rangle}{\langle d_u \rangle} \right)^2 + 4\tau_d \tau_u \frac{\langle d_{\mathrm{in}} d_u \rangle \langle d_{\mathrm{out}} d_u \rangle}{\langle d_{\mathrm{out}} \rangle \langle d_u \rangle} \\ &> 0. \end{aligned}$$

故矩阵 F^* 有两个不相等实特征根. 因此, 基本再生数 R_0 为

$$R_0 = \rho(FV^{-1}) = \frac{1}{2} \left(\tau_d \frac{\langle d_{\mathrm{in}} d_{\mathrm{out}} \rangle}{\langle d_{\mathrm{out}} \rangle} + \tau_u \frac{\langle d_u^2 \rangle}{\langle d_u \rangle} + \sqrt{\Delta} \right), \tag{3.5.48}$$

其中

$$\Delta = \left(\tau_d \frac{\langle d_{\mathrm{in}} d_{\mathrm{out}} \rangle}{\langle d_{\mathrm{out}} \rangle} - \tau_u \frac{\langle d_u^2 \rangle}{\langle d_u \rangle} \right)^2 + 4\tau_d \tau_u \frac{\langle d_{\mathrm{in}} d_u \rangle \langle d_{\mathrm{out}} d_u \rangle}{\langle d_{\mathrm{out}} \rangle \langle d_u \rangle}.$$

备注 3.5.1 由式 (3.5.48), 易得: (1) 如果 $\tau_d = 0$, 即疾病只沿着无向边传播的情况下, 可得到基本再生数为 $R_0 = \tau_u \dfrac{\langle d_u^2 \rangle}{\langle d_u \rangle}$, 与无向网络中得到的传播阈值一致;
(2) 如果 $\tau_u = 0$, 即在只有有向边传播的情况下, 可得基本再生数为 $R_0 = \tau_d \dfrac{\langle d_{\mathrm{in}} d_{\mathrm{out}} \rangle}{\langle d_{\mathrm{out}} \rangle}$, 与有向网络中得到的传播阈值一致[224, 145].

无病平衡点的全局稳定性 由基本再生数 $R_0 < 1$ 计算可得下面的结论.

定理 3.5.1　　对系统 (3.5.43), 如果 $R_0 < 1$, 则无病平衡点 $\wp = \mathbf{0}$ 局部渐近稳定; 当 $R_0 > 1$ 时 $\wp = \mathbf{0}$ 不稳定.

下面将证明系统 (3.5.43) 无病平衡点 $\wp = \mathbf{0}$ 全局渐近稳定性.

定理 3.5.2　　对系统 (3.5.43), 如果 $R_0 < 1$, 则无病平衡点 $\wp = \mathbf{0}$ 全局渐近稳定.

证明. 首先给出下面辅助系统

$$\frac{\mathrm{d}\rho_{(k,l;m)}(t)}{\mathrm{d}t} = \tau_d k \theta_{nc}^d(t) + \tau_u m \theta_{nc}^u(t) - \rho_{(k,l;m)}(t). \tag{3.5.49}$$

由前面分析可将系统 (3.5.49) 可改写为

$$\frac{\mathrm{d}\wp(t)}{\mathrm{d}t} = (F - V)\wp(t),$$

其中 F 由式 (3.5.46) 给出, V 为 $D \times D$ 阶单位矩阵.

容易证明辅助系统 (3.5.49) 为拟单调系统, 进而, 对 (3.5.43) 的任意非负解 $\wp > 0$, 都有

$$\frac{\mathrm{d}\rho_{(k,l;m)}(t)}{\mathrm{d}t} \leqslant \tau_d k \theta_{nc}^d(t) + \tau_u m \theta_{nc}^u(t) - \rho_{(k,l;m)}(t) \tag{3.5.50}$$

成立. 因为 $R_0 < 1$, 所以矩阵 $(F - V)$ 的最大特征值 λ_m 满足

$$\begin{aligned}
\lambda_m &= \frac{1}{2}\left(\tau_d \frac{\langle d_{\mathrm{in}} d_{\mathrm{out}}\rangle}{\langle d_{\mathrm{out}}\rangle} + \tau_u \frac{\langle d_u^2\rangle}{\langle d_u\rangle} + \sqrt{\Delta}\right) - 1 \\
&= R_0 - 1 \\
&< 0.
\end{aligned}$$

从而, 当 $t \to \infty$ 时, 系统 (3.5.49) 的每个非负解都趋于 $\mathbf{0}$. 根据比较原理, 可得到当 $t \to \infty$ 时, 系统 (3.5.43) 的每个非负解也都趋于 $\mathbf{0}$. 因此无病平衡点 $\wp = \mathbf{0}$ 全局吸引, 再由定理 3.5.1 可得到 $\wp = \mathbf{0}$ 全局渐近稳定. □

地方病平衡点的存在性和全局稳定性　　首先证明系统 (3.5.43) 地方病的存在性. 在证明之前, 先给出下面的引理.

引理 3.5.3[215]　　对于任一系统

$$\frac{\mathrm{d}y}{\mathrm{d}t} = Ay + N(y), \tag{3.5.51}$$

其中 A 为 $n \times n$ 阶矩阵, $N(y)$ 在区域 $D \subset \mathbf{R}^n$ 上连续可微. 进一步假设以下条件满足:

(1) 紧凸集 $C \subset D$ 为系统 (3.5.51) 的正不变集, 且 $\mathbf{0} \in C$;

(2) $\lim\limits_{y \to 0} \|N(y)\| / \|y\| = 0$;

(3) 存在 $r > 0$ 和矩阵 A^T 的实特征向量 ω 使得 $(\omega \cdot y) \geqslant r\|y\|$ 对所有的 $y \in C$ 成立;

(4) $(\omega \cdot N(y)) \leqslant 0$ 对所有的 $y \in C$ 成立;

(5) $y = \mathbf{0}$ 为系统 (3.5.51) 的最大正不变集, 且包含于集合 $H = \{y \in C | (\omega \cdot N(y)) = 0\}$ 中,

则有如下结论: 或者 $y = \mathbf{0}$ 在 C 上全局渐近稳定, 或者对任意 $y_0 \in C - \{\mathbf{0}\}$, 系统 (3.5.51) 的解 $\varphi(t, y_0)$ 满足 $\varliminf\limits_{t \to \infty} \|\varphi(t, y_0)\| \geqslant m$, 其中 m 是与初值 y_0 无关的正常数. 此外, 系统 (3.5.51) 存在一个常数解 $y = y^*$, $y^* \in C - \{\mathbf{0}\}$.

根据引理 3.5.3, 可证明下面的定理.

定理 3.5.4   如果 $R_0 > 1$, 系统 (3.5.43) 至少存在一个正平衡点.

证明. 因为系统 (3.5.43) 不存在边界平衡点, 因此只需证明系统 (3.5.43) 有平衡点 $\wp^*$ 使得 $\wp^* \in \Omega_D - \{\mathbf{0}\}$.

为了利用引理 3.5.3 结论, 首先验证系统 (3.5.43) 满足引理 3.5.3 中假设 (1)–(5) 的所有条件. 将系统 (3.5.43) 改写为

$$\frac{\mathrm{d}\wp(t)}{\mathrm{d}t} = A\wp(t) + N(\wp), \tag{3.5.52}$$

其中 $A = F - V$, 列向量 $N(\wp) = (N_{(1,1;1)}(\wp), N_{(1,1;2)}(\wp), \cdots, N_{(k,l;m)}(\wp), \cdots,$ $N_{(d_{\mathrm{in}}, d_{\mathrm{out}}; d_u)}(\wp))^T$ 与向量 $\wp$ 维数相同, 且第 $((k-1)d_{\mathrm{out}}d_u + (l-1)d_u + m)$ 个分量为 $N_{(k,l;m)}(\wp) = -\tau_d k \rho_{(k,l;m)}(t)\theta_{nc}^d(t) - \tau_u m \rho_{(k,l;m)}(t)\theta_{nc}^u(t)$.

记

$$S(A) := \max \{\operatorname{Re}\lambda : \lambda \ \text{为矩阵} \ A \ \text{的特征值}\},$$

下面验证式 (3.5.52) 满足引理 3.5.3 假设 (1)$\sim$(5). 选取 $C = \Omega_D$, 则 (1) 成立; 由于

$$\lim_{\wp \to 0} \frac{\|N(\wp)\|}{\|\wp\|} \leqslant \lim_{\wp \to 0} \left(\tau_d \frac{d_{\mathrm{in}} d_{\mathrm{out}}}{\langle d_{\mathrm{out}} \rangle} + \tau_u \frac{d_u^2}{\langle d_u \rangle} \right) \sum_{k,l,m} \rho_{(k,l;m)} = 0,$$

所以条件 (2) 成立; 对于条件 (3), 当 $i \neq j$ 时, 不可约矩阵 A^T 满足 $A_{ij} \geqslant 0$, 故存在 A^T 的特征向量 $\xi = (\xi_{(1,1;1)}, \xi_{(1,1;2)}, \cdots, \xi_{(k,l;m)}, \cdots, \xi_{(d_{\mathrm{in}}, d_{\mathrm{out}}; d_u)})^T$ 满足 $\xi > 0$, 并且其对应的特征值为 $S(A^T)$. 记 $\xi_0 = \min\limits_{i,j,n} \xi_{(i,j;n)}$, 从而可以得到

$$(\xi \cdot \wp) \geqslant \xi_0 \sum_{i,j,n} \rho_{(i,j;n)} \geqslant \xi_0 \|\wp\|,$$

其中 $\wp \in \Omega_D$. 因此, 可以取 $r = \xi_0$ 使得对任意的 $\wp \in \Omega_D$ 条件 (3) 都成立. 又因 $N(\wp) \leqslant 0$, 进而得到条件 (4) 也成立.

最后验证条件 (5) 成立. 因对 $\forall \mathbb{p} \in H \subseteq \Omega_D$, 有 $(\xi \cdot N(\mathbb{p})) = 0$, 进一步可推出

$$\sum_{i,j,n} \left(\tau_d i\theta^d(t) + \tau_u n\theta^u(t) \right) \rho_{(i,j;n)}(t)\xi_{(i,j;n)} = 0.$$

由于上式每一项都非负, 所以每一项都等于 0. 又根据 $\xi > 0$, 所以 $\forall 1 \leqslant i \leqslant d_{\text{in}}$, $1 \leqslant j \leqslant d_{\text{out}}$, $1 \leqslant n \leqslant d_u$, $\tau_d i\theta^d(t)\rho_{(i,j;n)}(t) = \tau_u n\theta^u(t)\rho_{(i,j;n)}(t) = 0$ 成立. 从而易推出 $\mathbb{p} = \mathbf{0}$, 否则假设 $\rho_{(k,l;m)} \neq 0$, 因为 A 不可约, $kl \neq 0$ 和 $m \neq 0$ 成立, 分别推出与 $klp_{(k,l;m)}\rho_{(k,l;m)} = 0$ 和 $m^2 p_{(k,l;m)}\rho_{(k,l;m)} = 0$ 矛盾, 所以条件 (5) 成立.

因此系统 (3.5.52) 满足引理 3.5.3 的所有假设, 又因 $R_0 = s(F) = s(A) + 1$, 所以或者 $R_0 < 1$ 时无病平衡点 $\mathbb{p} = \mathbf{0}$ 在 Ω_D 上全局渐近稳定, 或者满足 $R_0 > 1$ 时, 系统 (3.5.52) (亦即系统 (3.5.43)) 存在常数解 $\mathbb{p}^*$, 使得 $\mathbb{p}^* \in \Omega_D - \{\mathbf{0}\}$. □

定理 3.5.4 证明了系统 (3.5.43) 正平衡点的存在性, 下面将证明其全局稳定性.

定理 3.5.5　如果 $R_0 > 1$, 则在 $\Omega_D - \{\mathbf{0}\}$ 上, 系统 (3.5.43) 的地方病平衡点全局渐近稳定.

证明. 不失一般性, 记 $\mathbb{p}^*$ 为系统 (3.5.43) 的地方病平衡点. 下面证明 $\mathbb{p}^*$ 在 $\Omega_D - \{\mathbf{0}\}$ 上全局渐近稳定. 我们将利用引理 4.5.3(可见文献 [322]) 证明该结论.

为此, 将系统 (3.5.43) 可改写为

$$\frac{\mathrm{d}\mathbb{p}(t)}{\mathrm{d}t} = \mathrm{diag}(\mathbb{p})(\boldsymbol{e} + U\mathbb{p}) + B\mathbb{p},$$

其中矩阵 $U = -F$. 记

$$E \overset{\text{def}}{=} \left(F_{(1,1;1)}^{(1,1;1)}, F_{(1,1;2)}^{(1,1;2)}, \cdots, F_{(k,l;m)}^{(k,l;m)}, \cdots, F_{(d_{\text{in}},d_{\text{out}};d_u)}^{(d_{\text{in}},d_{\text{out}};d_u)} \right)^{\mathrm{T}},$$

则向量 $\boldsymbol{e} = \left(F_{(1,1;1)}^{(1,1;1)} - 1, F_{(1,1;2)}^{(1,1;2)} - 1, \cdots, F_{(k,l;m)}^{(k,l;m)} - 1, \cdots, F_{(d_{\text{in}},d_{\text{out}};d_u)}^{(d_{\text{in}},d_{\text{out}};d_u)} - 1 \right)^{\mathrm{T}} = E - \{\mathbf{1}\}_{D \times 1}$, $B = F - \mathrm{diag}\{E\}$.

记 $B\mathbb{p} \overset{\text{def}}{=} \mathcal{V}(\mathbb{p})$, 经计算可得

$$\mathcal{V}(\mathbb{p}) = \frac{\tau_d}{\langle d_{\text{out}} \rangle} P + \frac{\tau_u}{\langle d_u \rangle} Q,$$

其中

$$P = (P_{(1,1;1)}, P_{(1,1;2)}, \cdots, P_{(k,l;m)}, \cdots, P_{(d_{\text{in}},d_{\text{out}};d_u)})^{\mathrm{T}},$$
$$Q = (Q_{(1,1;1)}, Q_{(1,1;2)}, \cdots, Q_{(k,l;m)}, \cdots, Q_{(d_{\text{in}},d_{\text{out}};d_u)})^{\mathrm{T}},$$

且有

$$P_{(k,l;m)} = k \sum_{(i,j,n) \neq (k,l,m)} jp(i,j;n)\rho_{(i,j;n)}(t),$$
$$Q_{(k,l;m)} = m \sum_{(i,j,n) \neq (k,l,m)} np(i,j;n)\rho_{(i,j;n)}(t).$$

记 $U + \mathrm{diag}(\mathbb{p}^{*^{-1}})B \overset{\mathrm{def}}{=} \tilde{U}$, 经计算可得 $\tilde{U}$ 为

$$
\begin{pmatrix}
\tilde{U}^{(1,1;1)}_{(1,1;1)} & \cdots & \tilde{U}^{(1,1;d_u)}_{(1,1;1)} & \cdots & \tilde{U}^{(d_{\mathrm{in}},d_{\mathrm{out}};1)}_{(1,1;1)} & \cdots & \tilde{U}^{(d_{\mathrm{in}},d_{\mathrm{out}};d_u)}_{(1,1;1)} \\
\vdots & & \vdots & & \vdots & & \vdots \\
\tilde{U}^{(1,1;1)}_{(1,1;d_u)} & \cdots & \tilde{U}^{(1,1;d_u)}_{(1,1;d_u)} & \cdots & \tilde{U}^{(d_{\mathrm{in}},d_{\mathrm{out}};1)}_{(1,1;d_u)} & \cdots & \tilde{U}^{(d_{\mathrm{in}},d_{\mathrm{out}};d_u)}_{(1,1;d_u)} \\
\vdots & & \vdots & & \vdots & & \vdots \\
\tilde{U}^{(1,1;1)}_{(d_{\mathrm{in}},d_{\mathrm{out}};1)} & \cdots & \tilde{U}^{(1,1;d_u)}_{(d_{\mathrm{in}},d_{\mathrm{out}};1)} & \cdots & \tilde{U}^{(d_{\mathrm{in}},d_{\mathrm{out}};1)}_{(d_{\mathrm{in}},d_{\mathrm{out}};1)} & \cdots & \tilde{U}^{(d_{\mathrm{in}},d_{\mathrm{out}};d_u)}_{(d_{\mathrm{in}},d_{\mathrm{out}};1)} \\
\vdots & & \vdots & & \vdots & & \vdots \\
\tilde{U}^{(1,1;1)}_{(d_{\mathrm{in}},d_{\mathrm{out}};d_u)} & \cdots & \tilde{U}^{(1,1;d_u)}_{(d_{\mathrm{in}},d_{\mathrm{out}};d_u)} & \cdots & \tilde{U}^{(d_{\mathrm{in}},d_{\mathrm{out}};1)}_{(d_{\mathrm{in}},d_{\mathrm{out}};d_u)} & \cdots & \tilde{U}^{(d_{\mathrm{in}},d_{\mathrm{out}};d_u)}_{(d_{\mathrm{in}},d_{\mathrm{out}};d_u)}
\end{pmatrix}.
$$

其中

$$
\tilde{U}^{(i,j;n)}_{(k,l;m)} = \begin{cases} -F^{(k,l;m)}_{(k,l;m)}, & (k,l;m)=(i,j;n), \\ \left(\dfrac{1}{\rho^*_{(k,l;m)}}-1\right)F^{(i,j;n)}_{(k,l;m)}, & (k,l;m)\neq(i,j;n). \end{cases}
$$

为书写方便, 分别记

$$
g_d(k,l;m) \overset{\mathrm{def}}{=} \frac{k\times \displaystyle\sum_{(i,j,n)\neq(k,l,m)} jp(i,j;n)\rho_{(i,j;n)}(t)}{\rho_{(k,l;m)}\rho^*_{(k,l;m)}},
$$

$$
g_u(k,l;m) \overset{\mathrm{def}}{=} \frac{m\times \displaystyle\sum_{(i,j,n)\neq(k,l,m)} np(i,j;n)\rho_{(i,j;n)}(t)}{\rho_{(k,l;m)}\rho^*_{(k,l;m)}},
$$

$$
G_d \overset{\mathrm{def}}{=} \mathrm{diag}\{g_d(1,1;1),g_d(1,1;2),\cdots,g_d(k,l;m),\cdots,g_d(d_{\mathrm{in}},d_{\mathrm{out}};d_u)\},
$$

$$
G_u \overset{\mathrm{def}}{=} \mathrm{diag}\{g_u(1,1;1),g_u(1,1;2),\cdots,g_u(k,l;m),\cdots,g_u(d_{\mathrm{in}},d_{\mathrm{out}};d_u)\},
$$

$$
\tilde{\mathcal{V}} \overset{\mathrm{def}}{=} \mathrm{diag}\left(-\frac{\mathcal{V}_{(1,1;1)}(\mathbb{p})}{\rho_{(1,1;1)}\rho^*_{(1,1;1)}},\cdots,-\frac{\mathcal{V}_{(k,l;m)}(\mathbb{p})}{\rho_{(k,l;m)}\rho^*_{(k,l;m)}},\cdots,-\frac{\mathcal{V}_{(d_{\mathrm{in}},d_{\mathrm{out}};d_u)}(\mathbb{p})}{\rho_{(d_{\mathrm{in}},d_{\mathrm{out}};d_u)}\rho^*_{(d_{\mathrm{in}},d_{\mathrm{out}};d_u)}}\right),
$$

$$
\boldsymbol{U} \overset{\mathrm{def}}{=} \tilde{U}+\tilde{\mathcal{V}}.
$$

因此, 可推出 $\boldsymbol{U}=H_d+H_U$, 其中

$$
H_d = -\frac{\tau_d}{\langle d_{\mathrm{out}}\rangle}G_d + \frac{\tau_d}{\langle d_{\mathrm{out}}\rangle}S,
$$

$$
H_u = -\frac{\tau_u}{\langle d_u\rangle}G_u + \frac{\tau_u}{\langle d_u\rangle}M.
$$

而矩阵 S 与 M 分别为

$$
\begin{pmatrix}
S^{(1,1;1)}_{(1,1;1)} & \cdots & S^{(1,1;d_u)}_{(1,1;1)} & \cdots & S^{(d_{in},d_{out};1)}_{(1,1;1)} & \cdots & S^{(d_{in},d_{out};d_u)}_{(1,1;1)} \\
\vdots & & \vdots & & \vdots & & \vdots \\
S^{(1,1;1)}_{(1,1;d_u)} & \cdots & S^{(1,1;d_u)}_{(1,1;d_u)} & \cdots & S^{(d_{in},d_{out};1)}_{(1,1;d_u)} & \cdots & S^{(d_{in},d_{out};d_u)}_{(1,1;d_u)} \\
\vdots & & \vdots & & \vdots & & \vdots \\
S^{(1,1;1)}_{(d_{in},d_{out};1)} & \cdots & S^{(1,1;d_u)}_{(d_{in},d_{out};1)} & \cdots & S^{(d_{in},d_{out};1)}_{(d_{in},d_{out};1)} & \cdots & S^{(d_{in},d_{out};d_u)}_{(d_{in},d_{out};1)} \\
\vdots & & \vdots & & \vdots & & \vdots \\
S^{(1,1;1)}_{(d_{in},d_{out};d_u)} & \cdots & S^{(1,1;d_u)}_{(d_{in},d_{out};d_u)} & \cdots & S^{(d_{in},d_{out};1)}_{(d_{in},d_{out};d_u)} & \cdots & S^{(d_{in},d_{out};d_u)}_{(d_{in},d_{out};d_u)}
\end{pmatrix}.
$$

其中

$$
S^{(i,j;n)}_{(k,l;m)} = \begin{cases} -klp(k,l;m), & (k,l;m)=(i,j;n), \\ \left(\dfrac{1}{\rho^*_{(k,l;m)}}-1\right)kjp(i,j;n), & (k,l;m)\neq(i,j;n). \end{cases}
$$

矩阵 M 为

$$
\begin{pmatrix}
M^{(1,1;1)}_{(1,1;1)} & \cdots & M^{(1,1;d_u)}_{(1,1;1)} & \cdots & M^{(d_{in},d_{out};1)}_{(1,1;1)} & \cdots & M^{(d_{in},d_{out};d_u)}_{(1,1;1)} \\
\vdots & & \vdots & & \vdots & & \vdots \\
M^{(1,1;1)}_{(1,1;d_u)} & \cdots & M^{(1,1;d_u)}_{(1,1;d_u)} & \cdots & M^{(d_{in},d_{out};1)}_{(1,1;d_u)} & \cdots & M^{(d_{in},d_{out};d_u)}_{(1,1;d_u)} \\
\vdots & & \vdots & & \vdots & & \vdots \\
M^{(1,1;1)}_{(d_{in},d_{out};1)} & \cdots & M^{(1,1;d_u)}_{(d_{in},d_{out};1)} & \cdots & M^{(d_{in},d_{out};1)}_{(d_{in},d_{out};1)} & \cdots & M^{(d_{in},d_{out};d_u)}_{(d_{in},d_{out};1)} \\
\vdots & & \vdots & & \vdots & & \vdots \\
M^{(1,1;1)}_{(d_{in},d_{out};d_u)} & \cdots & M^{(1,1;d_u)}_{(d_{in},d_{out};d_u)} & \cdots & M^{(d_{in},d_{out};1)}_{(d_{in},d_{out};d_u)} & \cdots & M^{(d_{in},d_{out};d_u)}_{(d_{in},d_{out};d_u)}
\end{pmatrix}.
$$

其中

$$
M^{(i,j;n)}_{(k,l;m)} = \begin{cases} -m^2p(k,l;m), & (k,l;m)=(i,j;n), \\ \left(\dfrac{1}{\rho^*_{(k,l;m)}}-1\right)mnp(i,j;n), & (k,l;m)\neq(i,j;n). \end{cases}
$$

下面证明存在正的对角矩阵 W 使得 $-(W\boldsymbol{U}+\boldsymbol{U}^{\mathrm{T}}W)$ 是正定的. 为此选取

$$
W = \mathrm{diag}(w_{(1,1;1)}, w_{(1,1;2)}, \cdots, w_{(k,l;m)}, \cdots, w_{(d_{in},d_{out};d_u)}),
$$

使得 $w_{(1,1;1)}>0$ 且 $w_{(k,l;m)}=\dfrac{1-\rho^*_{(1,1;1)}}{\rho^*_{(1,1;1)}p(1,1;1)}\times\dfrac{\rho^*_{(k,l;m)}p(k,l;m)}{1-\rho^*_{(k,l;m)}}w_{(1,1;1)}$. 为方便, 记

$$
f(k,l;m)=\rho_{(k,l;m)}(1-\rho^*_{(k,l;m)})p(k,l;m),
$$

则经计算可得

$$WU + U^{\mathrm{T}}W = WH_d + H_d^{\mathrm{T}}W + 2WH_u,$$

其中 $WH_d = \dfrac{\tau_d}{\langle d_{\mathrm{out}}\rangle} \times \dfrac{1 - \rho^*_{(1,1;1)}}{\rho^*_{(1,1;1)}p(1,1;1)}w_{(1,1;1)}R$, 而矩阵 R 为

$$\begin{pmatrix} R^{(1,1;1)}_{(1,1;1)} & \cdots & R^{(1,1;d_u)}_{(1,1;1)} & \cdots & R^{(d_{\mathrm{in}},d_{\mathrm{out}};1)}_{(1,1;1)} & \cdots & R^{(d_{\mathrm{in}},d_{\mathrm{out}};d_u)}_{(1,1;1)} \\ \vdots & & \vdots & & \vdots & & \vdots \\ R^{(1,1;1)}_{(1,1;d_u)} & \cdots & R^{(1,1;d_u)}_{(1,1;d_u)} & \cdots & R^{(d_{\mathrm{in}},d_{\mathrm{out}};1)}_{(1,1;d_u)} & \cdots & R^{(d_{\mathrm{in}},d_{\mathrm{out}};d_u)}_{(1,1;d_u)} \\ \vdots & & \vdots & & \vdots & & \vdots \\ R^{(1,1;1)}_{(d_{\mathrm{in}},d_{\mathrm{out}};1)} & \cdots & R^{(1,1;d_u)}_{(d_{\mathrm{in}},d_{\mathrm{out}};1)} & \cdots & R^{(d_{\mathrm{in}},d_{\mathrm{out}};1)}_{(d_{\mathrm{in}},d_{\mathrm{out}};1)} & \cdots & R^{(d_{\mathrm{in}},d_{\mathrm{out}};d_u)}_{(d_{\mathrm{in}},d_{\mathrm{out}};1)} \\ \vdots & & \vdots & & \vdots & & \vdots \\ R^{(1,1;1)}_{(d_{\mathrm{in}},d_{\mathrm{out}};d_u)} & \cdots & R^{(1,1;d_u)}_{(d_{\mathrm{in}},d_{\mathrm{out}};d_u)} & \cdots & R^{(d_{\mathrm{in}},d_{\mathrm{out}};1)}_{(d_{\mathrm{in}},d_{\mathrm{out}};d_u)} & \cdots & R^{(d_{\mathrm{in}},d_{\mathrm{out}};d_u)}_{(d_{\mathrm{in}},d_{\mathrm{out}};d_u)} \end{pmatrix}.$$

其中

$$R^{(i,j;n)}_{(k,l;m)} = \begin{cases} -\dfrac{k\langle d_{\mathrm{out}}\rangle p(k,l;m)\theta^d_{nc}(t)}{\rho_{(k,l;m)}(1 - \rho^*_{(k,l;m)})} + klp(k,l;m)^2, & (k,l;m) = (i,j;n), \\ kjp(k,l;m)p(i,j;n), & (k,l;m) \neq (i,j;n). \end{cases}$$

$WH_u = \dfrac{\tau_u}{\langle d_u\rangle} \times \dfrac{1 - \rho^*_{(1,1;1)}}{\rho^*_{(1,1;1)}p(1,1;1)}w_{(1,1;1)}N$, 而矩阵 N 为

$$\begin{pmatrix} N^{(1,1;1)}_{(1,1;1)} & \cdots & N^{(1,1;d_u)}_{(1,1;1)} & \cdots & N^{(d_{\mathrm{in}},d_{\mathrm{out}};1)}_{(1,1;1)} & \cdots & N^{(d_{\mathrm{in}},d_{\mathrm{out}};d_u)}_{(1,1;1)} \\ \vdots & & \vdots & & \vdots & & \vdots \\ N^{(1,1;1)}_{(1,1;d_u)} & \cdots & N^{(1,1;d_u)}_{(1,1;d_u)} & \cdots & N^{(d_{\mathrm{in}},d_{\mathrm{out}};1)}_{(1,1;d_u)} & \cdots & N^{(d_{\mathrm{in}},d_{\mathrm{out}};d_u)}_{(1,1;d_u)} \\ \vdots & & \vdots & & \vdots & & \vdots \\ N^{(1,1;1)}_{(d_{\mathrm{in}},d_{\mathrm{out}};1)} & \cdots & N^{(1,1;d_u)}_{(d_{\mathrm{in}},d_{\mathrm{out}};1)} & \cdots & N^{(d_{\mathrm{in}},d_{\mathrm{out}};1)}_{(d_{\mathrm{in}},d_{\mathrm{out}};1)} & \cdots & N^{(d_{\mathrm{in}},d_{\mathrm{out}};d_u)}_{(d_{\mathrm{in}},d_{\mathrm{out}};1)} \\ \vdots & & \vdots & & \vdots & & \vdots \\ N^{(1,1;1)}_{(d_{\mathrm{in}},d_{\mathrm{out}};d_u)} & \cdots & N^{(1,1;d_u)}_{(d_{\mathrm{in}},d_{\mathrm{out}};d_u)} & \cdots & N^{(d_{\mathrm{in}},d_{\mathrm{out}};1)}_{(d_{\mathrm{in}},d_{\mathrm{out}};d_u)} & \cdots & N^{(d_{\mathrm{in}},d_{\mathrm{out}};d_u)}_{(d_{\mathrm{in}},d_{\mathrm{out}};d_u)} \end{pmatrix}.$$

其中

$$N^{(i,j;n)}_{(k,l;m)} = \begin{cases} -\dfrac{m\langle d_u\rangle p(k,l;m)\theta^u_{nc}(t)}{\rho_{(k,l;m)}(1 - \rho^*_{(k,l;m)})} + m^2p(k,l;m)^2, & (k,l;m) = (i,j;n), \\ mnp(k,l;m)p(i,j;n), & (k,l;m) \neq (i,j;n). \end{cases}$$

因此要证明矩阵 $-(WU + U^{\mathrm{T}}W)$ 正定, 我们只需证明矩阵 $WH_d + H_d^{\mathrm{T}}W$ 和 WH_u 都是负定的. 经计算得

$$\det(WH_d + H_d^{\mathrm{T}}W) = \left(\frac{\tau_d}{\langle d_{\mathrm{out}} \rangle} \times \frac{1 - \rho_{(1,1;1)}^*}{\rho_{(1,1;1)}^* p(1,1;1)} w_{(1,1;1)} \right)^D \prod_{i,j,n} p(i,j;n)^2 \det(M_d),$$

矩阵 $M_d = \left\{ (M_d)_{(k,l;m)}^{(i,j;n)} \right\}_{D \times D}$, 其中

$$(M_d)_{(k,l;m)}^{(i,j;n)} = \begin{cases} -\dfrac{2k \langle d_{\mathrm{out}} \rangle \theta_{nc}^d(t)}{f(k,l;m)} + 2kl, & (k,l;m) = (i,j;n), \\ kj + il, & (k,l;m) \neq (i,j;n). \end{cases}$$

且有

$$\det(WH_u) = \left(\frac{\tau_u}{\langle d_u \rangle} \times \frac{1 - \rho_{(1,1;1)}^*}{\rho_{(1,1;1)}^* p(1,1;1)} w_{(1,1;1)} \right)^D \prod_{i,j,n} p(i,j;n)^2 \det(M_u),$$

矩阵 $M_u = \left\{ (M_u)_{(k,l;m)}^{(i,j;n)} \right\}_{D \times D}$, 其中

$$(M_u)_{(k,l;m)}^{(i,j;n)} = \begin{cases} -\dfrac{m \langle d_u \rangle \theta_{nc}^u(t)}{f(k,l;m)} + m^2, & (k,l;m) = (i,j;n), \\ mn, & (k,l;m) \neq (i,j;n). \end{cases}$$

易证矩阵 $WH_d + H_d^{\mathrm{T}}W$ 和 M_d 的各阶顺序主子式的符号相同, 因此要证矩阵 $WH_d + H_d^{\mathrm{T}}W$ 负定, 只需证明 M_d 负定; 同理, 矩阵 WH_u 和 M_u 负定性等价. 以下我们分别证明矩阵 M_d 和 M_u 的各阶顺序主子式负正相间.

首先证明矩阵 M_d 负定. 通过进一步计算, 可得 M_d 与矩阵 T 各阶顺序主子式的符号相同, 其中矩阵 T 为

$$T = \begin{pmatrix} T_{11} & \mathbf{0}_{2 \times (D-2)} \\ \mathbf{0}_{(D-2) \times 2} & T_{22} \end{pmatrix}_{D \times D},$$

而 2×2 阶矩阵 T_{11} 和 $(D-2) \times (D-2)$ 阶矩阵 T_{22} 分别为

$$T_{11} = \begin{pmatrix} \dfrac{-2 \langle d_{\mathrm{out}} \rangle \theta_{nc}^d(t) + \sum\limits_{i,j,n} (1 \times j) f(i,j;n)}{f(2,1;1)} & \dfrac{\langle d_{\mathrm{out}} \rangle \theta_{nc}^d(t) + \sum\limits_{i,j,n} (j/i - 1/2)(1 \times j) f(i,j;n)}{f(1,2;1)} \\ \dfrac{\sum\limits_{i,j,n} i f(i,j;n)}{f(2,1;1)} & \dfrac{-2 \langle d_{\mathrm{out}} \rangle \theta_{nc}^d(t) + \sum\limits_{i,j,n} (j - i/2) f(i,j;n)}{f(1,2;1)} \end{pmatrix}_{2 \times 2},$$

$$T_{22} = \mathrm{diag}\left\{ \frac{-2\langle d_{\mathrm{out}}\rangle\theta_{nc}^d(t)}{f(1,1;3)}, \cdots, \frac{-2\langle d_{\mathrm{out}}\rangle\theta_{nc}^d(t)}{f(1,d_{\mathrm{out}},d_u)}, \frac{-2\times 2\langle d_{\mathrm{out}}\rangle\theta_{nc}^d(t)}{f(1,1;1)}, \right.$$
$$\left. \frac{-2\times 2\langle d_{\mathrm{out}}\rangle\theta_{nc}^d(t)}{f(2,1;2)}, \cdots, \frac{-2\times d_{\mathrm{in}}\langle d_{\mathrm{out}}\rangle\theta_{nc}^d(t)}{f(d_{\mathrm{in}},d_{\mathrm{out}};d_u)} \right\}.$$

因矩阵 T 的对角线元素都为负, 所以为证明矩阵 T 是各阶顺序主子式负正相间, 只需证明矩阵 T_{11} 的行列式大于 0, 其表达式为

$$\det(T_{11}) = \frac{\left(\sum_{i,j,n} jp(i,j;n)\rho_{(i,j;n)}(1+\rho_{(i,j;n)}^*)\right)^2 - \sum_{i,j,n} if(i,j;n)\sum_{i,j,n}\frac{j^2}{i}f(i,j;n)}{f(1,2;1)f(2,1;1)}$$

易证当 $R_0 > 1$ 时 $\det(T_{11}) > 0$ 成立, 从而可以得到矩阵 $WH_d + H_d^\mathrm{T}W$ 负定.

其次证明矩阵 M_u 负定. 通过计算, 可得 M_u 与矩阵 I 各阶顺序主子式的符号相同, 其中矩阵 I 为

$$I = \begin{pmatrix} I_{11} & I_{12} \\ \mathbf{0}_{(D-1)\times 1} & I_{22} \end{pmatrix}_{D\times D},$$

其中

$$I_{11} = \frac{-\langle d_u\rangle\theta_{nc}^u(t) + \sum_{i,j,n} nf(i,j;n)}{f(1,1;1)} < 0,$$

$$I_{12} = \begin{pmatrix} \dfrac{2\sum_{i,j} f(i,j;n)}{f(1,1;2)}, \cdots, \dfrac{d_u\sum_{i,j} f(i,j;d_u)}{f(1,1;d_u)}, 1, \cdots, d_u, \cdots, 1, \cdots, d_u \end{pmatrix}_{1\times(D-1)},$$

$$I_{22} = \mathrm{diag}\left\{ \frac{-2\langle d_u\rangle\theta_{nc}^u(t)}{f(1,1;2)}, \cdots, \frac{-d_u\langle d_u\rangle\theta_{nc}^u(t)}{f(1,1;d_u)}, \cdots, \frac{-\langle d_u\rangle\theta_{nc}^u(t)}{f(d_{\mathrm{in}},d_{\mathrm{out}};1)}, \cdots, \frac{-d_u\langle d_u\rangle\theta_{nc}^u(t)}{f(d_{\mathrm{in}},d_{\mathrm{out}};d_u)} \right\}.$$

易证矩阵 I 各阶顺序主子式负正相间, 进而可以推出矩阵 WH_u 也是负定矩阵. 综上可得矩阵 $-(W\boldsymbol{U} + \boldsymbol{U}^\mathrm{T}W)$ 是正定矩阵. $\qquad\square$

数值模拟 下面基于模型 (3.5.43) 进行数值模拟. 首先构造一无标度网络, 其度分布满足 $p(k) \propto k^{-\gamma}$, 其中 $\gamma = 2.1$. 然后随机的使得一些边从无向变为有向, 从而生成半有向网络. 度的选取分两种情形: ①选取最大入度、出度和无向度都为 10, 即 $d_{\mathrm{in}} = d_{\mathrm{out}} = d_u = 10$; ② 选取最大入度、出度为 30, 最大无向度为 40, 即 $d_{\mathrm{in}} = d_{\mathrm{out}} = 30, d_u = 40$.

在半有向网络情形 (1) 中, 选取两种参数, 模拟染病者的时间序列图. 在图 3.5.6(a) 中选取有向边传染率和无向边传染率为 $\tau_d = \tau_u = 0.08$, 此时基本再生数 $R_0 = 0.6410$, 在初值大于 0 时, 染病者规模最终都趋于 0; 在图 3.5.6(b) 中选取有

向边传播率 $\tau_d = 0.1$ 和无向边传播率为 $\tau_u = 0.2$, 此时 $R_0 = 1.5068$. 分别选取初值 $\rho_0 = 0.1$, $\rho_0 = 0.4$ 最终染病者规模趋于同一地方病平衡点. 在半有向网络情形 (2) 中, 如图 3.5.6(c) 选取 $\tau_d = \tau_u = 0.05$, 此时基本再生数 $R_0 = 1.7216$, 染病者规模最终趋于地方病平衡点. 从图 3.5.23 中可以看出, 当基本再生数 $R_0 < 1$ 时, 疾病最终都将消亡; 当 $R_0 > 1$ 时, 疾病将暴发, 稳定在一地方病平衡点状态.

图 3.5.7 反映了染病者的最终稳态与模型参数之间的关系. 在半有向网络情形 (1) 中选取 400 组不同的 (τ_d, τ_u) 参数值, 每一组参数都对应于唯一的一个染病者的最终稳态, 将这些参数值与最终的染病者稳态值对应起来, 就得到图 3.5.7. 从图中可以看出, 当 τ_d, τ_u 满足使得 $R_0 < 1$ 时, 染病者最终规模都为 0; 随着 τ_d, τ_u 的增大, $R_0 > 1$ 时, 染病者最终规模都将大于 0.

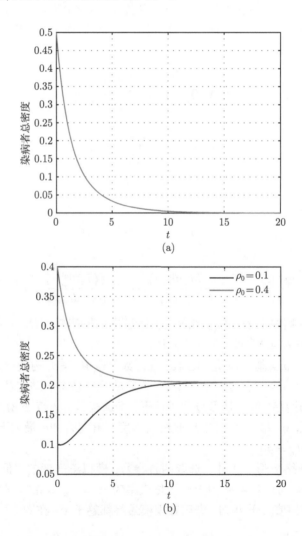

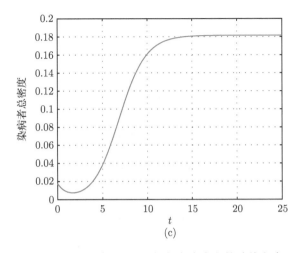

图 3.5.6 时间序列, 纵坐标代表染病者的总体密度

注: (a) $d_{\mathrm{in}} = d_{\mathrm{out}} = d_u = 10, \tau_d = \tau_u = 0.08$, 对应 $R_0 = 0.6410$; (b) $\tau_d = 0.1, \tau_u = 0.2$, 对应于

$R_0 = 1.5068$, 初值分别选取 $\rho_0 = 0.1$ (蓝色),$\rho_0 = 0.4$ (红色); (c) $d_{\mathrm{in}} = d_{\mathrm{out}} = 30$,

$d_u = 40, \tau_d = \tau_u = 0.05$, 对应于 $R_0 = 1.7216$

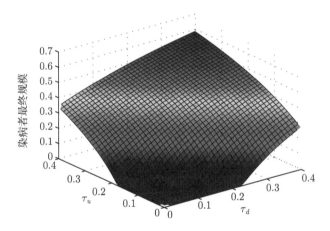

图 3.5.7 $d_{\mathrm{in}} = d_{\mathrm{out}} = d_u = 10$ 时染病者的最终总规模随 τ_d, τ_u 的变化情况

图 3.5.8 给出了半有向网络情形 (1) 下基本再生数 R_0 随参数有向边传染率 τ_d 和无向边传播率 τ_u 的变化情况, 从图中可以直观的看出关系曲面与 $R_0 = 1$ 平面的关系. 图 3.5.9 进一步给出了图 3.5.8 中两曲面的交线在 $\tau_d - \tau_u$ 平面的投影曲线 (红色); 图 3.5.9 中蓝色曲线表示半有向网络情形 (2) 中对应的投影曲线.

在本节, 我们首次建立了基于半有向网络的 SIS 传染病模型 (3.5.43), 并计算出模型的基本再生数 R_0, 对模型的全局动力学进行了完整的分析, 此模型不仅适用于传染病的传播模型, 还可以用于计算机病毒、微博等具无向和有向共存特征的传播问题的研究.

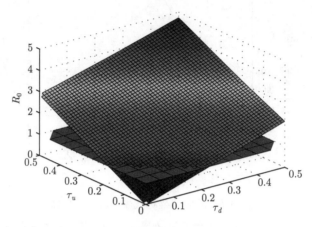

图 3.5.8 $d_{\text{in}} = d_{\text{out}} = d_u = 10$ 时基本再生数 R_0 随参数 τ_d, τ_u 的变化关系

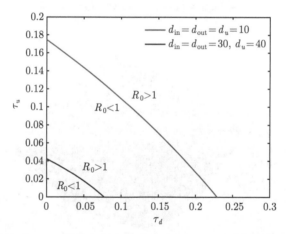

图 3.5.9   阈值曲线 $R_0 = 1$, 即线上每点都对应于 $R_0 = 1$, 在曲线下方 $R_0 < 1$, 曲线上方 $R_0 > 1$. $d_{\text{in}} = d_{\text{out}} = d_u = 10$ 时对应于红色曲线, 也是图 3.5.8 中两曲面交线在 $\tau_d - \tau_u$ 平面的投影曲线; $d_{\text{in}} = d_{\text{out}} = 30$, $d_u = 40$ 时对应于蓝色曲线

3.6   H1N1 网络传染病动力学模型

H1N1 为急性呼吸道传染病, 其病原体是一种新型的甲型流感病毒, 在人群中

传播. 早期被称为猪流感. 与以往或目前的季节性流感病毒不同, 该病毒毒株包含有猪流感、禽流感和人流感三种流感病毒的基因片段. 人群对甲型流感病毒普遍易感, 并可以人传染人, 人感染甲流后的早期症状与普通流感相似, 包括发热、咳嗽、喉痛、身体疼痛、头痛、发冷和疲劳等, 有些还会出现腹泻或呕吐、肌肉痛或疲倦、眼睛发红等, 这种症状可持续 4~6 天[408]. 本节将主要介绍我们的工作[154].

甲型流感最初发现于 2009 年 3 月, 在墨西哥暴发的 "人感染猪流感" 疫情, 并迅速在全球范围内蔓延. 截止到 2009 年 12 月 20 日, 世界卫生组织报道全球超过 208 个国家和地区存在确诊病例, 其中死亡 11516 人[409]. 截止到 2009 年 12 月 31 日, 中华人民共和国卫生部政府通告里报道全国 31 个省市自治区共有 120498 个确诊病例, 其中 118244 人恢复, 648 人死亡[410]. 图 3.6.1 表示中国自从 2009 年 6 月以来的报告病例.

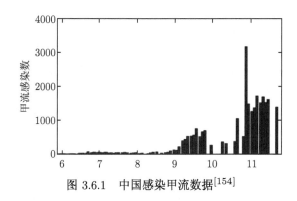

图 3.6.1　中国感染甲流数据[154]

不同的数学模型用来预测和控制甲型流感在不同地区的流行趋势, Fraser 等[411] 通过分析墨西哥疾病传播数据估计基本再生数 R_0 在 1.4 到 1.6 之间. Nishiura 等[412] 估计日本疾病流行的基本再生数 R_0 是在 2.0 到 2.6 之间, Hiroshi 等[413] 估计新西兰疾病流行的基本再生数 R_0 是 1.96. Colizza 等[414] 使用全球人流动模型在 2009 年 4 月底估计墨西哥输入染病者而造成疾病流行的规模. Baguelin 等[415] 通过动力学模型对 H1N1 免疫策略的有效性和成本效益进行实时评估. 甲型流感像其他疾病一样与人类构成的社会网络相关, 具有很大的个体接触异质性. 普通的传染病模型假设所有的人群是均匀混合的, 这不能真实反映疾病传播过程. 近十几年来, 复杂网络上的疾病模型引起了人们很大的兴趣, 也做出了很多实质性的工作 [50, 51, 79, 80, 109, 181, 321].

3.6.1　网络动力学模型的建立

根据甲型流感的传播过程, 我们构建一个 SEIAR 模型, 将人群分为易感者 (S),

潜伏者 (E), 无症状染病者 (A), 有症状染病者 (I) 和恢复者/免疫者 (R). 无症状的染病者仓室包含没有表现出症状或者有轻微症状的人, 他们没有被确诊为甲型流感患者, 但是他们可能会传染疾病. 假设易感者通过接触无症状的或有症状的染病者而染病, 在潜伏着阶段进入潜伏者 E 仓室, 甲型流感的潜伏期为 1~3 天[416]. 进入仓室 R, 假设其不会变成易感者也不会被再次传染. 在模型中忽略出生、死亡和移民. 我们建立如下的仓室转移图 3.6.2.

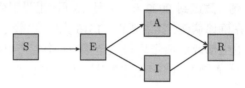

图 3.6.2　模型的仓室转移图[154]

与经典均匀混合仓室模型不同, 我们考虑网络中整个群体及其接触. 在网络群体中每一个体都被看作一个点, 每两个个体的接触式通过边相连的. 一个节点边的个数表示一个人接触他人的数目 —— 称为节点的度. 将人群按照不同度的数量 $N_k(k = 1, 2, \cdots, n)$ 分为 n 个群体, 在群体 k 中每个个体存在 k 条边. 网络中总体节点数量为 $N(N = N_1 + N_2 + \cdots + N_n)$, 用 $p_k = N_k/N$ 表示网络中的度分布. 一些实际网络中有无标度度分布为 $p(k) \approx k^{-\gamma}, 2 \leqslant \gamma \leqslant 3$, 此时传染病模型没有阈值[417] 和 Poisson 度分布 $p(k) = \dfrac{\mu^k \mathrm{e}^{-\mu}}{k!}$[418]. 如果在以为 $k(S_k + E_k + I_k + A_k + R_k = N_k)$ 的群体中,S_k, E_k, I_k, A_k, R_k 分别表示易感者、潜伏着、有症状的染病者、无症状的染病者和恢复着的数量. 显然可建立适用于任何大型网络 $(N \to \infty)$ 的疾病传播模型

$$
\begin{cases}
\dfrac{\mathrm{d}S_k(t)}{\mathrm{d}t} = -\lambda_1 k S_k(t) \theta^A(t) - \lambda_2 k S_k(t) \theta^I(t), \\[2mm]
\dfrac{\mathrm{d}E_k(t)}{\mathrm{d}t} = \lambda_1 k S_k(t) \theta^A(t) + \lambda_2 k S_k(t) \theta^I(t) - \delta E_k(t), \\[2mm]
\dfrac{\mathrm{d}A_k(t)}{\mathrm{d}t} = \gamma \delta E_k(t) - \alpha_1 A_k(t), \\[2mm]
\dfrac{\mathrm{d}I_k(t)}{\mathrm{d}t} = (1 - \gamma) \delta E_k(t) - \alpha_2 I_k(t), \\[2mm]
\dfrac{\mathrm{d}R_k(t)}{\mathrm{d}t} = \alpha_1 A_k(t) + \alpha_2 I_k(t).
\end{cases}
\tag{3.6.1}
$$

这里所有的参数都是正的, λ_1 表示由 S_k 接触 I_k 的传染率, λ_2 表示由 S_k 接触 I_i 的传染率, δ 表示由潜伏者变成染病者转化率, γ 表示变成无症状染病者的概率, $1 - \gamma$ 表示变成有症状染病者的概率, α_1 表示从无症状染病者恢复的概率, α_2 表示从有症状染病者恢复的概率. $\theta^I(t) = \dfrac{\sum\limits_{k=1}^{n} kI_k}{\sum\limits_{k=1}^{n} kN_k}$, $\theta^A(t) = \dfrac{\sum\limits_{k=1}^{n} kA_k}{\sum\limits_{k=1}^{n} kN_k}$ 分别表示任意一条给

定的边与有症状感染节点和无症状感染节点相连的概率. 由于 $\dfrac{\mathrm{d}S_k(t)}{\mathrm{d}t} + \dfrac{\mathrm{d}E_k(t)}{\mathrm{d}t} + \dfrac{\mathrm{d}A_k(t)}{\mathrm{d}t} + \dfrac{\mathrm{d}I_k(t)}{\mathrm{d}t} + \dfrac{\mathrm{d}R_k(t)}{\mathrm{d}t} = 0$, 所以 $S_k(t) + E_k(t) + A_k(t) + I_k(t) + R_k(t) = N_k$ 为常数.

用 s_k, e_k, a_k, i_k 和 r_k 分别表示易感者、潜伏者、无症状染病者、有症状染病者和恢复者在时间 t 度为 k 的节点相对密度. 仍然用 S_k, E_k, A_k, I_k 和 R_k 分别代替 s_k, e_k, a_k, i_k 和 r_k, 仍然可以用方程 (3.6.1) 表示在网络上的疾病传播. 这些变量符合归一化条件 $S_k + E_k + A_k + I_k + R_k + V_k = 1$, 且有 $\theta^A(t) = \dfrac{1}{\langle k \rangle} \sum\limits_k kp(k)A_k(t)$, $\theta^I(t) = \dfrac{1}{\langle k \rangle} \sum\limits_k kp(k)I_k(t)$.

模型的初值为 $S_k(0) = S_{k0}, I_k(0) = I_{k0}, E_k(0) = A_k(0) = R_k(0) = 0$.

3.6.2 基本再生数和无病平衡点的全局稳定性

系统 (3.6.1) 存在唯一的无病平衡点 $P^0(1,1,\cdots,1,0,0,\cdots,0)$, 由文献 [202], 计算基本再生数 R_0 只涉及仓室 E_k, A_k, I_k, 代入无病平衡点 P^0, 可计算得

$$F = \begin{pmatrix} F_{11}^{K\times K} & F_{12}^{K\times K} & F_{13}^{K\times K} \\ F_{21}^{K\times K} & F_{22}^{K\times K} & F_{23}^{K\times K} \\ F_{31}^{K\times K} & F_{32}^{K\times K} & F_{33}^{K\times K} \end{pmatrix},$$

这里 $F_{11}^{K\times K}, F_{21}^{K\times K}, F_{22}^{K\times K}, F_{23}^{K\times K}, F_{31}^{K\times K}, F_{32}^{K\times K}, F_{33}^{K\times K}$ 都是零矩阵,

$$F_{12}^{K\times K} = \frac{\lambda_1}{\langle k \rangle} \begin{pmatrix} p(1) & 2p(2) & \cdots & Kp(K) \\ 2p(1) & 2^2 p(2) & \cdots & 2Kp(K) \\ \vdots & \vdots & & \vdots \\ Kp(1) & 2Kp(2) & \cdots & K^2 p(K) \end{pmatrix},$$

$$F_{13}^{K\times K} = \frac{\lambda_2}{\langle k \rangle} \begin{pmatrix} p(1) & 2p(2) & \cdots & Kp(K) \\ 2p(1) & 2^2 p(2) & \cdots & 2Kp(K) \\ \vdots & \vdots & & \vdots \\ Kp(1) & 2Kp(2) & \cdots & K^2 p(K) \end{pmatrix},$$

$$V = - \begin{pmatrix} -\delta & 0 & \cdots & 0 & 0 & \cdots & 0 & 0 & \cdots & 0 \\ 0 & -\delta & \cdots & 0 & 0 & \cdots & 0 & 0 & \cdots & 0 \\ \vdots & \vdots & & \vdots & \vdots & & \vdots & \vdots & & \vdots \\ 0 & 0 & \cdots & -\delta & 0 & \cdots & 0 & 0 & \cdots & 0 \\ \gamma\delta & 0 & \cdots & 0 & -\alpha_1 & \cdots & 0 & 0 & \cdots & 0 \\ \vdots & \vdots & & \vdots & \vdots & & \vdots & \vdots & & \vdots \\ 0 & 0 & \cdots & \gamma\delta & 0 & \cdots & -\alpha_1 & 0 & \cdots & 0 \\ (1-\gamma)\delta & 0 & \cdots & 0 & 0 & \cdots & 0 & -\alpha_2 & \cdots & 0 \\ \vdots & \vdots & & \vdots & \vdots & & \vdots & \vdots & & \vdots \\ 0 & 0 & \cdots & (1-\gamma)\delta & 0 & \cdots & 0 & 0 & \cdots & -\alpha_2 \end{pmatrix}.$$

用下一代矩阵法[202], 可知基本再生数为 $R_0 = \rho(FV^{-1})$, 这里 $\rho(FV^{-1})$ 表示矩阵 FV^{-1} 的谱半径.

为了计算矩阵 FV^{-1} 的谱半径, 首先计算 V 的逆矩阵. 显然有

$$V^{-1} = \begin{pmatrix} \dfrac{1}{\delta} & 0 & \cdots & 0 & 0 & \cdots & 0 & 0 & \cdots & 0 \\ 0 & \dfrac{1}{\delta} & \cdots & 0 & 0 & \cdots & 0 & 0 & \cdots & 0 \\ \vdots & \vdots & & \vdots & \vdots & & \vdots & \vdots & & \vdots \\ 0 & 0 & \cdots & \dfrac{1}{\delta} & 0 & \cdots & 0 & 0 & \cdots & 0 \\ \dfrac{\gamma}{\alpha_1} & 0 & \cdots & 0 & \dfrac{1}{\alpha_1} & \cdots & 0 & 0 & \cdots & 0 \\ \vdots & \vdots & & \vdots & \vdots & & \vdots & \vdots & & \vdots \\ 0 & 0 & \cdots & \dfrac{\gamma}{\alpha_1} & 0 & \cdots & \dfrac{1}{\alpha_1} & 0 & \cdots & 0 \\ \dfrac{(1-\gamma)}{\alpha_2} & 0 & \cdots & 0 & 0 & \cdots & 0 & \dfrac{1}{\alpha_2} & \cdots & 0 \\ \vdots & \vdots & & \vdots & \vdots & & \vdots & \vdots & & \vdots \\ 0 & 0 & \cdots & \dfrac{(1-\gamma)}{\alpha_2} & 0 & \cdots & 0 & 0 & \cdots & \dfrac{1}{\alpha_2} \end{pmatrix}.$$

记 $C = FV^{-1}$, 则有

$$C = \begin{pmatrix} C_{11}^{K \times K} & C_{12}^{K \times K} & C_{13}^{K \times K} \\ C_{21}^{K \times K} & C_{22}^{K \times K} & C_{23}^{K \times K} \\ C_{31}^{K \times K} & C_{32}^{K \times K} & C_{33}^{K \times K} \end{pmatrix},$$

这里, $C_{21}^{K\times K}, C_{22}^{K\times K}, C_{23}^{K\times K}, C_{31}^{K\times K}, C_{32}^{K\times K}, C_{33}^{K\times K}$ 都是零矩阵,

$$C_{11}^{K\times K} = \frac{1}{\langle k\rangle}\left[\frac{\lambda_1\gamma}{\alpha_1} + \frac{\lambda_2(1-\gamma)}{\alpha_2}\right]\begin{pmatrix} p(1) & 2p(2) & \cdots & Kp(K) \\ 2p(1) & 2^2p(2) & \cdots & 2Kp(K) \\ \vdots & \vdots & & \vdots \\ Kp(1) & 2Kp(2) & \cdots & K^2p(K) \end{pmatrix},$$

$$C_{12}^{K\times K} = \frac{\lambda_1}{\alpha_1\langle k\rangle}\begin{pmatrix} p(1) & 2p(2) & \cdots & Kp(K) \\ 2p(1) & 2^2p(2) & \cdots & 2Kp(K) \\ \vdots & \vdots & & \vdots \\ Kp(1) & 2Kp(2) & \cdots & K^2p(K) \end{pmatrix},$$

$$C_{13}^{K\times K} = \frac{\lambda_2}{\alpha_2\langle k\rangle}\begin{pmatrix} p(1) & 2p(2) & \cdots & Kp(K) \\ 2p(1) & 2^2p(2) & \cdots & 2Kp(K) \\ \vdots & \vdots & & \vdots \\ Kp(1) & 2Kp(2) & \cdots & K^2p(K) \end{pmatrix}.$$

现在计算矩阵 $C = FV^{-1}$ 的特征值. 很明显矩阵 C 和 $C_{11}^{K\times K}$ 有相同的谱半径, 由于矩阵 $C_{11}^{K\times K}$ 的秩为 1, 矩阵 $C_{11}^{K\times K}$ 的谱半径等于矩阵 $C_{11}^{K\times K}$ 的迹. 记作

$$R_0 = \rho(FV^{-1}) = \rho(C) = \rho(C_{11}^{K\times K}) = \text{trace}(C_{11}^{K\times K}) = \left[\frac{\lambda_1\gamma}{\alpha_1} + \frac{\lambda_2(1-\gamma)}{\alpha_2}\right]\frac{\langle k^2\rangle}{\langle k\rangle}.$$

由上面的分析, 可得下面的定理.

定理 3.6.1 如果 $R_0 < 1$, 则系统 (3.6.1) 的无病平衡点 $P^0(1, 1, \cdots, 1, 0, 0, \cdots, 0)$ 局部渐近稳定, 如果 $R_0 > 1$, 则无病平衡点 $P^0(1, 1, \cdots, 1, 0, 0, \cdots, 0)$ 不稳定.

下面给出无病平衡点的全局稳定性.

定理 3.6.2 如果 $R_0 < 1$, 则系统 (3.6.1) 的无病平衡点 $P^0(1, 1, \cdots, 1, 0, 0, \cdots, 0)$ 全部渐近稳定.

证明. 构造 Lyapunov 函数

$$L(t) = \sum_k a_k S_k(t) + \sum_k b_k E_k(t) + \sum_k c_k A_k(t) + \sum_k d_k I_k(t),$$

这里 $a_k = kp(k), b_k = 2kp(k), c_k = \dfrac{k}{\gamma}p(k), d_k = \dfrac{k}{1-\gamma}p(k)$. 计算 $L(t)$ 沿系统 (3.6.1) 的全导数

$$L'(t) = -\sum_k kp(k)(\lambda_1 kS_k\theta^A + \lambda_2 kS_k\theta^I) + 2\sum_k kp(k)(\lambda_1 kS_k\theta^A + \lambda_2 kS_k\theta^I - \beta E_k)$$

$$+ \sum_k kp(k)(\beta E_k - \frac{\alpha_1}{\gamma}A_k) + \sum_k kp(k)(\beta E_k - \frac{\alpha_2}{1-\gamma}I_k)$$

$$= \sum_k kp(k)S_k(\lambda_1 k\theta^A + \lambda_2 k\theta^I) - \frac{\alpha_1}{\gamma}\sum_k kp(k)A_k - \frac{\alpha_2}{1-\gamma}\sum_k kp(k)I_k$$

$$\leqslant \sum_k kp(k)(\lambda_1 k\theta^A + \lambda_2 k\theta^I) - \frac{\alpha_1}{\gamma}\sum_k kp(k)A_k - \frac{\alpha_2}{1-\gamma}\sum_k kp(k)I_k$$

$$= \lambda_1\theta^A\langle k^2\rangle + \lambda_2\theta^I\langle k^2\rangle - \frac{\alpha_1}{\gamma}\theta^A\langle k\rangle - \frac{\alpha_2}{1-\gamma}\theta^I\langle k\rangle$$

$$= \langle k\rangle\left(\frac{\alpha_1}{\gamma}\theta^A + \frac{\alpha_2}{1-\gamma}\theta^I\right)\left[\left(\frac{\lambda_1\theta^A}{\frac{\alpha_1}{\gamma}\theta^A + \frac{\alpha_2}{1-\gamma}\theta^I} + \frac{\lambda_2\theta^I}{\frac{\alpha_1}{\gamma}\theta^A + \frac{\alpha_2}{1-\gamma}\theta^I}\right)\frac{\langle k^2\rangle}{\langle k\rangle} - 1\right]$$

$$< \langle k\rangle\left(\frac{\alpha_1}{\gamma}\theta^A + \frac{\alpha_2}{1-\gamma}\theta^I\right)(R_0 - 1) \leqslant 0,$$

因此, $L'(t) = 0$ 当且仅当 $A_k = I_k = 0$. 由 LaSalle's 不变集原理[419] 可知当 $R_0 < 1$ 时, 无病平衡点 P^0 全局渐近稳定. □

3.6.3　参数估计

为了计算中国甲流的基本再生数和研究在不同免疫策略下短暂的动力学行为, 需要进行估计参数. 通过观测的数据 i_t 用最小二乘法可以拟合 (3.6.1) 的参数[420−422]. 换句话说, 我们必须寻找一组参数 $\Lambda = \{\lambda_1, \lambda_2, \gamma, \delta, \alpha_1, \alpha_2\}$ 通过计算观测数据 i_t 和总数 $N\sum_{k=1}^n p(k)I_k(t)$ 最小平方差总和使得模型解与染病者数据能够有很好的拟合效果. 所以定义最小目标函数

$$Y(\Lambda) = \sum_{t=1}^{n_d}\left\{i_t - N\sum_{k=1}^n p(k)I_k(t)\right\}^2,$$

这里 n_d 表示选择观测数据的天数.

在现实社会中, $p(k)$ 服从幂律分布, 所以在模型 (3.6.1) 中 $p(k) = 2m^2k^{-\nu}(m = 3$ 和 $\nu = 3.5)$.

精确数据是参数估计的前提, 由于甲流传播的复杂性和国家控制措施的调整, 官方数据不是很适合我们的模型. 从 8 月 9 号到 9 月 2 号所报告的数据包括每天染病数和恢复数, 这些数据是连续的, 且没有免疫, 所以用这些数据来估计模型的参数. 所拟合参数值分别为 $\lambda_1 = 0.01, \lambda_2 = 0.188, \delta = 0.4, \gamma = 0.85, \alpha_1 = 0.141, \alpha_2 = 0.141$, 用这些参数可以求出中国甲型流感的基本再生数 $R_0 = 1.6809$. 且可以得到模型解和观测数据的仿真图 3.6.3, 我们的模型可以描述中国甲型流感的主要传播特征.

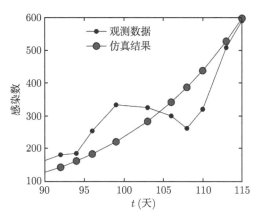

图 3.6.3 模型解和观测数据仿真图[154]

3.6.4 免疫策略的影响

免疫对于控制流感非常有效, 下面考虑不同免疫策略的影响.

均匀免疫策略 均匀免疫策略是一种非常简单的免疫方案[102, 109, 254]. p 代表免疫率, 分别用 $\lambda_1(1-p), \lambda_2(1-p)$ 代替模型 (3.6.1) 中的参数 λ_1, λ_2, 模型 (3.6.1) 变成

$$
\begin{cases}
\dfrac{\mathrm{d}S_k(t)}{\mathrm{d}t} = -\lambda_1 k(1-p)S_k(t)\theta^A(t) - \lambda_2 k(1-p)S_k(t)\theta^I(t), \\[2mm]
\dfrac{\mathrm{d}E_k(t)}{\mathrm{d}t} = \lambda_1 k(1-p)S_k(t)\theta^A(t) + \lambda_2 k(1-p)S_k(t)\theta^I(t) - \beta E_k(t), \\[2mm]
\dfrac{\mathrm{d}A_k(t)}{\mathrm{d}t} = \gamma\beta E_k(t) - \alpha_1 A_k(t), \\[2mm]
\dfrac{\mathrm{d}I_k(t)}{\mathrm{d}t} = (1-\gamma)\beta E_k(t) - \alpha_2 I_k(t), \\[2mm]
\dfrac{\mathrm{d}R_k(t)}{\mathrm{d}t} = \alpha_1 A_k(t) + \alpha_2 I_k(t).
\end{cases}
\tag{3.6.2}
$$

我们获得预防和控制甲型流感流行的阈值 $p_c = 1 - R_0^{-1}$, 对于中国的情况 $p_c = 1 - \dfrac{1}{1.6809} = 0.405$.

目标免疫策略 另一个有效的免疫策略是目标免疫[254]. 定义两个网络节点阈值 $k_1, k_2, k_1 < k_2$ 及免疫率 σ_k

$$
\sigma_k = \begin{cases}
1, & k > k_2, \\
p_k, & k_1 < k < k_2, \\
0, & k < k_1,
\end{cases}
\tag{3.6.3}
$$

这里 $\bar{\sigma} = \sum\limits_{k} \sigma_k p(k)$ 表示平均免疫率, 模型 (3.6.1) 变成

$$
\begin{cases}
\dfrac{\mathrm{d}S_k(t)}{\mathrm{d}t} = -\lambda_1 k(1-\sigma_k)S_k(t)\theta^A(t) - \lambda_2 k(1-\sigma_k)S_k(t)\theta^I(t), \\[2mm]
\dfrac{\mathrm{d}E_k(t)}{\mathrm{d}t} = \lambda_1 k(1-\sigma_k)S_k(t)\theta^A(t) + \lambda_2 k(1-\sigma_k)S_k(t)\theta^I(t) - \beta E_k(t), \\[2mm]
\dfrac{\mathrm{d}A_k(t)}{\mathrm{d}t} = \gamma\beta E_k(t) - \alpha_1 A_k(t), \\[2mm]
\dfrac{\mathrm{d}I_k(t)}{\mathrm{d}t} = (1-\gamma)\beta E_k(t) - \alpha_2 I_k(t), \\[2mm]
\dfrac{\mathrm{d}R_k(t)}{\mathrm{d}t} = \alpha_1 A_k(t) + \alpha_2 I_k(t).
\end{cases}
\tag{3.6.4}
$$

重新计算模型 (3.6.4) 的基本再生数, 可得

$$
\bar{R}_0 = R_0 - \left[\frac{\lambda_1\gamma}{\alpha_1} + \frac{\lambda_2(1-\gamma)}{\alpha_2}\right]\frac{\langle k^2\sigma_k\rangle}{\langle k\rangle} = \left[\frac{\lambda_1\gamma}{\alpha_1} + \frac{\lambda_2(1-\gamma)}{\alpha_2}\right]\frac{\langle k^2(1-\sigma_k)\rangle}{\langle k\rangle}.
$$

在等式 (3.6.3) 中, 令 $p = p_k$, 图 3.6.4 表示基本再生数 R_0 关于参数 k_2 和 p 的三维图形.

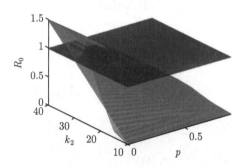

图 3.6.4　基本再生数 R_0 关于参数 k_2 和 p 的三维图形[154]

由图 3.6.4 可知, R_0 随着参数 k_2 的增长而增长, 参数 p 的增长而减少, 即越多的人接受免疫, 甲型流感越容易得到控制.

3.6.5　最终规模之间的关系

首先, 假设疾病最终消失, 即 $A(\infty) = 0, E(\infty) = 0, I(\infty) = 0$.

由于正象限是不变集, 模型 (3.6.1) 的所有解都是非负的, 且边界集为 $S_k, E_k, A_k,$ $I_k, R_k \leqslant 0, S_k + E_k + A_k + I_k + R_k = 1$. 而且

$$
\frac{\mathrm{d}}{\mathrm{d}t}(S_k(t) + E_k(t)) = -\delta E_k(t).
\tag{3.6.5}
$$

当 $E_k > 0$ 时, $S_k(t) + E_k(t)$ 是单减的, 且存在极限值为 0, 故有 $E_k(\infty) = 0$. 同理, 有 $A(\infty) = 0, I(\infty) = 0$. 对于任意的连续函数 $w(t)$, 有 $w_\infty = \lim\limits_{t\to\infty} w(t)$, $\bar{w} = \int_0^\infty w(t)\mathrm{d}t$. 对等式 (3.6.5) 从 $t = 0$ 到 ∞ 求积分可得

$$E_k(0) - E_k(\infty) + S_k(0) - S_k(\infty) = \delta\bar{E}_k. \tag{3.6.6}$$

显然, 等式 (3.6.6) 的左面是有限数, 等式的右面也是有限数且 δ 为正. 由于 $E_k(\infty) = 0$, 所以有

$$\bar{E}_k = \delta^{-1}(S_k(0) - S_k(\infty)) + \delta^{-1}E_k(0).$$

同理可得

$$\bar{A}_k = \frac{\gamma\delta\bar{E}_k + A_k(0)}{\alpha_1}, \quad \bar{I}_k = \frac{(1-\gamma)\delta\bar{E}_k + I_k(0)}{\alpha_2}.$$

没有免疫情形的最终规模 将模型 (3.6.1) 的第一个方程对 t 从 0 到 ∞ 进行积分得

$$\ln\frac{S_k(0)}{S_k(t)} = \int_0^t (\lambda_1 k\theta^A + \lambda_2 k\theta^I)\mathrm{d}t$$

$$= \frac{\lambda_1 k}{\langle k\rangle}\sum_k kp(k)\int_0^t A_k(t)\mathrm{d}t + \frac{\lambda_2 k}{\langle k\rangle}\sum_k kp(k)\int_0^t I_k(t)\mathrm{d}t.$$

令 $t \to \infty$, 可得

$$\ln\frac{S_k(0)}{S_k(\infty)} = \frac{\lambda_1 k}{\langle k\rangle}\sum_k kp(k)\bar{A}_k + \frac{\lambda_2 k}{\langle k\rangle}\sum_k kp(k)\bar{I}_k$$

$$= \frac{\lambda_1 k}{\langle k\rangle}\sum_k kp(k)\frac{\gamma\delta\bar{E}_k + A_k(0)}{\alpha_1} + \frac{\lambda_2 k}{\langle k\rangle}\sum_k kp(k)\frac{(1-\gamma)\delta\bar{E}_k + I_k(0)}{\alpha_2}$$

$$= \frac{\lambda_1 k}{\alpha_1\langle k\rangle}\sum_k kp(k)(\gamma\delta\bar{E}_k + A_k(0)) + \frac{\lambda_2 k}{\alpha_2\langle k\rangle}\sum_k kp(k)((1-\gamma)\delta\bar{E}_k + I_k(0))$$

$$= \frac{\lambda_1 k}{\alpha_1\langle k\rangle}\sum_k kp(k)(\gamma\delta(\delta^{-1}(S_k(0) - S_k(\infty)) + \delta^{-1}E_k(0)) + A_k(0))$$

$$\quad + \frac{\lambda_2 k}{\alpha_2\langle k\rangle}\sum_k kp(k)((1-\gamma)\delta(\delta^{-1}(S_k(0) - S_k(\infty)) + \delta^{-1}E_k(0)) + I_k(0))$$

$$= \frac{\lambda_1 k}{\alpha_1\langle k\rangle}\sum_k kp(k)(\gamma(S_k(0) - S_k(\infty) + E_k(0)) + A_k(0))$$

$$\quad + \frac{\lambda_2 k}{\alpha_2\langle k\rangle}\sum_k kp(k)((1-\gamma)(S_k(0) - S_k(\infty) + E_k(0)) + I_k(0))$$

$$= \left[\frac{\lambda_1 \gamma}{\alpha_1} + \frac{\lambda_2 (1 - \gamma)}{\alpha_2} \right] \frac{k}{\langle k \rangle} \sum_k kp(k)(S_k(0) - S_k(\infty) + E_k(0))$$

$$+ \frac{\lambda_1 k}{\gamma \alpha_1 \langle k \rangle} \sum_k kp(k) A_k(0) + \frac{\lambda_2 k}{(1 - \gamma)\alpha_2 \langle k \rangle} \sum_k kp(k) I_k(0)$$

$$= R_0 \frac{k}{\langle k^2 \rangle} \sum_k kp(k)(S_k(0) - S_k(\infty)) + R_0 \frac{k}{\langle k^2 \rangle} \sum_k kp(k) E_k(0)$$

$$+ \frac{\lambda_1 k}{\gamma \alpha_1 \langle k \rangle} \sum_k kp(k) A_k(0) + \frac{\lambda_2 k}{(1 - \gamma)\alpha_2 \langle k \rangle} \sum_k kp(k) I_k(0),$$

如果 $S_k(0) = S_{k0}, I_k(0) = I_{k0}, E_k(0) = A_k(0) = 0$, 则最终规模将变成

$$\ln \frac{S_{k0}}{S_{k\infty}} = R_0 \frac{k}{\langle k^2 \rangle} \sum_k kp(k)(S_{k0} - S_{k\infty}) + \frac{\lambda_2 k}{\alpha_2 \langle k \rangle} \sum_k kp(k) I_{k0}.$$

如果 $S_k(0) = S_{k0}, I_k(0) = I_{k0}, E_k(0) = E_{k0}, A_k(0) = A_{k0}$, 则最终规模将变成

$$\ln \frac{S_{k0}}{S_{k\infty}} = R_0 \frac{k}{\langle k^2 \rangle} \sum_k kp(k)(S_{k0} - S_{k\infty}) + R_0 \frac{k}{\langle k^2 \rangle} \sum_k kp(k) E_{k0}$$

$$+ \frac{\lambda_1 k}{\alpha_1 \langle k \rangle} \sum_k kp(k) A_{k0} + \frac{\lambda_2 k}{\alpha_2 \langle k \rangle} \sum_k kp(k) I_{k0}.$$

免疫的最终规模   如果免疫服从均匀免疫策略, 则有

$$\ln \frac{S_k(0)}{S_k(\infty)} = \frac{(1 - p)\lambda_1 k}{\langle k \rangle} \sum_k kp(k) \bar{A}_k + \frac{(1 - p)\lambda_2 k}{\langle k \rangle} \sum_k kp(k) \bar{I}_k$$

$$= (1 - p)\left(R_0 \frac{k}{\langle k^2 \rangle} \sum_k kp(k)(S_k(0) - S_k(\infty)) + R_0 \frac{k}{\langle k^2 \rangle} \sum_k kp(k) E_k(0) \right.$$

$$\left. + \frac{\lambda_1 k}{\gamma \alpha_1 \langle k \rangle} \sum_k kp(k) A_k(0) + \frac{\lambda_2 k}{(1 - \gamma)\alpha_2 \langle k \rangle} \sum_k kp(k) I_k(0) \right).$$

为了观测免疫的影响, 我们画出了易感者、恢复者和免疫者个体的最终规模. 图 3.6.5 表示易感者和免疫者的数量随着 p 的增加而增加, 而恢复者的数量却恰恰相反.

如果免疫服从目标免疫策略, 则有

$$\ln \frac{S_k(0)}{S_k(\infty)} = \frac{(1 - \sigma_k)\lambda_1 k}{\langle k \rangle} \sum_k kp(k) \bar{A}_k + \frac{(1 - \sigma_k)\lambda_2 k}{\langle k \rangle} \sum_k kp(k) \bar{I}_k$$

$$= (1 - \sigma_k)\left(R_0 \frac{k}{\langle k^2 \rangle} \sum_k kp(k)(S_k(0) - S_k(\infty)) + R_0 \frac{k}{\langle k^2 \rangle} \sum_k kp(k) E_k(0) \right.$$

$$\left. + \frac{\lambda_1 k}{\gamma \alpha_1 \langle k \rangle} \sum_k kp(k) A_k(0) + \frac{\lambda_2 k}{(1 - \gamma)\alpha_2 \langle k \rangle} \sum_k kp(k) I_k(0) \right).$$

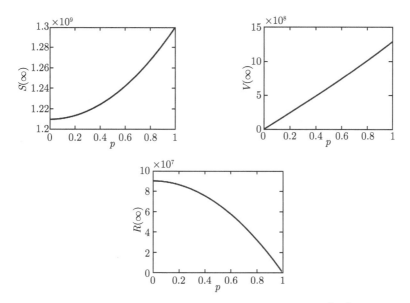

图 3.6.5 易感者、恢复者和免疫者个体的最终规模[154]

从时间 T 开始免疫的最终规模 如果从时间 T 开始进行目标免疫, 将模型 (3.6.1) 的第一个方程从 0 到 T 进行积分和模型 (3.6.4) 的第一个方程从 T 到 $t(t > T)$ 进行积分可得

$$\ln \frac{S_k(0)}{S_k(t)} = \int_0^T (\lambda_1 k \theta^A + \lambda_2 k \theta^I) \mathrm{d}t + \int_T^t (\lambda_1 (1-\sigma_k) k \theta^A + \lambda_2 (1-\sigma_k) k \Theta^I) \mathrm{d}t$$

$$= \frac{\lambda_1 k}{\langle k \rangle} \sum_k k p(k) \int_0^t A_k(t) \mathrm{d}t + \frac{\lambda_2 k}{\langle k \rangle} \sum_k k p(k) \int_0^t I_k(t) \mathrm{d}t$$

$$- \int_T^t (\lambda_1 \sigma_k k \theta^A + \lambda_2 \sigma_k k \theta^I) \mathrm{d}t.$$

令 $t \to \infty$, 从时间 T 开始进行目标免疫的最终规模为

$$\ln \frac{S_k(0)}{S_k(\infty)} = \frac{\lambda_1 k}{\langle k \rangle} \sum_k k p(k) \int_0^\infty A_k(t) \mathrm{d}t + \frac{\lambda_2 k}{\langle k \rangle} \sum_k k p(k) \int_0^\infty I_k(t) \mathrm{d}t$$

$$- \int_T^\infty (\lambda_1 \sigma_k k \theta^A + \lambda_2 \sigma_k k \theta^I) \mathrm{d}t$$

$$= R_0 \frac{k}{\langle k^2 \rangle} \sum_k k p(k)(S_k(0) - S_k(\infty)) + R_0 \frac{k}{\langle k^2 \rangle} \sum_k k p(k) E_k(0)$$

$$+ \frac{\lambda_1 k}{\gamma \alpha_1 \langle k \rangle} \sum_k k p(k) A_k(0) + \frac{\lambda_2 k}{(1-\gamma) \alpha_2 \langle k \rangle} \sum_k k p(k) I_k(0)$$

$$-\frac{\lambda_1 k \sigma_k}{\alpha_1 \langle k \rangle} \sum_k k p(k) (\gamma (S_k(T) - S_k(\infty) + E_k(T)) + A_k(T))$$

$$-\frac{\lambda_2 k \sigma_k}{\alpha_2 \langle k \rangle} \sum_k k p(k) ((1 - \gamma)(S_k(T) - S_k(\infty) + E_k(T)) + I_k(T)).$$

　　上面主要介绍了网络上的中国甲型流感模型, 得出了模型的基本再生数以及无病平衡点的局部和全局稳定性. 给出不同免疫措施的模型和各自最终规模的表达式. 用最小二乘法对模型的参数进行拟合, 给出了中国甲型流感的基本再生数 $R_0 = 1.6809$.

第 4 章　耦合网络传染病动力学模型分析

前面介绍的动力学模型主要是基于单个复杂网络, 而事实上单个网络仅仅是更大复杂系统中的一个子集, 复杂系统有些是由许多不同结构与功能的网络耦合而成的, 可称之为耦合网络, 其中的单个网络仅仅是整个网络中的一个子网络. 耦合网络有各种形式, 而且不同的学者有不同的定义和分类, 常见的有: 各层的节点具有截然不同的属性, 并且层与层节点之间存在耦合作用的多层耦合网络[230](multi-layer coupled network)、相互依赖的耦合网络[231](interdependent network), 交连网络[232](interconnected network)、相互作用网络[233](interacting network)、多路传输网络[234](multiplex network)、节点相同而边不同构成的重叠网络 (overlay network); 把相对独立地理区域看作一个节点, 每个节点内有均匀混合的种群, 各个节点间种群有个体迁移的集合种群网络 (meta population network); 社团 (网络中连接相对紧密的节点构成的集合) 之间连接相对稀疏的社团结构网络 (community network) 等.

类似地, 传染病的传播过程也同样存在耦合网络上的传播. 本章主要介绍传染性疾病传播耦合网络动力学模型, 主要包括多途径耦合网络传染病动力学模型, 媒介传播与接触传播的耦合网络传染病动力学模型, 重叠网络下疾病传播动力学模型, 具有社区结构的耦合网络传染病动力学模型, 及集合种群网络上的传染病扩散动力学模型, 给出这些模型的建模思想及动力学分析方法.

4.1　多途径的网络传染病动力学模型

许多疾病可以以多种方式传播, 例如, HIV 可以通过性传播、血液传播、母婴传播; 对于流感, 可以通过小范围内的邻居接触 (与度有关系) 传播, 也可以通过大范围的接触感染 (随机接触); 对于人畜共患疾病布鲁氏菌病, 可以通过畜间的直接传染, 也可以通过向环境中排放细菌间接传染; 对于登革热, 可以通过个体间接触传播 (如输血、注射器), 也可以通过蚊子作为媒介进行传染. 所以在建立传染病网络模型时, 仅仅考虑疾病单个途径的传播并不能完全反应某些疾病的传播机制, 应该考虑疾病多途径、多方式的传播. 本节主要介绍两个多途径的传染病模型: ① 均匀混合 (或者随机接触) 和复杂网络 (与度有关) 相结合的传染病动力学模型. ② 带有个体直接接触和通过媒介传播的传染病网络模型.

4.1.1   均匀混合与复杂网络共存的传染病动力学模型

网络模型的异质性更为接近实际, 且网络模型中度分布对疾病传播动力学有很大的影响. 基于该方面的网络传染病动力学模型已有一定的进展. 然而, 在群体水平上的网络传播模型中, 有许多接触是随机接触, 即在自己平常社交范围之外的接触. 而这些随机的接触在很大程度上影响疾病的传播. Diekmann 等[235], 及 Ball 和 Neal[236] 等都提出了将随机接触包含到网络传播模型中的传播动力学过程. 最近, Kiss 等[237] 对 May[96] 和 Moreno 等[79] 的工作进行了扩展, 提出一个包含均匀混合的 SIR 传染病网络模型, 并考虑了多条传染途径: 网络传播和混合传播. 2008 年 F. Ball 和 P. Neal[238] 又提出一个有限网络和随机接触相结合的 SIR 随机传染病模型, 并研究了网络规模趋于无限大时的模型性态, 确定了模型的基本再生数, 给出了疾病流行的概率和最终被感染的人群比例, 获得渐近方差和中心极限定理. 通过渐近逼近给出了很好的结果, 该模型甚至适用于中型网络 (Kiss 等的模型仅适用于无限网络), 这说明度分布和随机接触的引入对疾病的暴发都有极大的影响. 2008 年, 张海峰等[239] 也考虑了疾病传播的两条途径: 通过网络邻居和均匀混合. 他们得出了疾病传播的阈值, 并发现阈值并不是两个传染率简单的线性组合, 模型的性态比较复杂, 而且还得出在某些条件下疾病将会在全局范围内流行. 下面主要给出 Kiss 等[237] 的工作.

考虑 SIR 传染病仓室模型, 用 $S_k(t)$ 和 $I_k(t)$ 及 $R_k(t)$ 分别表示度为 k 的易感者、染病者及恢复者的数量. 网络的度分布由 $p(k)$ 给定, 总人口 N 保持不变. 假设度为 k 的总人口为 N_k, 因此

$$S_k(t) + I_k(t) + R_k(t) = N_k(t).$$

从而, 仅需考虑 $S_k(t)$ 和 $I_k(t)$ 的动力学方程. 易感者 $S_k(t)$ 可以经过两个途径被传染: 网络邻居感染和随机接触感染. 从而有以下模型

$$\begin{cases} \dot{S}_k(t) = -(1-\eta)\lambda k S_k(t) \sum_l \frac{l-1}{l} p(l|k) \frac{I_l(t)}{N_l} - \eta\beta \frac{S_k(t)}{N} \sum_l I_l(t), \\ \dot{I}_k(t) = (1-\eta)\lambda k S_k(t) \sum_l \frac{l-1}{l} p(l|k) \frac{I_l(t)}{N_l} + \eta\beta \frac{S_k(t)}{N} \sum_l I_l(t) - \gamma I_k(t), \end{cases} \tag{4.1.1}$$

其中, $k = 1, \cdots, n$, 参数 β 是随机接触传染率系数, λ 是网络传染率系数, γ 是恢复率系数, $\eta(0 \leqslant \eta \leqslant 1)$ 为随机接触传染途径对整个染病过程的贡献率, 则 $1 - \eta$ 为网络接触传染途径对整个染病过程的贡献率, 而 $(1-\eta)\lambda k S_k(t) \sum_l \dfrac{l-1}{l} p(l|k) \dfrac{I_l(t)}{N_l}$ 为网络邻居感染率, $\eta\beta \dfrac{S_k(t)}{N} \sum_l I_l(t)$ 为随机接触感染率. 模型中用 $\dfrac{l-1}{l} p(l|k)$ 替代了 $p(l|k)$, 这是考虑到模型为静态网络, 网络上的感染必然会导致染病者易感邻居的减

少, 从而降低了易感者与染病者接触的概率. 假设网络为不相关网络, 则 $p(l|k) = lp(l)/\langle k \rangle$.

记 $s_k = \dfrac{S_k}{N}$, $i_k = \dfrac{I_k}{N}$, 系统 (4.1.1) 重写为

$$\begin{cases} \dot{s}_k(t) = -s_k(t) \sum_l \left((1-\eta)\lambda \dfrac{k(l-1)}{\langle k \rangle} + \eta\beta \right) i_l(t), \\ \dot{i}_k(t) = s_k(t) \sum_l \left((1-\eta)\lambda \dfrac{k(l-1)}{\langle k \rangle} + \eta\beta \right) i_l(t) - \gamma i_k(t), \end{cases} \qquad k = 1, \cdots, n. \quad (4.1.2)$$

假设在初始阶段, $i_k \ll s_k$, 从而 $s_k \approx p(k)$, 因此可将系统 (4.1.2) 中的第二个方程改写为

$$\dot{i}_k(t) = p(k) \sum_l \left((1-\eta)\lambda \frac{k(l-1)}{\langle k \rangle} + \eta\beta - \frac{\gamma\delta_{lk}}{p(k)} \right) i_l(t). \qquad (4.1.3)$$

定义 $I(t) = \sum_k i_k(t)$, $J(t) = \sum_k k i_k(t)$, 从而可以得到

$$\dot{I}(t) = [\eta\beta - \gamma - (1-\eta)\lambda] I(t) + (1-\eta)\lambda J(t), \qquad (4.1.4)$$

$$\dot{J}(t) = \left[\eta\beta\langle k \rangle - (1-\eta)\lambda\frac{\langle k^2 \rangle}{\langle k \rangle} \right] I(t) + \left[(1-\eta)\lambda\frac{\langle k^2 \rangle}{\langle k \rangle} - \gamma \right] J(t), \qquad (4.1.5)$$

于是, 通过对此线性方程组无病平衡点 $(I, J) = (0, 0)$ 进行稳定性分析, 可以得到

$$R_0 = \frac{1}{2}\left[\rho_r + \rho_0\left(\frac{\langle k^2 \rangle}{\langle k \rangle^2} - \frac{1}{\langle k \rangle} \right) \right] + \frac{1}{2}\left\{ \left[\rho_r - \rho_0\left(\frac{\langle k^2 \rangle}{\langle k \rangle^2} - \frac{1}{\langle k \rangle} \right) \right]^2 + 4\rho_r\rho_0\left(1 - \frac{1}{\langle k \rangle} \right) \right\}^{1/2}, \qquad (4.1.6)$$

其中, $\rho_r = \eta\beta/\gamma$, $\rho_0 = (1-\eta)\lambda\langle k \rangle/\gamma$. 注意到, 当 $\eta = 1$ 时, $\rho_0 = 0$, 基本再生数退化为不考虑网络传播的情形

$$R_0 = \rho_r = \frac{\beta}{\gamma}.$$

当 $\eta = 0$ 时, $\rho_r = 0$, 基本再生数退化为仅有网络传播的情形

$$R_0 = \rho_0 \frac{\langle k^2 \rangle - \langle k \rangle}{\langle k \rangle^2}.$$

如果取无标度网络, $p(k) \propto k^{-\nu}$, 当 $\nu > 3$, $\langle k^2 \rangle$ 是有限的. 当 $\nu \leqslant 3$ 时, 有 $\langle k^2 \rangle \to \infty$, $R_0 \to \infty$. 从而可以知道, 对于强的异质网络, 即使非常小的传染率也可以导致疾病的流行[50, 96].

下面, 讨论最终流行规模 $r(\infty)$, 这里 $r(t) = \sum_k R_k(t)/N$. 在疾病流行结束后, 染病者的数量为零, 即 $i(\infty) = 0$, 此时, 必有

$$r(\infty) = \sum_l{}' r_l(\infty) = 1 - \sum_l s_l(\infty).$$

显然, $r(\infty)$ 反映了在疾病流行结束后, 所有被感染个体的总数, 是疾病传播的严重程度或者评估控制措施有效性的重要指标. 下面给出最终染病规模 $r(\infty)$ 的计算过程.

记

$$\eta_k(t) \stackrel{\text{def}}{=\!=} \sum_l \left((1-\eta)\lambda \frac{k(l-1)}{\langle k \rangle} + \eta\beta \right) i_l(t). \tag{4.1.7}$$

对系统 (4.1.2) 的第一个式子进行积分, 可以得到

$$s_k(t) = s_k(0)\exp(-\Phi_k(t)), \tag{4.1.8}$$

其中, $s_k(0) = N_k/N$, $\Phi_k(t) = \int_0^t \eta_k(s)\mathrm{d}s$. 将系统 (4.1.2) 的两个式子相加, 然后从 0 到 t 进行积分, 再令 $t \to \infty$, 可得度为 k 的个体的最终染病规模

$$\frac{r_k}{\gamma} = \int_0^\infty i_k(s)\mathrm{d}s, \tag{4.1.9}$$

其中 $r_k = r_k(\infty)$. 利用式 (4.1.7), 易知

$$\Phi_k(\infty) = \sum_l \left((1-\eta)\lambda \frac{k(l-1)}{\langle k \rangle} + \eta\beta \right) \frac{r_l}{\gamma}. \tag{4.1.10}$$

由式 (4.1.8) 得 $s_k(\infty) = N_k/N - r_k = (N_k/N)\exp(-\Phi_k(\infty))$, 所以

$$r_k(\infty) = \frac{N_k}{N}(1 - \exp(-\Phi_k(\infty))). \tag{4.1.11}$$

结合式 (4.1.10) 和 (4.1.11), 得到

$$\Phi_k(\infty) = \sum_l \left(\frac{(1-\eta)\lambda}{\gamma} \cdot \frac{k(l-1)}{\langle k \rangle} + \frac{\eta\beta}{\gamma} \right) \left(1 - \exp(-\Phi_l(\infty)) \right) \frac{N_l}{N}. \tag{4.1.12}$$

将上式展开得到

$$\Phi_k(\infty) = k\alpha + \alpha_r, \tag{4.1.13}$$

其中,

$$\alpha = \sum_l \frac{(1-\eta)\lambda}{\gamma\langle k \rangle} \left(1 - \exp(-l\alpha - \alpha_r) \right) (l-1) \frac{N_l}{N}, \tag{4.1.14}$$

$$\alpha_r = \sum_l \frac{\eta\beta}{\gamma} \left(1 - \exp(-l\alpha - \alpha_r) \right) \frac{N_l}{N}. \tag{4.1.15}$$

由式 (4.1.11) 和 (4.1.13) 可得

$$
\begin{aligned}
r(\infty) &= \sum_k r_k(\infty) = \sum_k \frac{N_k}{N}\Big(1 - \exp(-k\alpha - \alpha_r)\Big) \\
&= \sum_k p(k)\Big(1 - \exp(-k\alpha - \alpha_r)\Big) \\
&= \langle 1 - \exp(-k\alpha - \alpha_r)\rangle.
\end{aligned}
\tag{4.1.16}
$$

进一步, 将式 (4.1.14) 和 (4.1.15) 变形, 可给出确定 α, α_r 的隐函数

$$
\rho_r = \alpha_r / \langle 1 - \exp(-k\alpha - \alpha_r)\rangle,
\tag{4.1.17}
$$

$$
\rho_0 = \alpha \langle k\rangle^2 / \langle (k-1)(1 - \exp(-k\alpha - \alpha_r))\rangle.
\tag{4.1.18}
$$

对于无标度网络 $p(k) = 2m^2/k^3 (k \geqslant m)$, 显然 $\langle k\rangle = 2m$. 令 $x = k/m$, $\Phi = m\alpha$, 则方程 (4.1.16) 可改写为

$$
r(\infty) \approx 2\int_1^\infty \frac{1 - \exp(-\Phi x - \alpha_r)}{x^3}\mathrm{d}x.
\tag{4.1.19}
$$

由式 (4.1.17) 与 (4.1.18) 分别可得

$$
\rho_r = \frac{\alpha_r}{2}\Big/\int_1^\infty \frac{1 - \exp(-\Phi x - \alpha_r)}{x^3}\mathrm{d}x,
\tag{4.1.20}
$$

$$
\rho_0 = 2\Phi\Big/\int_1^\infty \frac{mx-1}{mx^3}[1 - \exp(-\Phi x - \alpha_r)]\mathrm{d}x.
\tag{4.1.21}
$$

当 m 很大时, 式 (4.1.21) 可近似为

$$
\rho_0 \approx 2\Phi\Big/\int_1^\infty \frac{1 - \exp(-\Phi x - \alpha_r)}{x^2}\mathrm{d}x.
\tag{4.1.22}
$$

下面依据表达式 (4.1.19), (4.1.20) 和 (4.1.22) 进行数值仿真. 如图 4.1.1 和图 4.1.2 所示. 在图 4.1.1 和图 4.1.2 中采用的条件概率是 $p(l/k)$, 而不是 $(l-1)p(l/k)/l$, 因为两种情况有非常相似的性态. 注意到 ρ_r 为仅在随机接触下的基本再生数, 而 ρ_0 为仅有网络传播下的传播阈值, 它们都反映了不同接触机制下疾病的传播能力. 记 $\rho_{\text{total}} = \rho_r + \rho_0$, 它表示整体的疾病传播能力. 令 ρ_{total} 为常数, 在图 4.1.1 中, 虚线给出了 $\rho_{\text{total}} = \rho_r + \rho_0$ 的值. 由式 (4.1.19), (4.1.20) 和 (4.1.22) 可知, $r(\infty)$ 随 ρ_r 与 ρ_0 的变换而变化, 图 4.1.1 中的实线给出了 $r(\infty)$ 关于 ρ_r 与 ρ_0 的等高线. $r(\infty)$ 与 ρ_{total} 的相交说明了两种不同传播途径对最终疾病规模的贡献大小. $\rho_{\text{crit}} \approx 1.4$ 将整个 ρ_{total} 区域分成两部分. 当 $\rho_{\text{total}} > \rho_{\text{crit}}$ 并固定时, 增加 ρ_r 将会增加 $r(\infty)$; 相反, 增加 ρ_0 将会减少 $r(\infty)$. 当 $\rho_{\text{total}} < \rho_{\text{crit}}$ 并固定时, 会得到相反的结论. 这说

明, 对于固定的 ρ_{total}, 当 $0 < \eta < 1$ 时, 所得到的最终疾病规模比极端情况 $\eta = 1$ 或 $\eta = 0$ 时得到的最终疾病规模要小.

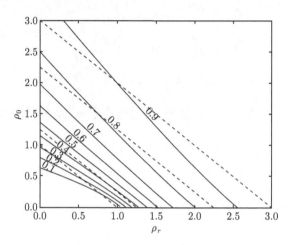

图 4.1.1　最终疾病规模 $r(\infty)$ 与 ρ_{total} 关于 ρ_r 与 ρ_0 的曲线图, 其中实线为 $r(\infty)$ 的等高线, 虚线为 $\rho_{\text{total}} = \rho_r + \rho_0$ 函数图[237]

下面考虑极端情况. 当 $\eta = 1$, 即没有网络传播, 则疾病最终规模为

$$r(\infty) = 1 - \exp(-R_0 r(\infty)) = 1 - \exp(-\rho_r r(\infty)). \tag{4.1.23}$$

当 $\eta = 0$, 即仅有网络传播, 假设网络连接为优先连接, 即 $m = \langle k \rangle /2 \gg 1$, 则疾病最终规模为

$$r(\infty) = \langle 1 - \exp(-k\alpha) \rangle. \tag{4.1.24}$$

疾病传播阈值为

$$\rho_0 = \alpha \langle k \rangle^2 / \langle (k-1)(\exp(-k\alpha)) \rangle. \tag{4.1.25}$$

这个结论与 May 与 Lloyd[96] 所得到的结论相一致.

下面, 将两种极端情况下的最终染病规模与 $\rho = \rho_0 = \rho_r$ 的关系通过二维图 4.1.2 直观地展现出来. 由图 4.1.2 可见, 当 $\rho < 1.4$ 时, 无标度网络下的最终疾病规模大于均匀模型下的最终疾病规模. 当 $\rho = \rho_{\text{crit}} \approx 1.4$, 两种传播机制下的最终疾病规模相同. 当 $\rho > 1.4$ 时, 均匀模型下的最终传染规模比无标度网络较快地达到稳态, 而且稳态时的最终传染规模大于无标度网络.

下面, 分别基于均匀混合和无标度网络的疾病传播, 利用计算机生成随机传播模型, 并将其结果与上面得到的理论结果进行比较. 对于均匀混合模型, 通过令每个网络的节点都具有相同的度生成均匀网络来逼近. 对于无标度网络, 可以基于

[43, 240] 所提出的优先连接生成. 在所有的数值仿真中, 取 $N = 1000$, 随机地选择 10 个初始染病节点. 对于一个有 k 个染病者邻居的易感者而言, 在 Δt 内被感染的概率与 $\lambda k \Delta t$ 成正比. 每个染病节点的恢复率 γ 取为 1. 将随机模型运行 50 次, 得到 50 个不同的结果. 最后, 将 50 个结果进行平均得到仿真结果.

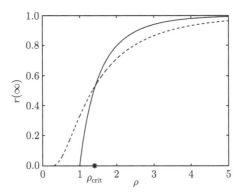

图 4.1.2　$r(\infty)$ 关于 $\rho = \rho_0 = \rho_r$ 的理论预测图. 实线表示均匀模型下的 $r(\infty)$. 虚线表示优先连接模型下的 $r(\infty)$. 在 $\rho = \rho_{\text{crit}} \approx 1.4$ 处, 两条曲线相交[237]

在均匀混合模型中, 概率密度函数取为 $p(k) = \delta(k - \langle k \rangle)$, 其中 δ 为 Dirac delta 函数, 在此情形下, $r(\infty)$ 为

$$r(\infty) = 1 - \exp(-\rho_0 (1 - 1/\langle k \rangle) r(\infty)). \tag{4.1.26}$$

依据式 (4.1.26), 可以得到均匀混合模型下 $r(\infty)$ 的理论结果, 并将 $\langle k \rangle$ 的不同取值下的理论结果与仿真结果在图 4.1.3(a) 中给出. 当 $\langle k \rangle \to \infty$, 表达式 (4.1.26) 等同于式 (4.1.23).

在无标度网络中, 取 $p(k) = 2m^2/k^3 (k \geqslant m)$, 得出以下的疾病最终规模表达式

$$r(\infty) = 2 \int_1^\infty \frac{1 - \exp(-\Phi x)}{x^3} \mathrm{d}x, \tag{4.1.27}$$

且传播阈值为

$$\rho_0 = 2\Phi / \int_1^\infty \frac{mx - 1}{mx^3} [1 - \exp(-\Phi x)] \mathrm{d}x. \tag{4.1.28}$$

令 $m = \langle k \rangle / 2$, 可以得到无标度网络下 $r(\infty)$ 的理论结果. 在图 4.1.3(b) 中, 将不同 $\langle k \rangle$ 取值下的理论结果和数值仿真结果作比较. 当 $m \to \infty$, 表达式 (4.1.27) 和式 (4.1.28) 等同于 May 和 Lloyd[96] 所获得的结果.

在均匀混合和网络传播两种传播模式下, 对于较大的 $\langle k \rangle$, 理论结果和数值仿真结果是比较吻合的. 对于较小的 $\langle k \rangle$, 均匀混合模型下二者的差异比较明显, 而在

异质网络 (无标度网络) 中, 这个差异并不是很明显, 因为它的动力学性态主要由度较大的节点来决定. 对于较小 $\langle k \rangle$ 时产生的差异, 可以通过染病者节点中的易感邻居局部消失来解释.

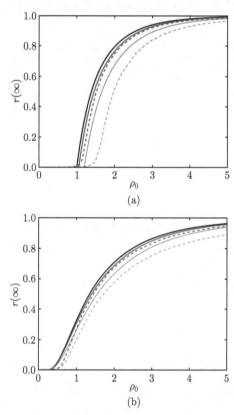

图 4.1.3　对 $r(\infty)$ 的理论预测与计算机仿真结果比较

(a) 均匀模型下的比较; (b) 无标度模型下的比较[237]

由以上分析可以看出, 对于较小的 ρ, 与均匀网络 (均匀混合) 相比, 无标度网络的异质性会形成较大的最终染病者规模. 对于较大的 ρ, 均匀网络会导致较大的最终染病者规模. 然而, 在两种传播方式共存下, 最终染病者的规模会低于 $\eta = 0$ 或 $\eta = 1$ 两种极端情况. 从而, 在疾病传播过程中, 如果预先知道驱使疾病传播的内在接触模式, 那么就可以较准确地估计疾病的传播趋势并计算出最终疾病规模 ρ_{total}, 从而可以对疾病的控制措施进行评估.

4.1.2　具有媒介传播的复杂网络传染病动力学模型分析

媒介传染病, 是指通过动物, 如蚊虫、蚤类, 将病原体传播至人的疾病. 如禽流感、疟疾、鼠疫、流行性乙型脑炎、流行性出血热、狂犬病、血吸虫病等. Cooke[241] 首次将动力学模型应用到通过媒介传播的传染病模型中. Busenberg 和 Cooke[242], 以及 Marcati 和 Pozio[243], Volz[244] 等随后将该模型进行了扩展和修正. 现在, 对媒介传播的传染病模型的研究已经很多, 并已经成熟. 但是, 这些模型中仅仅考虑了关于媒介传播的均匀混合传染病动力学模型, 忽略了人群结构对疾病传播的影响. 事实上, 一些疾病 (如登革热, 查加斯病, 疟疾) 的动力学行为会受到人类、媒介、输血传播及环境等很多因素直接或间接的影响[245, 246]. 于是, Shi 等[247] 于 2008 年提出了一个复杂网络上带有染病媒介的 SIS 模型, 从网络的角度出发将人群结构加入均匀混合模型. 他们的研究表明, 需要免疫节点的密度不仅依赖于个体之间的传播率, 而且还依赖于个体与媒介之间的传播率. 此外, 还比较了无标度网络上的不同免疫策略. 然而在他们的模型中, 个体和媒介都被视为网络中不加区分的节点, 实际上, 人与人之间的接触可以看成一个无标度网络, 但染病媒介叮咬人不会考虑到个体度的差异性, 所以, 文献 [247] 中假设蚊子更有可能叮咬那些度大的个体具有一定的偏差. 针对文献 [247] 中存在的问题, Yang 等[248] 提出了一个新的基于密度修正的带有染病媒介的 SIS 网络模型, 他们认为: 蚊子与个体之间的接触不具有选择性. 最后, 他们发现随机免疫对修正后的模型比 Shi 等[247] 的模型更为有效. 2012 年, 我们[163] 修正了[247] 中的网络媒介模型, 扩展了[248] 中修正模型的结论, 研究了复杂网络上基于数量修正后的既有蚊子作为媒介传播又有接触传播的 SIS 网络传染病模型.

我们将人与人之间的接触看成一个无标度网络, 人与蚊子之间是均匀混合的 (因为蚊子叮人具有随机性). 所有的节点仅存在两种不同的状态: 易感的 (健康, 能被染病者传染) 和染病的. 我们详细讨论了系统的基本再生数 R_0, 得出了各类平衡点的全局稳定性, 并研究和比较了不同免疫策略对疾病传播的影响. 下面主要介绍我们的工作[163].

首先给出一些基本假设: 如果一个易感节点的邻居中有一个染病节点, 在每一个时间步, 易感者节点就可能被感染; 经过一定的时间步长, 染病节点也会恢复, 重新回到易感状态; 一个易感节点可能受到染病蚊子的叮咬而转化为染病节点; 一个易感蚊子由于叮咬到染病个体也可能患病; 疾病不会在蚊子之间直接传播.

分别用 $S(t)$ 和 $I(t)$ 表示时刻 t 易感者和染病者的数量, $S^m(t)$ 和 $I^m(t)$ 则分别表示时刻 t 易感母蚊子和染病母蚊子的数量 (只有母蚊子可感染人[216, 249]). 将人类节点按不同的度分为类: 具有相同度 k 的节点为同一类节点, 令 $S_k(t)$ 和 $I_k(t)$ 分别表示 t 时刻度为 k 的易感人群节点和染病人群节点的数量. 于是, 依据假设, 可以将疾病在人和蚊子间传播流程描述在图 4.1.4 中.

流程图相对应的模型是一个 $2n+2$ 阶常微分方程组, n 是网络中节点的最大度 (一般来讲, $n \gg 1$).

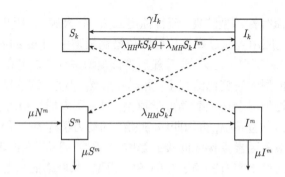

图 4.1.4　疾病在人和蚊子间的传播流程图, 其中人群个体遵循 $S \to I \to S$ 循环, 蚊子遵循出生 $\to S \to I \to$ 死亡循环

$$\begin{cases} \dfrac{\mathrm{d}S_k(t)}{\mathrm{d}t} = -\lambda_{HH}kS_k(t)\theta - \lambda_{MH}S_k(t)I^m(t) + \gamma I_k(t), \\ \dfrac{\mathrm{d}I_k(t)}{\mathrm{d}t} = -\gamma I_k(t) + \lambda_{HH}kS_k(t)\theta + \lambda_{MH}S_k(t)I^m(t), \\ \dfrac{\mathrm{d}S^m(t)}{\mathrm{d}t} = \mu N^m - \lambda_{HM}S^m(t)I(t) - \mu S^m(t), \\ \dfrac{\mathrm{d}I^m(t)}{\mathrm{d}t} = \lambda_{HM}S^m(t)I(t) - \mu I^m(t), k = 1, \cdots, n \end{cases} \tag{4.1.29}$$

其中, λ_{HH} 表示网络中一个易感者被染病者感染的概率, λ_{MH} 和 λ_{HM} 分别表示染病蚊子对易感者和染病者对易感蚊子的传染率系数, γ 表示染病者的恢复率系数, μ 表示母蚊子的出生 (死亡) 率系数, $\theta = \sum\limits_{k=1}^{n} kI_k / \sum\limits_{k=1}^{n} kN_k$ 表示网络中任一给定的边指向染病者的概率, $I(t) = \sum\limits_{k} I_k(t)$ 是 t 时刻整个网络中染病者总数, $N^m = S^m(t) + I^m(t)$ 是母蚊子总数.

对于系统 (4.1.29), 没有考虑人口的出生、死亡, 于是人口总量 $N(t) = \sum\limits_{k}(S_k(t) + I_k(t))$ 保持常数不变. 一旦给定网络度分布 $p(k)$, 则 $N_k = S_k + I_k = p(k)N$ 就确定不变. 于是, 下面只需要考虑染病者仓室的动力学性态.

将系统 (4.1.29) 的第二个方程和第四个方程分别除以 μN_k 和 μN^m. 不失一般性, 令 $\mu = 1$, 因为它仅影响疾病传播的时间尺度. 记 $r_1 = \lambda_{HH}$, $r_2 = \lambda_{MH}N^m$, $r_3 = \lambda_{HM}N$, 其中 $r_1, r_2, r_3 \geqslant 0$, 则系统 (4.1.29) 可以改写为

$$\begin{cases} \dfrac{\mathrm{d}i_k(t)}{\mathrm{d}t} = -\gamma i_k(t) + r_1 k[1 - i_k(t)]\theta + r_2[1 - i_k(t)]m(t), \\ \dfrac{\mathrm{d}m(t)}{\mathrm{d}t} = -m(t) + r_3 i(t)[1 - m(t)], \quad k = 1, \cdots, n, \end{cases} \tag{4.1.30}$$

其中, $i_k(t) = I_k(t)/N_k(t)$ 和 $m(t) = I^m(t)/N^m$ 分别代表 t 时刻度为 k 的染病者的

相对密度和染病母蚊子的密度, $i(t) = \sum\limits_{k=1}^{n} p(k)i_k(t)$ 为网络中染病者的总密度.

考虑度不相关网络, 即 $p(k'|k) = k'p(k')/\langle k \rangle$[50], 则有

$$\theta = \frac{1}{\langle k \rangle} \sum_{k=1}^{n} kp(k)i_k(t). \tag{4.1.31}$$

显然, 系统 (4.1.30) 有唯一的无病平衡点 $E_0 = (\overbrace{0,0,\cdots,0}^{n+1})$.

下面, 利用文献 [202] 的方法计算基本再生数. 注意到计算基本再生数 R_0 仅涉及染病者仓室 i_k 和 m. 在无病平衡状态 E_0, 单位时间内新的染病者出现率 F 和仓室染病者的转移率 V 如下

$$F = \begin{pmatrix} \dfrac{1p(1)}{\langle k \rangle}r_1 & \dfrac{2p(2)}{\langle k \rangle}r_1 & \cdots & \dfrac{np(n)}{\langle k \rangle}r_1 & r_2 \\[2mm] \dfrac{1p(1)}{\langle k \rangle}2r_1 & \dfrac{2p(2)}{\langle k \rangle}2r_1 & \cdots & \dfrac{np(n)}{\langle k \rangle}2r_1 & r_2 \\[1mm] \vdots & \vdots & & \vdots & \vdots \\[1mm] \dfrac{1p(1)}{\langle k \rangle}nr_1 & \dfrac{2p(2)}{\langle k \rangle}nr_1 & \cdots & \dfrac{np(n)}{\langle k \rangle}nr_1 & r_2 \\[2mm] p(1)r_3 & p(2)r_3 & \cdots & p(n)r_3 & 0 \end{pmatrix}_{n+1},$$

和

$$V = \begin{pmatrix} \gamma & & & & \\ & \gamma & & & \\ & & \ddots & & \\ & & & \gamma & \\ & & & & 1 \end{pmatrix}_{n+1}.$$

利用下一代矩阵理论[202], 基本再生数为 $R_0 = \rho(FV^{-1})$, 即矩阵 FV^{-1} 的谱半径. 利用相似变换, 得到矩阵 FV^{-1} 有 $n-2$ 个零特征值, 其余三个特征值为如下三次代数方程的根

$$\lambda^3 - a_2\lambda^2 - a_1\lambda + a_0 = 0, \tag{4.1.32}$$

其中,

$$a_2 = \frac{\langle k^2 \rangle r_1}{\langle k \rangle \gamma}, \quad a_1 = \frac{r_2 r_3}{\gamma}, \quad a_0 = \frac{(\langle k^2 \rangle - \langle k \rangle^2)r_1 r_2 r_3}{\langle k \rangle \gamma^2}.$$

因此, 基本再生数 R_0 就是上述代数方程根的模的最大值.

为了讨论三次方程 (4.1.32) 的根, 首先给出一个引理.

引理 4.1.1[250]　考虑一般的三次代数方程

$$ax^3 + bx^2 + cx + d = 0, \tag{4.1.33}$$

其中 $a, b, c, d \in R$, 且 $a \neq 0$. 记

$$A = b^2 - 3ac, \quad B = bc - 9ad, \quad C = c^2 - 3bd, \quad \Delta = B^2 - 4AC,$$

则有: 当 $A = B = 0$ 时, 方程 (4.1.33) 有一个三重根; 而当 $A \neq 0$ 时, 分三种情形:

情形 1　当 $\Delta = B^2 - 4AC > 0$ 时, 方程 (4.1.33) 有一个实根和一对共轭虚根;

情形 2　当 $\Delta = B^2 - 4AC = 0$ 时, 方程 (4.1.33) 有三个实根, 其中一个是二重根;

情形 3　当 $\Delta = B^2 - 4AC < 0$ 时, 方程 (4.1.33) 有三个不同的实根.

为了利用以上引理得到方程 (4.1.32) 的根的精确解, 令 $a = 1, b = -a_2, c = -a_1$, $d = a_0$, 则得

$$A = b^2 - 3ac = \frac{\langle k^2 \rangle^2 r_1^2}{\langle k \rangle^2 \gamma^2} + \frac{3r_2 r_3}{\gamma} > 0,$$

$$B = bc - 9ad = \frac{(9\langle k \rangle^2 - 8\langle k^2 \rangle) r_1 r_2 r_3}{\langle k \rangle \gamma^2},$$

$$C = c^2 - 3bd = \frac{(3\langle k^2 \rangle^2 - 3\langle k^2 \rangle \langle k \rangle^2) r_1^2 r_2 r_3}{\langle k \rangle^2 \gamma^3} + \frac{r_2^2 r_3^2}{\gamma^2},$$

$$\Delta = B^2 - 4AC.$$

经计算, 可得

$$\Delta = \frac{[(9\langle k \rangle^2 - 6\langle k^2 \rangle)^2 - 12\langle k^2 \rangle^2] r_1^2 r_2^2 r_3^2}{\langle k \rangle^2 \gamma^4} - \frac{12\langle k^2 \rangle^3 (\langle k^2 \rangle - \langle k \rangle^2) r_1^4 r_2 r_3}{\langle k \rangle^4 \gamma^5} - \frac{12 r_2^3 r_3^3}{\gamma^3}.$$

由于无法确定上述表达式中 Δ 的符号, 下面列出所有情况. 由引理 4.1.1 可知, 方程 (4.1.32) 根的表达式有三种情况:

情形 1　$\Delta < 0$ 时, 方程 (4.1.32) 有三个不同的实根

$$\lambda_1 = \frac{\langle k^2 \rangle r_1 - 2\sqrt{\langle k^2 \rangle^2 r_1^2 + 3\langle k \rangle^2 \gamma r_2 r_3} \cos \dfrac{\xi}{3}}{3\langle k \rangle \gamma},$$

$$\lambda_{2,3} = \frac{\langle k^2 \rangle r_1 + 2\sqrt{\langle k^2 \rangle^2 r_1^2 + 3\langle k \rangle^2 \gamma r_2 r_3} \cos \dfrac{\xi \pm \pi}{3}}{3\langle k \rangle \gamma},$$

其中,

$$\xi = \arccos T, \quad T = (2Ab - 3aB)/(2A^{3/2}).$$

情形 2 $\Delta = 0$ 时, 方程 (4.1.32) 有三个实根, 其中一个是二重根

$$\lambda_1 = \frac{\langle k^2 \rangle r_1}{\langle k \rangle \gamma} + \frac{(9\langle k \rangle^3 - 8\langle k \rangle \langle k^2 \rangle) r_1 r_2 r_3}{\langle k^2 \rangle^2 r_1^2 + 3\langle k \rangle^2 \gamma r_2 r_3},$$

$$\lambda_{2,3} = \frac{-(9\langle k \rangle^3 - 8\langle k \rangle \langle k^2 \rangle) r_1 r_2 r_3}{2\langle k^2 \rangle^2 r_1^2 + 6\langle k \rangle^2 \gamma r_2 r_3}.$$

情形 3 $\Delta > 0$ 时, 方程 (4.1.32) 有一个实根 λ_1 和一对共轭虚根 $\lambda_{2,3}$

$$\lambda_1 = \frac{\langle k^2 \rangle r_1}{3\langle k \rangle \gamma} - \frac{\sqrt[3]{Y_1} + \sqrt[3]{Y_2}}{3},$$

$$\lambda_{2,3} = \frac{\langle k^2 \rangle r_1}{3\langle k \rangle \gamma} + \frac{\sqrt[3]{Y_1} + \sqrt[3]{Y_2}}{6} \pm \frac{\sqrt{3}(\sqrt[3]{Y_1} - \sqrt[3]{Y_2})}{6} \mathrm{j},$$

其中,

$$Y_{1,2} = -\frac{\langle k^2 \rangle^3 r_1^3}{\langle k \rangle^3 \gamma^3} + \frac{9(2\langle k^2 \rangle - 3\langle k \rangle^2) r_1 r_2 r_3}{2\langle k \rangle \gamma^2} \pm \frac{3}{2}\sqrt{\Delta},$$

这里 j 为虚数单位, 即 $\mathrm{j}^2 = -1$.

利用以上引理得到: 如果 $\Delta < 0$, 由于 $\xi = \arccos T \in [0, \pi]$, 系统 (4.1.30) 的基本再生数为

$$R_0 = \frac{\langle k^2 \rangle r_1 + 2\sqrt{\langle k^2 \rangle^2 r_1^2 + 3\langle k \rangle^2 \gamma r_2 r_3} \cos \dfrac{\xi - \pi}{3}}{3\langle k \rangle \gamma}; \tag{4.1.34}$$

如果 $\Delta \geqslant 0$, 基本再生数 $R_0 = \max\{|\lambda_1|, |\lambda_{2,3}|\}$, 这里 $|\cdot|$ 代表复根的模. 通过以上分析, 可得如下结论.

定理 4.1.2 对疾病传播模型 (4.1.30), 若 $R_0 < 1$, 则无病平衡点 E_0 局部渐近稳定. 若 $R_0 > 1$, 则无病平衡点 E_0 不稳定.

备注 4.1.1 若网络度分布服从 Delta 或 Poisson 分布, 则总有 $\Delta < 0$, 与疾病参数无关, 也就是说, 基本再生数 R_0 由式 (4.1.34) 给出.

备注 4.1.2 考虑 BA 无标度网络, 将 k 视为连续变量, 则度分布 $p(k) = 2m^2/k^3$ (见文献 [43],[251]), m 是节点的最小度, $\langle k^2 \rangle \simeq 2m^2 \ln(K_c/m)$, $K_c \to \infty$. 结合关系 $K_c \simeq mN^{1/2}$(见文献 [249]), 容易得出 $\Delta < 0$. 因此, BA 无标度网络的基本再生数也由式 (4.1.34) 给出.

备注 4.1.3 考虑两种特殊情形:

(1) 若 $\lambda_{MH} = \lambda_{HM} = 0$, 也即 $r_2 = r_3 = 0$, 此时疾病仅通过网络在个体间传播, 则有 $\Delta = 0$, 容易得到 $R_0 = |\lambda_1| = \langle k^2 \rangle r_1 / \langle k \rangle \gamma$, 这与 P.Pastor 和 A. Vespignani[51] 得到的有效传播阈值 $\lambda_c = r_1/\gamma = \langle k \rangle / \langle k^2 \rangle$(相应于 $R_0 = 1$) 是一致的.

(2) 若 $\lambda_{HH} = 0$(即 $r_1 = 0$) 且 $r_2 r_3 \neq 0$, 也就是说疾病仅能通过媒介传播, 此时参数满足 $\Delta < 0$. 通过代数运算可知

$$T = (2Ab - 3aB)/(2A^{3/2}) = 0,$$

因此

$$\xi = \arccos T = \pi/2.$$

由式 (4.1.34) 可得

$$R_0 = \sqrt{\frac{r_2 r_3}{\gamma}}.$$

这个结果也与文献 [8],[252] 中仅有媒介传染时得出的 R_0 一致.

下面研究无病平衡点的全局稳定性.

记 $i_k(t) = y_k(t)$, $k = 1, \cdots, n$, $m(t) = y_{n+1}(t)$, 由于 $i_k(t) = I_k(t)/N_k(t) \in [0,1]$ 和 $m(t) = I^m(t)/N^m(t) \in [0,1]$, 下面在区域

$$\Omega = (y_1, \cdots, y_n, y_{n+1}) \in M_{n+1} = \prod_{i=1}^{n+1} [0,1]$$

上来研究系统 (4.1.30) 的稳定性. 容易证明 M_{n+1} 是系统 (4.1.30) 的正向不变集.

记 $y = (y_1, y_2, \cdots, y_{n+1})^T$, $H(y)$ 是 $n+1$ 维列向量, 其中第 i 个分量为

$$-r_1 i y_i \theta(y(t)) - r_2 y_i y_{n+1}, \quad i = 1, \cdots, n.$$

第 $n+1$ 个分量为 $-r_3 Y(t) y_{n+1}$, 这里

$$\theta(y(t)) = \frac{1}{\langle k \rangle} \sum_{i=1}^{n} i p(i) y_i(t) \geqslant 0, \quad Y(t) = \sum_{i=1}^{n} p(i) y_i(t) \geqslant 0.$$

系统 (4.1.30) 可以写为如下的紧致形式,

$$\frac{dy}{dt} = Ay + H(y), \tag{4.1.35}$$

其中 Ay 是线性部分, $H(y) \leqslant 0$ 是非线性部分, 且 $A = F - V$. 记

$$s(A) = \max_{1 \leqslant i \leqslant n+1} \mathrm{Re} \lambda_i, \tag{4.1.36}$$

其中 $\lambda_i (i = 1, \cdots, n+1)$ 是 A 的特征值, Re 代表特征值的实部.

为证明 E_0 的全局稳定性, 将验证系统 (4.1.35) 满足引理 3.5.3 的所有假设. 记 $C = M_{n+1}$. 显然系统 (4.1.35) 满足引理 3.5.3 的条件 (1). 对引理 3.5.3 的条件 (3), 注意到 A^T 是不可约的, 且 $a_{ji} \geqslant 0$ 对任意 $i \neq j$, 那么存在 A^T 的一个特征

向量 $\omega = (\omega_1, \cdots, \omega_{n+1}) > 0$, 相应的特征值为 $s(A^T)$. 如果令 $\omega_0 = \min_i \omega_i > 0$, 对 $y \in M_{n+1}$ 得到 $(\omega \cdot y) \geqslant \omega_0 \sum_{i=1}^{n+1} y_i \geqslant \omega_0 \left(\sum_{i=1}^{n+1} y_i^2\right)^{1/2}$, 那么有 $(\omega \cdot y) \geqslant r\|y\|$ 对 $y \in M_{n+1}$ 成立, 这里 $r = \omega_0$. 很明显, 引理 3.5.3 的条件 (2) 和 (4) 得到满足.

为了验证引理 3.5.3 的条件 (5), 记 $G = \{y \in M_{n+1} \mid (\omega \cdot H(y)) = 0\}$. 若 $y \in G$, 则

$$\sum_{i=1}^{n} (r_1 i\theta(y(t)) + r_2 y_{n+1}) y_i \omega_i + r_3 Y(t) y_{n+1} \omega_{n+1} = 0.$$

由于求和的每一项非负, 所有

$$(r_1 i\theta(y(t)) + r_2 y_{n+1}) y_i \omega_i = 0, i = 1, \cdots, n, r_3 Y(t) y_{n+1} \omega_{n+1} = 0,$$

则可得 $y = \mathbf{0}$. 也就是说, $y = \mathbf{0}$ 是唯一一个包含在 G 里的 (4.1.35) 的正向不变集, 因此引理 3.5.3 的条件 (5) 得到满足. 至此, 引理 3.5.3 的五个条件均满足, 故有如下的结论.

定理 4.1.3 若 $R_0 < 1$, 则系统 (4.1.35) 的解 $y = \mathbf{0}$(即无病平衡点 E_0) 在 M_{n+1} 中全局渐近稳定, 若 $R_0 > 1$, 则存在常数解 $y^* \in M_{n+1} - \{\mathbf{0}\}$.

进一步, 将确定系统非零解 (即地方病平衡点) 的唯一性和全局吸引. 先给出如下定理.

定理 4.1.4 若 $R_0 > 1$, 系统 (4.1.35) 存在唯一的地方病平衡点 $y^* = (y_1^*, y_2^*, \cdots, y_{n+1}^*)$ $(y_i^* \neq 0,$ 对所有的 $i = 1, 2, \cdots, n+1)$ 使得 y^* 在 $M_{n+1} - \{\mathbf{0}\}$ 中全局吸引.

证明 由定理 4.1.3 可知, 地方病平衡点的存在性是显然的. 只需证明若 $R_0 > 1$, 在 $M_{n+1} - \{\mathbf{0}\}$ 中仅有一个常数解 $y = y^*$ 即可. 假设 $y = y^* > 0$ 和 $y = z^* > 0$ 是 (4.1.35) 在 $M_{n+1} - \{\mathbf{0}\}$ 中的两个常数解. 如果 $y^* \neq z^*$, 那么至少存在一个 i_0, $i_0 = 1, 2, \cdots, n+1$, 使得 $y_{i_0}^* \neq z_{i_0}^*$, 其中 $y_{i_0}^*$ 是向量 y^* 的第 i_0 个分量. 不失一般性, 设 $y_{i_0}^* > z_{i_0}^*$, 进一步可设 $y_{i_0}^*/z_{i_0}^* \geqslant y_i^*/z_i^*$ 对所有的 $i = 1, \cdots, n+1$ 成立. 由于 y^* 和 z^* 是系统 (4.1.35) 的两个常数解, 将它们代入式 (4.1.35), 并分以下两种情形讨论.

若 $1 \leqslant i_0 \leqslant n$, 则得

$$-\gamma y_{i_0}^* + (1 - y_{i_0}^*)[r_1 i_0 \theta(y^*) + r_2 y_{n+1}^*] = -\gamma z_{i_0}^* + (1 - z_{i_0}^*)[r_1 i_0 \theta(z^*) + r_2 z_{n+1}^*] = 0.$$

若 $i_0 = n+1$, 则得

$$-y_{n+1}^* + (1 - y_{n+1}^*) r_3 Y^* = -z_{n+1}^* + (1 - z_{n+1}^*) r_3 Z^* = 0,$$

其中

$$\theta(y^*) = \frac{1}{\langle k \rangle} \sum_{i=1}^{n} ip(i) y_i^*, \quad Y^* = \sum_{i=1}^{n} p(i) y_i^*, \quad Z^* = \sum_{i=1}^{n} p(i) z_i^*.$$

等价变形后, 即得

$$-\gamma z_{i_0}^* + (1 - y_{i_0}^*)\left[r_1 i_0 \theta(y^*)\frac{z_{i_0}^*}{y_{i_0}^*} + r_2 y_{n+1}^*\frac{z_{i_0}^*}{y_{i_0}^*}\right]$$
$$= -\gamma z_{i_0}^* + (1 - z_{i_0}^*)[r_1 i_0 \theta(z^*) + r_2 z_{n+1}^*] = 0,$$

或

$$-z_{n+1}^* + (1 - y_{n+1}^*)r_3 Y^*\frac{z_{n+1}^*}{y_{n+1}^*} = -z_{n+1}^* + (1 - z_{n+1}^*)r_3 Z^* = 0.$$

但 $(z_{i_0}^*/y_{i_0}^*)y_i^* \leqslant z_i^*$ 对所有的 i 成立, 且 $1 - y_{i_0}^* < 1 - z_{i_0}^*$, 由以上等式可得

$$(1 - y_{i_0}^*)\left[r_1 i_0 \theta(y^*)\frac{z_{i_0}^*}{y_{i_0}^*} + r_2 y_{n+1}^*\frac{z_{i_0}^*}{y_{i_0}^*}\right] < (1 - z_{i_0}^*)[r_1 i_0 \theta(z^*) + r_2 z_{n+1}^*],$$

和

$$(1 - y_{n+1}^*)r_3 Y^*\frac{z_{n+1}^*}{y_{n+1}^*} < (1 - z_{n+1}^*)r_3 Z^*.$$

这与上面得到的等式矛盾. 因此, 在 $M_{n+1} - \{\mathbf{0}\}$ 中只有系统 (4.1.35) 的一个常数解, $y^* = (y_1^*, y_2^*, \cdots, y_{n+1}^*)$.

下面将证明 $y = y^*$ 在 $M_{n+1} - \{\mathbf{0}\}$ 中全局吸引. 为此定义如下函数

$$F : M_{n+1} \to R, \quad y \in M_{n+1},$$

和

$$f : M_{n+1} \to R, \quad y \in M_{n+1},$$

其中 $F(y) = \max\limits_{i}(y_i/y_i^*)$, $f(y) = \min\limits_{i}(y_i/y_i^*)$, $y = y(t)$ 是系统 (4.1.35) 的一个解, 显然 $F(y)$ 和 $f(y)$ 是连续的, 并且沿着系统 (4.1.35) 的解右导数存在. 假设 $F(y(t)) = y_{i_0}(t)/y_{i_0}^*$, $1 \leqslant i_0 \leqslant n + 1$, $t \in [t_0, t_0 + \varepsilon]$, 对给定的 t_0 和充分小的 $\varepsilon > 0$, 则有

$$F'|_{(4.1.35)}(y(t_0)) = \frac{y_{i_0}'(t_0)}{y_{i_0}^*}, \quad t \in [t_0, t_0 + \varepsilon],$$

其中 $F'|_{(4.1.35)}$ 定义为

$$F'|_{(4.1.35)} = \lim_{h \to 0^+} \sup \frac{F(y(t+h)) - F(y(t))}{h}.$$

如果 $1 \leqslant i_0 \leqslant n$, 由系统 (4.1.35) 可得

$$y_{i_0}^*\frac{y_{i_0}'(t_0)}{y_{i_0}(t_0)} = -\gamma y_{i_0}^* + [1 - y_{i_0}(t_0)][r_1 i_0 \theta(y(t_0)) + r_2 y_{n+1}(t_0)]\frac{y_{i_0}^*}{y_{i_0}(t_0)},$$

或若 $i_0 = n+1$, 可得

$$y_{n+1}^* \frac{y_{n+1}'(t_0)}{y_{n+1}(t_0)} = -y_{n+1}^* + [1 - y_{n+1}(t_0)]r_3 Y(t_0)\frac{y_{n+1}^*}{y_{n+1}(t_0)}.$$

由 $F(y(t))$ 的定义可知,

$$\frac{y_{i_0}(t_0)}{y_{i_0}^*} \geqslant \frac{y_i(t_0)}{y_i^*}, \quad i = 1, 2, \cdots, n+1.$$

那么, 若 $F(y(t_0)) > 1$, 得到

$$y_{i_0}^* \frac{y_{i_0}'(t_0)}{y_{i_0}(t_0)} < -\gamma y_{i_0}^* + (1 - y_{i_0}^*)[r_1 i_0 \theta(y^*) + r_2 y_{n+1}^*] = 0,$$

或

$$y_{n+1}^* \frac{y_{n+1}'(t_0)}{y_{n+1}(t_0)} < -y_{n+1}^* + (1 - y_{n+1}^*)r_3 Y^* = 0.$$

又由于 $y_{i_0}^* > 0$ 和 $y_{i_0}(t_0) > 0$, 便可推出 $y_{i_0}'(t_0) < 0$. 因此, 当 $F(y(t_0)) > 1$, 就有

$$F'|_{(4.1.35)}(y(t_0)) < 0.$$

类似地, 可验证若 $F(y(t_0)) = 1$, $F'|_{(4.1.35)}(y(t_0)) \leqslant 0$; 若 $f(y(t_0)) < 1$, 则有 $f'|_{(4.1.35)}(y(t_0)) > 0$; 若 $f(y(t_0)) = 1$, 则有 $f'|_{(4.1.35)}(y(t_0)) \geqslant 0$.

记

$$U(y) = \max\{F(y) - 1, 0\},$$

$$V(y) = \max\{1 - f(y), 0\}.$$

对 $y \in M_{n+1}$, $U(y)$ 和 $V(y)$ 均是连续和非负的. 注意到

$$U'|_{(4.1.35)}(y(t)) \leqslant 0, \quad V'|_{(4.1.35)}(y(t)) \leqslant 0.$$

令 $H_U = \{y \in M_{n+1} | U'|_{(4.1.35)}(y(t)) = 0\}$ 和 $H_V = \{y \in M_{n+1} | V'|_{(4.1.35)}(y(t)) = 0\}$, 则有 $H_U = \{y | 0 \leqslant y_i \leqslant y_i^*\}$ 和 $H_V = \{y | y_i^* \leqslant y_i \leqslant 1\} \cup \{0\}$. 根据 LaSalle 不变集原理, 从 M_{n+1} 中出发的系统 (4.1.35) 的任一解趋近于 $H_U \cap H_V$. 又 $H_U \cap H_V = \{y^*\} \cup \{0\}$, 但若 $y(t) \neq 0$, 由引理 3.5.3 可知, $\lim_{t \to \infty} \inf \|y(t)\| \geqslant m > 0$. 对 (4.1.35) 的任一解, 只要 $y(0) \in M_{n+1} - \{0\}$, 就满足 $\lim_{t \to \infty} y(t) = y^*$, 这说明 $y = y^*$ 在 $M_{n+1} - \{0\}$ 中全局吸引.

下面, 先对 BA 无标度网络下的 R_0 作参数的敏感性分析 (在这种情形, $\Delta < 0$, R_0 由式 (4.1.34) 给山).

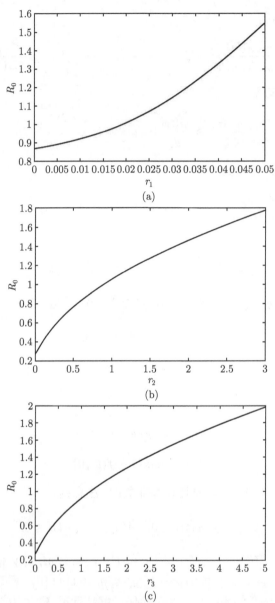

图 4.1.5　BA 无标度网络上基本再生数 R_0 与传染系数 r_1, r_2 和 r_3 之间的关系. (a)$r_2 = 0.753$, $r_3 = 1.04$, 变化 r_1. (b)$r_1 = 0.01$, $r_3 = 1.04$, 变化 r_2. (c)$r_1 = 0.01$, $r_2 = 0.753$, 变化 r_3[163]

由图 4.1.5 可以看出, 人与人之间的传染率对基本再生数 R_0 的影响要大于人与媒介之间的传染率. 事实上, 如果固定网络参数 $\langle k \rangle = 8$, 则 $\langle k^2 \rangle = 218.7822$, 基本再生数 R_0 随着任一传染系数的增加而增加. 然而, 如图 4.1.5(a) 所示, R_0 随着传染系数 r_1 的增加而迅速增加, 而随着传染系数 r_2 和 r_3 的增加变化不大, 如图

4.1.5(b),(c) 所示.

利用模型 (4.1.29) 来模拟 BA 无标度网络上疾病的演化行为及模型参数对传染过程的影响. 取 $\gamma = 0.75$, $\mu = 1$, 网络规模 $N = 10^3$, 母蚊子总数 $N^m = 10^3$.

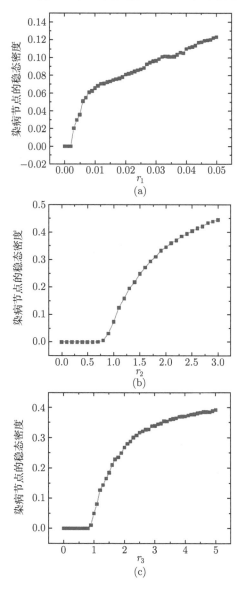

图 4.1.6   BA 网络上染病节点的稳态密度与模型参数 r_1, r_2 和 r_3 间的关系 (100 次模拟的平均). 令 $\gamma = 0.75$, $\mu = 1$, $N = N^m = 10^3$.(a)$r_2 = 0.753$, $r_3 = 1.2$; (b)$r_1 = 0.01$, $r_3 = 1.2$; (c) $r_1 = 0.01$, $r_2 = 0.753$[163]

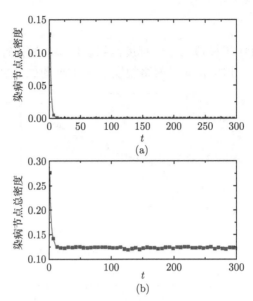

图 4.1.7　BA 网络上染病节点总密度的时间序列图, $\gamma = 0.75$, $\mu = 1$, $N = N^m = 10^3$, $r_1 = 0.01$, $r_2 = 0.753$, 分别对应于 (a) $r_3 = 0.8$, $R_0 = 0.9718 < 1$; (b) $r_3 = 1.2$, $R_0 = 1.1682 > 1$. 所得结果是 BA 无标度网络上 100 次独立运行结果的平均[163]

图 4.1.6 反映了 BA 网络上染病节点的稳态密度与模型参数间的关系 (100 次模拟的平均). 取 $r_1 = 0.01$, $r_2 = 0.753$ 和 $r_3 = 1.2$, 模拟时总是固定其中的两个参数而变化另外一个参数. 由图 4.1.6 可知, 对每一个模型参数都存在一个阈值, 低于这个阈值系统处于无感染状态, 否则染病节点的密度随着模型参数的增加而增加直至到达稳态.

图 4.1.7 给出了 BA 网络上染病节点总密度的时间序列图, 分别对应于 $R_0 < 1$ ($r_1 = 0.01$, $r_2 = 0.753$, $r_3 = 0.8$) 和 $R_0 > 1$ ($r_1 = 0.01$, $r_2 = 0.753$, $r_3 = 1.2$). 可以看出, 若 $R_0 < 1$, 疾病会迅速灭绝; 否则疾病将会持续. 图像中的微小波动可能是由于模拟中的随机因素引起的.

接种免疫是控制疾病流行的一个有效措施. 在这一部分考虑了不同免疫策略对 BA 无标度网络上疾病的控制.

(1) **均匀免疫策略**: 均匀免疫是最简单的一种免疫策略[253, 109, 254]. 对固定的传染率 r_1, r_2 和 r_3, $p(0 < p < 1)$ 表示网络中被免疫节点的密度, 将 $r_1 \to (1-p)r_1$ 和 $r_2 \to (1-p)r_2$ 代入模型 (4.1.30) 中, 得到

$$\begin{cases} \dfrac{\mathrm{d}i_k(t)}{\mathrm{d}t} = -\gamma i_k(t) + r_1(1-p)k[1-i_k(t)]\theta(i(t)) + r_2(1-p)[1-i_k(t)]m(t), \\ \dfrac{\mathrm{d}m(t)}{\mathrm{d}t} = -m(t) + r_3 i(t)[1-m(t)]. \end{cases} \quad (4.1.37)$$

利用与前部分类似的方法, 计算系统的基本再生数为

$$\widehat{R_0} = \frac{\langle k^2 \rangle (1-p) r_1 + 2\sqrt{\langle k^2 \rangle^2 (1-p)^2 r_1^2 + 3\langle k \rangle^2 \gamma (1-p) r_2 r_3} \cos \dfrac{\xi - \pi}{3}}{3\langle k \rangle \gamma},$$

其中,

$$\xi = \arccos T, \quad T = (2Ab - 3aB)/(2A^{3/2}),$$

$$A = \frac{\langle k^2 \rangle^2 (1-p)^2 r_1^2}{\langle k \rangle^2 \gamma^2} + \frac{3(1-p) r_2 r_3}{\gamma},$$

$$b = -\frac{\langle k^2 \rangle (1-p) r_1}{\langle k \rangle \gamma}, \quad a = 1,$$

$$B = \frac{(9\langle k \rangle^2 - 8\langle k^2 \rangle)(1-p)^2 r_1 r_2 r_3}{\langle k \rangle \gamma^2}.$$

令 $\widehat{R_0} = 1$, 便可得到控制疾病流行的免疫临界值 p_c. 由于 $\widehat{R_0}$ 表达式本身的复杂性, 我们用图 4.1.8 来描述 $\widehat{R_0}$ 和 p 之间的关系. 对固定的模型参数, $r_1 = 0.05$, $r_2 = 0.753$, $r_3 = 1.2$, $\gamma = 1$ 和 $\langle k \rangle$=8, 当免疫率 $p = 0$ 时, $R_0 = 1.5899$. 由图 4.1.8 可知, p_c=0.443. 换句话讲, 为控制疾病流行, 至少需要接种 44% 的易感人群.

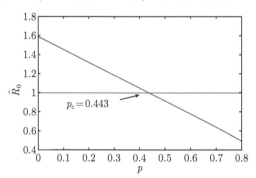

图 4.1.8 均匀免疫下 $\widehat{R_0}$ 与 p 间的关系.

(参数 $r_1 = 0.05$, $r_2 = 0.753$, $r_3 = 1.2$, $\gamma = 1$, $\langle k \rangle$=8[163])

(2) **目标免疫策略**: 目标免疫[253, 254] 是 BA 无标度网络上另一种控制疾病传播的有效策略. 这种策略主要免疫度大的节点, 即那些最有可能传染疾病的节点. 对网络度, 引入下界 κ_1 和上界 κ_2, 使得若 $k > \kappa_2$, 所有度为 k 的节点均被免疫; 若 $\kappa_1 < k < \kappa_2$, 从中随机选出 $p_k(0 < p_k \leqslant 1)$ 部分的节点进行免疫. 定义网络免疫率 σ_k 如下

$$\sigma_k = \begin{cases} 1, & k > \kappa_2, \\ p_k, & \kappa_1 < k < \kappa_2, \\ 0, & k < \kappa_1, \end{cases} \tag{4.1.38}$$

其中 $\bar{\sigma} = \sum\limits_k \sigma_k p(k)$ 是网络的平均免疫率, 则模型 (4.1.30) 变为

$$\begin{cases} \dfrac{\mathrm{d}i_k(t)}{\mathrm{d}t} = -\gamma i_k(t) + r_1(1-\sigma_k)k[1-i_k(t)]\theta(i(t)) + r_2(1-\sigma_k)[1-i_k(t)]m(t), \\ \dfrac{\mathrm{d}m(t)}{\mathrm{d}t} = -m(t) + r_3 i(t)[1-m(t)]. \end{cases} \quad (4.1.39)$$

容易计算得到基本再生数

$$\widetilde{R_0} = \frac{\langle k^2(1-\sigma_k)\rangle r_1 + 2\sqrt{\langle k^2(1-\sigma_k)\rangle^2 r_1^2 + 3\langle k\rangle^2 \langle (1-\sigma_k)\rangle \gamma r_2 r_3} \cos\dfrac{\xi-\pi}{3}}{3\langle k\rangle \gamma},$$

其中

$$\xi = \arccos T, \quad T = (2Ab - 3aB)/(2A^{3/2}),$$

$$A = \frac{\langle k^2(1-\sigma_k)\rangle^2 r_1^2}{\langle k\rangle^2 \gamma^2} + \frac{3\langle (1-\sigma_k)\rangle r_2 r_3}{\gamma},$$

$$b = -\frac{\langle k^2(1-\sigma_k)\rangle r_1}{\langle k\rangle \gamma}, \quad a = 1,$$

$$B = \frac{9\langle k(1-\sigma_k)\rangle^2 - 8\langle k^2(1-\sigma_k)\rangle \langle (1-\sigma_k)\rangle}{\langle k\rangle \gamma^2} r_1 r_2 r_3.$$

为简便计算, 在式 (4.1.38) 中令 $p_k = p$. 图 4.1.9 给出了 $\widetilde{R_0}$ 与 κ_2 和 p 之间的函数关系. 从图像可以看出, $\widetilde{R_0}$ 是上界值 κ_2 的增函数, 而是 p 的减函数. 换言之, 若 p 变大或 κ_2 变小, 将会有更多的人接种, 疾病更容易被控制.

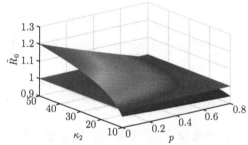

图 4.1.9 $\widetilde{R_0}$ 为 κ_2 和 p 的函数. 这里, $\kappa_1 = 10$, $r_1 = 0.05$, $r_2 = 0.753$, $r_3 = 1.2$, $\gamma = 1$, $\langle k\rangle = 8$ ($P(k) = 2m^2 k^{-3}$)[163]

由以上可知, 我们的工作主要对既有媒介传染又有接触传染的 SIS 网络动力学模型进行了动力学分析. 利用无病平衡点的局部稳定性, 详细推导了系统的基本再生数 R_0. 该基本再生数 R_0 是区分疾病流行与否的一个关键阈值, 推广了仅有媒介传染和仅有网络接触传染的传染病模型的基本再生数. 此外, 数值模拟的结果也很好地验证了理论分析. 最后研究和比较了网络上不同的免疫策略对疾病传播的影

响. 此外, 王亚奇和蒋国平[255] 同时考虑了传染媒介和传播延迟的复杂网络病毒传播行为, 该研究借助于平均场理论, 分别研究了带有媒介和延迟的 SIS 传染模型在均匀网络和无标度网络上的传染动力学. 通过数值模拟和敏感性分析, 得出传染媒介和传播延迟同时存在显著增强了网络中流行病暴发的危险性, 并加速了流行病的传播. 在均匀网络中, 随着传染媒介的传染概率和传播延迟的增加, 网络的传染阈值逐渐消失; 传染媒介和传播延迟对无标度网络上传播行为的影响小于对均匀网络上传播行为的影响.

4.2 重叠网络下疾病传播动力学模型

疾病的发生并非孤立现象. 尽管某些模式在孤立流行病中可能是非常适合的, 但在同一种群中仍有一个以上的其他情况会发生. 不同的生物病原体会通过生态学[257, 258]、免疫学[258, 259] 机制发生相互作用, 或是在同种疾病下多个菌株会同具有交叉免疫的宿主进行竞争.

当疾病的传播在群体中发生时, 两种不同的菌株可能遵循不同 (或相似) 的传播路径. 因此, 考虑不同个体之间的接触将变的极为重要. 复杂网络下菌株间相互影响方面的文献已有很多[114,116,125,132,139,260−264], 其中较有代表性的是由 Funk 和 Jansen[139] 完成的复杂网络下的疾病传播, 他们在总结 Newman[114] 工作的基础上, 成功分析了菌株在重叠网络下的传播.

4.2.1 重叠网络下传染病模型的建立

1. 什么是重叠网络?

重叠网络是指一个系统包含两个具有相同节点 (V)、不同连边 (E_1, E_2) 的网络, 记为 $\Gamma_1 = (V, E_1)$ 和 $\Gamma_2 = (V, E_2)$(图 4.2.1(a))[139], 其中节点代表给定群体中的个体, 而连边则反映了不同个体之间潜在的传播路径. 在 $\Gamma_g (g = 1, 2)$ 网络中, 如果两个节点共享一条边, 那么这两个节点就称为邻居; 在 Γ_g 中一个节点的邻居数称为该网络的度 k_g.

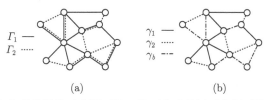

(a)   (b)

图 4.2.1 重叠网络与非重叠网络示意图. 图 a 是两个重叠网示意图, 图 b 是将 2 个重叠网络划分为二个非重叠网络: $\gamma_1 = (V, E_1 \setminus E_2), \gamma_2 = (V, E_2 \setminus E_1)$ 以及 $\gamma_b = (V, E_1 \cap E_2)$ 示意图[256]

在网络 Γ_1 和 Γ_2 中随机选取度为 k_1 和 k_2 的节点, 其联合度分度布为 $p(k_1,k_2) \stackrel{\text{def}}{=\!=} p(\boldsymbol{k})$, 则该网络的边缘度分布 $p_g(k_g)$ 可由下式给出

$$p_1(k_1) = \sum_{k_2} p(k_1,k_2), \quad p_2(k_2) = \sum_{k_1} p(k_1,k_2). \tag{4.2.1}$$

在连边 $E_1 \neq E_2$ 时, 一般情况下, 两个网络中也有一定数量的连边是共同的, 因为整个网络的度分布 $p(\boldsymbol{k})$ 并不包含任何潜在的连边重叠信息, 所以可将原有网络拆分为三个非重叠的子网络 $\gamma_1 = (V, E_1 \setminus E_2), \gamma_2 = (V, E_2 \setminus E_1)$ 以及 $\gamma_b = (V, E_1 \cap E_2)$(图 4.2.1(b))[139], 由这三个网络给出联合度分布为 $\rho(k_1,k_2,k_b) \stackrel{\text{def}}{=\!=} \rho(\boldsymbol{k})$, 它是对重叠网络更精细的刻画, 而且重叠网络的联合度分布 $p(\boldsymbol{k})$ 也可以由下式导出

$$p(\boldsymbol{k}) = \sum_{k_b} \rho(k_1 - k_b, k_2 - k_b, k_b). \tag{4.2.2}$$

2. 配置网络与实时网络

下面介绍重叠网络上的菌株传播, 主要是建立在配置网络与实时网络上. 为此, 首先介绍相关的概念. 对于一个网络, 两个节点有边相连, 称为邻居, 一个节点的邻居数称为该节点的度. 对于一个节点, 其引出的线头 (边的一部分) 称为根 (stub), 因此, 每条边有 2 个根, 对于两个有根的节点, 如果它们的根相连, 则称这两个节点匹配成对 (a pair of matched stubs), 如果节点的所有根都匹配成对, 则该节点根的总数量就是该节点的度. 一条边两个端点是同一个节点, 称为自环 (self-loop), 如果两个节点之间有 2 条及以上边, 则称为是重边 (repeated links).

配置模型(configuration model)   在网络中, 给定一个度序列 $[n_0,n_1,n_2,\cdots]$, 其中 n_k 表示网络中度为 k 的节点数量, 网络中总节点数量为 N, 因此 $\sum_k n_k = N$. 配置模型构造: 对任意给定的 k, 创造 n_k 个有 k 个根的节点, 然后随机选择一对未匹配的根进行匹配, 直到用完网络中所有节点的根, 这样生成的网络即为配置网络, 也简称**CM 网络**. 显然, 这样生成的网络必须满足条件 $\sum_k k n_k = 2M$, 这里 M 是网络的总边数. 注意到, 对于配置网络, 一般又分为允许有自环和重边的网络 CMA(allowing for self-loops and repeated links), 与不允许有自环和重边的的网络 CMF(forbid self-loops and repeated links). 对于不允许有自环和重边的网络, 在随机配置过程中, 一旦发生有自环和重边就将从新开始配置. 然而, 当 $N \to \infty$ 时, 由于自环和重边的概率与 N^{-1} 成比例 CMA 与 CMF 网络的差异性将消失.

单个 CMA 网络上传染性疾病的传播   为了说明传播过程, 我们以简单的 SI 模型为例, 并将网络的构造与疾病的传播同时进行, 称为实时网络 (on-the-fly) 构造, 其构造过程如下: 用 x_{-1} 代表网络中全部未匹配根的总数量, 并假设网络中易感者的根全部是未匹配的, x_k 代表网络中度为 k 的易感者节点数量, 则网络中未

匹配染病者节点根的总数为

$$\lambda(\boldsymbol{x}) = \boldsymbol{x}_{-1} - \sum_{\boldsymbol{k}=1}^{k_{\max}} \boldsymbol{k}\boldsymbol{x}_{\boldsymbol{k}}.$$

在一个时间步长 $[t, t+\mathrm{d}t]$ 内, $\lambda(\boldsymbol{x})$ 中的每一个根以概率 $\beta \mathrm{d}t$ 传染其与之匹配的易感者邻居, 因为染病者未匹配的根随机选择 $x_{-1}-1$ 未匹配的根, 如果选择的是易感者的根, 则易感者的根被匹配, 而且传染也随之会发生, 因而, 连接将被创造. 其构造示意图如图 (4.2.2) 所示.

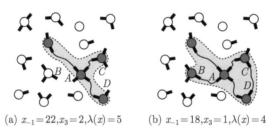

(a) $x_{-1}=22, x_3=2, \lambda(x)=5$ (b) $x_{-1}=18, x_3=1, \lambda(x)=4$

图 4.2.2 在实时网络 (on-the-fly) 中单个菌株传播 SI 图示[265]

在图 4.2.2 中, 易感者和染病者分别用白色与灰色的圆圈代表. 图 (a) 表示在传播过程中某一时刻, 三条边已经被连接, 疾病已经传染三个节点, 疾病的进一步传播与已经连接的染病者边无关, 其仅仅依赖于染病者节点未匹配根的总数 $\lambda(\boldsymbol{x})$. 图 (b) 表示在时间 $[t, t+\mathrm{d}t]$ 内, 传染与配对以概率 $\beta\lambda(\boldsymbol{x})\mathrm{d}t$ 同时发生, 在许多时间步长后, 通过事件类型 $j=3$(匹配根 A 与 B) 与 $j=-1$(匹配根 C 与 D),2 个新的连接已经完成, 以此类推, 将完成匹配与疾病演化.

3. 疾病间的相互作用

在单菌株的 SIR 网络传染病模型中, 将网络的节点划分为易感者 (S)、染病者 (I)、免疫者 (R) 三种状态. 传染将以概率 β 在染病节点与其易感者邻居的接触中发生, 同时染病节点将以概率 α 恢复并产生免疫, 但有可能进一步被传染. 下面将单菌株的 SIR 网络传染病模型扩充为具有双菌株的网络模型. 并假设: 菌株 1 在网络 Γ_1 中传播, 而菌株 2 则是通过网络 Γ_2 进行. 如果两种菌株在个体间的传播具有同等效应, 此时 $\Gamma_1 = \Gamma_2$; 否则, $\Gamma_1 \neq \Gamma_2$.

在任何时刻, 一个节点的状态是关于不同菌株状态的组合, 对于菌株 g, 它的 g 状态可能为 g-易感者 (S_g), g-染病者 (I_g) 或是 g-免疫者 (R_g). 在网络 Γ_g 中传染将以概率 β_g 在染病节点与其易感者邻居的接触中发生, 而染病节点将以概率 α_g 恢复并变为免疫者节点, 且有可能进一步被菌株 g 传染. 为了研究两菌株的疾病交叉传染, 考虑不完全局部免疫 (leaky partial immunity), 即产生免疫后的节点仍然存在, 但其被传染的概率会降低. 当菌株 g 染病者节点传染 g 易感者节点时, g 易感者节点的转化概率记为 σ_g^Y, 而 g-易感者仍留在 g-易感者状态的概率为 $\bar{\sigma}_g^Y = 1 - \sigma_g^Y$. 特别需要指出的是菌株 g 易感者节点也一定处于另外一个菌株 $\hat{g}$ 的 $Y_{\hat{g}}$ 状态, $Y_{\hat{g}} \in \{S_{\hat{g}}, I_{\hat{g}}, R_{\hat{g}}\}$, 这里 $\{S_{\hat{g}}, I_{\hat{g}}, R_{\hat{g}}\}$ 是菌株 $\hat{g}$ 状态集合.

下面介绍几种常见的重叠网络传播动力学.

随机重叠网络　对单个菌株 SIR 传播过程, 我们将采用实时网络 (on the fly network) 上根连接成对造成的传播模式进行 (图 4.2.3). 对于两菌株随机重叠网络, 即根在 Γ_1 和 Γ_2 上独自随机匹配成对, 其过程等价于实时网络上马尔可夫随机过程. 下面取代完全随机过程, 我们将更关注当 $N \to \infty$ 时的平均值, 由此获得一个完全确定性的方法.

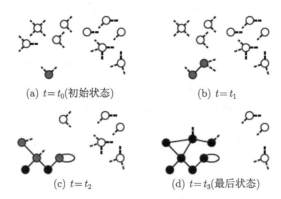

(a) $t = t_0$(初始状态)　　　　　(b) $t = t_1$

(c) $t = t_2$　　　　　(d) $t = t_3$(最后状态)

图 4.2.3　在实时网络中单个菌株传播过程如图示, 其中 ○ 代表易感者节点, 灰色 ● 代表染病者节点, 黑色 ● 代表恢复者节点, 一个度为 k 的节点称为有 k 个根 (stub). (a) 在初始时刻, 有一个度为 2 的染病者; (b) 当染病者节点的一个根与随机选择一个没有成对的节点根 (虚线) 相连 (实线) 时, 如果连接的节点是易感者, 则传染就会发生; (c) 当根逐渐地构成对时, 传染性接触在人群中就会发生, 同时, 在成对的过程中, 自环与重连是允许的, 但其概率随节点的数量递减; (d) 当没有更多染病者节点存在时, 疾病流行将停止[256]

在时刻 t, 记 $[X_1Y_2]_{ij}(t)$ 表示系统中具有 1-状态为 X_1 与 2-状态为 Y_2 的节点所占的平均比例, 其中 i 表示该类节点在 Γ_1 中有 i 个未匹配成对根, j 表示在 Γ_2 中有 j 个未匹配成对根. 在将建立的动力学系统中, 需要给出组合不同仓室和菌株的 $[X_1Y_2]_{ij}$ 随时间的演化, 因为对菌株 1 与菌株 2, 其具有相似性, 因此我们仅关注菌株 1 的动力学过程, 而菌株 2 可用同样的方法进行类推. 记 θ_1 为在 Γ_1 中未匹配成对的根属于 1-染病者节点的概率, 则有

$$\theta_1 = \frac{\sum\limits_{Y}\sum\limits_{i,j} i[I_1Y_2]_{ij}}{\sum\limits_{X',Y'}\sum\limits_{i',j'} i'[X_1'Y_2']_{i'j'}}. \tag{4.2.3}$$

类似地, 在 Γ_2 可定义未匹配成对的根属于 2-染病者节点的概率 θ_2, 即有

$$\theta_2 = \frac{\sum\limits_{X}\sum\limits_{i,j} j[X_1 I_2]_{ij}}{\sum\limits_{X',Y'}\sum\limits_{i',j'} j'[X_1' Y_2']_{i'j'}}.$$

对仓室 $[S_1 Y_2]_{ij}$ 中的节点, 当它们与 1-染病个体进行接触染病时, $[S_1 Y_2]_{ij}$ 将以概率 $\beta_1 \theta_1 i$ 在 Γ_1 上失去未匹配成对的根, 此时, $[S_1 Y_2]_{ij}$ 或者以概率 σ_1^Y 成功进入 $[I_1 Y_2]_{(i-1)j}$, 或者以概率 $\bar\sigma_1^Y$ 转入 $[S_1 Y_2]_{(i-1)j}$ 仓室, 这导致 $[S_1 Y_2]_{ij}$ 的导数含有下面的项

$$\beta_1 \theta_1 \big[(i+1)\bar\sigma_1^Y [S_1 Y_2]_{(i+1)j} - i[S_1 Y_2]_{ij}\big]. \tag{4.2.4}$$

基于恢复, 节点将以概率 α_1 从 $[I_1 Y_2]_{ij}$ 转入到 $[R_1 Y_2]_{ij}$. 进一步, 由于节点失去了未匹配根, 其将以下面两种可能的方式从 $[I_1 Y_2]_{ij}$ 转移至 $[I_1 Y_2]_{(i-1)j}$: 一是该节点以概率 $\beta_1 i$ 成为传染性接触的源; 二是该节点可能是另外一个以概率 $\beta_1 \theta_1 i$ 进行染病者接触的牺牲对象. 因此, $[I_1 Y_2]_{ij}$ 的导数含有下面的项

$$-\alpha_1 [I_1 Y_2]_{ij} + \beta_1 \theta_1 (i+1)\sigma_1^Y [S_1 Y_2]_{(i+1)j}$$
$$+\beta_1 (1+\theta_1)\big[(i+1)[I_1 Y_2]_{(i+1)j} - i[I_1 Y_2]_{ij}\big]. \tag{4.2.5}$$

类似地, 当节点 $[R_1 Y_2]_{ij}$ 与菌株 1 中的染病个体接触时, 传染将会发生, 此时, $[R_1 Y_2]_{ij}$ 将以概率 $\beta_1 \theta_1 i$ 转移至 $[R_1 Y_2]_{(i-1)j}$, 加上新进入的染病者 1 的恢复, 因此将导致 $[R_1 Y_2]_{ij}$ 的导数含有下面的项

$$\alpha_1 [I_1 Y_2]_{ij} + \beta_1 \theta_1 \big[(i+1)[R_1 Y_2]_{(i+1)j} - i[R_1 Y_2]_{ij}\big]. \tag{4.2.6}$$

在 $t=0$ 时, 假设人群中被菌株 1 随机传染的比例为 ε_1, 因此菌株 1 动力学方程满足的初始条件为

$$[X_1 Y_2]_{ij}(0) = \begin{cases} (1-\varepsilon_1)p(i,j), & X=S, Y=S \text{ 时}, \\ \varepsilon_1 p(i,j), & X=I, Y=S \text{ 时}, \\ 0, & \text{其他}. \end{cases} \tag{4.2.7}$$

而对于菌株 2, 开始传播有时滞 τ, 假设在 τ 时刻人群中被菌株 2 随机染病的比例为 ε_2, 因此初始条件被替换为

$$[X_1 Y_2]_{ij}(\tau) \rightarrow \begin{cases} (1-\varepsilon_2)[X_1 S_2]_{ij}(\tau), & Y=S \text{ 时}, \\ \varepsilon_2 [X_1 S_2]_{ij}(\tau), & Y=I \text{ 时}, \\ 0, & \text{其他}. \end{cases} \tag{4.2.8}$$

根据上述分析, 可得到下面的随机重叠网络各个仓室 $[X_1Y_2]_{ij}$ 的动力学方程为

$$\frac{\mathrm{d}}{\mathrm{d}t}[S_1S_2]_{ij} = \beta_1\theta_1\big[(i+1)\bar{\sigma}_1^S[S_1S_2]_{(i+1)j} - i[S_1S_2]_{ij}\big]$$
$$+\beta_2\theta_2\big[(j+1)\bar{\sigma}_2^S[S_1S_2]_{i(j+1)} - j[S_1S_2]_{ij}\big],$$

$$\frac{\mathrm{d}}{\mathrm{d}t}[S_1I_2]_{ij} = \beta_1\theta_1\big[(i+1)\bar{\sigma}_1^I[S_1I_2]_{(i+1)j} - i[S_1I_2]_{ij}\big] - \alpha_2[S_1I_2]_{ij}$$
$$+\beta_2\theta_2(j+1)\sigma_2^S[S_1S_2]_{i(j+1)} + \beta_2(1+\theta_2)\big[(j+1)[S_1I_2]_{i(j+1)} - j[S_1I_2]_{ij}\big],$$

$$\frac{\mathrm{d}}{\mathrm{d}t}[S_1R_2]_{ij} = \beta_1\theta_1\big[(i+1)\bar{\sigma}_1^R[S_1R_2]_{(i+1)j} - i[S_1R_2]_{ij}\big]$$
$$+\alpha_2[S_1I_2]_{ij} + \beta_2\theta_2\big[(j+1)[S_1R_2]_{i(j+1)} - j[S_1R_2]_{ij}\big],$$

$$\frac{\mathrm{d}}{\mathrm{d}t}[I_1S_2]_{ij} = -\alpha_1[I_1S_2]_{ij} + \beta_1\theta_1(i+1)\sigma_1^S[S_1S_2]_{(i+1)j} + \beta_1(1+\theta_1)\big[(i+1)[I_1S_2]_{(i+1)j}$$
$$-i[I_1S_2]_{ij}\big] + \beta_2\theta_2\big[(j+1)\bar{\sigma}_2^I[I_1S_2]_{i(j+1)} - j[I_1S_2]_{ij}\big],$$

$$\frac{\mathrm{d}}{\mathrm{d}t}[I_1I_2]_{ij} = -\alpha_1[I_1I_2]_{ij} + \beta_1\theta_1(i+1)\sigma_1^I[S_1I_2]_{(i+1)j}$$
$$+\beta_1(1+\theta_1)\big[(i+1)[I_1I_2]_{(i+1)j} - i[I_1I_2]_{ij}\big]$$
$$-\alpha_2[I_1I_2]_{ij} + \beta_2\theta_2(j+1)\sigma_2^I[I_1S_2]_{i(j+1)}$$
$$+\beta_2(1+\theta_2)\big[(j+1)[I_1I_2]_{i(j+1)} - j[I_1I_2]_{ij}\big],$$

$$\frac{\mathrm{d}}{\mathrm{d}t}[I_1R_2]_{ij} = -\alpha_1[I_1R_2]_{ij} + \beta_1\theta_1(i+1)\sigma_1^R[S_1R_2]_{(i+1)j}$$
$$+\beta_1(1+\theta_1)\big[(i+1)[I_1R_2]_{(i+1)j} - i[I_1R_2]_{ij}\big]$$
$$+\alpha_2[I_1I_2]_{ij} + \beta_2\theta_2\big[(j+1)[I_1R_2]_{i(j+1)} - j[I_1R_2]_{ij}\big],$$

$$\frac{\mathrm{d}}{\mathrm{d}t}[R_1S_2]_{ij} = \alpha_1[I_1S_2]_{ij} + \beta_1\theta_1\big[(i+1)[R_1S_2]_{(i+1)j} - i[R_1S_2]_{ij}\big]$$
$$+\beta_2\theta_2\big[(j+1)\bar{\sigma}_2^R[R_1S_2]_{i(j+1)} - j[R_1S_2]_{ij}\big],$$

$$\frac{\mathrm{d}}{\mathrm{d}t}[R_1I_2]_{ij} = \alpha_1[I_1I_2]_{ij} + \beta_1\theta_1\big[(i+1)[R_1I_2]_{(i+1)j} - i[R_1I_2]_{ij}\big]$$
$$-\alpha_2[R_1I_2]_{ij} + \beta_2\theta_2(j+1)\sigma_2^R[R_1S_2]_{i(j+1)}$$
$$+\beta_2(1+\theta_2)\big[(j+1)[R_1I_2]_{i(j+1)} - j[R_1I_2]_{ij}\big],$$

$$\frac{\mathrm{d}}{\mathrm{d}t}[R_1R_2]_{ij} = \alpha_1[I_1R_2]_{ij} + \beta_1\theta_1\big[(i+1)[R_1R_2]_{(i+1)j} - i[R_1R_2]_{ij}\big]$$
$$+\alpha_2[R_1I_2]_{ij} + \beta_2\theta_2\big[(j+1)[R_1R_2]_{i(j+1)} - j[R_1R_2]_{ij}\big].$$

显然上述系统满足下面的关系

$$\sum_{X,Y}\sum_{i,j}\frac{\mathrm{d}}{\mathrm{d}t}[X_1Y_2]_{ij} = 0.$$

菌株 1 的动力学方程满足的初始条件

$$[S_1S_2]_{ij}(0) = (1-\varepsilon_1)p(i,j), \quad [I_1S_2]_{ij}(0) = \varepsilon_1 p(i,j), \quad [R_1S_2]_{ij}(0) = 0,$$
$$[S_1I_2]_{ij}(0) = 0, \qquad\qquad [I_1I_2]_{ij}(0) = 0, \qquad\qquad [R_1I_2]_{ij}(0) = 0,$$
$$[S_1R_2]_{ij}(0) = 0, \qquad\qquad [I_1R_2]_{ij}(0) = 0, \qquad\qquad [R_1R_2]_{ij}(0) = 0.$$

菌株 2 的动力学方程初始条件在 $t = \tau$ 被替换为

$$[S_1S_2]_{ij}(\tau) \to (1-\varepsilon_2)[S_1S_2]_{ij}(\tau), \quad [I_1S_2]_{ij}(\tau) \to (1-\varepsilon_2)[I_1S_2]_{ij}(\tau)$$
$$[R_1S_2]_{ij}(\tau) \to (1-\varepsilon_2)[R_1S_2]_{ij}(\tau), \quad [S_1I_2]_{ij}(\tau) \to \varepsilon_2[S_1S_2]_{ij}(\tau)$$
$$[I_1I_2]_{ij}(\tau) \to \varepsilon_2[I_1S_2]_{ij}(\tau), \quad [R_1I_2]_{ij}(\tau) \to \varepsilon_2[R_1S_2]_{ij}(\tau).$$

任意重叠网络 任意重叠网络的建立需要附加条件, 因为两个网络不再独立地通过在每一个网络上随机地匹配根构建, 一个网络的结构会受到另一网络的影响, 下面使用逼近方法来刻画其动力学.

考虑前面提到的三个非重叠子网络 $\gamma_1 = (V, E_1 \setminus E_2), \gamma_2 = (V, E_2 \setminus E_1)$ 和 $\gamma_b = (V, E_1 \cap E_2)$. 记 $[X_1Y_2]_{ijk}(t)$ 表示在时刻 t, 网络 γ_1 有 i 个不匹配根, 网络 γ_2 有 j 个不匹配根, 网络 γ_b 有 k 个不匹配根且在菌株 1 中具有 X_1 状态、菌株 2 中具有 Y_2 状态的节点的平均比例. 假设 $N \to \infty$, 在这个条件下有 $\Gamma_1 = \gamma_1$ 和 $\Gamma_2 = \gamma_2$ 成立, 所以在式 (4.2.3)–(4.2.6) 中可用 $[X_1Y_2]_{ijk}$ 取代 $[X_1Y_2]_{ij}$, 从而可以相应地刻画菌株 1 在 γ_1 上的动力学方程. 因此, 我们仅仅需要刻画菌株 1 在 γ_b 上的动力学方程.

下面将通过实例解释 Γ_1 与 Γ_2 重叠网络上的逼近问题. 考虑两个节点 n 和 n', 其中节点 n 的状态为 $[X_1Y_2]_{ijk}$, 节点 n' 的状态 $[X_1'Y_2']_{i'j'k'}$. 如果在网络 Γ_1 和 Γ_2 上节点 n 和 n' 为邻居, 且它们仅仅涉及同菌株 1 的接触传染, 从网络上动力学演化过程来看, 显然在 γ_b 上, 它们各自的未匹配根的数量 k 和 k' 都将减少一个. 然而, 当节点 n 和 n' 将在减少后进行菌株 2 传染性接触, 显然, 在 γ_2 上, 增加未匹配根 j 与 j' 的数量 1, 同时将导致 k 与 k' 的减少. 换言之, 先前的 n 与 n' 是邻居将会被遗忘. 但事实上, 通过在 γ_2 上新的未匹配根, 它们与稍后进入的菌株 2 发生传染性接触. 如果与后面的未匹配的一个根发生传染性接触, 它将在 γ_2 上随机选择一个未匹配根与之匹配.

当两个节点进行传染性接触时, 它们就会共享各自的状态信息. 如果 n 和 n' 分别为状态 $[I_1S_2]_{ijk}$ 与 $[S_1R_2]_{i'j'k'}$ 的节点, 显然, 节点 n' 是一个 2- 恢复者状态的节点, 这就意味着菌株 2 在它们之间是不会发生传染的, 因此在网络 γ_2 上考虑未匹配根进行传染性接触是不妥当的. 总之, 如果节点 n 经过网络 γ_b 与节点 n' 进行了菌株 1 的传染性接触, 当且仅当它们的状态稍后能进行菌株 2 的传染发生时, 它们才将在 γ_2 上增加一个未匹配的根.

记 $\theta_{b,1}^Y$ 为在网络 γ_b 上具有 1 状态是染病者, 2 状态为 Y_2 的节点未相匹配根的概率

$$\theta_{b,1}^Y = \frac{\displaystyle\sum_{i,j,k} k[I_1Y_2]_{ijk}}{\displaystyle\sum_{X',Y'}\sum_{i',j',k'} k'[X_1'Y_2']_{i'j'k'}}. \tag{4.2.9}$$

显然, 在网络 γ_b 上具有 1 状态是染病者的节点未相匹配根总概率为 $\Theta_{b,1} = \sum\limits_Y \theta_{b,1}^Y$.

进一步在网络 γ_b 上定义具有 1 状态是染病者, 2 状态为 Y_2 的节点, 且 Y_2 在稍后能够进行菌株 2 发生传染的未相匹配根的概率为 $\Theta_{b,1}^Y$

$$
\Theta_{b,1}^Y = \begin{cases} \theta_{b,1}^S + \theta_{b,1}^I, & Y = S, \\ \theta_{b,1}^S, & Y = I, \\ 0, & Y = R. \end{cases} \tag{4.2.10}
$$

显然, 其相反事件发生的概率为 $\bar{\Theta}_{b,1}^Y \overset{\text{def}}{=\!=} \Theta_{b,1} - \Theta_{b,1}^Y$.

类似定义 (4.2.9), 在网络 γ_b 上可以定义具有特定的 2 状态为 Y_2 的节点未相匹配根概率为 $\phi_{b,1}^Y$

$$
\phi_{b,1}^Y = \frac{\sum\limits_X \sum\limits_{i,j,k} k[X_1 Y_2]_{ijk}}{\sum\limits_{X',Y'} \sum\limits_{i',j',k'} k'[X_1' Y_2']_{i'j'k'}}, \tag{4.2.11}
$$

自然有 $\sum\limits_Y \phi_{b,1}^Y = 1$. 在网络 γ_b 上定义具有 2 状态为 Y_2 的节点, 且 Y_2 在稍后能够进行菌株 2 发生传染的未相匹配根的概率为 $\Phi_{b,1}^Y$

$$
\Phi_{b,1}^Y = \begin{cases} \phi_{b,1}^S + \phi_{b,1}^I, & Y = S, \\ \phi_{b,1}^S, & Y = I, \\ 0, & Y = R. \end{cases} \tag{4.2.12}
$$

显然, 其相反事件的概率为 $\bar{\Phi}_{b,1}^Y \overset{\text{def}}{=\!=} 1 - \Phi_{b,1}^Y$.

下面建立各个仓室的动力学模型. 首先, 当仓室 $[S_1 Y_2]_{ijk}$ 中的节点在网络 γ_b 上进行菌株 1 传染接触时, 该节点会以概率 $\beta_1 \Theta_{b,1} k$ 失去未匹配的根, 这个失去率由两部分构成: 一是菌株 2 在稍后会发生传染时, 1 状态染病者节点发生传染性接触的概率 $\beta_1 \Theta_{b,1}^Y k$, 二是菌株 2 永远不会发生传染时, 1 状态染病者节点发生传染性接触的概率 $\beta_1 \bar{\Theta}_{b,1}^Y k$. 第一部分导致了下标变化: $ijk \to i(j+1)(k-1)$, 第二部分导致了下标变化: $ijk \to ij(k-1)$. 当传染性接触发生之后, 节点 $[S_1 Y_2]_{ijk}$ 以概率 σ_1^Y 变成 1 染病者状态, 或者以概率 $\bar{\sigma}_1^Y$ 保持 1 易感者状态, 组合这四个不同情况, 由菌株 1 在网络 γ_b 上传染导致仓室 $[S_1 Y_2]_{ijk}$ 变化有

$$
\begin{aligned}
&\beta_1 (k+1) \bar{\sigma}_1^Y \left(\Theta_{b,1}^Y [S_1 Y_2]_{i(j-1)(k+1)} + \bar{\Theta}_{b,1}^Y [S_1 Y_2]_{ij(k+1)} \right) \\
&- \beta_1 \Theta_{b,1} k [S_1 Y_2]_{ijk}.
\end{aligned} \tag{4.2.13}
$$

其次, 在仓室 $[I_1 Y_2]_{ijk}$ 中的一个节点作为传染性接触的源或者靶向, 该节点将会以概率 $\beta_1 (1 + \Theta_{b,1}) k$ 在网络 γ_b 上失去未匹配的根. 同样地, 它由两部分构成: 一

个传染性接触伴随菌株 2 在稍后可以发生 $[\beta_1(\Phi_{b,1}^Y + \Theta_{b,1}^Y)k]$, 或不发生 $[\beta_1(\bar{\Phi}_{b,1}^Y + \bar{\Theta}_{b,1}^Y)k]$. 此时, 由菌株 1 在网络 γ_b 上传染导致仓室 $[I_1Y_2]_{ijk}$ 的变化为

$$
\begin{aligned}
&\beta_1(k+1)\sigma_1^Y\big(\Theta_{b,1}^Y[S_1Y_2]_{i(j-1)(k+1)} + \bar{\Theta}_{b,1}^Y[S_1Y_2]_{ij(k+1)}\big)\\
&+\beta_1(k+1)\big(\Phi_{b,1}^Y[I_1Y_2]_{i(j-1)(k+1)} + \bar{\Phi}_{b,1}^Y[I_1Y_2]_{ij(k+1)}\big)\\
&+\beta_1(k+1)\big(\Theta_{b,1}^Y[I_1Y_2]_{i(j-1)(k+1)} + \bar{\Theta}_{b,1}^Y[I_1Y_2]_{ij(k+1)}\big)\\
&-\beta_1(1+\Theta_{b,1})k[I_1Y_2]_{ijk}.
\end{aligned}
\tag{4.2.14}
$$

最后, 当仓室 $[R_1Y_2]_{ijk}$ 中的节点在网络 γ_b 上进行菌株 1 传染接触时, 该节点会以概率 $\beta_1\Theta_{b,1}k$ 失去未匹配的根, 这里有 2 种可能的情况, 分别是未匹配的根在以后得到补充和没有补充, 此时, 由菌株 1 在网络 γ_b 上传染导致仓室 $[R_1Y_2]_{ijk}$ 的变化为

$$
\begin{aligned}
&\beta_1(k+1)\big(\Theta_{b,1}^Y[R_1Y_2]_{i(j-1)(k+1)} + \bar{\Theta}_{b,1}^Y[R_1Y_2]_{ij(k+1)}\big)\\
&-\beta_1\Theta_{b,1}k[R_1Y_2]_{ijk}.
\end{aligned}
\tag{4.2.15}
$$

为了方便, 引入下面的记号

$$
\Theta_1 = \frac{\displaystyle\sum_Y\sum_{i,j,k} i[I_1Y_2]_{ijk}}{\displaystyle\sum_{X',Y'}\sum_{i',j',k'} i'[X_1'Y_2']_{i'j'k'}}, \qquad
\Theta_2 = \frac{\displaystyle\sum_X\sum_{i,j,k} j[X_1I_2]_{ijk}}{\displaystyle\sum_{X',Y'}\sum_{i',j',k'} j'[X_1'Y_2']_{i'j'k'}},
$$

$$
\Theta_{b,1} = \frac{\displaystyle\sum_Y\sum_{i,j,k} k[I_1Y_2]_{ijk}}{\displaystyle\sum_{X',Y'}\sum_{i',j',k'} k'[X_1'Y_2']_{i'j'k'}}, \qquad
\Theta_{b,2} = \frac{\displaystyle\sum_X\sum_{i,j,k} k[X_1I_2]_{ijk}}{\displaystyle\sum_{X',Y'}\sum_{i',j',k'} k'[X_1'Y_2']_{i'j'k'}}.
$$

进一步定义下面的概率

$$
\Theta_{b,1}^Y \overset{\text{def}}{=\!=}
\begin{cases}
\dfrac{\displaystyle\sum_{i,j,k} k([I_1S_2]_{ijk} + [I_1I_2]_{ijk})}{\displaystyle\sum_{X',Y'}\sum_{i',j',k'} k'[X_1'Y_2']_{i'j'k'}}, & Y = S,\\[6mm]
\dfrac{\displaystyle\sum_{i,j,k} k[I_1S_2]_{ijk}}{\displaystyle\sum_{X',Y'}\sum_{i',j',k'} k'[X_1'Y_2']_{i'j'k'}}, & Y = I,\\[6mm]
0, & Y = R.
\end{cases}
\qquad
\bar{\Theta}_{b,1}^Y \overset{\text{def}}{=\!=}
\begin{cases}
\Theta_{b,1} - \Theta_{b,1}^S, & Y = S,\\[2mm]
\Theta_{b,1} - \Theta_{b,1}^I, & Y = I,\\[2mm]
\Theta_{b,1} - \Theta_{b,1}^R, & Y = R.
\end{cases}
$$

$$\Phi_{b,1}^Y \overset{\text{def}}{=\joinrel=} \begin{cases} \dfrac{\displaystyle\sum_X \sum_{i,j,k} k([X_1S_2]_{ijk} + [X_1I_2]_{ijk})}{\displaystyle\sum_{X',Y'} \sum_{i',j',k'} k'[X_1'Y_2']_{i'j'k'}}, & Y = S, \\[20pt] \dfrac{\displaystyle\sum_X \sum_{i,j,k} k[X_1S_2]_{ijk}}{\displaystyle\sum_{X',Y'} \sum_{i',j',k'} k'[X_1'Y_2']_{i'j'k'}}, & Y = I, \\[20pt] 0, & Y = R, \end{cases} \qquad \bar{\Phi}_{b,1}^Y \overset{\text{def}}{=\joinrel=} \begin{cases} 1 - \Phi_{b,1}^S, & Y = S, \\ 1 - \Phi_{b,1}^I, & Y = I, \\ 1 - \Phi_{b,1}^R, & Y = R. \end{cases}$$

$$\Theta_{b,2}^Y \overset{\text{def}}{=\joinrel=} \begin{cases} \dfrac{\displaystyle\sum_{i,j,k} k([S_1I_2]_{ijk} + [I_1I_2]_{ijk})}{\displaystyle\sum_{X',Y'} \sum_{i',j',k'} k'[X_1'Y_2']_{i'j'k'}}, & Y = S, \\[20pt] \dfrac{\displaystyle\sum_{i,j,k} k[S_1I_2]_{ijk}}{\displaystyle\sum_{X',Y'} \sum_{i',j',k'} k'[X_1'Y_2']_{i'j'k'}}, & Y = I, \\[20pt] 0, & Y = R, \end{cases} \qquad \bar{\Theta}_{b,2}^Y \overset{\text{def}}{=\joinrel=} \begin{cases} \Theta_{b,2} - \Theta_{b,2}^S, & Y = S, \\ \Theta_{b,2} - \Theta_{b,2}^I, & Y = I, \\ \Theta_{b,2} - \Theta_{b,2}^R, & Y = R. \end{cases}$$

$$\Phi_{b,2}^Y \overset{\text{def}}{=\joinrel=} \begin{cases} \dfrac{\displaystyle\sum_X \sum_{i,j,k} k([S_1X_2]_{ijk} + [I_1X_2]_{ijk})}{\displaystyle\sum_{X',Y'} \sum_{i',j',k'} k'[X_1'Y_2']_{i'j'k'}}, & Y = S, \\[20pt] \dfrac{\displaystyle\sum_X \sum_{i,j,k} k[S_1X_2]_{ijk}}{\displaystyle\sum_{X',Y'} \sum_{i',j',k'} k'[X_1'Y_2']_{i'j'k'}}, & Y = I, \\[20pt] 0, & Y = R, \end{cases} \qquad \bar{\Phi}_{b,2}^Y \overset{\text{def}}{=\joinrel=} \begin{cases} 1 - \Phi_{b,2}^S, & Y = S, \\ 1 - \Phi_{b,2}^I, & Y = I, \\ 1 - \Phi_{b,2}^R, & Y = R. \end{cases}$$

综合上述, 可得到下面任意重叠网络上各个仓室 $[X_1Y_2]_{ijk}$ 的动力学方程

$$\begin{aligned} \frac{\mathrm{d}[S_1S_2]_{ijk}}{\mathrm{d}t} = {} & \beta_1\Theta_1\big[(i+1)\bar{\sigma}_1^S[S_1S_2]_{(i+1)jk} - i[S_1S_2]_{ijk}\big] - \beta_1\Theta_{b,1}k[S_1S_2]_{ijk} \\ & + \beta_1(k+1)\bar{\sigma}_1^S\big(\Theta_{b,1}^S[S_1S_2]_{i(j-1)(k+1)} + \bar{\Theta}_{b,1}^S[S_1S_2]_{ij(k+1)}\big) \\ & + \beta_2\Theta_2\big[(j+1)\bar{\sigma}_2^S[S_1S_2]_{i(j+1)k} - j[S_1S_2]_{ijk}\big] - \beta_2\Theta_{b,2}k[S_1S_2]_{ijk} \\ & + \beta_2(k+1)\bar{\sigma}_2^S\big(\Theta_{b,2}^S[S_1S_2]_{(i-1)j(k+1)} + \bar{\Theta}_{b,2}^S[S_1S_2]_{ij(k+1)}\big), \\ \frac{\mathrm{d}[S_1I_2]_{ijk}}{\mathrm{d}t} = {} & \beta_1\Theta_1\big[(i+1)\bar{\sigma}_1^I[S_1I_2]_{(i+1)jk} - i[S_1I_2]_{ijk}\big] - \beta_1\Theta_{b,1}k[S_1I_2]_{ijk} \end{aligned}$$

$$
\begin{aligned}
&+\beta_1(k+1)\bar{\sigma}_1^I\left(\Theta_{b,1}^I[S_1I_2]_{i(j-1)(k+1)} + \bar{\Theta}_{b,1}^I[S_1I_2]_{ij(k+1)}\right) - \alpha_2[S_1I_2]_{ijk}\\
&+\beta_2\Theta_2(j+1)\sigma_2^S[S_1S_2]_{i(j+1)k}\\
&+\beta_2(1+\Theta_2)\left[(j+1)[S_1I_2]_{i(j+1)k} - j[S_1I_2]_{ijk}\right]\\
&+\beta_2(k+1)\sigma_2^S\left(\Theta_{b,2}^S[S_1S_2]_{(i-1)j(k+1)} + \bar{\Theta}_{b,2}^S[S_1S_2]_{ij(k+1)}\right)\\
&-\beta_2(1+\Theta_{b,2})k[S_1I_2]_{ijk}\\
&+\beta_2(k+1)\left[(\Phi_{b,2}^S+\Theta_{b,2}^S)[S_1I_2]_{(i-1)j(k+1)} + (\bar{\Phi}_{b,2}^S+\bar{\Theta}_{b,2}^S)[S_1I_2]_{ij(k+1)}\right],
\end{aligned}
$$

$$
\begin{aligned}
\frac{\mathrm{d}[S_1R_2]_{ijk}}{\mathrm{d}t} =\ &\beta_1\Theta_1\left[(i+1)\bar{\sigma}_1^R[S_1R_2]_{(i+1)jk} - i[S_1R_2]_{ijk}\right]\\
&+\beta_1(k+1)\bar{\sigma}_1^R\left(\Theta_{b,1}^R[S_1R_2]_{i(j-1)(k+1)} + \bar{\Theta}_{b,1}^R[S_1R_2]_{ij(k+1)}\right)\\
&-\beta_1\Theta_{b,1}k[S_1R_2]_{ijk}\\
&+\alpha_2[S_1I_2]_{ijk} + \beta_2\Theta_2\left[(j+1)[S_1R_2]_{i(j+1)k} - j[S_1R_2]_{ijk}\right]\\
&+\beta_2(k+1)\left(\Theta_{b,2}^S[S_1R_2]_{(i-1)j(k+1)} + \bar{\Theta}_{b,2}^S[S_1R_2]_{ij(k+1)}\right)\\
&-\beta_2\Theta_{b,2}k[S_1R_2]_{ijk},
\end{aligned}
$$

$$
\begin{aligned}
\frac{\mathrm{d}[I_1S_2]_{ijk}}{\mathrm{d}t} =\ &-\alpha_1[I_1S_2]_{ijk} + \beta_1\Theta_1(i+1)\sigma_1^S[S_1S_2]_{(i+1)jk}\\
&+\beta_1(1+\Theta_1)\left[(i+1)[I_1S_2]_{(i+1)jk} - i[I_1S_2]_{ijk}\right]\\
&+\beta_1(k+1)\sigma_1^S\left(\Theta_{b,1}^S[S_1S_2]_{i(j-1)(k+1)} + \bar{\Theta}_{b,1}^S[S_1S_2]_{ij(k+1)}\right)\\
&+\beta_1(k+1)\left[(\Phi_{b,1}^S+\Theta_{b,1}^S)[I_1S_2]_{i(j-1)(k+1)} + (\bar{\Phi}_{b,1}^S+\bar{\Theta}_{b,1}^S)[I_1S_2]_{ij(k+1)}\right]\\
&+\beta_2\Theta_2\left[(j+1)\bar{\sigma}_2^I[I_1S_2]_{i(j+1)k} - j[I_1S_2]_{ijk}\right] - \beta_2\Theta_{b,2}k[I_1S_2]_{ijk}\\
&+\beta_2(k+1)\bar{\sigma}_2^I\left(\Theta_{b,2}^I[I_1S_2]_{(i-1)j(k+1)} + \bar{\Theta}_{b,2}^I[I_1S_2]_{ij(k+1)}\right)\\
&-\beta_1(1+\Theta_{b,1})k[I_1S_2]_{ijk},
\end{aligned}
$$

$$
\begin{aligned}
\frac{\mathrm{d}[I_1I_2]_{ijk}}{\mathrm{d}t} =\ &-\alpha_1[I_1I_2]_{ijk} + \beta_1\Theta_1(i+1)\sigma_1^I[S_1I_2]_{(i+1)jk} - \beta_2(1+\Theta_{b,2})k[I_1I_2]_{ijk}\\
&+\beta_1(1+\Theta_1)\left[(i+1)[I_1I_2]_{(i+1)jk} - i[I_1I_2]_{ijk}\right]\\
&+\beta_1(k+1)\sigma_1^I\left(\Theta_{b,1}^I[S_1I_2]_{i(j-1)(k+1)} + \bar{\Theta}_{b,1}^I[S_1I_2]_{ij(k+1)}\right)\\
&+\beta_1(k+1)\left[(\Phi_{b,1}^I+\Theta_{b,1}^I)[I_1I_2]_{i(j-1)(k+1)} + (\bar{\Phi}_{b,1}^I+\bar{\Theta}_{b,1}^I)[I_1I_2]_{ij(k+1)}\right]\\
&-\beta_1(1+\Theta_{b,1})k[I_1I_2]_{ijk} - \alpha_2[I_1I_2]_{ijk} + \beta_2\Theta_2(j+1)\sigma_2^I[I_1S_2]_{i(j+1)k}\\
&+\beta_2(1+\Theta_2)\left[(j+1)[I_1I_2]_{i(j+1)k} - j[I_1I_2]_{ijk}\right]\\
&+\beta_2(k+1)\sigma_2^I\left(\Theta_{b,2}^I[I_1S_2]_{(i-1)j(k+1)} + \bar{\Theta}_{b,2}^I[I_1S_2]_{ij(k+1)}\right)\\
&+\beta_2(k+1)\left[(\Phi_{b,2}^I+\Theta_{b,2}^I)[I_1I_2]_{(i-1)j(k+1)} + (\bar{\Phi}_{b,2}^I+\bar{\Theta}_{b,2}^I)[I_1I_2]_{ij(k+1)}\right],
\end{aligned}
$$

$$
\begin{aligned}
\frac{\mathrm{d}[I_1R_2]_{ijk}}{\mathrm{d}t} =\ &-\alpha_1[I_1R_2]_{ijk} + \beta_1\Theta_1(i+1)\sigma_1^R[S_1R_2]_{(i+1)jk}\\
&+\beta_1(1+\Theta_1)\left[(i+1)[I_1R_2]_{(i+1)jk} - i[I_1R_2]_{ijk}\right]\\
&+\beta_1(k+1)\sigma_1^R\left(\Theta_{b,1}^R[S_1R_2]_{i(j-1)(k+1)} + \bar{\Theta}_{b,1}^R[S_1R_2]_{ij(k+1)}\right)\\
&+\beta_1(k+1)\left[(\Phi_{b,1}^R+\Theta_{b,1}^R)[I_1R_2]_{i(j-1)(k+1)} + (\bar{\Phi}_{b,1}^R+\bar{\Theta}_{b,1}^R)[I_1R_2]_{ij(k+1)}\right]\\
&-\beta_1(1+\Theta_{b,1})k[I_1R_2]_{ijk} + \alpha_2[I_1I_2]_{ijk}\\
&+\beta_2\Theta_2\left[(j+1)[I_1R_2]_{i(j+1)k} - j[I_1R_2]_{ijk}\right]
\end{aligned}
$$

$$+\beta_2(k+1)\big(\Theta_{b,2}^I[I_1R_2]_{(i-1)j(k+1)} + \bar{\Theta}_{b,2}^I[I_1R_2]_{ij(k+1)}\big) - \beta_2\Theta_{b,2}k[I_1R_2]_{ijk},$$

$$\frac{\mathrm{d}[R_1S_2]_{ijk}}{\mathrm{d}t} = \alpha_1[I_1S_2]_{ijk} + \beta_1\Theta_1\big[(i+1)[R_1S_2]_{(i+1)jk} - i[R_1S_2]_{ijk}\big]$$
$$+\beta_1(k+1)\big(\Theta_{b,1}^S[R_1S_2]_{i(j-1)(k+1)} + \bar{\Theta}_{b,1}^S[R_1S_2]_{ij(k+1)}\big) - \beta_1\Theta_{b,1}k[R_1S_2]_{ijk}$$
$$+\beta_2\Theta_2\big[(j+1)\bar{\sigma}_2^R[R_1S_2]_{i(j+1)k} - j[R_1S_2]_{ijk}\big] - \beta_2\Theta_{b,2}k[R_1S_2]_{ijk}$$
$$+\beta_2(k+1)\bar{\sigma}_2^R\big(\Theta_{b,2}^R[R_1S_2]_{(i-1)j(k+1)} + \bar{\Theta}_{b,2}^R[R_1S_2]_{ij(k+1)}\big),$$

$$\frac{\mathrm{d}[R_1I_2]_{ijk}}{\mathrm{d}t} = \alpha_1[I_1I_2]_{ijk} + \beta_1\Theta_1\big[(i+1)[R_1I_2]_{(i+1)jk} - i[R_1I_2]_{ijk}\big]$$
$$+\beta_1(k+1)\big(\Theta_{b,1}^I[R_1I_2]_{i(j-1)(k+1)} + \bar{\Theta}_{b,1}^I[R_1I_2]_{ij(k+1)}\big) - \beta_1\Theta_{b,1}k[R_1I_2]_{ijk}$$
$$-\alpha_2[R_1I_2]_{ijK} + \beta_2\Theta_2(j+1)\sigma_2^R[R_1S_2]_{i(j+1)k}$$
$$+\beta_2(1+\Theta_2)\big[(j+1)[R_1I_2]_{i(j+1)k} - j[R_1I_2]_{ijk}\big]$$
$$+\beta_2(k+1)\sigma_2^R\big(\Theta_{b,2}^R[R_1S_2]_{(i-1)j(k+1)} + \bar{\Theta}_{b,2}^R[R_1S_2]_{ij(k+1)}\big)$$
$$-\beta_2(1+\Theta_{b,2})k[R_1I_2]_{ijk}$$
$$+\beta_2(k+1)\big[(\Phi_{b,2}^R + \Theta_{b,2}^R)[R_1I_2]_{(i-1)j(k+1)} + (\bar{\Phi}_{b,2}^R + \bar{\Theta}_{b,2}^R)[R_1I_2]_{ij(k+1)}\big],$$

$$\frac{\mathrm{d}[R_1R_2]_{ijk}}{\mathrm{d}t} = \alpha_1[I_1R_2]_{ijk} + \beta_1\Theta_1\big[(i+1)[R_1R_2]_{(i+1)jk} - i[R_1R_2]_{ijk}\big]$$
$$+\beta_1(k+1)\big(\Theta_{b,1}^R[R_1R_2]_{i(j-1)(k+1)} + \bar{\Theta}_{b,1}^R[R_1R_2]_{ij(k+1)}\big)$$
$$-\beta_1\Theta_{b,1}k[R_1R_2]_{ijk}$$
$$+\alpha_2[R_1I_2]_{ijk} + \beta_2\Theta_2\big[(j+1)[R_1R_2]_{i(j+1)k} - j[R_1R_2]_{ijk}\big]$$
$$+\beta_2(k+1)\big(\Theta_{b,2}^R[R_1R_2]_{(i-1)j(k+1)} + \bar{\Theta}_{b,1}^R[R_1R_2]_{ij(k+1)}\big)$$
$$-\beta_2\Theta_{b,2}k[R_1R_2]_{ijk}.$$

显然上述方程满足下面的关系

$$\sum_{X,Y}\sum_{i,j,k}\frac{\mathrm{d}}{\mathrm{d}t}[X_1Y_2]_{ijk} = 0.$$

菌株 1 在 $t=0$ 时刻的初始条件为

$$[X_1Y_2]_{ijk}(0) = \begin{cases} (1-\varepsilon_1)\rho(i,j,k), & \text{当 } X=S,\,Y=S \text{ 时,} \\ \varepsilon_1\rho(i,j,k), & \text{当 } X=I,\,Y=S \text{ 时,} \\ 0, & \text{其他.} \end{cases} \tag{4.2.16}$$

而菌株 2 在 $t=\tau$ 时刻所满足的条件为

$$[X_1Y_2]_{ijk}(\tau) \to \begin{cases} (1-\varepsilon_1)[X_1S_2]_{ijk}(\tau), & \text{当 } Y=S \text{ 时,} \\ \varepsilon_1[X_1S_2]_{ijk}(\tau), & \text{当 } Y=I \text{ 时,} \\ 0, & \text{其他.} \end{cases} \tag{4.2.17}$$

为了分析模型的动力学行为以及验证平均场方法的精确性, 考虑两个宿主种群 A 与 B, 他们在网络 Γ_1 上将会受到菌株 1 暴发威胁, 并且这两个宿主在 Γ_1 网络

上具有不同的特征, 其中, A 宿主度分布服从 Poisson 度分布

$$p_1^A(k_1) = C_1^A \frac{\lambda^{k_1} \mathrm{e}^{-\lambda_1}}{k_1!}, \quad 0 \leqslant k_1 \leqslant 20, \tag{4.2.18}$$

其中, $\lambda_1 = 3.5$, C_1^A 为归一化常数; 而宿主 B 具有异质性, 其度分布服从幂律分布

$$p_1^B(k_1) = C_1^B k_1^{-\tau_1}, \quad 1 \leqslant k_1 \leqslant 20, \tag{4.2.19}$$

这里, $\tau_1 = 1.5$, C_1^B 为归一化常数. 同时, 两个网络有相同的平均度 $\langle k_1 \rangle \approx 3.5$.

图 4.2.4 显示菌株 1 的总传染率相图, 总传染率定义为

$$R_1(\infty) = \sum_Y \sum_{i,j,k} [R_1 Y_2]_{ijk}(\infty), \tag{4.2.20}$$

它是菌株 1 独自在宿主 A 和 B 中传播的传染性接触率 β_1 的函数, $R_1(\infty)$ 的值由 $\varepsilon_2 = 0$ 计算得出. 注意到 $\beta_1 = 0.66$ 时两个宿主达到同样的传染水平. 图 4.2.4 显示出以上的平均场方法在单菌株实例中可以精确的描述出模型的动力学行为.

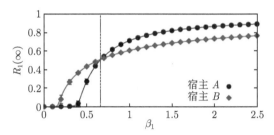

图 4.2.4　菌株 1 发生率相图[256]

为应对菌株或者疾病或者病毒的威胁, 必须采取干预或者控制措施, 一般情形下会在宿主种群中引入第二个菌株, 以抑制或者干预菌株 1 的暴发. 例如, 对于暴发的计算机病毒, 一般情况下将发布用来对付该病毒传播的信息或者方法, 以减少计算机破坏. 下面将应用重叠网络下疾病控制的方法来分析在宿主种群 A 和 B 中引入具有时滞的干预菌株 2, 以抑制菌株 1 的暴发.

现在考虑单向免疫, 假定菌株 2 不受菌株 1 的影响, 即对所有 $X \in \{S, I, R\}$, $\sigma_2^X = 1$; 与此同时, 菌株 2 中的染病态或是免疫态将从给定的菌株 1 的免疫水平中受益, 从而 $\sigma_1^S = 1$, $\sigma_1^I = \sigma_1^R \stackrel{\text{def}}{=\!=} \sigma$. 假设在两个宿主种群中, 菌株 2 在 Γ_2 网络上传播具有幂律度分布的特性

$$p_2(k_2) = C_2 k_2^{-\tau_2}, \quad 1 \leqslant k_1 \leqslant 40, \tag{4.2.21}$$

其中, $\tau_2 = 1$, C_2 为归一化常数. 假定网络 Γ_1 和 Γ_2 的重叠具有随机性, 因此它们之间的度是不相关的, 所以 $p(\boldsymbol{k}) = p_1(k_1)p_2(k_2)$. 下面考虑两种免疫形式, 即完全免疫和部分免疫.

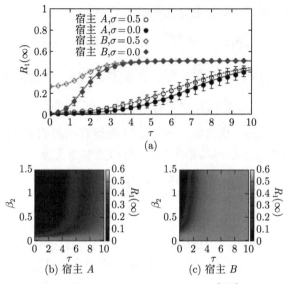

图 4.2.5 A 与 B 随 τ 值的变化[256]

1) 完全免疫 ($\sigma = 0$)

在宿主 A 和 B 中总的菌株 1 传染率 $R_1(\infty)$ 被视为时滞 τ 的函数 (图 4.2.5). 首先考虑完全免疫 ($\sigma = 0$), 注意到随着时滞 τ 增加, $R_1(\infty)$ 在 B 的增长速度快于 A. 这意味着在非均匀网络中 (像幂律分布), 如果菌株 1 在宿主中传播, 那么对单种群的处理更为有效 (图 4.2.5(a)). 除此, $R_1(\infty)$ 还依赖于疾病发生率 β_2(图 4.2.5(b)(c)).

图 4.2.6 给出了菌株 1 与菌株 2 随 t 的流行情况

$$I_1(t) = \sum_Y \sum_{i,j,k} [I_1 Y_2]_{ijk}(t), \quad I_2(t) = \sum_X \sum_{i,j,k} [X_1 I_2]_{ijk}(t). \tag{4.2.22}$$

$I_1(t)$ 和 $I_2(t)$ 表示在时滞 τ 时完全免疫的增长值. 对较小 τ 值 ($\tau = 0, 1$), 菌株 2 可以抑制菌株 1 在两个宿主中初始阶段的流行; 当 τ 介于中间值时 ($\tau = 5$), 宿主 A 中菌株 1 仍受到菌株 2 的抑制, 而在宿主 B 中, 菌株 1 仍按常规方式进行演化足够时间; 随着 τ 值的进一步增长 ($\tau = 10$), 在两个宿主间的干预效果则逐渐变小. 这也就解释了随着非均匀网络的增长[188], 较小的 τ 值在宿主 B 中的干预更有效.

2) 部分免疫 ($\sigma = 0.5$)

对宿主 A, $R_1(\infty)$ 随 τ 变化与完全免疫时十分相似 (图 4.2.5(a)), 总菌株 1 的传染率随时滞的变化增加会稍微快些.

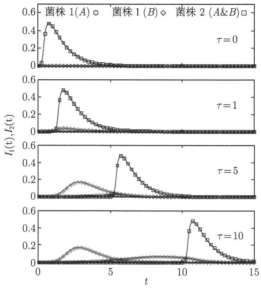

图 4.2.6　$I_1(t)$ 与 $I_2(t)$ 随时间的演化[256]

在 Γ_1 网络上考虑一个度为 k_1 的节点, 其相对于菌株 1 是易感者, 且对菌株 1 有部分免疫. 如果该节点在 Γ_1 中与其全部邻居进行染病者接触, 则仍然保持是 1-易感者状态的概率为 $(1-\sigma)^{k_1}$, 并以指数 k_1 下降, 因此, 不完全部分免疫对度比较高的节点效果较差. 事实上, 具有较大度的节点在疾病传播早期阶段容易被优先传染[188], 这也解释了菌株 1 为什么能够入侵宿主 B.

前面讨论的重叠网络基本假设是随机的, 而且它们之间不存在度关系. 下面放松这个假设, 考虑度的相关性问题. 在两个宿主 A 与 B 中, 有菌株 1(代表疾病) 和菌株 2(代表干预) 传播, 假设干预在 $\tau=0$ 进行, 而且在菌株 1 中获得完全免疫 $\sigma=0$, 宿主 A 和 B 在 Γ_1 网络下的度分布分别由式 (4.2.18) 和 (4.2.19) 给出; 进一步假设两宿主在 Γ_1 和 Γ_2 中的度分布相同 $p_2(k)=p_1(k) \stackrel{\text{def}}{=} p(k)$.

首先考虑与度相关的重叠问题. 为独立刻画重叠和度相关的影响, 考虑不同配置方法: (a) 随机重叠以及度不相关, 则 $p(\boldsymbol{k})=p(k_1)p(k_2)$; (b) 随机重叠以及完全度相关, 则 $p(\boldsymbol{k})=p(k_1)\delta_{k_2,k_1}$; (c) 完全重叠, 此时系统由 $\rho(\boldsymbol{k})=\delta_{k_1,0}\delta_{k_2,0}p(k_b)$ 生成.

图 4.2.7 显示菌株 1 在三种不同配置下宿主总传染率相图. 通过对前两种配置比较 (共同特征是随机重叠), 发现在度不相关时, 菌株 1 更易于侵入系统, 这个结果反映了网络中度大的节点更易于受感染, 反之, 在 Γ_1 上, 对度大的节点通过菌株 2 进行完全免疫, 则菌株 1 的入侵就更加困难. 因为完全重叠意味着具有完全度关系, 因此, 完全重叠必须与随机重叠且具有完全度关系进行比较, 以便观察重叠的

效果. 从图 4.2.7 可以看出, 完全重叠能够促进菌株 1 的流行. 因为在完全重叠下 $\Gamma_1 = \Gamma_2$, 被菌株 1 传染但还没有被菌株 2 传染的节点更倾向于同没有被菌株 2 传染的节点相连, 对于给定的联合概率分布 $p(\boldsymbol{k})$ 就解释了菌株 1 为什么在完全重叠易于侵入.

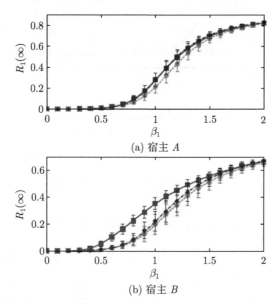

(a) 宿主 A

(b) 宿主 B

图 4.2.7　总菌株 1 传染率 $R_1(\infty)$ 随 β_1 的变化趋势. 正方形代表随机重叠但没有度关系, 圆点代表随机重叠和完全度关系, 棱形代表完全重叠[256]

注意到 $R_1(\infty)$ 在不同度的相关性和不同重叠配置下差异比较大, 当 β_1 很小时, 菌株 1 在所有的配置下都不可能入侵系统, 而当 $\beta_1 \gg \beta_2$ 时, 由于菌株 1 的传播速度很快, 所以它几乎不受到菌株 2 的影响.

其次, 考虑部分重叠. 为验证任意重叠下平均场方法的有效性, 考虑联合度分布

$$\rho(\boldsymbol{k}) = p(k_1 + k_b)\delta_{k_1,k_2}\binom{k_1 + k_b}{k_b}Q^{k_b}(1 - Q)^{k_1}, \tag{4.2.23}$$

其中, Q 是系统重叠的平均比例. 图 4.2.8 显示了 Monte Carlo 数值模拟与前面给出动力学方法在宿主 A 中随 Q 变化的比较. 从中可以看出, 当 Q 从零开始增加时, 前面给出的方法精确性较差, 主要原因是在 γ_1 与 γ_2 上增加的未匹配的根, 然后分配到 γ_b 的邻居上, 这导致了 γ_1 与 γ_2 动力学失去了其精确性. 然而, 当 Q 接近 1 时, 上述平均场方法就较为精确. 最后, 我们来看作为全局免疫的特例, 从中能够获得一个处理局部重叠更加精确的方法. 事实上, 因为菌株 2 为菌株 1 提供了完全免

疫, 对 $Y \in \{S, I, R\}$, 我们可以使用下面的替换

$$\Theta_{b,2}^Y \to 0, \quad \bar{\Theta}_{b,2}^Y \to \Theta_{b,2}, \quad \phi_{b,2}^Y \to 0, \quad \bar{\phi}_{b,2}^Y \to 1. \tag{4.2.24}$$

此时修正的方法可以更好的刻画菌株的传播动力学行为.

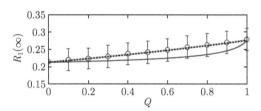

图 4.2.8 Q 影响下 $R_1(\infty)$ 的变化趋势[256]

4.2.2 重叠网络下基本再生数的计算

对重叠网络以及传染病模型的动力学行为有了基本认识后, 就可进一步研究在重叠网络下传染病基本再生数的计算, 下面的工作主要来源于文献 [139] 及 [267].

首先考虑单个随机网络下的 SIR 模型, 假设染病者节点 i 与易感者节点 j 有边相连, 即构成了接触性传染, 其单位时间内传染的平均概率为 r_{ij}, 染病者节点 i 的患病时间为 τ_i, 则节点 j 没有被传染的概率为

$$1 - T_{ij} = \lim_{\delta t \to 0} (1 - r_{ij}\delta t)^{\tau_i/\delta t} = \mathrm{e}^{-r_{ij}\tau_i},$$

其被传染的概率为

$$T_{ij} = 1 - \mathrm{e}^{-r_{ij}\tau_i}.$$

一般情形下, r_{ij} 与 τ_i 是变化的, 因此传播概率 T_{ij} 也随之发生变化. 假设在初始时刻 r_{ij} 与 τ_i 是两个独立同分布 (iid) 随机变量, 其概率分别写为 $P(r)$ 与 $P(\tau)$, 因此, 在连续时间变化下, 通过一条边传播疾病概率 T_{ij} 的平均值 T 为

$$T = \langle T_{ij} \rangle = 1 - \int_0^\infty \mathrm{d}r\mathrm{d}\tau P(r)P(\tau)\mathrm{e}^{-r\tau},$$

在离散时间下的平均值 T 为

$$T = \langle T_{ij} \rangle = 1 - \int_0^\infty \mathrm{d}r \sum_{\tau=0}^\infty P(r)P(\tau)(1-r)^\tau.$$

如果染病事件的发生是一个参数为 $\bar{\beta}$ 的独立 Poisson 过程, 染病者的患病时间满足指数分布, 则平均患病时间为 γ^{-1}, γ 是恢复率系数, 从而根据式 (2.2.13) 可知, 平均传染率为 $T = \bar{\beta}/(\bar{\beta} + \gamma)$. 考虑在初始时刻有一个染病者节点, 通过一些边传播

疾病 (称为被占有边) 其每条边传播疾病的平均值为 T, 如果疾病暴发, 则最终形成了一个从初始染病者节点开始, 沿着被占有边的连通分支 (族). 下面介绍一些生成函数 (母函数) 概念及其相关性质.

考虑一个无限大的网络, 其度分布为 $p(k)$, 被占有边的概率为 T, 根据 2.1.5 小节生成函数的定义

$$G_0(x) = \sum_{k=0}^{\infty} p(k)x^k.$$

显然, $G_0(1) = \sum_{k=0}^{\infty} p(k) = 1$, 反之, 如果知道生成函数 $G_0(x)$, 可以给出节点的度分布 $p(k) = \dfrac{1}{k!}\dfrac{\mathrm{d}^k G_0}{\mathrm{d}x^k}\bigg|_{x=0}$, 可以说生成函数 $G_0(x)$ 生成了度分布 $p(k)$. 对于生成函数, 具有下面的两个性质.

(1) 幂性: 在网络中, 随机选定 m 个节点, 则这 m 个节点度的和满足的分布可以由 $[G_0(x)]^m$ 生成.

(2) 矩性: 网络度分布的 n 阶矩可由下面公式给出:

$$\langle k^n \rangle = \sum_{k=0}^{\infty} p(k)k^n = \left[\left(x\frac{\mathrm{d}}{\mathrm{d}x} \right)^{(n)} G_0(x) \right] \bigg|_{x=1}.$$

另外, 对于优先连接, 以及一个染病者节点发出边等都可以用生成函数来表达. 例如, 如果新进入节点随机发出的边与老节点相连概率满足 $kp(k)/\langle k \rangle$, 则生成函数为

$$\frac{\sum_k kp(k)x^k}{\sum_k kp(k)} = x\frac{G_0'(x)}{G_0'(1)}.$$

如果考虑节点它有一条边是到达的, 另外其他边是其发出的, 则可给出新的生成函数为

$$G_1(x) = \frac{G_0'(x)}{G_0'(1)} = \frac{1}{\langle k \rangle}G_0'(x).$$

对于到达一个节点的占有边数量分布, 可用生成函数 $G_0(x;T)$ 与 $G_1(x;T)$ 来表达, 也是平均传染概率 T 的函数. 事实上, 一个度为 k 的节点, 有确切 m 条边被占有的概率可由二项分布 $C_k^m T^m (1-T)^{k-m}$ 表示, 因此, m 的概率分布可由下面的生成函数给出

$$G_0(x;T) = \sum_{m=0}^{\infty} \sum_{k=m}^{\infty} p(k) \mathrm{C}_k^m T^m (1-T)^{k-m} x^m$$

$$= \sum_{k=0}^{\infty} p(k) \sum_{m=0}^{k} \mathrm{C}_k^m (1-T)^{k-m} (xT)^m$$

$$= \sum_{k=0}^{\infty} p(k)(1-T+xT)^k$$

$$= G_0(1 + (x-1)T).$$

类似地, 一个节点除去到达的一条边外, 其发出被占有边的概率生成函数为

$$G_1(x;T) = G_1(1 + (x-1)T).$$

根据上述生成函数的定义, 显然有关系

$$G_0(x;1) = G_0(x), \quad G_0(1;T) = G_0(1), \quad G_0'(1;T) = TG_0'(1).$$

疾病暴发规模分布问题. 令 $p_s(T)$ 表示疾病暴发规模 s 的分布 (这里 s 是网络中染病者节点的数量), 它也是被占有边构成的连通分支 (簇) 的分布, $H_0(x, T)$ 是其相应的生成函数

$$H_0(x;T) = \sum_{s=0}^{\infty} p_s(T) x^s.$$

类似地, 可以定义 $H_1(x;T)$, 它是关于族中有一条边随机到达情形下的生成函数. 文献 [267] 给出了下面的关系

$$H_1(x;T) = xG_1(H_1(x;T);T), \quad H_0(x;T) = xG_0(H_1(x;T);T).$$

疾病暴发的平均规模为

$$\langle s \rangle = H_0'(1;T) = 1 + G_0'(1;T)H_1'(1;T).$$

而

$$H_1'(1;T) = 1 + G_1'(1;T)H_1'(1;T) \Rightarrow H_1'(1;T) = \frac{1}{1 - G_1'(1;T)},$$

即有

$$\langle s \rangle = 1 + \frac{G_0'(1;T)}{1 - G_1'(1;T)} = 1 + \frac{TG_0'(1)}{1 - TG_1'(1)}.$$

从上式显然可以看出, 当 $TG_1'(1) = 1$ 时, 疾病可以暴发, 即染病者平均数量为无穷大, 因此可以导出临界传染阈值 T_c 为

$$T_c = \frac{1}{G_1'(1)} = \frac{G_0'(1)}{G_1''(1)} = \frac{\sum\limits_k kp(k)}{\sum\limits_k k(k-1)p(k)}.$$

由前面给出的 $H_0(x;T)$ 表达式, 可得下面的表达式

$$H_0(1;T) = \sum_s p_s = 1 - S(T),$$

这里 $S(T)$ 是节点被疾病传染的比例. 由上式可得

$$S(T) = 1 - H_0(1;T) = 1 - G_0(u;T),$$

其中 $u = H_1(1;T)$, 而且 u 可以由下式确定

$$u = G_1(u;T).$$

有了上面单个网络生成函数及被占有边形成的连通分支等概念, 下面我们研究重叠网络下的相关结论. 考虑两个无限大的重叠网络 Γ_1 与 Γ_2, 它们共用相同的节点. 在 Γ_1 与 Γ_2 网络上分别以独自的传染概率 T_1 与 T_2 生成占有边, 如果 T_1 大于临界阈值 $T_{c,1}$, 则会出现一个巨大的占有连通分支 (GCOC), 在全部节点中占有的比例为 $S_1(T_1)$. 然后删除在 Γ_1 上形成的连通分支 (GCOC) 的全部节点, 剩余边在 Γ_2 上以概率 T_2 被占有. 对具体的 SIR 模型, 我们可以理解为两次 SIR 传染病的流行, 对第一次流行形成了免疫者节点 R, 当再次流行时, 可以认为第一次形成的 R 节点已经从网络中移除, 因而构成了新的网络 Γ_2, 或者说新网络与原来的网络 Γ_1 节点一样, 但形成的边发生本质的变化. 显然我们可以研究新网络 Γ_2 上的占有连通分支 (GCOC), 它依赖于 T_1 及两个网络的结构.

考虑 Γ_1 和 Γ_2 网络下联合度分布 $p(k_1,k_2)$, 其母函数为

$$G_0^J(x,y) = \sum_{k_1}\sum_{k_2} p(k_1,k_2)x^{k_1}y^{k_2}. \tag{4.2.25}$$

而边缘度分布 $p_1(k_1)$ 与 $p_2(k_2)$ 的母函数为

$$G_{0,1}(x) = \sum_{k_1} p_1(k_1)x^{k_1} = \sum_{k_1}\sum_{k_2} p(k_1,k_2)x^{k_1},$$
$$G_{0,2}(x) = \sum_{k_2} p_2(k_2)x^{k_2} = \sum_{k_1}\sum_{k_2} p(k_1,k_2)x^{k_2}. \tag{4.2.26}$$

进一步假设两个网络没有共同的边, 而且一个节点仅被其中的一个传播过程传染, 一旦被传染, 则对另一过程产生免疫. 由前面讨论可给出临界传播阈值

$$T_{c,1} = \frac{\langle k_1\rangle}{\langle k_1^2\rangle - \langle k_1\rangle}. \tag{4.2.27}$$

如果 $T_1 > T_{c,1}$, 则可类似给出网络下的基本再生数[268−271].

$$R_0 = T_{c,1}\left(\langle k_1\rangle - 1 + \frac{\mathrm{Var}(k_1)}{\langle k_1\rangle}\right). \tag{4.2.28}$$

在 Γ_1 上占有连通分支 (GCOC) 比例为

$$S_1(T_1) = 1 - G_{0,1}(u_1; T_1),$$

其中 u_1 是下面方程的解

$$u_1 = G_{1,1}(1 - T_1 + T_1 u_1). \tag{4.2.29}$$

记 $G_{1,1}(x)$ 是 Γ_1 上节点余度 (度减一) 的母函数

$$G_{1,1}(x) = \frac{1}{\langle k_1 \rangle} \sum_{k_1=0}^{\infty} \sum_{k_2=0}^{\infty} (k_1 + 1) p(k_1 + 1, k_2) x^{k_1}. \tag{4.2.30}$$

用 $G_{0,1}(x; T_1)$ 表示随机选择节点有 n 条边被占有的概率生成函数, 有

$$G_{0,1}(x; T) = G_{0,1}[1 + (x - 1)T]. \tag{4.2.31}$$

用 $\varepsilon_{k_1}(T_1)$ 表示在 Γ_1 网络上的 GCOC 中随机选取度为 k_1 与 k_2 节点的概率, 则有

$$P(\text{不属于}\Gamma_1 | k_1) = 1 - \varepsilon_{k_1}(T_1) = (1 - T_1 + T_1 u_1)^{k_1}. \tag{4.2.32}$$

在 Γ_2 网络上, 从节点 k_2 个邻居中选取 m 个既不属于 Γ_1 中 GCOC, 也不是它的一部分邻居的概率为

$$P(\text{连接的}\ m\ \text{条边不属于}\Gamma_1 | k_2) = \binom{k_2}{m} w_1^m (1 - w_1)^{k_2 - m}, \tag{4.2.33}$$

其中

$$\begin{aligned}
w_1 &= \frac{1}{\langle k_2 \rangle} \sum_{k_1, k_2} p(k_1, k_2) k_2 (1 - T_1 + T_1 u_1)^{k_1} \\
&= \frac{1}{\langle k_2 \rangle} \frac{\partial}{\partial y} G_0^J (1 - T_1 + T_1 u_1, 1).
\end{aligned} \tag{4.2.34}$$

注意到

$$\langle f(k_1, k_2) \rangle = \sum_{k_1, k_2} p(k_1, k_2) f(k_1, k_2) \tag{4.2.35}$$

代表联合概率分布 $p(k_1, k_2)$ 的均值. 假设 w_1 是一个节点在网络 Γ_2 上沿着一个随机边成为网络 Γ_1 上的 GCOC 中一部分的概率, 即在 Γ_2 网络上随机选择一个度为 k_2 的节点概率正比于 $k_2 p(k_1, k_2)$.

由式 (4.2.32)-(4.2.33) 可得在 Γ_1 中有度为 k_1 且 Γ_2 中有度为 k_2 的节点, 而且它本身及它发出的 m 条边都不是 GCOC 中一部分的概率. 进而可得其生成函数

$$\begin{aligned}
g_0^r(x; k_1, k_2) &= \sum_r (1 - T_1 + u_1 T_1)^{k_1} \binom{k_2}{m} w_1^m (1 - w_1)^{k_2 - m} x^m \\
&= (1 - T_1 + u_1 T_1)^{k_1} (1 - w_1 + w_1 x)^{k_2}.
\end{aligned} \tag{4.2.36}$$

在 Γ_1 与 Γ_2 上剩余度的母函数则由式 (4.2.36) 关于联合分布 $p(k_1, k_2)$ 的均值给定, 且满足规范化条件 $G_{0,2}^r(1) = 1$, 而且有

$$
\begin{aligned}
G_{0,2}^r(x) &= \frac{1}{G_{0,1}(u_1; T_1)} \sum_m^\infty \sum_{k_1}^\infty \sum_{k_2}^\infty p(k_1, k_2)(1 - T_1 + T_1 u_1)^{k_1} \binom{k_2}{m} \\
&\quad \times w_1^m (1 - w_1)^{k_2 - m} x^m \\
&= \frac{1}{G_{0,1}(u_1; T_1)} \sum_{k_1}^\infty \sum_{k_2}^\infty p(k_1, k_2) \\
&\quad \times (1 - T_1 + T_1 u_1)^{k_1} (1 - w_1 + w_1 x)^{k_2} \\
&= \frac{G_0^J(1 - T_1 + T_1 u_1, 1 - w_1 + w_1 x)}{G_0^J(1 - T_1 + T_1 u_1, 1)}.
\end{aligned} \tag{4.2.37}
$$

类似于文献 [272] 中的方法, 可以给出在 Γ_2 中占有边的数量随机连接到 Γ_1 中剩余网络节点上的母函数为

$$
G_{0,2}^r(x; T_2) = G_0^r(1 - T_2 + T_2 x). \tag{4.2.38}
$$

而附加度生成函数 $G_1^r(x)$, 以及占有边连接到剩余网上的生成函数 $G_{1,2}^r(x; T_2)$ 可分别由式 (4.2.37) 和 (4.2.38) 中被加数乘以 k_2 生成.

利用前面给出的生成函数可以计算单一网络下传染病的相关参数. 注意到, 当疾病在 Γ_2 开始传播时, 有部分网络在 Γ_1 上已经是 GCOC 中一部分, 因而其被屏蔽, 所以第二个网络的临界传染概率 $T_{C,2}$ 高于第一个, 那么在同一个网络中两个过程以同样的传染概率 T 传播就存在一个共同临界值[114]. 如果传染概率 T 大于 $T_{C,2}$, 则在第二个网络上出现一个 GCOC, 而且两个过程能够共存. 因为在全部节点中, 仅有 $S_1(T_1) = 1 - G_{0,1}(u_1, T_1)$ 比例的节点属于 Γ_1 上的剩余网络, 从而在 Γ_2 上的占有连通分支 GCOC 的比例 $S_2(T_2)$ 可由式 (4.2.28) 和 (4.2.38) 共同得出

$$
S_2(T_2) = G_{0,1}(u_1; T_1)[1 - G_{0,2}^r(u_2; T_2)]. \tag{4.2.39}
$$

此时, 在 Γ_2 下第二个传播过程的基本再生数为

$$
\begin{aligned}
R_{0,2} &= \left. \frac{\partial G_{1,2}^r(x; T_2)}{\partial x} \right|_{x=1} = T_2 G_1^{r\,'}(1) \\
&= T_2 \frac{\langle k_2(k_2 - 1)(1 - T_1 + T_1 u_1)^{k_1} \rangle}{\langle k_2 \rangle}.
\end{aligned} \tag{4.2.40}
$$

当 $R_{0,2} = 1$ 时, 第二个过程的传播临界值为

$$
T_{C,2} = \frac{\langle k_2 \rangle}{\langle k_2(k_2 - 1)(1 - T_1 + T_1 u_1)^{k_1} \rangle}. \tag{4.2.41}
$$

如果两个网络的度分布是相互独立的, 即 $p(k_1, k_2) = p_1(k_1)p_2(k_2)$, 式 (4.2.37) 可改写为

$$
\begin{aligned}
G_0^r(x) &= \frac{1}{G_{0,1}(u_1; T_1)} \sum_{m}^{\infty} \sum_{k_1}^{\infty} \sum_{k_2}^{\infty} p_1(k_1)p_2(k_2) \binom{k_2}{m} \\
&\quad \times w_1^m (1-w_1)^{k_2-m} (1 - T_1 + T_1 u_1)^{k_1} \\
&= \frac{G_{0,1}(1 - T_1 + T_1 u_1)G_{0,2}(1 - w_1 + w_1 x)}{G_{0,1}(1 - T_1 + T_1 u_1)} \\
&= G_{0,2}(1 - w_1 + w_1 x).
\end{aligned}
\tag{4.2.42}
$$

同样采用母函数方法, 可得到第二个过程的基本再生数

$$
R_{0,2} = \left. \frac{\partial G_{1,2}^r(x; T_2)}{\partial x} \right|_{x=1} = G_{0,1}(u_1; T_1)T_2 \frac{\langle k_2(k_2-1) \rangle}{\langle k_2 \rangle},
\tag{4.2.43}
$$

上式是在单个网络中基本再生数的标准表达式, 这里 $G_{0,1}(u_1; T_1)$ 表示随机选择的节点不属于第一个网络中 GCOC 的概率. 同样地, 可得到临界传染率

$$
T_{C,2} = \frac{1}{G_{0,1}(u_1; T_1)} \cdot \frac{\langle k_2 \rangle}{\langle k_2(k_2-1) \rangle}.
\tag{4.2.44}
$$

现在可采用上述关系式来研究两个网络间不同类型的度相关性. 如果度分布是相互独立的, $T_{C,2}$ 的值会随着网络非均匀性的增长而下降, 这就使得第二个过程更易于侵入. 若度之间呈现出明显的负相关, 那该效应将会被放大; 其原因是在 Γ_1 中具有度大的节点, 其在 Γ_2 中则呈现出相反的结果. 另外, 若度之间呈现出正相关, 一个网络中具有很大度的节点在另一个网络中同样具有很大的度, 所以随着网络非均匀性的增大, 第二个过程就很难入侵到群体中, 因为第二个过程的路径已被第一个过程占领 (图 4.2.9).

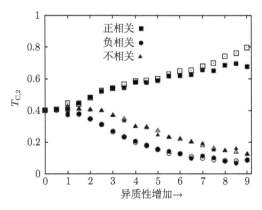

图 4.2.9 网络的非均匀性同 $T_{C,2}$ 变化趋势[139]

如果网络间不是完全孤立的, 有些节点在两个网络中有一条边相连, 此时剩余网络的度分布 $G_{0,2}^r$ 将发生变化. 在 Γ_1 和 Γ_2 上, 一个节点被连接到 k_b 个其余节点, 那么它们中的 n 个被连接到 Γ_1 剩余网络上的概率为[114]

$$\binom{k_b}{n} u_1^n [(1-T_1)(1-u_1)]^{k_b-n},\tag{4.2.45}$$

其中, u_1 表示 n 个节点相连的每一条边在 Γ_1 上不属于 GCOC 的概率, 而 $1-T_1$ 表示没有被占有边的概率. 因此, 由概率 (4.2.45) 可给出生成函数

$$\begin{aligned}
g_{0,2}^{r,b}(x, k_b) &= \sum_n \binom{k_b}{n} (u_1)^n [(1-T_1)(1-u_1)]^{k_b-n} x^n \\
&= \sum_n \binom{k_b}{n} (xu_1)^n [(1-T_1)(1-u_1)]^{k_b-n} \\
&= [(1-T_1)(1-u_1) + xu_1]^{k_b}.
\end{aligned}\tag{4.2.46}$$

注意到两个独立随机变量和的生成函数等于各自生成函数的乘积. 利用式 (4.2.36) 给出表达式 $g_{0,2}^r(x; k_1 - k_b, k_2 - k_b)$, 并与式 (4.2.46) 关于 $g_{0,2}^{r,b}(x, k_b)$ 的表达式相乘, 可获得经由 Γ_2 的边连接到 Γ_1 中的 m 个节点, 且仅有 n 个节点是两个网络共享的概率生成函数

$$\begin{aligned}
g_{0,2}^{\text{overlap}}(x, y; k_1, k_2, k_b) &= (1 - T_1 + T_1 u_1)^{k_1-k_b} (1 - w_1 + xw_1)^{k_2-k_b} \\
&\quad \times [(1-T_1)(1-u_1) + u_1 y]^{k_b}.
\end{aligned}\tag{4.2.47}$$

令 $x = y$, 可获得经由 Γ_2 或者 Γ_1 中的边连接到 $m+n$ 个节点的概率生成函数

$$\begin{aligned}
g_{0,2}^{\text{overlap}}(x; k_1, k_2, k_b) &= g_{x,x;k_1,k_2,k_b}^{\text{overlap}} \\
&= (1 - T_1 + T_1 u_1)^{k_1-k_b} (1 - w_1 + x_1 w_1)^{k_2-k_b} \\
&\quad \times [(1-T_1)(1-u_1) + u_1 x]^{k_b}.
\end{aligned}\tag{4.2.48}$$

上面给出了联合概率分布 $p(k_1, k_2, k_b)$ 的生成函数. 下面将给出重叠网络的矩逼近. 假定在 Γ_2 中连接的每一对节点在 Γ_1 中也相连的条件概率为 $q_{1|2}$, 相应地, 在 Γ_1 中连接的每一对节点在 Γ_2 中也相连的条件概率为 $q_{2|1}$. 由相容性条件可得

$$q_{1|2}\langle k_2 \rangle = q_{2|1}\langle k_1 \rangle.$$

从而从 Γ_2 中随机选择一个具有 k_2 个邻居的节点, 它以概率 $q_{1|2}$ 连接到 Γ_1 中, 则在 Γ_1 中有 k_b 条共享边的概率为

$$\binom{k_2}{k_b} q_{1|2}^{k_b} (1 - q_{1|2})^{k_2-k_1}.$$

利用式 (4.2.48) 及上式, 在部分重叠下, 通过对 k_b 求和, 可以获得在 Γ_2 上关于 Γ_1 剩余度分布母函数为

$$
\begin{aligned}
G_{0,2}^r(x) &= \sum_{k_1,k_2} p(k_1,k_2) \sum_{k_b=0}^{k_2} \binom{k_2}{k_b} q_{1|2}^{k_b} (1-q_{1|2})^{k_2-k_b} (1-T_1+T_1u_1)^{k_1-k_b} \\
&\quad \times (1-w_1+x_1w_1)^{k_2-k_b} [(1-T_1)(1-u_1)+u_1x]^{k_b} \\
&= \sum_{k_1,k_2} p(k_1,k_2)(1-T_1+T_1u_1)^{k_1} \\
&\quad \times \left[q_{1|2} \frac{(1-T_1)(1-u_1)+u_1x}{1-T_1+T_1u_1} + (1-q_{1|2})(1-w_1+w_1x) \right]^{k_2},
\end{aligned} \tag{4.2.49}
$$

这里, $p(k_1,k_2)$ 受到 $q_{1|2}$ 的限制. 例如, 当 $q_{1|2}=1$ 时, $p(k_1,k_2>k_1)=0$ 必成立, 因为与 Γ_2 中一个节点相连的全部节点也在 Γ_1 中相连.

在无重叠时 ($q_{1|2}=0$), 就回到了先前的等式 (4.2.27). 相反, 在完全重叠时, 即 $q_{1|2}=1$, 有下面的关系

$$
G_{0,2}^r(x) = \sum_{k_1,k_2} p(k_1,k_2)(1-T_1+T_1u_1)^{k_1/k_2} [(1-T_1)(1-u_1)+u_1x]^{k_2}. \tag{4.2.50}
$$

如果 $p(k_1,k_2)=p(k_1)\delta_{k_1k_2}$, 那么网络就完全等同于文献 [114] 给出的情形.

在部分重叠网络上的基本再生数为

$$
\begin{aligned}
R_{0,2}^{\mathrm{overlap}} &= \left. \frac{\partial G_{1,2}^r(x;T_2)}{\partial x} \right|_{x=1} \\
&= T_2 \left(q_{1|2} \frac{u_1/w_1}{1-T_1+T_1u_1} + (1-q_{1|2}) \right) \frac{\langle k_2(k_2-1)(1-T_1+T_1u_1)^{k_1} \rangle}{\langle k_2 \rangle} \\
&= \left(q_{1|2} \frac{u_1/w_1}{1-T_1+T_1u_1} + (1-q_{1|2}) \right) R_{0,2}.
\end{aligned} \tag{4.2.51}
$$

其临界传染率为

$$
\begin{aligned}
T_{C,2}^{\mathrm{overlap}} &= \frac{1-T_1+T_1u_1}{q_{1|2}u_1/w_1 + (1-q_{1|2})(1-T_1+T_1u_1)} \frac{\langle k_2 \rangle}{\langle k_2(k_2-1)(1-T_1+T_1u_1)^{k_1} \rangle} \\
&= \frac{1-T_1+T_1u_1}{q_{1|2}u_1/w_1 + (1-q_{1|2})(1-T_1+T_1u_1)} T_{C,2}.
\end{aligned} \tag{4.2.52}
$$

上式给出了含区分网络重叠性的 $q_{1|2}$ 值传播阈值, 实质上是对非重叠网络阈值 $T_{C,2}$ 的修正, 其修正因子为

$$
\frac{1-T_1+T_1u_1}{q_{1|2}u_1/w_1 + (1-q_{1|2})(1-T_1+T_1u_1)}. \tag{4.2.53}
$$

当 $q_{1|2} = 0$ 时, 该因子为 1; 而当 $q_{1|2} = 1$ 时, 该因子满足 $(1 - T_1 + T_1 u_1)w_1/u_1 < 1$. 而且, 该因子也是 $q_{1|2}$ 的严格减函数, 这意味着对于给定度分布, 当网络间有重叠存在时, 第二个过程疾病更易于入侵.

针对不同的重叠水平, 网络的结构会发生变化. 例如, 考虑幂律度分布 (也就是无标度网络), 其度分布服从 $p_k \propto k^{-\alpha}$ $(\alpha < 3)$, 此时疾病临界值将下降到 0. 在重叠网络中, 若度分布满足 $p(k_1, k_2) \propto k_1^{-\alpha} k_2^{-\alpha}(\alpha < 3)$, 而且网络不重叠 $(q_{1|2} = 0)$, 由式 (4.2.52) 可知临界值 $T_{C,2} = 0$, 它与 T_1 无关, 因此过程 2 无法阻止过程 1 的发生. 相反, 当度完全正相关 $(p(k_1, k_2) \propto \delta_{k_1 k_2} k_1^{-\alpha}(\alpha < 3))$, 而且网络完全重叠 $(q_{1|2} = 1)$, 可得 $T_{C,2} = 1$. 这时过程 2 不可能发生传播 (图 4.2.9).

下面考虑部分免疫情形. 在前面的模型中, 两个过程的发生并非都是互斥的, 有时候一个过程的传染仅仅对另一过程产生部分免疫, 降低了传播性, 有时候反而造成传染率的增加. 现在考虑两个过程之一的传染对另一传染过程仅产生部分免疫, 因而修订了传染概率 $\sigma T_2, 0 \leqslant \sigma < 1/T_2$. 这包含了完全免疫 $\sigma = 0$, 没有免疫 $\sigma = 1$ 和促进了第二个过程传播 $\sigma > 1$. 在目前情形下, 我们不再集中在剩余网络上, 因为 Γ_1 上 GCOC 中节点能够有边以修正的概率 σT_2 占有网络 Γ_2. 为此, 我们集中到至少包含 Γ_1 剩余网络上一个节点的 Γ_2 的聚类.

令 $G_{0,2}^{\text{partial}}(x, y)$ 是一个概率生成函数, 它表示在 Γ_1 剩余网络上随机选取一个节点, 它发出 k_2 条边中的 m 条边连接到 Γ_2 上的节点, 这些节点在 Γ_1 上不属于 GCOC, 而有 $k_2 - m$ 个节点属于 GCOC 的概率生成函数

$$G_{0,2}^{\text{partial}}(x, y) = \sum_{m,n} \binom{k_2}{m} w_1^m (1 - w_1)^{k_2 - m} x^m y^{k_2 - m}$$

$$= [y(1 - w_1) + xw_1]^{k_2}. \tag{4.2.54}$$

类似式 (4.2.38), 随机选择一个节点它在 Γ_2 上 m 条边中有 s 条边连接到不属于 Γ_1 中 GCOC 的节点, 而且 $k_2 - m$ 中的 t 条边被其他占有的生成函数为

$$G_{0,2}^{\text{partial}}(x, y; T_2) = G_{0,2}^{\text{partial}}(1 - T_2 + T_2 x, 1 - \sigma T_2 + \sigma T_2 y), \tag{4.2.55}$$

因此, 从 Γ_1 的剩余网络上随机选择一个节点开始, 在 Γ_2 上占有边总数的概率生成函数为

$$G_{0,2}^{\text{partial}}(x; T_2) = G_{0,2}^{\text{partial}}(x, x; T_2). \tag{4.2.56}$$

下面给出抵达节点的 m 条边中有一条不属于 Γ_1 中 GCOC 与 $k_2 - m$ 中一条连接到 GCOC 内的区分. 为此, 假设在 Γ_1 上一个度为 k_1 的节点属于 GCOC 的概率为 ε_{k_1}, 因此, 抵达一个度为 k_2 节点必须一条连接到 GCOC 中点边的概率正比于 $p(k_1, k_2)k_2\varepsilon_{k_1}$, 而且它被选择连接到其余 m 条边中一个的概率正比于

$p(k_1, k_2)k_2(1 - \varepsilon_{k_1})$. 对随机抵达的节点, 必须考虑两类不同的附加占有边数量的母函数 $G_{1,2}^+$ 和 $G_{1,2}^-$, 它们主要依赖于节点是否属于 Γ_1 上的 GCOC.

类似可定义代表被连接占有聚类大小的生成函数 $H_{1,2}^+$ 和 $H_{1,2}^-$. 此时, 在 Γ_1 剩余网络上随机选择一个节点, 在 Γ_2 上占有聚类大小生成函数

$$H_{0,2}^{\text{partial}}(x; T_2) = G_{0,2}^{\text{partial}}(x; T_2)[H_{1,2}^-(x; T_2), H_{1,2}^+(x; T_2)]. \tag{4.2.57}$$

而生成函数 $H_{1,2}^-$ 和 $H_{1,2}^+$ 满足

$$H_{1,2}^-(x; T_2) = G_{0,2}^-(x; T_2)[H_{1,2}^-(x; T_2), H_{1,2}^+(x; T_2)],$$
$$H_{1,2}^+(x; T_2) = G_{0,2}^+(x; T_2)[H_{1,2}^-(x; T_2), H_{1,2}^+(x; T_2)]. \tag{4.2.58}$$

利用式 (4.2.57)-(4.2.58), 可通过数值近似法来确定 $u_1^- = H_{1,2}^-(1; T_2)$ 和 $u_1^+ = H_{1,2}^+(1; T_2)$ 的值, 并可得到当菌株 2 进行传播时, 降低了菌株 1 的免疫, 菌株 1 就更易于在群体中传播 (图 4.2.10).

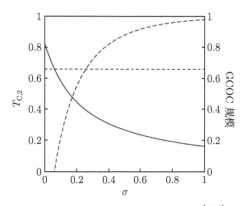

图 4.2.10　临界值 $T_{C,2}$ 的变化趋势[139]

以上建立了在任意联合度分布、重叠大小和免疫程度下病菌相互制约传播的基本理论框架, 但涉及的模型及分析都是在静态基础上进行的, 所以在预测模型的动力学方面还存在一定的缺陷, 这些都需要将来进一步深入研究.

4.3　集合种群网络传染病动力学模型

2003 年的 SARS、2009 年的 H1N1 及周期性的流感都在大范围内甚至是世界范围内暴发并流行, 而这些都是个体之间相互接触及其在大尺度空间上移动的共同结果. 与染病个体的接触导致疾病在单个种群 (或者是局部范围) 内暴发并流行, 而疾病在多种群甚至是整个空间 (或者是全局范围) 内的传播则是大尺度的个体移动

引起的. 为了刻画多种群大尺度空间范围内的疾病传播过程, 近些年专家学者们建立了集合种群网络框架. 集合种群网络中的节点是子种群或者斑块, 而它们之间个体的迁移则构成了网络的边. 这一节讨论基于集合种群框架的传染病动力学的建模和分析, 主要介绍文献 [273], [284] 和 [285] 的工作.

4.3.1　集合种群模型

集合种群模型 (图 4.3.1) 描述具有空间结构并且相互作用的子种群, 例如城市、城区、地理区域[274, 275]. 每个子种群包含一定数量的个体, 根据所研究的疾病可以将个体分为不同的状态类, 例如, 染病者、易感者、恢复者等. 子种群之间通过个体的迁移相互作用. 经典的仓室动力学模型仅考虑在疾病传播过程中, 同一个位置的个体接触染病者并且改变现有状态的概率. 而集合种群模型除了考虑每个子种群内部的动力学演化, 还必须考虑它们之间个体的相互移动给整个系统带来的影响. 很明显, 在集合种群结构下建模, 如何准确地刻画网络、正确地描述人们的交通和出行模式是关键因素. 文献 [273] 就研究了网络具有异质连通性, 并考虑在不同出行模式下传染病的传播行为.

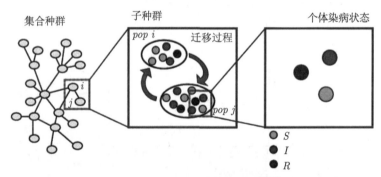

图 4.3.1　集合种群模型示意图[273]

在现实世界中, 集合种群网络在很多方面具有异质性, 例如, 航空交通网络, 文献 [276] 对国际航空运输协会的数据进行了分析, 得到的结果显示在连通性及交通能力方面都具有很强的异质性. 各种实际数据表明, 从度为 k 的机场到度为 k' 的机场的平均权重是度的积的函数, 即 $w_{kk'} \propto (kk')^\vartheta$. 一般情况下可以定义为

$$w_{kk'} = w_0(kk')^\vartheta, \tag{4.3.1}$$

其中 w_0 和 ϑ 依赖于特定的系统 (例如, 在全球航空运输网络中 $\vartheta \simeq 0.5$). 另一个相关的量是单位时间内度为 k 的子种群的平均交通流量 T_k 为

$$T_k = Ak^{1+\vartheta}, \tag{4.3.2}$$

其中比例常数 A 和 $1+\vartheta$, 由求和公式 $T_k = k \sum_{k'} p(k'|k)w_0(kk')^\vartheta$ 来确定, $p(k'|k)$ 表示度为 k 和 k' 的节点相连接的条件概率. 在度不相关时, $p(k'|k) = k'p(k')/\langle k \rangle$, 利用这个关系可以得到, $A = \langle k^{1+\vartheta} \rangle w_0/\langle k \rangle$.

4.3.2 异质集合种群网络中的移动和扩散

考虑一个有 N 个个体、V 个节点的集合种群网络, 每个节点 i 代表一个子种群, 其中包含 N_i 个个体. 节点的度表示与这个节点存在连接的节点数量, 度分布为 $p(k)$.

不考虑度同为 k 的子种群内部可能存在的差异, 引入变量 N_k

$$N_k = \frac{1}{V_k} \sum_{i|k_i=k} N_i, \tag{4.3.3}$$

其中 V_k 是度为 k 的节点数量, N_k 代表网络中度为 k 的子种群的平均个体数量.

假设个体从度为 k 的子种群到度为 k' 的子种群的扩散率为 $d_{kk'}$, 则个体移出度为 k 的子种群的概率为 $\varrho_k = k \sum_{k'} p(k'|k)d_{kk'}$. 下面首先给出具有一般扩散形式的动力学方程, 然后对两种特殊扩散形式的方程进行分析, 并找出稳态解.

个体的动力学行为由平均场动力学方程给出, 随时间变化, 变量 $N_k(t)$ 的演化方程为

$$\partial_t N_k(t) = -\varrho_k N_k(t) + k \sum_{k'} p(k'|k)d_{k'k}N_{k'}(t), \tag{4.3.4}$$

方程中的第一项表示单位时间内从 $N_k(t)$ 中移出比例为 ϱ_k 的个体, 第二项考虑邻居节点中的个体扩散到度为 k 的节点. $d_{k'k}N_{k'}(t)$ 表示单位时间内从度为 k' 的节点移出的个体数量, 所以 $\sum_{k'} p(k'|k)d_{k'k}N_{k'}(t)$ 表示单位时间内所有与度为 k 的节点相连接的节点沿一条边扩散到该节点的数量, 又因为度为 k 的节点连接数为 k, 故再乘以 k. 假设为不相关网络, 则动力学方程 (4.3.4) 变为

$$\partial_t N_k(t) = -\varrho_k N_k(t) + \frac{k}{\langle k \rangle} \sum_{k'} k'p(k')d_{k'k}N_{k'}(t). \tag{4.3.5}$$

下面在以上方程的基础上, 考虑不同的扩散方式.

首先是**依赖于交通流量的移出率**, 如果一个给定子种群中个体的移出率不依赖于它的度, 即对于任意的 k, 有 $\varrho_k = \varrho$. 假设个体沿着任何一条连接离开它们所在子种群的概率相同, 则对于一个度为 k 的节点, 沿着任何一条边的扩散率为

$$d_{kk'} = \frac{\varrho}{k}. \tag{4.3.6}$$

当然这对于交通流量异质性明显的系统是不适用的, 因此考虑一个更加真实的扩散方式, 沿着一条给定边的扩散率与交通流量成比例, 则任意给定的个体从度为 k 的子种群到度为 k' 的子种群的扩散率定义为

$$d_{kk'} = \varrho \frac{w_0 (kk')^\vartheta}{T_k}, \tag{4.3.7}$$

其中分母 $T_k = Ak^{1+\vartheta}$ 是为了确保该节点 k 个连接的扩散率之和为 ϱ.

利用表达式 (4.3.7), 动力学方程 (4.3.5) 变为

$$\partial_t N_k(t) = -\varrho N_k(t) + \varrho k^{1+\vartheta} \frac{w_0}{A\langle k \rangle} \sum_{k'} p(k') N_{k'}(t). \tag{4.3.8}$$

稳态解为

$$N_k = k^{1+\vartheta} \frac{w_0}{A\langle k \rangle} \bar{N}, \tag{4.3.9}$$

不依赖于移出率 ϱ, 其中 $\bar{N} = \sum_{k'} p(k') N_{k'}(t)$ 表示子种群的平均规模. 代入 A 得到明确的稳态解

$$N_k = \frac{k^{1+\vartheta}}{\langle k^{1+\vartheta} \rangle} \bar{N}. \tag{4.3.10}$$

式 (4.3.10) 说明扩散使连通性强的节点具有较多的个体, 显示了网络的拓扑结构 (依赖于 k) 和交通流量 (依赖于 ϑ) 的波动对子种群规模的影响. 当 $\vartheta = 0$ 时, $d_{kk'} = d_k = \varrho/k$, 得到均匀扩散下的稳态解

$$N_k = \frac{k}{\langle k \rangle} \bar{N}, \tag{4.3.11}$$

这种情况下, 子种群规模仅由拓扑结构确定.

其次是**依赖于种群规模的扩散率**, 在许多集合种群模型中, 扩散过程描述了个体在子种群之间的大尺度出行, 例如, 通过航空旅行. 这种背景下, 定义单位时间内从一个子种群 i 到另一个子种群 j 的旅行人数为 w_{ij}, 并且旅行个体的数量不依赖于种群规模 N_i. 从而子种群中的每个个体有扩散率 $\sum_j w_{ij}/N_i$, 其中 $\sum_j w_{ij}$ 是单位时间内从城市 i 出去旅行的人数. 也就是说, 每个个体的扩散率与种群规模成反比. 对全球航空运输网络的研究表明, 在旅行方向和旅行流量上网络具有对称性[276]. 因此在大尺度真实运输网络中满足 $w_{ij} = w_{ji}$, 并且可以得到

$$\partial_t N_i = \sum_j (w_{ji} - w_{ij}) = 0, \tag{4.3.12}$$

所以种群规模的任何初始条件都满足稳定状态. 另外如果在上边讨论中取移出率 $\varrho_k = T_k/N_k$, 由式 (4.3.7) 可以得到

$$d_{kk'} = \frac{w_0(kk')^\vartheta}{N_k},\tag{4.3.13}$$

则扩散方程在不相关网络下变为

$$\partial_t N_k(t) = -T_k + k^{1+\vartheta} w_0 \frac{\langle k^{1+\vartheta} \rangle}{\langle k \rangle}.\tag{4.3.14}$$

$T_k = k^{1+\vartheta} w_0 \langle k^{1+\vartheta} \rangle / \langle k \rangle$, 同样满足 $\partial_t N_k(t) = 0$, 允许任何稳态值分布 N_k.

4.3.3 疾病传播和入侵阈值

均匀集合种群的全局入侵阈值 (global invasion threshold) 考虑一个集合种群系统, 仅在一个度为 k 的子种群中引入单个患病者, 并保证 $R_0 > 1$. 在一个封闭种群中, 如果疾病暴发, 染病者的数量将会等于 αN_k, 其中 α 依赖于具体的疾病模型及疾病参数值. 染病个体的平均患病期为 μ^{-1}(μ 为恢复率), 在此期间, 个体可能以比率 $d_{kk'}$ 到相邻的度为 k' 的子种群中旅行. 当度为 k 的子种群处于疾病传播阶段, 与之相连的度为 k' 的子种群中出现的新种子 (染病者) 数量可以表示为

$$\lambda_{kk'} = d_{kk'} \frac{\alpha N_k}{\mu}.\tag{4.3.15}$$

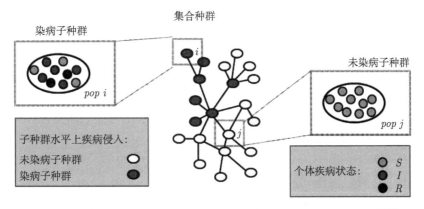

图 4.3.2 子种群层上 (以子种群为最小研究单位) 的疾病入侵示意图[273]

据此可以刻画子种群水平上的传染病入侵动力学过程 (图 4.3.2). 定义 D_k^0 为在第 0 代度为 k 的染病子种群数量, 即在初始阶段经历疾病暴发的那些子种群. 每一个染病子种群在疾病暴发期间会有染病者扩散到邻居子种群中, 这样定义 D_k^1 为下一代染病子种群数量, 依次类推. 这相当于一个基本的分支过程[277–279], 则第 n 代度为 k 的染病子种群数量可以表示为 D_k^n.

下面来看递推关系, 在疾病流行早期 $(R_0 > 1)$, 假设被疾病影响的子种群数量很少, 可以利用树形逼近 (tree-like approximation) 来研究染病子种群数量的变化, 用 D_k^{n-1} 来表示 D_k^n. 首先分析集合种群系统是一个均匀随机图的情况, 每个子种群具有相同的度 $k = \bar{k}$ 和种群规模 $\bar{N}$. 这样可以得到

$$D^n = D^{n-1}(\bar{k} - 1) \left[1 - \left(\frac{1}{R_0} \right)^{\lambda_{\bar{k}\bar{k}}} \right] \left(1 - \frac{D^{n-1}}{V} \right). \tag{4.3.16}$$

此方程假设第 $n - 1$ 代的每个染病子种群在疾病暴发期间, 染病个体将传播一定数量的子种群, 依赖于邻居子种群的数量减去初始将疾病传播过来的邻居, 即 $\bar{k} - 1$, 再乘上还未被染病个体入侵的子种群概率 $1 - D^{n-1}/V$, 和即将经历疾病暴发的新的种子子种群概率 $1 - R_0^{-\lambda_{\bar{k}\bar{k}}}$ [22] (只有单个的染病个体作为种子时疾病灭绝的概率 $P_{\text{ext}} = 1/R_0$ [22]) 个体均匀扩散的最简单形式为 $d_{\bar{k}} = \varrho/\bar{k}$, 从而有 $\lambda_{\bar{k}\bar{k}} = \varrho\bar{N}\alpha\mu^{-1}/\bar{k}$. 在以下的讨论中都假设 $R_0 - 1 \ll 1$, 这样系统处于传染病阈值附近. 在此极限条件下, 疾病暴发概率可以近似为

$$1 - \left(\frac{1}{R_0} \right)^{\lambda_{\bar{k}\bar{k}}} \simeq \lambda_{\bar{k}\bar{k}}(R_0 - 1), \tag{4.3.17}$$

并且假设在疾病流行早期有 $D^{n-1}/V \leqslant 1$, 可以得到

$$D^n = \varrho\bar{N}\alpha\mu^{-1} \frac{\bar{k} - 1}{\bar{k}} (R_0 - 1) D^{n-1}. \tag{4.3.18}$$

关系式 (4.3.18) 表明如果下式成立

$$R_* = \varrho\bar{N}\alpha\mu^{-1} \frac{\bar{k} - 1}{\bar{k}} (R_0 - 1) > 1, \tag{4.3.19}$$

则受疾病暴发影响的子种群数量将增加.

式 (4.3.19) 定义了全局入侵阈值, 与基本再生数 R_0 类似, 即集合种群基本再生数 R_*. 可以将阈值条件写成关于移出率的关系式

$$\varrho\bar{N} \geqslant \frac{\bar{k}}{\bar{k} - 1} \times \frac{\mu}{\alpha} (R_0 - 1)^{-1}, \tag{4.3.20}$$

则确定了疾病在集合种群中全局传播的个体扩散率. 也就是说, 对个体的出行率有一个最小值, 这样才能确保平均意义下每个子种群至少可以传播一个邻居子种群. 正如文献 [280] 所指出的, 在结构化种群中对于传染病的传播, 一些因素如传染周期和移出过程与 R_0 一样重要. 另外对于任意的 $R_0 > 1$, 常数 α 都大于 0, 并且在 SIR 模型中当 R_0 与 1 很近时, α 可以近似为 [281]

$$\alpha \simeq 2\frac{\mu}{\beta} \left(1 - \frac{\mu}{\beta} \right) = \frac{2(R_0 - 1)}{R_0^2}, \tag{4.3.21}$$

从而得到 SIR 模型的移出率阈值

$$\varrho \bar{N} \geqslant \frac{\bar{k}}{\bar{k}-1} \cdot \frac{\mu R_0^2}{2(R_0-1)^2}. \tag{4.3.22}$$

容易看出为了保证疾病在集合种群模型中的全局传播, 单个子种群的疾病传播状态离传染病阈值越近, 所需的出行率越大. 因此在均匀集合种群模型中可以定义两个阈值, 一个是每个子种群内部的局部传播阈值 $R_0 > 1$, 另一个是式 (4.3.22) 定义的个体出行率全局入侵阈值. 要强调的是随着 R_0 增大, R_0-1 很小将不再成立, 入侵阈值只能得到一个复杂的隐式形式.

带有依赖于交通流量的扩散率的异质集合种群网络的全局入侵阈值 在异质集合种群网络中, 全局阈值的计算将更加复杂. 这种情况下考虑度和种群异质性, 式 (4.3.16) 变为

$$D_k^n = \sum_{k'} D_{k'}^{n-1}(k'-1)\lambda_{k'k}(R_0-1)p(k|k')\left(1 - \frac{D_k^{n-1}}{V_k}\right), \tag{4.3.23}$$

类似均匀网络, 考虑在疾病暴发初期阶段有 $1 - D_k^{n-1}/V_k \simeq 1$, 并忽略度相关性, 即 $p(k|k') = kp(k)/\langle k \rangle$, 则得到

$$D_k^n = \frac{kp(k)}{\langle k \rangle}(R_0-1)\sum_{k'} D_{k'}^{n-1}(k'-1)\lambda_{k'k}. \tag{4.3.24}$$

式 (4.3.24) 的动力学行为依赖于 $\lambda_{k'k}$ 的具体形式, 而 $\lambda_{k'k}$ 由扩散率 $d_{k'k}$ 决定. 首先考虑依赖于交通流量的异质扩散率 (见式 (4.3.7))

$$\lambda_{k'k} = \frac{\varrho\langle k \rangle}{\langle k^{1+\vartheta} \rangle} \times \frac{\alpha}{\mu} \times \frac{k^\vartheta}{k'}N_{k'} = \frac{\varrho\langle k \rangle}{\langle k^{1+\vartheta} \rangle^2} \times \frac{\alpha}{\mu}(kk')^\vartheta \bar{N}, \tag{4.3.25}$$

其中度为 k 的子种群规模由稳态解式 (4.3.10) 决定, 则式 (4.3.24) 变为

$$D_k^n = (R_0-1)\frac{k^{1+\vartheta}p(k)}{\langle k^{1+\vartheta} \rangle^2} \times \frac{\varrho\bar{N}\alpha}{\mu} \times \sum_{k'} D_{k'}^{n-1}k'^\vartheta(k'-1). \tag{4.3.26}$$

定义 $\Phi^n = \sum_{k'} D_{k'}^{n-1}k'^\vartheta(k'-1)$, 表达式 (4.3.26) 可以写成递推形式

$$\Phi^n = (R_0-1)\frac{\langle k^{2+2\vartheta} \rangle - \langle k^{1+2\vartheta} \rangle}{\langle k^{1+\vartheta} \rangle^2} \times \frac{\varrho\bar{N}\alpha}{\mu}\Phi^{n-1}, \tag{4.3.27}$$

这个关系说明, 要使染病子种群数量增加, 使疾病在集合种群中达到全局传播, 下面的式子必须成立

$$R_* = (R_0-1)\frac{\langle k^{2+2\vartheta} \rangle - \langle k^{1+2\vartheta} \rangle}{\langle k^{1+\vartheta} \rangle^2} \times \frac{\varrho\bar{N}\alpha}{\mu} > 1. \tag{4.3.28}$$

很明显, 集合种群基本再生数是网络异质性的增函数, 对病原体在子种群间的传播起到关键的作用. 当每个子种群内部都为 SIR 模型时, 移出率阈值可以写为

$$\varrho \bar{N} \geqslant \frac{\langle k^{1+\vartheta}\rangle^2}{\langle k^{2+2\vartheta}\rangle - \langle k^{1+2\vartheta}\rangle} \times \frac{\mu R_0^2}{2(R_0-1)^2}. \tag{4.3.29}$$

与均匀网络的区别在于对网络拓扑度的依赖进行了一个修正. 在具有重尾分布的网络中, 比率 $\langle k^{1+\vartheta}\rangle^2/(\langle k^{2+2\vartheta}\rangle - \langle k^{1+2\vartheta}\rangle)$ 是非常小的, 并且在网络规模无限增大时, 这个比率趋近于零. 这说明集合种群网络的异质性降低了全局入侵阈值, 从而更有利于疾病的全局传播.

下面考虑扩散率与出行人数与种群规模的比率成正比, 即 $\varrho_k = T_k/N_k$, 则

$$\lambda_{kk'} = w_0 (kk')^\vartheta \alpha \mu^{-1}.$$

利用前面所用到的近似, 式 (4.3.24) 变为

$$D_k^n = (R_0-1)\frac{k^{1+\vartheta}p(k)}{\langle k\rangle} \times \frac{w_0\alpha}{\mu} \times \sum_{k'} D_{k'}^{n-1} k'^\vartheta (k'-1). \tag{4.3.30}$$

这种情况下也利用辅助函数 $\Phi^n = \sum_{k'} D_{k'}^{n-1} k'^\vartheta (k'-1)$, 可以得到递推关系

$$\Phi^n = (R_0-1)\frac{\langle k^{2+2\vartheta}\rangle - \langle k^{1+2\vartheta}\rangle}{\langle k\rangle} \cdot \frac{w_0\alpha}{\mu} \Phi^{n-1}, \tag{4.3.31}$$

从而得到全局入侵阈值

$$R_* = (R_0-1)\frac{\langle k^{2+2\vartheta}\rangle - \langle k^{1+2\vartheta}\rangle}{\langle k\rangle} \times \frac{w_0\alpha}{\mu} > 1. \tag{4.3.32}$$

对于子种群内部为 SIR 模型的情况, 可以得到

$$w_0 \geqslant \frac{\langle k\rangle}{\langle k^{2+2\vartheta}\rangle - \langle k^{1+2\vartheta}\rangle} \times \frac{\mu R_0^2}{2(R_0-1)^2}. \tag{4.3.33}$$

同样地, 在这种情况下, 集合种群网络的异质性越强, 比率 $\langle k\rangle/(\langle k^{2+2\vartheta}\rangle - \langle k^{1+2\vartheta}\rangle)$ 越小, 即网络的拓扑波动性降低了扩散阈值. 值得注意的是, 网络异质性在集合种群基本再生数上所起的作用与接触行为异质性在基本再生数上的作用类似[23, 50, 188, 282].

4.3.4　入侵阈值之上的传染病行为

集合种群框架下, 每个子种群内部的传染病动力学可以看成反应过程[283], 若遵循 SIR 机制, 则动力学行为由以下两个反应过程确定

$$I + S \to 2I, \tag{4.3.34}$$

$$I \to R. \tag{4.3.35}$$

在扩散之前, 子种群 j 内部的 I_j 个体和 S_j 个体按照式 (4.3.34) 和式 (4.3.35) 相互作用. 考虑染病个体的恢复是一个自发过程 $I \to R$, 每个节点 j 中的个体依比率 μ 由 I_j 转化为 R_j. 反应过程 $I + S \to 2I$ 依赖于种群密度与传染性. 一般情况下, 当人口数量很大时, 单位时间只能接触种群数量的一部分. 假设子种群内部均匀混合, 单位时间内染病个体的传染率为 $\beta \Gamma_j$, 其中 Γ_j 是

$$\Gamma_j = \frac{I_j S_j}{N_j}. \tag{4.3.36}$$

当然考虑传染率对密度的不同依赖关系, 可以导出不同的传染率[23, 283].

为了描述集合种群系统的动力学演化, 类似式 (4.3.3), 考虑网络的拓扑波动性, 引入

$$I_k = \frac{1}{V_k} \sum I_j, \quad S_k = \frac{1}{V_k} \sum S_j, \tag{4.3.37}$$

分别表示度为 k 的子种群中 I 和 S 个体的平均数量. 假设在子种群内部个体混合均匀, 则每个子种群内部的传染率为 $\Gamma_k = I_k S_k / N_k$.

从而描述度为 k 的子种群中的染病者数量变化的反应扩散过程可以写为

$$I_k(t + \Delta t) - I_k(t) = W_k^+ - W_k^-, \tag{4.3.38}$$

其中 W_k^+ 和 W_k^- 分别表示通过疾病传播和扩散两个过程进入和离开类 I_k 的染病者数量. 在一般框架下, 一个给定子种群的移出率依赖于它的度, 即 ϱ_k, 则离开项 W_k^- 可以简单写为

$$W_k^- = \varrho_k I_k + (1 - \varrho_k) \mu I_k. \tag{4.3.39}$$

增加项 W_k^+ 包括子种群内部的疾病传播过程所产生的新的染病个体和从邻居子种群中以扩散率 $d_{k'k}$ 扩散过来的染病个体, 从而有下面的形式

$$W_k^+ = (1 - \varrho_k) \beta \Gamma_k + k \sum_{k'} p(k'|k) d_{k'k} [(1 - \mu) I_{k'} + \beta \Gamma_{k'}]. \tag{4.3.40}$$

对于简单的扩散, 考虑无穷小的时间段 $\Delta t \to 0$, 由式 (4.3.38) 得到下面的微分方程组

$$\partial_t I_k = -\varrho_k I_k + (1 - \varrho_k)(-\mu I_k + \beta \Gamma_k) + k \sum_{k'} p(k'|k) d_{k'k} [(1 - \mu) I_{k'} + \beta \Gamma_{k'}]. \tag{4.3.41}$$

考虑度不相关的情况 $p(k'|k) = k' p(k') / \langle k \rangle$, 得到下面的动力学反应扩散方程

$$\partial_t I_k = -\varrho_k I_k + (1 - \varrho_k)(-\mu I_k + \beta \Gamma_k) + \frac{k}{\langle k \rangle} \sum_{k'} k' p(k') d_{k'k} [(1 - \mu) I_{k'} + \beta \Gamma_{k'}]. \tag{4.3.42}$$

类似地, 可以写出关于 S_k 和 R_k 的演化方程.

在疾病流行早期, 可以假设集合种群系统中的染病者密度非常小, 一般可以忽略掉 I_k^2 的作用, 并且假设 R_k 与 I_k 具有同样的数量级, 这样 Γ_k 可以近似为

$$\Gamma_k = \frac{(N_k - I_k - R_k)I_k}{N_k} \simeq I_k, \tag{4.3.43}$$

从而式 (4.3.42) 可以近似为下面的形式

$$\partial_t I_k = -\varrho_k I_k + (1-\varrho_k)(\beta-\mu)I_k + \frac{k}{\langle k \rangle}\sum_{k'} k'p(k')d_{k'k}(1-\mu+\beta)I_{k'}. \tag{4.3.44}$$

在上述方程组中, 考虑前边提到的具体扩散形式就可以得到显式解.

首先考虑均匀移出率 ϱ 和式 (4.3.7) 所给出的依赖于交通流量的扩散率, 可以得到下面的动力学反应方程

$$\partial_t I_k = -\varrho I_k + (1-\varrho)(\beta-\mu)I_k + \varrho\frac{k^{1+\vartheta}}{\langle k^{1+\vartheta}\rangle}(1-\mu+\beta)\bar{I}, \tag{4.3.45}$$

此式仅仅依赖于染病个体的数量, 其中 $\bar{I} = \sum_{k'} p(k')I_{k'}$. 上述方程两边同乘以 $p(k)$ 并对 k 连加, 就得到

$$\partial_t \sum_k p(k)I_k = \partial_t \bar{I} = (\beta-\mu)\bar{I}, \tag{4.3.46}$$

这个方程有简单解

$$\bar{I} = \bar{I}(0)e^{(\beta-\mu)t}, \tag{4.3.47}$$

其中 $\bar{I}(0)$ 是集合种群系统中的初始染病个体数量. 此式清楚地说明只有当 $\beta > \mu$ 时, 系统中染病个体的总体平均数量才会增加, 从而得到传播阈值条件 $R_0 = \beta/\mu > 1$. 在确定性水平, 设置时间尺度使其适用于整个系统, 可以得到集合种群系统的阈值条件与单个子种群的阈值条件相同. 直观上可以得到, 如果疾病不能在单个子种群中扩散, 则它不可能在集合种群层大范围暴发 (major outbreak).

求解方程 (4.3.45), 就可以得到

$$I_k(t) = A\frac{k^{1+\vartheta}}{\langle k^{1+\vartheta}\rangle}e^{(\beta-\mu)t} + C_k e^{[(1-\varrho)(\beta-\mu)-\varrho]t}, \tag{4.3.48}$$

其中 A 和 C_k 由初始条件决定. 假设在集合种群系统中引入的初始染病者为 I_0, 并在子种群间均匀分布, 即 $\forall k, I_k(0) = I_0/V = \bar{I}(0)$, 得到

$$A = \bar{I}(0), \quad C_k = \bar{I}(0)\left(1 - \frac{k^{1+\vartheta}}{\langle k^{1+\vartheta}\rangle}\right). \tag{4.3.49}$$

如果 I_0 个染病者都分布在度为 k_0 的子种群, 则 $I_k(0) = \delta_{kk_0}\bar{I}(0)/p(k_0)$, 从而系数 A 和 C_k 为

$$A = \bar{I}(0), \quad C_k = \bar{I}(0)\left(\frac{\delta_{kk_0}}{p(k_0)} - \frac{k^{1+\theta}}{\langle k^{1+\theta}\rangle}\right). \tag{4.3.50}$$

结果 (4.3.50) 表明, 选择的初始条件服从均匀分布还是局部分布将影响疾病在子种群内部的传播.

当扩散率依赖于种群规模时, 取式 (4.3.13) 可以得到

$$\partial_t I_k = -\varrho_k I_k + (1-\varrho_k)(\beta-\mu)I_k + \frac{k^{1+\vartheta}}{\langle k^{1+\vartheta}\rangle}(1+\beta-\mu)\Omega, \tag{4.3.51}$$

其中 $\Omega = \sum_k p(k)\varrho_k I_k$, 类似式 (4.3.46), 有

$$\partial_t \bar{I} = (\beta-\mu)\bar{I}, \tag{4.3.52}$$

和

$$\bar{I} = \bar{I}(0)e^{(\beta-\mu)t}. \tag{4.3.53}$$

这种情况下, 同样得到了阈值条件 $R_0 = \beta/\mu > 1$.

另外, 文献 [273] 利用 Monte Carlo 算法对不同情况进行了大量的模拟, 并且与分析结果进行了比较, 验证了上述理论结果的正确性.

4.3.5 考虑沿起点–终点扩散的集合种群网络

文献 [284] 在 [273] 的基础上, 更加细致地刻画个体的移动行为, 考虑每个个体都有自己的初始节点 (家), 并且对其有记忆. 假设在每个时间步长, 子种群 i 中的个体以概率 $\lambda_{ij} = \lambda$ 迁出, 并且沿两节点之间的最短路径到达终点子种群 j, 其中选择子种群 j 的概率正比于子种群规模 N_j. 一旦个体到达终点节点, 就会按照同样的最短路径返回初始节点. 这样原有的集合种群网络 (图 4.3.2) 就变成了现在具有起点 - 终点扩散的集合种群网络 (图 4.3.3). 其中实线箭头表示个体以概率 λ 按照两个子种群之间的最短路径移动; 虚线箭头表示个体的出行机制发生改变, 会避开疾病高发地.

首先研究个体按照实线箭头路线出行的情况, 并考虑 SIR 疾病传播机制, 利用 4.3.3 小节的思想, 用 ω^{n-1} 表示在第 $n-1$ 代整个网络中移动的染病者数量, 则

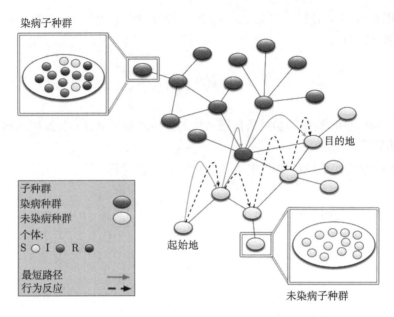

图 4.3.3　具有起点-终点扩散的集合种群系统示意图[284]

$$\omega^{n-1} = \frac{\lambda \alpha}{\mu} \sum_{k'} D_{k'}^{n-1} N_{k'}. \tag{4.3.54}$$

那么经过度为 k 的子种群的染病者数量就是 ω^{n-1} 中的一部分, 并与拓扑介数成正比. 节点 i 的介数定义为

$$b(i) = \sum_{\substack{j,l=1,n \\ i \neq j \neq l}} \frac{\mathcal{D}_{jl}(i)}{\mathcal{D}_{jl}}, \tag{4.3.55}$$

其中 $\mathcal{D}_{jl}$ 为从节点 j 到节点 l 的最短路径的数目, $\mathcal{D}_{jl}(i)$ 是从节点 j 到节点 l 并且经过节点 i 的最短路径数目. 从而可以得到第 $n-1$ 代的染病者中到度为 k 的子种群的个体数量 γ_k^{n-1} 为

$$\gamma_k^{n-1} = \frac{b_k}{b_{\text{tot}}} \omega^{n-1}, \tag{4.3.56}$$

其中 b_{tot} 为所有节点介数的和, 则第 n 代度为 k 的染病子种群数量可以表示为

$$D_k^n = V_k \left(1 - \frac{D_k^{n-1}}{V_k}\right) \cdot \left(1 - R_0^{-\gamma_k^{n-1}}\right), \tag{4.3.57}$$

在疾病暴发早期, 对于 $R_0 \sim 1$, 有以下近似表达式

$$\frac{D_k^{n-1}}{V_k} \ll 1, \tag{4.3.58}$$

和

$$1 - R_0^{-\gamma_k^{n-1}} \sim (R_0 - 1)\gamma_k^{n-1}, \tag{4.3.59}$$

从而得到

$$D_k^n = (R_0 - 1)V_k\gamma_k^{n-1} = (R_0 - 1)\frac{\lambda\alpha}{\mu}V_k\frac{b_k}{b_{\text{tot}}}\sum_{k'}D_{k'}^{n-1}N_{k'}. \tag{4.3.60}$$

考虑平衡态 $N_k = k\bar{N}/\langle k \rangle$, 有

$$D_k^n = (R_0 - 1)\frac{\lambda\alpha}{\mu}\bar{N}V_k\frac{b_k}{b_{\text{tot}}} \cdot \frac{1}{\langle k \rangle}\sum_{k'}D_{k'}^{n-1}k'. \tag{4.3.61}$$

定义 $\Phi^n = \sum_k D_k^n k$, 得到

$$\Phi^n = (R_0 - 1)\frac{\lambda\alpha}{\mu}\bar{N}\frac{\Phi^{n-1}}{\langle k \rangle}\sum_k V_k k\frac{b_k}{b_{\text{tot}}}. \tag{4.3.62}$$

由于

$$\sum_k V_k k\frac{b_k}{b_{\text{tot}}} = \frac{V\sum_k p(k)kb_k}{V\sum_{k'} p(k')b_{k'}}, \tag{4.3.63}$$

并考虑 $b_k \sim k^\eta$, 式 (4.3.62) 可以写为

$$\Phi^n = (R_0 - 1)\frac{\lambda\alpha}{\mu}\bar{N}\frac{1}{\langle k \rangle} \cdot \frac{\langle k^{1+\eta} \rangle}{\langle k^\eta \rangle}\Phi^{n-1}. \tag{4.3.64}$$

从而可以得到全局入侵阈值

$$R_* = (R_0 - 1)\frac{\lambda\alpha}{\mu}\bar{N}\frac{1}{\langle k \rangle} \cdot \frac{\langle k^{1+\eta} \rangle}{\langle k^\eta \rangle}, \tag{4.3.65}$$

同样可以写为关于移出率的阈值条件

$$\lambda\bar{N} \geqslant \frac{\langle k^\eta \rangle}{\langle k^{1+\eta} \rangle} \cdot \frac{\langle k \rangle\mu}{\alpha}(R_0 - 1)^{-1}. \tag{4.3.66}$$

可见, 在集合种群传染病系统中, 针对每个子种群的 $R_0 > 1$ 并不能保证一定数量的子种群被疾病感染. 并且需要说明的是, 只有当 $\mu^{-1} \gg \bar{l}v^{-1}$ 时, 前面的讨论才能成立, 其中 $\bar{l}$ 是节点之间的平均距离, v 是个体旅行速度. 如果 $\mu^{-1} \ll \bar{l}v^{-1}$, 染病个体只能感染离它最近的邻居, 这种情况与文献 [273] 相同, 只是这里的 $\lambda_{kk'} = \lambda/k'\alpha N_{k'}/\mu$, 类比式 (4.3.24) 就可以得到相应的迭代方程和阈值.

传染病暴发期间, 个体为了减小感染疾病的风险往往会改变自己的出行习惯, 文献 [284] 考虑了两种可能的风险规避行为并对其进行了刻画.

(1) 离开概率　2009 年, H1N1 暴发期间, 去墨西哥的旅客大幅度减少. 这说明描述个体行为改变的一个可行机制是将出行概率定义为目的地疾病状态的函数. 文献 [284] 给出的数学表达式为

$$\lambda \to \lambda_{ij} = \lambda \left(1 - \frac{I_j(t)}{N_j(t)} \right). \tag{4.3.67}$$

每个个体出行的概率不再是一个常数, 而是目的地传染病发生比率的函数.

(2) 变更路线　假设子种群 i 中某个体的目的地节点为 j, m 节点是从起点到终点最短路径中的一个节点, 并且 m 节点正在暴发疾病, 那么个体就有可能改变出行路线以避免感染疾病. 当然染病风险的降低必然得承受路程增加的代价, 从而个体就会在降低风险和增加路程之间进行比较权衡来做出决定. 文中引入了一个代价函数

$$c_m(t) = h\delta_m + (1 - h)\frac{I_m(t)}{N_m(t)}, \tag{4.3.68}$$

其中参数 $h \in [0, 1]$, δ_m 可以取三个值 $-1, 0, 1$. 如果是最短路径取 -1, 一条新的路径但不改变距离取 0, 否则取 1. 除非下一站就是终点, 否则, 每个时间步个体以代价函数最小来决定旅行的下一站.

4.3.6　目的地停留时间具有异质性的集合种群网络

文献 [284] 考虑了个体在目的地停留固定时间 τ, 而实际上, 由于不同的地理位置、文化和季节条件, 个体的旅行行为存在很大的差异性, 包括出行频率及旅行停留时间. 个体在停留期间, 从染病地过来旅行的个体可能感染当地的健康居民, 也可能感染从别的地方过来旅行的健康个体 (例如, H1N1). 所以文献 [285] 在集合种群理论框架下, 考虑个体在目的地的停留时间的异质性, 讨论其对疾病传播的影响.

符号及意义都沿用前面小节, 仅对一些新变量及有变化的变量加以说明. 由式 (4.3.1) 知, 度为 k 的子种群到度为 k' 的子种群的平均权重是度的积的函数, 即 $w_{kk'} \propto (kk')^\vartheta$. 当系统处于稳态时, 由式 (4.3.10) 知, 子种群规模 N_k 与子种群的度 k 有关系 $N_k \propto k^{\phi[286, 287]}$. 进一步, 依据现实世界观察到的移动数据所具有的尺度性质, 定义: ① 子种群规模 $N_k = \bar{N}k^\phi/\langle k^\phi \rangle$, 其中 $\overline{N} = \sum_k N_k p(k)$, ϕ 取 1 时就得到式 (4.3.11); ② 从度为 k 的子种群到度为 k' 的子种群移动的个体数量为 $w_{kk'} = w_0(kk')^\vartheta$.

为了刻画停留时间的影响, 假设在度为 k' 的子种群中的停留时间 $\tau_{k'}$ 是度 k' 的函数, 即

$$\tau_{k'} = \frac{\bar{\tau}}{\langle k^\chi \rangle}(k')^\chi, \tag{4.3.69}$$

其中 $\bar{\tau}/\langle k^\chi \rangle$ 是归一化因子, $\bar{\tau} = \sum_k \tau_k p(k)$ 是整个集合种群网络中的平均停留时间. $\chi > 0$, 说明停留时间长短与目的地子种群的度正相关, 即个体如果旅行到一个高连通性的地方将在那儿停留比较长的时间, 与旅行到那些边缘地区相比较, 有更长时间暴露于局部种群 (local population). $\chi < 0$ 说明随着目的地度的减小, 个体呆在目的位置的时间反而增加. 对于个体, 一般在到达目的地的所需时间和在目的地的停留时间之间作优化选择. 实际上度小的节点 (位置) 一般位于系统网络的边缘, 所以从一个初始位置要旅行到达最终目的地可能需要很多步, 一般情况下, 在一个很难到达的目的地会呆比较长的时间[288]. $\chi = 0$ 对应于停留时间长度均匀的情况, 而 $\chi \to \infty$ 对应于永久移民的情况[289, 290].

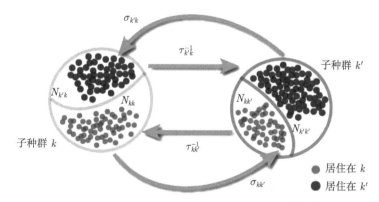

图 4.3.4 异质停留时间的集合种群示意图[285]

为了考虑个体的返回机制, 再对 N_k 进行细分. 在任意时刻, 度为 k 的子种群由两种个体占据, 一部分个体 N_{kk} 是居住在度为 k 的子种群并且当前还在这里, 另一部分个体 $N_{k'k}$ 是原来在度为 k' 的邻居子种群现在在度为 k 的子种群 (图 4.3.4). 为了与前边小节保持一致, 在下边的表达式中分别用 $d_{k,k'}$, $d_{k',k}$ 来表示图 4.3.4 中的 $\sigma_{k,k'}$, $\sigma_{k',k}$. N_{kk} 中的个体以比率 $d_{k,k'}$ 从度为 k 的子种群旅行到度为 k' 的邻居子种群, 并且以比率 $\tau_{kk'}^{-1}$ 返回, 则 $\tau_{kk'}$ 是个体在目的地 k' 呆的平均时间. 假设所呆时间的长短只与目的地有关, 即 $\tau_{kk'} \overset{\text{def}}{=\!=} \tau_{k'}$. 这种个体之间的交换是疾病在子种群间传播的源头.

基于上边的假设分析及文献 [291], 可以得到演化方程

$$\partial_t N_{kk}(t) = -\varrho_k N_{kk}(t) + k \sum_{k'} N_{kk'}(t) p(k'|k) \tau_{k'}^{-1}, \tag{4.3.70}$$

$$\partial_t N_{kk'}(t) = d_{k,k'} N_{kk}(t) - N_{kk'}(t)\tau_{k'}^{-1}, \tag{4.3.71}$$

其中 $\varrho_k = k \sum_{k'} d_{k,k'} p(k'|k)$ 表示度为 k 的子种群的移出率. 令 $\partial_t N_{kk}(t) = \partial_t N_{kk'}(t) = 0$, 得到

$$N_{kk} = \frac{\bar{N}}{\langle k^\phi \rangle} v_k k^\phi, \tag{4.3.72}$$

和

$$N_{kk'} = \frac{\sigma \bar{N} \bar{\tau}}{\langle k^\phi \rangle \langle k^\chi \rangle} v_k k^\vartheta k'^{\vartheta+\chi}, \tag{4.3.73}$$

其中 $\sigma = w_0 \langle k^\phi \rangle / \bar{N}$, 文中定义为扩散率改变尺度 (diffusion rate rescaling); $v_k = \left(1 + \sigma \bar{\tau} \frac{\langle k^{\vartheta+\chi+1} \rangle}{\langle k \rangle \langle k^\chi \rangle} k^{\vartheta-\phi+1}\right)^{-1}$.

在以上平衡点处通过一个连接的个体数量 $T_{kk'}$ 是居住在度为 k 的个体旅行到他们的目的地 k' 的数量及居住在 k' 的个体完成访问以后返回初始地 k 的数量的和

$$T_{kk'} = d_{k,k'} N_{kk} + \tau_k^{-1} N_{k'k}, \tag{4.3.74}$$

将式 (4.3.72) 和式 (4.3.73) 代入上式得

$$T_{kk'} = \frac{\sigma \bar{N}}{\langle k^\phi \rangle} (kk')^\vartheta (v_k + v_{k'}). \tag{4.3.75}$$

$T_{kk'}$ 是系统所有参数的函数, 特别是指数 χ. 平均停留时间 $\bar{\tau}$ 相同时, 不同的 χ 有不同的总体平均交通流量, 在不相关网络下, 总体平均交通流量 $\langle T_{kk'} \rangle$ 可以写成

$$\langle T_{kk'} \rangle = \sum_{kk'} \frac{kp(k)k'p(k')}{\langle k \rangle^2} T_{kk'} = \frac{2\sigma \bar{N}}{\langle k \rangle^2 \langle k^\phi \rangle} \langle k^{1+\vartheta} v_k(\chi) \rangle \langle k^{1+\vartheta} \rangle. \tag{4.3.76}$$

这里强调对 χ 的依赖性.

假设度为 k' 的子种群中疾病暴发, 那么疾病传播到度为 k 的无病邻居子种群的情况有两种: 度为 k' 的子种群中的染病个体旅行到度为 k 的子种群中, 与度为 k 的子种群中的个体接触而使其感染; 或者是从度为 k 的子种群到度为 k' 的子种群旅行的个体被感染疾病, 完成旅程后返回到初始子种群, 而使其感染. 假设遵循 SIR 的疾病传播机制, 则染病种子数量为 $\lambda_{k'k} = \alpha(N_{kk'} + N_{k'k})$, 其中 $N_{kk'}$ 和 $N_{k'k}$ 取稳态表达式 (见式 (4.3.72) 和 (4.3.73)), 类似于式 (4.3.23), 可以得到迭代方程

$$D_k^n = \sum_{k'} D_{k'}^{n-1}(k'-1)p(k|k')(1 - R_0^{-\lambda_{k'k}}) \left(1 - \frac{D_k^{n-1}}{V_k}\right). \tag{4.3.77}$$

仍利用 $R_0 \simeq 1$ 和 $\alpha \simeq \dfrac{2(R_0-1)}{R_0^2}$, 得到下面的方程

$$D_k^n = C \left[k^{1+\vartheta} v_k p(k) \sum_{k'} D_{k'}^{n-1}(k'-1) k'^{\vartheta+\chi} + k^{\vartheta+\chi+1} p(k) \sum_{k'} D_{k'}^{n-1}(k'-1) k'^{\vartheta} v_{k'} \right],$$

(4.3.78)

其中 $C = \dfrac{2(R_0-1)^2}{R_0^2} \cdot \dfrac{\sigma \bar{N} \bar{\tau}}{\langle k \rangle \langle k^\phi \rangle \langle k^\chi \rangle}$.

引入辅助变量 $\Phi^n = (\Phi_1^n, \Phi_2^n)$, 其中

$$\Phi_1^n = \sum_k (k-1) k^{\vartheta+\chi} D_k^n,$$

$$\Phi_2^n = \sum_k (k-1) k^{\vartheta} v_k D_k^n.$$

从而, 式 (4.3.78) 可以简单写成关于 Φ^n 的迭代方程

$$\Phi^n = CG\Phi^{n-1},$$

(4.3.79)

其中 G 是一个 2×2 的矩阵, 各元素分别为

$$g_{11} = g_{22} = \langle (k-1) k^{2\vartheta+\chi+1} v_k \rangle,$$

$$g_{12} = \langle (k-1) k^{2(\vartheta+\chi)+1} \rangle, \quad g_{21} = \langle (k-1) k^{2\vartheta+1} v_k^2 \rangle.$$

系统 (4.3.78) 的动力学行为由 G 的最大特征值

$$\Lambda(\{p(k)\}, \sigma, \bar{\tau}, \bar{N}) = \langle (k-1) k^{2\vartheta+\chi+1} v_k \rangle + \sqrt{\langle (k-1) k^{2(\vartheta+\chi)+1} \rangle \langle (k-1) k^{2\vartheta+1} v_k^2 \rangle}$$

决定. 从而得到全局入侵阈值

$$R_* = \frac{2(R_0-1)^2}{R_0^2} \sigma \bar{N} \bar{\tau} \frac{\Lambda(\{p(k)\}, \sigma, \bar{\tau}, \bar{N})}{\langle k \rangle \langle k^\phi \rangle \langle k^\chi \rangle}$$

(4.3.80)

是度分布及它的矩、平均停留时间 $\bar{\tau}$、移出率改变尺度 σ、平均子种群规模 $\bar{N}$ 的函数.

式 (4.3.80) 定义了疾病全局入侵的阈值, 如果 $R_* > 1$, 从给定子种群开始的疾病将会传染一定比例的子种群, 达到全局暴发. 如果 $R_* < 1$, 疾病只在初始子种群内传播, 不会侵入集合种群系统.

为了与异质拓扑网络比较, 文中同样给出了在均匀网络下的全局入侵阈值. 类似于 4.3.3 小节中均匀集合种群的全局扩散阈值, 只是仕这里

$$\lambda_{kk'} = 2\alpha \sigma \bar{N} \bar{\tau} \bar{k}^{2\vartheta} v_{\bar{k}},$$

其中 $v_{\bar{k}} = (1 + \sigma \bar{\tau} \bar{k}^{2\vartheta+1})^{-1}$. 具体的推导过程可以参看文献 [285] 及补充材料, 得到的阈值条件为

$$R_* = 4\sigma \bar{N} \bar{\tau} \frac{(R_0-1)^2}{R_0^2} \bar{k}^{2\vartheta} (\bar{k}-1) v_{\bar{k}}. \qquad (4.3.81)$$

全局入侵阈值 R_* 是系统中各个参数的一个组合体, 包括疾病参数、人口统计参数、集合种群网络结构、旅行流量和出行时间尺度. 图 4.3.5 给出了网络拓扑结构和停留时间异质性的影响. 图 (a) 给出了异质集合网络 (蓝色) 和均匀网络 (红色) 下 $R_* > 1$ 的区域. 图 (b) 是异质网络下 $R_* = (R_0, \chi)$ 的曲面图.

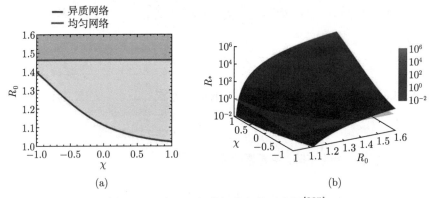

图 4.3.5　全局入侵的阈值条件示意图[285]

当 $\chi = 0$ 时, 可以看出异质性结构很大程度上更利于疾病的传播. 在 $R_* = 1$ 时, 与均匀网络相比, 异质性网络所对应的 R_0 值要小的多. 在 $R_0 > 1$ 的一部分区域内, 对于均匀网络来说, 疾病传染力度相当小, 不足以使其在均匀网络中大范围传播; 而对异质结构网络而言却足够大, 完全可以使整个种群的一部分子种群感染. 这也证实了之前关于度的大幅波动可以降低集合种群系统的疾病入侵阈值的说法[273, 292, 293].

当 $\chi \neq 0$, 随着 χ 值的增加, R_* 值的增加导致相应基本再生数临界值的减小, 因此即使 R_0 很小, 也可以通过另外的途径, 使其更有利于疾病的传播. 相比边缘子种群, 旅行主体在高连通性子种群中要呆更长的时间, 更加强了 hub 节点的传播潜力, 从而使疾病在集合种群系统中更容易传播. 相反, 对于负的并且递减的 χ, 大的度与越来越小的 χ 值相抵消, 抑制了 hub 节点的传播潜力. 由于停留时间与子种群的度反相关, 度异质性与停留时间的波动相互平衡, 导致疾病的入侵需要更大的 R_0. 由于不存在度的波动, 这种现象在均匀网络中不可能出现. 在这里要强调的是, 以上的分析结果都是以 $\mu^{-1} \gg \tau_k$ 为前提的.

同时, 为了验证分析处理的有效性, 文章在个体层做了大量的 Monte Carb 数值模拟, 验证了全局入侵阈值对各参数的依赖性. 并且为了与分析结果有一个直观

的比较, 考虑均匀网络和异质性网络具有相同的种群规模和平均度. 在分析时假设网络度不相关, 文章根据文献 [294] 中的方法建立了不相关异质网络, 验证了分析结果的正确性, 说明个体在目的地停留时间的异质性对疾病在集合种群系统中的传播有很大的影响.

4.4　具有扩散的复杂网络传染病模型

4.4.1　复杂网络上具有反应扩散过程的集合种群模型

反应扩散是用来解释一个或多个物质的浓度在空间的分布变化, 它受到两个过程影响: 一是局部的反应导致物质相互转化, 二是扩散导致物质从一个局部位置向周围移动. 反应扩散过程常常用来刻画局部数量遵循物理反应扩散方程的各种现象, 如化学反应、种群演化、疾病传染等[82]. 从微观水平上看, 反应扩散过程由在空间中扩散的粒子构成, 其中著名的费米子反应扩散模型 (fermionic models) 假设每个节点的粒子数量是有限的, 而玻色子反应扩散过程模型 (bosonic models) 则没有这种约束. 玻色子反应扩散过程模型的经典例子就是化学反应, 不同的分子或者原子在空间扩散, 并且同与之接触的分子或者原子发生反应. 另外一个重要例子则是集合种群传染病模型[295]. 此模型中, 粒子表示在不同区域 (如城市) 间移动的人, 针对不同疾病, 将个体按照不同状态分类, 如染病者、易感者、恢复者等. 而反应过程则是考虑处于同一区域的个体通过和其他的个体接触并且改变现有状态的概率. 其建模方法需要考虑环境的空间结构、运输设施、移动行为、交通网络等, 由于缺少相关数据, 研究中通常假设基础网络为随机图和不同维数的规则网格. 然而近些年对社会网络和技术网络的研究发现它们的拓扑结构都存在极大的异质性[296]. 已有研究表明连通性波动对一些渗透和费米子系统的行为存在很大影响[297], 那么就有必要对玻色子反应扩散过程中连通性波动的作用进行研究. 以下主要介绍 Colizza 等在文献 [283] 中工作.

一般情形下, 一个基本的反应扩散过程遵循以下的反应过程

$$B \to A, \tag{4.4.1}$$

$$B + A \to 2B. \tag{4.4.2}$$

反应过程中共有 $N = N_A + N_B$ 个粒子, 其中 N_A, N_B 分别表示粒子 A 和 B 的数量. 这个反应过程被应用到经典 SIS 传染病模型中, 则 A 粒子相当于 S, 而 B 粒子相当于 I. 因为 A 粒子不能立即生成 B 粒子, 此过程中的动态变化完全取决于 B 粒子, 因此也把 B 粒子称为活化子 (active particles).

下面在具有 V 个节点的异质集合种群网络中考虑粒子的扩散问题, 网络中粒子总数为 N, 网络中度为 k 的节点中的粒子总数为 N_k, 网络中度为 k 的节点总数

为 n_k, 则网络中度为 k 的节点的平均粒子数为 $\rho_k = N_k/n_k$. 网络中节点的度分布为 $p(k) = n_k/V$, 一阶矩和二阶矩分别为 $\langle k \rangle$ 和 $\langle k^2 \rangle$. 随时间变化, $N_k(t)$ 的演化方程可以表示为

$$\partial_t N_k(t) = -N_k(t) + kn_k \sum_{k'} p(k'|k)\rho_{k'}(t)/k'.$$

上式两边同除以 n_k, 则在度不相关的情形下可以转化为

$$\partial_t \rho_k(t) = -\rho_k(t) + \frac{k}{\langle k \rangle} \sum_{k'} p(k')\rho_{k'}(t).$$

用 $\rho = N/V$ 表示网络中每个节点的平均粒子数, 显然 $\rho = \sum_{k'} p(k')\rho_{k'}(t)$, 从而得到上述系统的稳态解

$$\rho_k = \frac{k}{\langle k \rangle}\rho_{k'}.$$

　　玻色子反应扩散过程中的反应过程发生在集合种群网络节点的内部, 假设节点 i 包含了 a_i 个 A 粒子和 b_i 个 B 粒子 (图 4.4.1), 其中 a_i, b_i 可以取包括 0 在内的一切整数, 取 0 则代表节点中没有粒子. 在扩散过程开始之前, A 粒子和 B 粒子在同一节点中, 并按照方程 (4.4.1) 和 (4.4.2) 反应. 在每个节点中 $B \to A$ 的转化率为 μ, 而 $B + A \to 2B$ 的反应则分两种情况来考虑, 类型 I: 双线性反应发生率, 即 A 粒子可以和同一节点中的所有 B 粒子相接触, 反应发生率为 β; 类型 II: 标准反应发生率, 即 A 粒子只能和有限个 B 粒子接触, 此时反应发生率是 β/ρ_i, 其中 $\rho_i = a_i + b_i$.

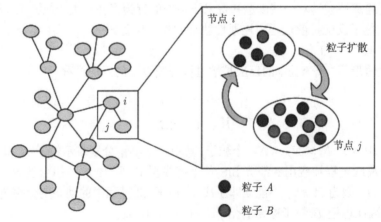

图 4.4.1　集合种群网络中的反应-扩散过程[283]

用 $\rho_{A,k}$ 和 $\rho_{B,k}$ 分别表示度为 k 的所有节点中 A 粒子和 B 粒子的平均数量，则有

$$\rho_{A,k} = \frac{1}{n_k}\sum_{i|k_i=k} a_i, \quad \rho_{B,k} = \frac{1}{n_k}\sum_{i|k_i=k} b_i.$$

显然，网络中度为 k 的节点中的平均粒子数为 $\rho_k = \rho_{A,k} + \rho_{B,k}$，整个网络中 A 粒子和 B 粒子的平均密度分别为 $\rho_A = \sum_k p(k)\rho_{A,k}$, $\rho_B = \sum_k p(k)\rho_{B,k}$，则有 $\rho = \rho_A + \rho_B$. 下面将用 $\rho_{A,k}(t)$, $\rho_{B,k}(t)$ 这两个量随时间的演化来描述反应扩散过程，类型 I 取双线性反应核 $\Gamma_k = \rho_{A,k}\rho_{B,k}$，类型 II 取标准反应核 $\Gamma_k = \rho_{A,k}\rho_{B,k}/\rho_k$. 假设 A 粒子和 B 粒子的扩散率分别为 D_A 和 D_B，则关于 B 粒子的动力学方程为

$$\partial_t\rho_{B,k} = -\mu\rho_{B,k} + \beta\Gamma_k - D_B[(1-\mu)\rho_{B,k}+\beta\Gamma_k] + kD_B\sum_{k'}p(k'|k)\frac{1}{k'}[(1-\mu)\rho_{B,k'}+\beta\Gamma_{k'}],$$
(4.4.3)

其中第一项表示 B 粒子的转化，第二项表示反应生成的 B 粒子，第三项表示没有转化的 B 粒子与反应生成的 B 粒子的向外扩散，第四项表示从其他度为 k' 的节点到度为 k 的节点的扩散. 在度不相关的网络中，上述方程变为

$$\partial_t\rho_{B,k} = -\mu\rho_{B,k} + \beta\Gamma_k - D_B[(1-\mu)\rho_{B,k}+\beta\Gamma_k] + \frac{kD_B}{\langle k\rangle}[(1-\mu)\rho_B+\beta\Gamma], \quad (4.4.4)$$

进一步将方程 (4.44) 变形可以得到

$$\partial_t\rho_{B,k} = -\rho_{B,k} + (1-D_B)[(1-\mu)\rho_{B,k}+\beta\Gamma_k] + \frac{kD_B}{\langle k\rangle}[(1-\mu)\rho_B+\beta\Gamma]. \quad (4.4.5)$$

类似地，可得到 A 粒子的动力学方程为

$$\partial_t\rho_{A,k} = -\rho_{A,k} + (1-D_A)[\mu\rho_{B,k}+\rho_{A,k}-\beta\Gamma_k] + \frac{kD_A}{\langle k\rangle}[\mu\rho_B+\rho_A-\beta\Gamma], \quad (4.4.6)$$

其中 $\rho_A = \sum_k p(k)\rho_{A,k}$, $\rho_B = \sum_k p(k)\rho_{B,k}$, $\Gamma = \sum_k p(k)\Gamma_k$.

令 $\partial_t\rho_{B,k}=0$, $\partial_t\rho_{A,k}=0$ 可以得到方程

$$\rho_{B,k} = (1-D_B)[(1-\mu)\rho_{B,k}+\beta\Gamma_k] + \frac{D_B k}{\langle k\rangle}[(1-\mu)\rho_B+\beta\Gamma], \quad (4.4.7)$$

$$\rho_{A,k} = (1-D_A)[\mu\rho_{B,k}+\rho_{A,k}-\beta\Gamma_k] + \frac{D_A k}{\langle k\rangle}[\mu\rho_B+\rho_A-\beta\Gamma]. \quad (4.4.8)$$

将方程 (4.4.7) 左右同乘以 $p(k)$，再对 k 求和，得 $\rho_B = \beta\Gamma/\mu$，再代入方程 (4.4.7) 和方程 (4.4.8) 得

$$\rho_{B,k} = (1-D_B)[(1-\mu)\rho_{B,k}+\beta\Gamma_k] + \frac{D_B k}{\langle k\rangle}\rho_B, \quad (4.4.9)$$

$$\rho_{A,k} = (1 - D_A)[\mu\rho_{B,k} + \rho_{A,k} - \beta\Gamma_k] + \frac{D_A k}{\langle k \rangle}\rho_A. \tag{4.4.10}$$

为了简单, 假设单位时间内 B 粒子的扩散率 $D_B = 1$, 这意味着一个度为 k 的节点中的粒子扩散到一个最近邻居节点的概率为 $1/k$. 对于 A 粒子, 考虑两种特殊情况[283], 第一种是扩散率 $D_A = 1$, 第二种是无扩散 $D_A = 0$. 下面考虑这两种特殊情形下的稳态及阈值.

B **粒子扩散, A 粒子不扩散**$(D_B = 1, D_A = 0)$　从式 (4.4.7) 和 (4.4.10) 有

$$\rho_{B,k} = \frac{k}{\langle k \rangle}\rho_B, \quad \rho_{A,k} = \mu\rho_{B,k} + \rho_{A,k} - \beta\Gamma_k, \tag{4.4.11}$$

则

$$\rho_{B,k} = \frac{\beta}{\mu}\Gamma_k. \tag{4.4.12}$$

取反应核为第一种类型 $\Gamma_k = \rho_{A,k}\rho_{B,k}$, 并代入方程 (4.4.12), 可得

$$\rho_{A,k} = \rho_A = \frac{\mu}{\beta}, \quad \rho_B = \rho - \frac{\mu}{\beta}.$$

从而得到正稳态解存在条件为 $\rho > \mu/\beta$[298]. 此时, 相态是否转变依赖于整个系统中粒子的整体密度.

当反应核取第二种类型 $\Gamma_k = \dfrac{\rho_{A,k}\rho_{B,k}}{\rho_k}$, 代入方程 (4.4.12), 可得

$$\rho_{A,k} = \frac{\mu}{\beta}\rho_k, \quad \rho_{B,k} = \left(1 - \frac{\mu}{\beta}\right)\rho_k,$$

对后边的表达式左右同乘以 $p(k)$, 再对 k 求和, 可得 $\rho_B = \rho(1 - \mu/\beta)$, 从中可以得到正稳态解存在条件 $\mu/\beta > 1$. 阈值只与反应发生率有关, 与密度无关.

B **粒子与 A 粒子都扩散**$(D_B = 1, D_A = 1)$　在此情形下有

$$\rho_{B,k} = \frac{k}{\langle k \rangle}\rho_B, \quad \rho_{A,k} = \frac{k}{\langle k \rangle}\rho_A, \quad \rho_k = \frac{k}{\langle k \rangle}\rho.$$

对第一种反应核, 可得

$$\rho_B = \frac{\beta}{\mu}\Gamma = \frac{\beta}{\mu}\frac{\langle k^2 \rangle}{\langle k \rangle^2}\rho_A\rho_B,$$

从而

$$\rho_A = \frac{\mu\langle k \rangle^2}{\beta\langle k^2 \rangle}, \quad \rho_B = \rho - \frac{\mu\langle k \rangle^2}{\beta\langle k^2 \rangle},$$

可以得到正稳态解存在条件为 $\rho > \dfrac{\mu\langle k \rangle^2}{\beta\langle k^2 \rangle}$.

而对第二种反应核有

$$\rho_B = \frac{\beta}{\mu}\Gamma = \frac{\beta\rho_A\rho_B}{\mu\rho},$$

从而

$$\rho_A = \frac{\mu}{\beta}\rho, \quad \rho_B = \rho\left(1-\frac{\mu}{\beta}\right),$$

正稳态解存在条件为 $\beta/\mu > 1$.

另外, $D_B = 1, 0 < D_A < 1$ 的情况下得到的阈值条件与 $D_B = 1, D_A = 1$ 相同.

可见, A 粒子不扩散时, 取不同反应核, 网络的拓扑结构对阈值没有影响, 而当 A 粒子扩散时, 取不同反应核, 阈值会发生很大变化.

4.4.2　复杂网络上具有连续时间的反应扩散过程的集合种群模型

反应扩散过程包括两步, 首先是节点内部的反应过程, 然后是节点之间的扩散过程[283]. 这个过程实质上是一个离散过程, 仍然用 4.4.1 小节中的符号, 设时间间隔为 τ, 文献 [299] 将这个离散过程描述为

$$\rho_{A,k}(t+\tau) = (1-D_A)(\rho_{A,k} + \tau\mu\rho_{B,k} - \tau\beta_k\rho_{A,k}\rho_{B,k})$$
$$+ kD_A\sum_{k'}(\rho_{A,k'} + \tau\mu\rho_{B,k'} - \tau\beta_{k'}\rho_{A,k'}\rho_{B,k'})p(k'|k)\frac{1}{k'}, \quad (4.4.13)$$

$$\rho_{B,k}(t+\tau) = (1-D_B)(\rho_{B,k} + \tau\beta_k\rho_{A,k}\rho_{B,k} - \tau\mu\rho_{B,k})$$
$$+ kD_B\sum_{k'}(\rho_{B,k'} + \tau\beta_{k'}\rho_{A,k'}\rho_{B,k'} - \tau\mu\rho_{B,k'})p(k'|k)\frac{1}{k'}, \quad (4.4.14)$$

这里 $\tau\mu, \tau\beta_k$ 分别代表 $(t, t+\tau)$ 时间段内的恢复和传染概率, $\beta_k = \beta_0$ 对应 4.4.1 节中的第一类反应核, $\beta_k = \beta_0/\rho_k$ 对应第二类.

利用比较粗的连续时间逼近 $\partial_t\rho_{i,k}(t) \approx \rho_{i,k}(t+1) - \rho_{i,k}(t)$ 就可以将其转化为 4.4.1 小节中的连续模型, 这样的近似其应用非常广泛[283]. 然而, 它只适合应用在一步过程中. 连续时间过程的基本假设是说如果 τ 足够小, 那么在这段时间内至多只有一件事情发生. 对于这个模型来说就是要么被传染, 要么扩散. 而利用上边的逼近得到的方程中的 $(1-D_A)\mu\rho_{B,k}$ 表示反应但不扩散. 从而利用逼近 $\partial_t\rho_{i,k}(t) \approx \rho_{i,k}(t+1) - \rho_{i,k}(t)$ 得到的连续方程并不是式 (4.4.13) 和 (4.4.14) 连续极限.

当反应和扩散同时发生时, 扩散率应该是 τD, 当 $\tau \to 0$ 时, 扩散率也会趋于零. 将方程 (4.4.13) 和方程 (4.4.14) 中的 D 用 τD 替换, 再求极限, 可得以下连续反应扩散方程

$$\partial_t\rho_{A,k}(t) = \rho_{B,k}(\mu - \beta_k\rho_{A,k}) - D_A\rho_{A,k} + kD_A\sum_{k'}p(k'|k)\frac{1}{k'}\rho_{A,k'}, \quad (4.4.15)$$

$$\partial_t \rho_{B,k}(t) = \rho_{B,k}(\beta_k \rho_{A,k} - \mu) - D_B \rho_{B,k} + k D_B \sum_{k'} p(k'|k) \frac{1}{k'} \rho_{B,k'}. \qquad (4.4.16)$$

为了简单起见, D_A 和 D_B 都取正值. 在度不相关网络下变为

$$\partial_t \rho_{A,k} = \rho_{B,k}(\mu - \beta_k \rho_{A,k}) - D_A \left(\rho_{A,k} - \frac{k}{\langle k \rangle} \rho_A \right), \qquad (4.4.17)$$

$$\partial_t \rho_{B,k} = \rho_{B,k}(\beta_k \rho_{A,k} - \mu) - D_B \left(\rho_{B,k} - \frac{k}{\langle k \rangle} \rho_B \right), \qquad (4.4.18)$$

其中 $\langle k \rangle = \sum_k k p(k)$ 是平均度, $\rho_i = \sum_k p(k) \rho_{i,k}$ 是网络中每个节点所含 i 粒子的平均数 $(i = A, B)$. 方程 (4.4.17) 和 (4.4.18) 两端同乘以 $p(k)$ 并对 k 求和可得

$$\frac{\mathrm{d}}{\mathrm{d}t}[\rho_A(t) + \rho_B(t)] = 0,$$

这说明网络中所有节点的平均粒子密度是一常数 ρ^0.

方程 (4.4.17) 和 (4.4.18) 的平衡点满足

$$\rho_{B,k}^*(\mu - \beta_k^* \rho_{A,k}^*) = D_A \left(\rho_{A,k}^* - \frac{k}{\langle k \rangle} \rho_A^* \right),$$

$$\rho_{B,k}^*(\beta_k^* \rho_{A,k}^* - \mu) = D_B \left(\rho_{B,k}^* - \frac{k}{\langle k \rangle} \rho_B^* \right),$$

其中 $\rho_i^* = \sum_{k'} p(k') \rho_{i,k'}^*$ 是平衡点处网络中每个节点中所含的平均 i 粒子数.

容易得到无病平衡点为

$$\rho_{B,k}^* = 0, \quad \rho_{A,k}^* = \frac{k}{\langle k \rangle} \rho^0,$$

当 $\dfrac{\mu}{\beta^*} = \dfrac{k}{\langle k \rangle} \rho_A^*$ 成立时, 系统还存在一个地方病平衡点.

当传染率为第二类型时, 地方病平衡点 $(\rho_{A,k}^*, \rho_{B,k}^*) = \left(\dfrac{\mu}{\beta_0} \rho_k^*, \left(1 - \dfrac{\mu}{\beta_0} \right) \rho_k^* \right)$, 其中 $\rho_k^* = k \rho^0 / \langle k \rangle$ 是平衡点处网络中度为 k 的节点中所含粒子的密度, 则

$$\rho_A^* = \rho^0 \mu / \beta, \quad \rho_B^* = \left(1 - \frac{\mu}{\beta} \right) \rho^0,$$

那么地方病平衡点存在的条件是 $\mu < \beta_0$.

另外, 方程 (4.4.17) 和 (4.4.18) 在无病平衡点处的 Jacobian 矩阵的最大特征值为 $\lambda_1 = \max(\mu - \beta_0, 0)$, 当正平衡点存在时, 无病平衡点不稳定.

当传染率为第一类型时, 无病平衡点不稳定的充分条件为

$$\rho^0 \geqslant \frac{\langle k \rangle (D_B + \mu)}{\beta_0 k_{\max}}.$$

下面给出证明, 方程 (4.4.17) 和 (4.4.18) 在无病平衡点处的 Jacobian 矩阵为

$$J_{DF} = \begin{pmatrix} A & C \\ 0 & B \end{pmatrix},$$

其中 A, B, C 和 0 都是 $k_{\max} \times k_{\max}$ 的矩阵, 0 表示零矩阵. 因此, J_{DF} 的特征多项式可以写为 $p_J(\lambda) = p_A(\lambda)p_B(\lambda)$.

在第一类型的传染率下, $p_A(\lambda) = \lambda(\lambda + D_A)^{k_{max}-1}$. $p_B(\lambda)$ 的根 λ_k 满足

$$\frac{k}{\langle k \rangle}\beta_0\rho_A^* - D_B - \mu < \lambda_k < \frac{k+1}{\langle k \rangle}\beta_0\rho_A^* - D_B - \mu,$$

其中 $k = 1, 2, \cdots, k_{\max} - 1$, 并且 $\lambda_{k_{\max}} > \dfrac{k_{\max}}{\langle k \rangle}\beta_0\rho_A^* - D_B - \mu$. 所以 $\lambda_{k_{\max}} > 0$ 可以保证无病平衡点不稳定.

从而, 对于确定的反应率 μ, β_0, 足够高的节点粒子密度或者是足够大的网络最大度可以保证无病平衡点不稳定.

4.4.3 扩散率对于复杂网络上集合种群中疾病传播的影响

本节介绍的文献 [142] 从一个新的角度对集合种群网络中疾病的传播进行建模, 讨论个体扩散对疾病传播的影响.

假设一个集合种群网络中有 N 个节点, A 是 $N \times N$ 的邻接矩阵. 当节点 i 和 j 相连时, $A_{ij} = 1$, 否则 $A_{ij} = 0$. 矩阵 A 是对称的, 并且对角线元素为 0. 考虑节点内部的疾病传播遵循 SIS 机制, $\rho_{S,i}$ 和 $\rho_{I,i}$ 分别表示 i 节点中易感者和染病者的数量, 疾病发生率为 $\beta\rho_{S,i}\rho_{I,i}$. 同时, 个体在网络中随机游走, 在一个无穷小时间 Δt 内, 一个易感者 (染病者) 从一个度为 k_i 的节点 i 中游走到任一邻居节点的概率为 $D_S\Delta t/k_i(D_I\Delta t/k_i)$, 其中 D_S, D_I 分别是易感者和染病者的扩散率. 按照文献 [299],[300] 中的思路, 可以得到

$$\frac{\mathrm{d}\rho_{S,i}}{\mathrm{d}t} = -\beta\rho_{S,i}\rho_{I,i} + \mu\rho_{I,i} - D_S\rho_{S,i} + D_S\sum_{j=1}^{N}\frac{A_{ji}}{k_j}\rho_{S,j}, \tag{4.4.19}$$

$$\frac{\mathrm{d}\rho_{I,i}}{\mathrm{d}t} = \beta\rho_{I,i}\rho_{S,i} - \mu\rho_{I,i} - D_I\rho_{I,i} + D_I\sum_{j=1}^{N}\frac{A_{ji}}{k_j}\rho_{I,j}. \tag{4.4.20}$$

为了推导阈值, 假设 $\rho_{I,i}$ 的值很小, 趋近于零, 因此 $\beta\rho_{S,i}\rho_{I,i}$ 和 $\mu\rho_{I,i}$ 都约为零, 这时, 式 (4.4.19) 和 (4.4.20) 表示纯粹的扩散过程. 若 $D_S > 0$, 则可推出易感者的平衡态为

$$\rho_{S,i}^* = \frac{k_i}{\langle k \rangle}\rho,$$

其中 $\langle k \rangle = \sum_{i=1}^{N} k_i/N$ 是平均度, $\rho = \sum_{i=1}^{N}(\rho_{S,i} + \rho_{I,i})k_i/N$ 是网络中节点的平均个体数量. 将其代入方程 (4.4.20) 可得

$$\frac{\mathrm{d}\rho_{I,i}}{\mathrm{d}t} \approx \frac{\beta\rho}{\langle k \rangle}k_i\rho_{I,i} - \mu\rho_{S,i} - D_I\rho_{I,i} + D_I\sum_{j=1}^{N}\frac{A_{ji}}{k_j}\rho_{I,j}. \quad (4.4.21)$$

方程 (4.4.21) 有无病平衡点 $\rho_{I,i}^* = 0$. 无病平衡点解失去稳定性说明地方病平衡点的存在, 故通过地方病平衡点的存在性来推导阈值 β_c.

当 $D_I = \infty$ 时, 由方程 (4.4.21) 可得 $\rho_{I,i} = k_i\rho_I/\langle k \rangle$, 其中 $\rho_I = \sum_{i=1}^{N}\rho_{I,i}/N$, 代入方程 (4.4.21) 并对 i 求和可得

$$\frac{\mathrm{d}\rho_I}{\mathrm{d}t} = \left(\frac{\beta\rho\langle k^2 \rangle}{\langle k \rangle^2} - \mu\right)\rho_I.$$

在不相关网络条件下可以得到阈值 $\beta_c = \mu\langle k \rangle^2/\rho\langle k^2 \rangle$. 可以看到, 当 $D_I = \infty$ 时, 异质的度分布减小了集合种群网络中的疾病传播阈值.

当 $D_I = 0$ 时, 方程 (4.4.21) 为 N 个非耦合系统, 那么传播阈值就等于拥有最多个体的节点内部的阈值, 因此可以得到阈值 $\beta_c = \mu\langle k \rangle/\rho k_{\max}$, 其中 $k_{\max}$ 是网络中节点的最大度.

当 D_I 和 D_S 取任意值时, 文中给出了计算阈值的方法. 方程 (4.4.21) 在无病平衡点处的 Jacobian 矩阵为 $J = (J_{ij})$,

$$J_{ij} = \left(\frac{\beta\rho k_i}{\langle k \rangle} - \mu - D_I\right)\delta_{ij} + D_I\frac{A_{ji}}{k_j} \quad (0 \leqslant i, j) \leqslant N$$

其中 δ_{ij} 在 $i = j$ 时取 1, 在 $i \neq j$ 时取 0. 当 Jacobian 矩阵 J 的所有特征值的实部都是负值时无病平衡点稳定, 否则, 将出现地方病平衡点.

Jacobian 矩阵 J 与

$$J' = (J'_{ij}) = \mathrm{diag}\left(\frac{1}{\sqrt{k_1}}, \cdots, \frac{1}{\sqrt{k_N}}\right) \cdot J \cdot \mathrm{diag}\left(\sqrt{k_1}, \cdots, \sqrt{k_N}\right)$$

同谱, 这里 $\mathrm{diag}(d_1, \cdots, d_N)$ 为对角矩阵, 第 i 个对角线元素为 d_i.

因为 $J'_{ij} = \left(\dfrac{\beta \rho k_i}{\langle k \rangle} - \mu - D_I \right) \delta_{ij} + D_I \dfrac{A_{ij}}{\sqrt{k_i k_j}}$ 是对称的, J' 的特征值是实数, 从而 J 的特征值是实数. 用 $\lambda_{\max}$ 表示矩阵 J 的最大特征值.

固定 β, 用瑞利商 (Rayleigh quotient) 将 $\lambda_{\max}$ 表示为

$$\lambda_{\max} = \max_{|x|=1} x^{\mathrm{T}} J' x \quad (x \in \mathbb{R}^n).$$

假设当 $x = \tilde{x}$ 时得到上式的最大值, 其中 $|\tilde{x}| = 1$. 用 $\beta + \Delta\beta$ 代替 β, 得到 $\tilde{x}^{\mathrm{T}} J' \tilde{x} = \lambda_{\max} + \rho \Delta\beta \sum\limits_{i=1}^{N} k_i \tilde{x}_i^2 / \langle k \rangle$, 其中 $\lambda_{\max}$ 为取 β 时的最值. $\lambda_{\max}$ 随着 β 递增, 因此满足 $\lambda_{\max} = 0$ 的 β 值就为 β_c. 而 $\lambda_{\max} = 0$ 又等价于 $\det J = 0$.

对应于 $\beta_c, \det J = 0$ 等价于

$$\begin{aligned} 0 &= \frac{\langle k \rangle}{\rho} \det \left[\operatorname{diag} \left(\frac{1}{k_1}, \cdots, \frac{1}{k_N} \right) J \right] \\ &= \det \left(\beta \delta_{ij} - \frac{\mu + D_I}{k_i} \frac{\langle k \rangle}{\rho} \delta_{ij} + D_I \frac{\langle k \rangle}{\rho} \frac{A_{ij}}{k_i k_j} \right) = 0, \end{aligned} \tag{4.4.22}$$

式 (4.4.22) 说明对称矩阵 $M = (M_{ij})$ 的最小特征值为 β_c, 其中

$$M_{ij} = \left(\frac{\mu + D_I}{k_i} \delta_{ij} - \frac{D_I A_{ij}}{k_i k_j} \right) \frac{\langle k \rangle}{\rho}.$$

对于任意网络, 可以通过 Cholesky 分解和反幂法来计算矩阵 M 的最小特征值.

另外, 文献中还证明了阈值 β_c 随 D_I 单调递增. 对于规则网络来说, 节点的度值都相同, $D_I = 0$ 和 $D_I = \infty$ 时, $\beta_c = \mu/\rho$. 由于 β_c 随 D_I 单调递增, 那么对于任意的 $D_I \geqslant 0$, 都有 $\beta_c = \mu/\rho$. 从而可以知道, 扩散率影响异质集合种群网络的传播阈值, 但并不影响均匀网络.

文献中对异质集合种群网络中的疾病传播进行了数值模拟, 对理论结果进行了验证.

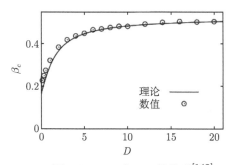

图 4.4.2 β_c 和 D_I 的关系[142]

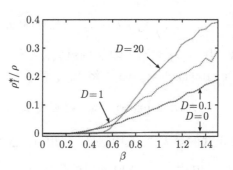

图 4.4.3 不同扩散率时, 感染者所占比例与 β 的关系 (SIS 机制)[142]

在图 4.4.2 和 4.4.3 中显示的是无标度集合种群网络中, 节点内部疾病按照 SIS 机制进行传播的结果, 其中网络中节点 $N = 200$, 平均度 $\langle k \rangle = 6$.

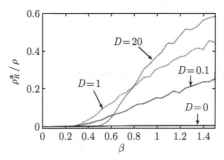

图 4.4.4 不同扩散率时, 恢复者所占比例与 β 的关系 (SIR 机制)[142]

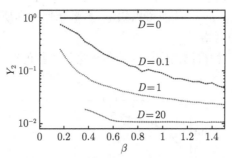

图 4.4.5 不同扩散率时传染率和 Y_2 的关系[142]

在图 4.4.4 和 4.4.5 中显示的是无标度集合种群网络中, 节点内部疾病按照 SIR 机制进行传播的结果, 其中网络中节点 $N = 200$, 平均度 $\langle k \rangle = 6$, $Y_2 = \sum_{i=1}^{N} (\rho_{I,i}/\rho_I)^2$.

从模拟结果可以看到, 在两种情况下阈值 β_c 都随 D_I 的增大而增大. 扩散增大了传播阈值会抑制疾病的传播, 但是为了保证疾病在全局范围的传播一定的扩散还是必要的.

4.4.4 有限规模无标度网络上由交通流控制的疾病传播模型

现实世界的网络大部分都不是随机网络, 少数的节点往往拥有大量的连接, 而大部分节点拥有的连接却很少, 一般而言他们符合 Zipf 定律. 将度分布符合幂律分布的复杂网络称为无标度网络. 无标度网络具有严重的异质性, 其各节点之间的连接状况 (度数) 具有严重的不均匀分布性: 网络中少数称为 hub 点的节点拥有极其多的连接, 而大多数节点只有很少量的连接[168, 301]. 少数 hub 点对无标度网络的运行起着主导的作用. 无标度网络对于谣言、疾病、信息传播的传播都具有很明显的影响[79, 282]. 理论模型中, 针对疾病在复杂网络上的传播都假设成反应扩散过程, 可是, 这种方法把捕捉到某一时刻某一点的状态考虑成了所有节点的状态, 而节点不可能同时发生变化过程. 比如, 蛋白质 hub 节点不会一直和其他蛋白质节点反应, 人类也不会同时按照某一种交流方式和地点发生交往行为. 同样这也发生在网络中, 一个恰当的假设会对动态过程产生非常大的影响. 近几年已经有很多人运用数值模拟来研究这个问题, 文献 [302] 中运用理论方法, 研究采用代替反应扩散过程的交通控制过程对疾病传播造成的影响. 数学上, 利用信息流来建立模型, 模型中疾病是通过在网络中携带疾病的相互作用的游走的信息包来传播的. 考虑有限传输率和无限传输率两种情况. 无限传输率时, 当交通信息流增长时, 疾病传播的阈值会减小; 当交通信息流超过了最大传输率时, 拥挤就会形成, 此时不论是疾病传播阈值和疾病流行都会受到拥挤的限制. 本小节将对这些结论进行分析讨论

首先建立网络, 此网络具有高聚类系数, 符合小世界网络的性质且网络中的度分布服从幂律分布, 即满足 $p(k) \sim k^{-\gamma}$. 相距 d 距离的两个节点相连的概率为 $r(d; k; k') = (1 + d/d_c)^{-\alpha}$, 这里 $\alpha > 1$, $d_c \sim kk'$, 通常取 $\langle k \rangle = 3$, $\alpha = 2$. 网络建立之后, 按照以下的步骤进行交通过程, 在每个时间步骤, 都会按照概率 $p = \lambda N$ 来产生新的信息包, 流通的路径是根据固定算法得到的两点间的最短路径. 假设两个节点之间, 在任何时间内都不会发生除了通过信息包以外的作用, 这样模型可以用在类似病毒通过空气传播的模型中, 比如, 两个相距甚远的城市之间可以通过航空交通运输来传播疾病. 一个点经过越多的信息包, 那么疾病就越容易在这个节点中传播. 疾病的传播率是 β, 例如, 一个信息包通过了一个染病节点 i, 它又经过了一个 i 的邻居节点 j, 那么邻居节点 j 患病的概率就为 β.

在无限传输率这种情况时, 拥堵不会在系统中发生, 图 4.4.6 显示了在无标度网路上, 传染率为 β, 交通流产生率为 λ 时染病节点的密度. 交通流的等级决定了疾病的发生率和阈值, 观察得到疾病的流行阈值低于交通流的最小值, 这意味着, 当 λ 固定时, 如果疾病的传播率低于 $\beta_c(\lambda)$ 时疾病将会灭亡. 当 λ 很小时, 网络中基本没有信息包, 所以疾病也会消亡. 所以, 在交通流控制的疾病传播模型中, 控制疾

病流行与否由两个因素控制, 第一是疾病自身的传染率, 第二则是交通流量. 建立的模型如下

$$\partial_t \rho_k(t) = -\mu \rho_k(t) + \beta \lambda b_{\text{alg}}^k N [1 - \rho_k(t)] \Psi(t), \tag{4.4.23}$$

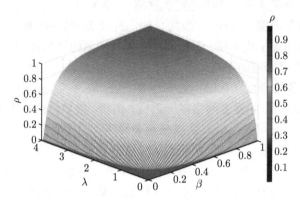

图 4.4.6　网络参数 $\alpha = 2$, $\gamma = 2.6$, $\langle k \rangle = 3$[302]

方程 (4.4.23) 中, 第一部分是染病节点自身恢复的数目, 第二部分是易感者被染病者感染的数目. μ 是恢复率, β 是传染率, λN 是产生信息包的量, $[1 - \rho_k(t)]$ 是易感者的比例, b_{alg}^k 是给定某一个计算最短路径的算法后, 网络中任意两点的最短路径数中经过度为 k 的节点的路径所占的比例[303], 我们可以理解为度为 k 的节点在网络信息流通中的重要性, $\Psi(t)$ 是一个信息包通过一个指向染病节点的边的概率. 因为所考虑的网络中度并不和节点单位时间内发生联系的节点的数量成正比, 而是和节点在网络信息流通中的重要性成正比, 所以取

$$\Psi(t) = \frac{\sum\limits_k b_{\text{alg}}^k p(k) \rho_k(t)}{\sum\limits_k b_{\text{alg}}^k p(k)}.$$

令 $\partial_t \rho_k(t) = 0$, 得 $\rho_k = \dfrac{\beta \lambda b_{alg}^k N \Psi}{1 + \beta \lambda b_{\text{alg}}^k N \Psi}$, 代入方程 $\Psi(t)$ 中, 得

$$\Psi = \frac{1}{\sum\limits_k b_{\text{alg}}^k p(k)} \sum_k \frac{(b_{alg}^k)^2 p(k) \beta \lambda N \Psi}{1 + \beta \lambda b_{\text{alg}}^k N \Psi}.$$

$\Psi = 0$ 时是一个解, 要有非零解, 则必须满足

$$\frac{1}{\sum\limits_k b_{alg}^k p(k)} \frac{\mathrm{d}}{\mathrm{d} \Psi} \left(\sum_k \frac{(b_{\text{alg}}^k)^2 p(k) \beta \lambda N \Psi}{1 + \beta \lambda b_{\text{alg}}^k N \Psi} \right) \Bigg|_{\Psi=0} > 1,$$

可以得到传播阈值 $\beta_c = \dfrac{\langle b_{\mathrm{alg}} \rangle}{\langle b_{\mathrm{alg}}^2 \rangle} \dfrac{1}{\lambda N}$, 传播阈值的表达式很简单, 却有着很深的含义. 阈值将会随着交通信息流的增加而减小, 交通流量越多, 疾病越容易传播. 交通信息流量趋于零时, 疾病将会消亡. 疾病传播的阈值不仅仅和拓扑结构中的度相关, 也和路径算法有关. 通常的网络中, 传播阈值 $\beta_c = \dfrac{\langle k \rangle}{\langle k \rangle^2}$. 为了得到这个阈值, 假设信息包为在平均度为 $\langle k \rangle$ 的网络上随机行走的 ω 个人, 那么在稳态时, 经过节点 i 的平均游走者人数为 $b_{\mathrm{alg}}^i = \dfrac{k_i}{N \langle k \rangle} \omega^{[304]}$, B_y 可得临界值为 $(\beta \lambda)_c = \langle k \rangle^2 / (\langle k^2 \rangle \omega)$, 当 $\omega = \langle k \rangle$ 时, 就得到普通网络中的传播阈值 β_c.

取 $\lambda_c = \dfrac{N-1}{b_{alg}^*}$, 并把其代入无限制传输率的阈值表达式中, 得到疾病传播过程将会达到饱和, 增加 λ_c, 整个网络将会造成拥堵, 交通将会停止, 无终止的排队. 为了解释这一现象, 假设网络中每个节点的容纳量是不同的, 经过一个节点的路径越多, 那么容纳量就越大. 假设节点 i 在单位时间内将会 $c_i = 1 + k_i^\eta$ 个信息包, 指定的路径服从 $b_{alg} \sim k^v$, v 的取值在 1.1 和 1.3 之间[305], 所以当 $\eta > v$ 时, 网络不会拥堵, 当 $\eta < v$ 时, 网络将会拥堵. 图 4.4.7 表示当 $\eta = 0.8$ 时, 疾病是否传播由是否拥堵决定, 当网络拥堵后, 不论 λ 多大, β_c 始终不变. 图 4.4.8 表示当 $\eta = 1.7$ 时, 疾病的阈值将会随着 λ 的增加而消失.

文献分别通过理论和数值模拟来研究在无标度网络上受交通控制的传染病传播模型. 得到疾病传播的阈值由联系流和交通流控制, 疾病的传染率和疾病传播的路径定义了交通流. 当交通拥堵时, 限制了节点之间的接触, 导致疾病传染能力的下降. 同时, 疾病的传染能力还和节点的传输率有关, 传输率越小, 阈值就会越大. 交通拥堵对于控制疾病的传播是有利的. 这些研究对于新型网络结构上疾病的传播有着深刻的影响.

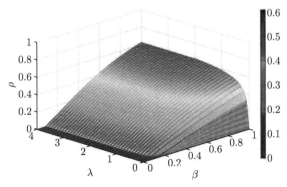

图 4.4.7　有限传输率时, 依赖交通状况的发生率, ρ 表示染病者的比例 $(\eta = 0.8)^{[302]}$

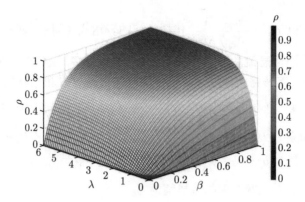

图 4.4.8　有限传输率时, 依赖交通状况的发生率, ρ 表示染病者的比例 $(\eta = 1.7)^{[302]}$

4.5　性传播疾病网络动力学模型及分析

性病, 全名为性传播疾病, 性传播疾病是以性接触为主要传播方式的疾病. 国际上将 20 多种通过性行为或类似性行为引起的感染性疾病列入性病范畴. 较常见的性病有淋病、梅毒、非淋菌性尿道炎、尖锐湿疣、沙眼依原体、软下疳、生殖器疱疹、滴虫病、乙型肝炎和艾滋病等. 其中, 梅毒、淋病、生殖器疱疹、尖锐湿疣、软下疳、非淋菌性尿道炎、性病性淋巴肉芽肿和艾滋病等 8 种性病被列为我国重点防治的性病[306]. 性病是危害人类最严重、发病最广泛的一种传染病, 它不仅危害个人健康, 也殃及家庭, 贻害后代, 同时还危害社会. 人类正面临着性病长期而严峻的威胁, 对性病的传染规律和防治策略研究的重要性日益突出, 并成为当今世界亟需迫切解决的一个重大问题.

性病牵涉到人与人之间的接触和相互作用方式, 如果用节点表示个人, 用边连接具有接触或者其他相互作用关系的个人, 那么这样的人群就可以用社会网络抽象刻画[307], 一些具有极大破坏力的事件所凭借的载体正是这样的社会网络, 例如 2003 年的非典型肺炎和艾滋病在撒哈拉沙漠以南地方的暴发. 人类社会的网络化既给人类社会生产和生活带来了极大的便利, 提高了人类生产效率和生活质量, 但也给人类社会带来了一定的负面冲击, 事实上, 数值模拟显示, 控制性接触网络连接方式对于抑制艾滋病和其他性病的流行具有举足轻重的作用[308]. 因此有必要对基于社会网络的性传播疾病模型进行研究[309-311], 不仅在理论上对其他复杂网络模型的研究有推动作用, 而且更重要的是模型的建立更加实际和实用, 对于分析性病流行的关键因素, 控制和预防性病的传播具有重要的实际意义.

目前对性传播疾病的数学方法研究主要有两种: 一类是仓室模型的分析, 一类是具有网络结构的模型分析. 因为人类的异质性, 所以具有网络结构的模型能更好地描述实际的性传播疾病. 作为性接触网络, 像淋病、梅毒、艾滋病毒、衣原体疾病等[312−315] 尤为重要. 在性接触网络中, 一个度为 k 的节点表示他有 k 个性伙伴, 在参考文献 [23], [316],[317] 中指出在性接触网络中, 有些个体的性伙伴可以很多. 最近在对瑞典性伙伴研究中发现性接触网络是一个无标度网络, 并且在一个人的一生中性伙伴数是不同的, 他们服从幂律分布, 对于女性幂律分布的指数是 2.54, 对于男性幂律分布的指数是 2.31[318]. 当然, 对于不同的国家和地区, 由于文化和社会环境的不同, 幂律分布的指数是不相同的, 例如, 在英国收集了 2000 个数据, 数据分析表明在异性恋女性和男性中分布指数分别是 3.1 和 2.5[319].

Gomez-Gardenes 等[321] 给出了具有无标度网络的异性恋中 SIS 网络模型, 研究发现在具有男性与女性、男性与男性、女性与女性连接的网络中传染病传播阈值大于没有考虑男性与男性、女性与女性的连接网络中传染病传播阈值. 然而, 同性恋的接触在性传播疾病中也起着非常重要的作用. 例如, 英国收集了 2000 个数据, 数据分析表明在同性恋女性和男性中分布指数分别是 3.3 和 1.6[319]. 因此, 考虑人群中的性传播疾病时, 需要考虑异性恋和同性恋中的传播, 这样人群自然被分成男性人群和女性人群, 异性恋和同性恋接触的网络被称为无向网络.

本节, 我们基于上面的内容考虑了基于个体的性接触网络, 在网络中易感的个体和染病的性伙伴 (同性和异性) 接触, 以一定的概率传染, 建立了异性恋和同性恋均具有性传播疾病的网络模型, 推广了性传播疾病只在异性恋中的传播理论结果[320].

4.5.1 性传播疾病网络动力学模型建立

人类异性恋和同性恋的接触是一个无向网络, 其中网络中的节点代表男性或女性个体, 网络中的边代表性接触, 包括男性与女性、女性与女性、男性与男性之间的接触, 具体流程图见图 4.5.1. 我们用 m 和 f 分别表示异性恋和同性恋接触网络中的男性和女性, 通过染病者状态将人群分成易感者 (S) 和染病者 (I), 我们建立性传播疾病的 SIS 模型, 用 S^m 和 I^m (S^f, I^f) 分别表示男性 (女性) 的易感者和染病者, 则在 SIS 模型中性传播疾病满足下面的机理:

$$S^f + I^m \xrightarrow{\lambda_{f_1}} I^f + I^m, \qquad (4.5.1a)$$

$$S^f + I^f \xrightarrow{\lambda_{f_2}} I^f + I^f, \qquad (4.5.1b)$$

$$S^m + I^f \xrightarrow{\lambda_{m_1}} I^m + I^f, \qquad (4.5.1c)$$

$$S^m + I^m \xrightarrow{\lambda_{m_2}} I^m + I^m, \qquad (4.5.1d)$$

$$I^f \xrightarrow{\mu_f} S^f, I^m \xrightarrow{\mu_m} S^m, \qquad (4.5.1e)$$

其中 (4.5.1a) 表示男性染病者 (I^m) 以传染率 λ_{f_1} 传染女性性伙伴中的易感者 (S^f), 而关系式 (4.5.1b) 表示女性染病者 (I^f) 以传染率 λ_{f_2} 传染女性性伙伴中的易感者

(S^f), 关系式 (4.5.1c) 表示女性染病者 (I^f) 以传染率 λ_{m_1} 传染男性性伙伴中的易感者 (S^m), 关系式 (4.5.1d) 表示男性染病者 (I^m) 以传染率 λ_{m_2} 传染男性性伙伴中的易感者 (S^m), 关系式 (4.5.1e) 表示男性染病者 (I^m) 和女性染病者 (I^f) 分别以 μ_f 和 μ_m 恢复成相应的易感者.

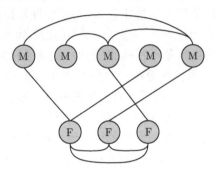

图 4.5.1　男性–女性, 男性–男性, 女性–女性的接触示意图

根据式 (4.5.1) 的反应关系, 可以建立均匀混合下的标准 SIS 病毒模型

$$
\begin{cases}
\dfrac{\mathrm{d}S^f(t)}{\mathrm{d}t} = -\lambda_{f_1} k S^f(t)\dfrac{I^m}{N} - \lambda_{f_2} k S^f(t)\dfrac{I^f}{N} + \mu_f I^f(t), \\[2mm]
\dfrac{\mathrm{d}I^f(t)}{\mathrm{d}t} = \lambda_{f_1} k S^f(t)\dfrac{I^m}{N} + \lambda_{f_2} k S^f(t)\dfrac{I^f}{N} - \mu_f I^f(t), \\[2mm]
\dfrac{\mathrm{d}S^m(t)}{\mathrm{d}t} = -\lambda_{m_1} k S^m(t)\dfrac{I^f}{N} - \lambda_{m_2} k S^m(t)\dfrac{I^m}{N} + \mu_m I^m(t), \\[2mm]
\dfrac{\mathrm{d}I^m(t)}{\mathrm{d}t} = \lambda_{m_1} k S^m(t)\dfrac{I^f}{N} + \lambda_{m_2} k S^f(t)\dfrac{I^m}{N} - \mu_m I^m(t),
\end{cases}
\tag{4.5.2}
$$

其中 k 是一个易感者在单位时间内接触的人数. 记

$$
s^f(t) = \frac{S^f(t)}{N^f(t)}, \quad i^f(t) = \frac{I^f(t)}{N^f(t)}, \quad s^m(t) = \frac{S^m(t)}{N^m(t)}, \quad i^m(t) = \frac{I^m(t)}{N^m(t)},
$$

从而有

$$
\begin{cases}
\dfrac{\mathrm{d}s^f(t)}{\mathrm{d}t} = -\lambda_{f_1} k s^f(t)\dfrac{I^m}{N} - \lambda_{f_2} k s^f(t)\dfrac{I^f}{N} + \mu_f i^f(t), \\[2mm]
\dfrac{\mathrm{d}I^f(t)}{\mathrm{d}t} = \lambda_{f_1} k s^f(t)\dfrac{i^m}{N} + \lambda_{f_2} k s^f(t)\dfrac{I^f}{N} - \mu_f i^f(t), \\[2mm]
\dfrac{\mathrm{d}s^m(t)}{\mathrm{d}t} = -\lambda_{m_1} k s^m(t)\dfrac{I^f}{N} - \lambda_{m_2} k s^m(t)\dfrac{I^m}{N} + \mu_m i^m(t), \\[2mm]
\dfrac{\mathrm{d}i^m(t)}{\mathrm{d}t} = \lambda_{m_1} k s^m(t)\dfrac{I^f}{N} + \lambda_{m_2} k s^f(t)\dfrac{I^m}{N} - \mu_m i^m(t).
\end{cases}
\tag{4.5.3}
$$

因为大量的实证研究表明人类性接触网络属于无标度网络[318], 从而假设男性和女性网络度分布是无标度分布, 即 $p_j(k) = 2m_0^2 k^{-\gamma^j}$ 或 $p_j(k) = (\gamma_j - 1)m_0^{\gamma_j - 1}k^{-\gamma_j}$, 其

中 $j = f, m, m_0$ 分别表示网络中节点的最小度. 下面, 将考虑具有 N^m 个男性节点和 N^f 个女性节点的网络, 总的人群规模为 $N = N^m + N^f$. 另外, 按照度的大小将人群分为不同组, N_k 表示度为 k 的人群数量, 而 N_k^m, N_k^f 分别表示在 t 时刻度为 k 的男性和女性的数量, 因而有

$$N_k = N_k^m + N_k^f, \quad N^m = \sum_k^n N_k^m, \quad N^f = \sum_k^n N_k^f,$$

总人数 $N = \sum_{k=1}^n N_k$, 其中 n 表示个体之间接触的最大边数.

那么一个随机选择的个体有 k 条边的概率为 $p(k) = N_k/N$, 它表示整个网络中的度分布. 在图 4.5.1 中, 整个网络的度分布为

$$p(k) = \frac{N_k^f + N_k^m}{N^f + N^m}, \quad k = 1, \cdots, n.$$

记网络中女性数量与男性数量的比值为 $\gamma = \dfrac{N^f}{N^m}$, 男性与女性的相对度分布分别记为 $p_f(k) = \dfrac{N_k^f}{N^f}$, $p_m(k) = \dfrac{N_k^m}{N^m}$, 则整个网络的平均度为

$$\langle k \rangle = \sum_k^n k p(k) = \frac{\gamma \langle k \rangle_f + \langle k \rangle_m}{1 + \gamma},$$

其中 $\langle k \rangle_f = \sum_k^n k p_f(k)$, $\langle k \rangle_m = \sum_k^n k p_m(k)$ 分别为网络中男性与女性的相对平均度. 在度不相关网络假设下, 得到网络病毒模型为

$$
\begin{cases}
\dfrac{\mathrm{d} S_k^f(t)}{\mathrm{d}t} = -\lambda_{f_1} k S_k^f(t) \dfrac{\sum\limits_{k=1}^n k I_k^m}{\sum\limits_{k=1}^n k N_k} - \lambda_{f_2} k S_k^f(t) \dfrac{\sum\limits_{k=1}^n k I_k^f}{\sum\limits_{k=1}^n k N_k} + \mu_f I_k^f(t), \\[4mm]
\dfrac{\mathrm{d} I_k^f(t)}{\mathrm{d}t} = \lambda_{f_1} k S_k^f(t) \dfrac{\sum\limits_{k=1}^n k I_k^m}{\sum\limits_{k=1}^n k N_k} + \lambda_{f_2} k S_k^f(t) \dfrac{\sum\limits_{k=1}^n k I_k^f}{\sum\limits_{k=1}^n k N_k} - \mu_f I_k^f(t), \\[4mm]
\dfrac{\mathrm{d} S_k^m(t)}{\mathrm{d}t} = -\lambda_{m_1} k S_k^m(t) \dfrac{\sum\limits_{k=1}^n k I_k^f}{\sum\limits_{k=1}^n k N_k} - \lambda_{m_2} k S_k^m(t) \dfrac{\sum\limits_{k=1}^n k I_k^m}{\sum\limits_{k=1}^n k N_k} + \mu_m I_k^m(t), \\[4mm]
\dfrac{\mathrm{d} I_k^m(t)}{\mathrm{d}t} = \lambda_{m_1} k S_k^m(t) \dfrac{\sum\limits_{k=1}^n k I_k^f}{\sum\limits_{k=1}^n k N_k} + \lambda_{m_2} k S_k^f(t) \dfrac{\sum\limits_{k=1}^n k I_k^m}{\sum\limits_{k=1}^n k N_k} - \mu_m I_k^m(t).
\end{cases}
\tag{4.5.4}
$$

记

$$s_k^f(t) = \frac{S_k^f(t)}{N_k^f(t)}, \quad i_k^f(t) = \frac{I_k^f(t)}{N_k^f(t)}, \quad s_k^m(t) = \frac{S_k^m(t)}{N_k^m(t)}, \quad i_k^m(t) = \frac{I_k^m(t)}{N_k^m(t)},$$

显然 $s_k^m, i_k^m(s_k^f, i_k^f)$ 分别表示 t 时刻度为 k 的男性 (女性) 的易感者和染病者节点的相对密度, 并且 $s_k^f + i_k^f = 1, s_k^m + i_k^m = 1$. 从而有

$$\begin{cases} \dfrac{\mathrm{d}s_k^f(t)}{\mathrm{d}t} = -\lambda_{f_1} k s_k^f(t) \dfrac{\sum\limits_{k=1}^n k I_k^m}{\sum\limits_{k=1}^n k N_k} - \lambda_{f_2} k s_k^f(t) \dfrac{\sum\limits_{k=1}^n k I_k^f}{\sum\limits_{k=1}^n k N_k} + \mu_f i_k^f(t), \\[4mm] \dfrac{\mathrm{d}i_k^f(t)}{\mathrm{d}t} = \lambda_{f_1} k s_k^f(t) \dfrac{\sum\limits_{k=1}^n k I_k^m}{\sum\limits_{k=1}^n k N_k} + \lambda_{f_2} k s_k^f(t) \dfrac{\sum\limits_{k=1}^n k I_k^f}{\sum\limits_{k=1}^n k N_k} - \mu_f i_k^f(t), \\[4mm] \dfrac{\mathrm{d}s_k^m(t)}{\mathrm{d}t} = -\lambda_{m_1} k s_k^m(t) \dfrac{\sum\limits_{k=1}^n k I_k^f}{\sum\limits_{k=1}^n k N_k} - \lambda_{m_2} k s_k^m(t) \dfrac{\sum\limits_{k=1}^n k I_k^m}{\sum\limits_{k=1}^n k N_k} + \mu_m i_k^m(t), \\[4mm] \dfrac{\mathrm{d}i_k^m(t)}{\mathrm{d}t} = \lambda_{m_1} k s_k^m(t) \dfrac{\sum\limits_{k=1}^n k I_k^f}{\sum\limits_{k=1}^n k N_k} + \lambda_{m_2} k s_k^f(t) \dfrac{\sum\limits_{k=1}^n k I_k^m}{\sum\limits_{k=1}^n k N_k} - \mu_m i_k^m(t). \end{cases} \tag{4.5.5}$$

从而染病者个体相对密度满足的动力学方程为

$$\begin{cases} \dfrac{\mathrm{d}i_k^f(t)}{\mathrm{d}t} = -\mu_f i_k^f(t) + \lambda_{f_1} k(1 - i_k^f(t))\theta^m(t) + \lambda_{f_2} k(1 - i_k^f(t))\theta^f(t), \\[3mm] \dfrac{\mathrm{d}i_k^m(t)}{\mathrm{d}t} = -\mu_m i_k^m(t) + \lambda_{m_1} k(1 - i_k^m(t))\theta^f(t) + \lambda_{m_2} k(1 - i_k^m(t))\theta^m(t). \end{cases} \tag{4.5.6}$$

其中 $\theta^f(t) = \dfrac{1}{\langle k \rangle} \sum\limits_k^n k p(k) \dfrac{i_k^f N_k^f}{N_k^f + N_k^m}$ 及 $\theta^m(t) = \dfrac{1}{\langle k \rangle} \sum\limits_k^n k p(k) \dfrac{i_k^m N_k^m}{N_k^f + N_k^m}$ 分别表示度为 k 的一个易感者节点与女性 (男性) 染病者接触的概率. $\theta^f(t)$ 及 $\theta^m(t)$ 可以等价写为

$$\theta^m(t) = \frac{1}{\langle k \rangle} \sum_k^n k p(k) \frac{i_k^m N_k^m}{N_k^f + N_k^m} = \frac{\alpha}{\langle k \rangle_m} \sum_k^n k p_m(k) i_k^m,$$

$$\theta^f(t) = \frac{1}{\langle k \rangle} \sum_k^n k p(k) \frac{i_k^f N_k^f}{N_k^f + N_k^m} = \frac{\beta}{\langle k \rangle_f} \sum_k^n k p_f(k) i_k^f,$$

其中 $\alpha = \dfrac{\langle k \rangle_m}{\gamma \langle k \rangle_f + \langle k \rangle_m}, \beta = \dfrac{\gamma \langle k \rangle_f}{\gamma \langle k \rangle_f + \langle k \rangle_m}$. 假设所有的参数为正常数. 不失一般

性, 记 $\mu_f = \mu_m = 1$, 则系统 (4.5.6) 可写成下面的方程

$$\begin{cases} \dfrac{\mathrm{d}i_k^f(t)}{\mathrm{d}t} = -i_k^f(t) + \lambda_{f_1}k(1 - i_k^f(t))\theta^m(t) + \lambda_{f_2}k(1 - i_k^f(t))\theta^f(t), \\ \dfrac{\mathrm{d}i_k^m(t)}{\mathrm{d}t} = -i_k^m(t) + \lambda_{m_1}k(1 - i_k^m(t))\varTheta^f(t) + \lambda_{m_2}k(1 - i_k^m(t))\theta^m(t). \end{cases} \quad (4.5.7)$$

系统 (4.5.5) 的平衡点由系统 (4.5.7) 的平衡点确定, 并满足下面的关系

$$\begin{cases} i_k^f = \dfrac{\lambda_{f_1}k\theta^m + \lambda_{f_2}k\theta^f}{1 + \lambda_{f_1}k\theta^m + \lambda_{f_2}k\theta^f}, \\ i_k^m = \dfrac{\lambda_{m_1}k\theta^m + \lambda_{m_2}k\theta^m}{1 + \lambda_{m_1}k\theta^f + \lambda_{m_2}k\theta^m}. \end{cases} \quad (4.5.8)$$

其自相容方程为

$$\begin{cases} \theta^f = \dfrac{\alpha}{\langle k \rangle_f} \sum_{k}^{n} kp_f(k) \dfrac{\lambda_{f_1}k\theta^m + \lambda_{f_2}k\theta^f}{1 + \lambda_{f_1}k\theta^m + \lambda_{f_2}k\theta^f}, \\ \theta^m = \dfrac{\beta}{\langle k \rangle_m} \sum_{k}^{n} kp_m(k) \dfrac{\lambda_{m_1}k\theta^f + \lambda_{m_2}k\theta^m}{1 + \lambda_{m_1}k\theta^f + \lambda_{m_2}k\theta^m}. \end{cases} \quad (4.5.9)$$

4.5.2 基本再生数和边界平衡点的全局稳定性

本小节, 将给出基本再生数 R_0 和边界平衡点的稳定性.

利用 V. D. Driessche 和 Watmough[8] 给出的方法来计算 R_0. 注意到计算基本再生数 R_0 的过程中只涉及仓室 $i_k^j, j = f, m$. 在边界平衡点 E^0 处, 新染病出现的比率 F^* 和两个仓室之间转移的比率 V^* 为

$$F^* = \begin{pmatrix} ap_f(1) & bp_m(1) & \cdots & jap_f(j) & jbp_m(j) & \cdots & nap_f(n) & nbp_m(n) \\ dp_f(1) & cp_m(1) & \cdots & jdp_f(j) & jcp_m(j) & \cdots & ndp_f(n) & ncp_m(n) \\ \vdots & \vdots & & \vdots & \vdots & & \vdots & \vdots \\ jap_f(1) & jbp_m(1) & \cdots & j^2ap_f(j) & j^2bp_m(j) & \cdots & njap_f(n) & njbp_m(n) \\ jdp_f(1) & jcp_m(1) & \cdots & j^2dp_f(j) & j^2cp_m(j) & \cdots & njdp_f(n) & njcp_m(n) \\ \vdots & \vdots & & \vdots & \vdots & & \vdots & \vdots \\ nap_f(1) & nbp_m(1) & \cdots & jnap_f(j) & jnbp_m(j) & \cdots & n^2ap_f(n) & n^2bp_m(n) \\ ndp_f(1) & ncp_m(1) & \cdots & jndp_f(j) & jncp_m(j) & \cdots & n^2dp_f(n) & n^2cp_m(n) \end{pmatrix}$$

其中 $a = \dfrac{\alpha\lambda_{f_2}}{\langle k \rangle_f}$, $b = \dfrac{\beta\lambda_{f_1}}{\langle k \rangle_m}$, $c = \dfrac{\beta\lambda_{m_2}}{\langle k \rangle_m}$, $d = \dfrac{\alpha\lambda_{m_1}}{\langle k \rangle_f}$, 并且 V^* 是一个单位矩阵.

根据下一代矩阵和基本再生数 (见文献 [8]) 的概念, 系统 (4.5.7) 的基本再生数为 $R_0 = \rho(F^*V^{*-1})$, 其中 ρ 代表矩阵的谱半径.

为了获得矩阵 F^*V^{*-1} 的谱半径, 仅仅只需计算矩阵 F_1^* 的特征值, 其中

$$F_1^* = \begin{pmatrix} a\sum_{i=1}^n i^2 p_f(i) & b\dfrac{p_m(n)}{p_f(n)}\sum_{i=1}^n i^2 p_f(i) \\ d\dfrac{p_f(n)}{p_m(n)}\sum_{i=1}^n i^2 p_m(i) & c\sum_{i=1}^n i^2 p_m(i) \end{pmatrix},$$

矩阵 F_1^* 的特征方程为

$$x^2 - (a\langle k^2\rangle_f + c\langle k^2\rangle_m)x + (ac - bd)\langle k^2\rangle_f\langle k^2\rangle_m = 0. \tag{4.5.10}$$

其判别式为

$$(a\langle k^2\rangle_f + c\langle k^2\rangle_m)^2 - 4(ac-bd)\langle k^2\rangle_f\langle k^2\rangle_m = (a\langle k^2\rangle_f - c\langle k^2\rangle_m)^2 + 4bd\langle k^2\rangle_f\langle k^2\rangle_m > 0.$$

因此矩阵 F_1^* 的两个特征值为

$$\begin{aligned}
x_{1,2} = &\frac{1}{2\langle k\rangle_f\langle k\rangle_m}[\alpha\lambda_{f_2}\langle k^2\rangle_f\langle k\rangle_m + \beta\lambda_{m_2}\langle k\rangle_f\langle k^2\rangle_m \\
&\pm[(\alpha\lambda_{f_2}\langle k^2\rangle_f\langle k\rangle_m - \beta\lambda_{m_2}\langle k\rangle_f\langle k^2\rangle_m)^2 \\
&+ 4\alpha\beta\lambda_{f_1}\lambda_{m_1}\langle k^2\rangle_f\langle k^2\rangle_m\langle k\rangle_f\langle k\rangle_m]^{\frac{1}{2}}].
\end{aligned}$$

显然, 基本再生数 R_0 为

$$R_0 = \frac{\lambda_{f_2}\langle k^2\rangle_f\langle k\rangle_m^2 + \gamma\lambda_{m_2}\langle k^2\rangle_m\langle k\rangle_f^2 + \sqrt{(\lambda_{f_2}\langle k^2\rangle_f\langle k\rangle_m^2 - \gamma\lambda_{m_2}\langle k^2\rangle_m\langle k\rangle_f^2)^2 + 4\gamma\lambda_{f_1}\lambda_{m_1}\langle k^2\rangle_f\langle k^2\rangle_m\langle k\rangle_f^2\langle k\rangle_m^2}}{2\langle k\rangle_f\langle k\rangle_m(\gamma\langle k\rangle_f + \langle k\rangle_m)}.$$

综上所述, 有下面的定理.

定理 4.5.1　如果 $R_0 < 1$, 那么系统 (4.5.7) 的边界平衡点 $E^0(0,0,\cdots,0,0)$ 局部渐近稳定. 如果 $R_0 > 1$, 边界平衡点 E^0 不稳定.

下面, 证明边界平衡点的全局渐近稳定性.

定理 4.5.2　如果 $R_0 < 1$, 那么边界平衡点 E^0 全局渐近稳定.

证明　如果证明系统 (4.5.7) 的每一个正解 $(i_1^f, i_1^m, \cdots, i_n^f, i_n^m)$ 满足

$$\lim_{t\to\infty}(i_1^f, i_1^m, \cdots, i_n^f, i_n^m) = (0,0,\cdots,0,0),$$

那么系统 (4.5.7) 的边界平衡点 E^0 全局渐近稳定.

因为系统 (4.5.7) 是一个单调系统, 所以可以利用比较原理证明边界平衡点的全局渐近稳定性.

令系统 (4.5.7) 的任意一个正解为 $(i_1^f, i_1^m, \cdots, i_n^f, i_n^m)$. 通过系统 (4.5.7), 可以获得

$$
\begin{cases}
\dfrac{\mathrm{d}i_k^f(t)}{\mathrm{d}t} \leqslant -i_k^f(t) + \lambda_{f_1} k\theta^m(t) + \lambda_{f_2} k\theta^f(t), \\[2mm]
\dfrac{\mathrm{d}i_k^m(t)}{\mathrm{d}t} \leqslant -i_k^m(t) + \lambda_{m_1} k\theta^f(t) + \lambda_{m_2} k\theta^m(t).
\end{cases}
\tag{4.5.11}
$$

定义一个辅助系统

$$
\begin{cases}
\dfrac{\mathrm{d}i_k^f(t)}{\mathrm{d}t} = -i_k^f(t) + \lambda_{f_1} k\theta^m(t) + \lambda_{f_2} k\theta^f(t), \\[2mm]
\dfrac{\mathrm{d}i_k^m(t)}{\mathrm{d}t} = -i_k^m(t) + \lambda_{m_1} k\theta^m(t) + \lambda_{m_2} k\theta^m(t).
\end{cases}
\tag{4.5.12}
$$

将系统 (4.5.12) 的第一个方程和第二个方程两边分别乘以 $\alpha k p_f(k), \beta k p_m(k)$, 并对 k 求和, 可得

$$
\begin{cases}
\dfrac{\mathrm{d}\theta^f(t)}{\mathrm{d}t} = \alpha \dfrac{\lambda_{f_1}\langle k^2 \rangle_f}{\langle k \rangle_f} \theta^m(t) + \left[\alpha \dfrac{\lambda_{f_2}\langle k^2 \rangle_f}{\langle k \rangle_f} - 1 \right] \theta^f(t), \\[3mm]
\dfrac{d\theta^m(t)}{dt} = \beta \dfrac{\lambda_{m_1}\langle k^2 \rangle_m}{\langle k \rangle_m} \theta^f(t) + \left[\beta \dfrac{\lambda_{m_2}\langle k^2 \rangle_m}{\langle k \rangle_m} - 1 \right] \theta^m(t).
\end{cases}
\tag{4.5.13}
$$

如果 $R_0 < 1$, 则有

$$
\alpha \frac{\lambda_{f_2}\langle k^2 \rangle_f}{\langle k \rangle_f} + \beta \frac{\lambda_{m_2}\langle k^2 \rangle_m}{\langle k \rangle_m} < 2,
$$

并且

$$
\begin{aligned}
\frac{1}{\langle k \rangle_f \langle k \rangle_m} &\{ \alpha\lambda_{f_2}\langle k \rangle_m \langle k^2 \rangle_f + \beta\lambda_{m_2}\langle k \rangle_f \langle k^2 \rangle_m \\
&+ \alpha\beta\lambda_{f_1}\lambda_{m_1}\langle k^2 \rangle_f \langle k^2 \rangle_m - \alpha\beta\lambda_{f_2}\lambda_{m_2}\langle k^2 \rangle_f \langle k^2 \rangle_m \} < 1,
\end{aligned}
$$

因此式 (4.5.12) 的零解全局渐近稳定, 即对每一个正解有

$$
\lim_{t \to \infty} (\theta^f(t), \theta^m(t)) = (0, 0).
$$

因此, 根据比较原理系统知, 系统 (4.5.7) 的每一个正解满足 $i_k^j \to 0$, $k = 1, 2, \cdots, n$, $j = f, m$, $t \to \infty$. 这表明边界平衡点全局渐近稳定.

4.5.3 地方病平衡点的存在性及稳定性

下面首先证明系统 (4.5.7) 的正平衡点存在, 即

$$
\hat{E} = (\hat{i}_1^f, \hat{i}_1^m, \cdots, \hat{i}_n^f, \hat{i}_n^m).
$$

为此, 只需证明方程 (4.5.9) 有正解即可. 为方便, 记 $\theta^f = x, \theta^m = y$, 及

$$
\begin{cases}
H(x,y) = \alpha - x - \dfrac{\alpha}{\langle k \rangle_f} \displaystyle\sum_{k}^{n} \dfrac{kp_f(k)}{1 + \lambda_{f_1}ky + \lambda_{f_2}kx}, \\[4mm]
G(x,y) = \beta - y - \dfrac{\beta}{\langle k \rangle_m} \displaystyle\sum_{k}^{n} \dfrac{kp_m(k)}{1 + \lambda_{m_1}kx + \lambda_{m_2}ky}
\end{cases}
\tag{4.5.14}
$$

则式 (4.5.9) 等价于下面的方程

$$
H(x,y) = 0, \quad G(x,y) = 0 \tag{4.5.15}
$$

以下将用隐函数定理证明方程 (4.5.15) 存在正解. 由式 (4.5.14) 可得

$$
\begin{cases}
\dfrac{\partial H}{\partial x} = -1 + \dfrac{\alpha}{\langle k \rangle_f} \displaystyle\sum_{k}^{n} kp_f(k) \dfrac{\lambda_{f_2}k}{(1 + \lambda_{f_1}ky + \lambda_{f_2}kx)^2}, \\[4mm]
\dfrac{\partial H}{\partial y} = \dfrac{\alpha}{\langle k \rangle_f} \displaystyle\sum_{k}^{n} kp_f(k) \dfrac{\lambda_{f_1}k}{(1 + \lambda_{f_1}ky + \lambda_{f_2}kx)^2}.
\end{cases}
$$

因为 $H(0,0) = 0$, 并且 $\left.\dfrac{\partial H}{\partial y}\right|_{(0,0)} = \alpha\dfrac{\lambda_{f_1}\langle k^2 \rangle_f}{\langle k \rangle_f} \neq 0$, 所以在 $(0,0)$ 的某邻域内存在隐函数 $y = y(x)$, 且

$$
\begin{aligned}
\frac{\mathrm{d}y}{\mathrm{d}x} &= \frac{1 - \dfrac{\alpha}{\langle k \rangle_f} \displaystyle\sum_{k}^{n} kp_f(k) \dfrac{\lambda_{f_2}k}{(1 + \lambda_{f_1}ky + \lambda_{f_2}kx)^2}}{\dfrac{\alpha}{\langle k \rangle_f} \displaystyle\sum_{k}^{n} kp_f(k) \dfrac{\lambda_{f_1}k}{(1 + \lambda_{f_1}ky + \lambda_{f_2}kx)^2}} \\[4mm]
&= \frac{\langle k \rangle_f - \alpha \displaystyle\sum_{k}^{n} kp_f(k) \dfrac{\lambda_{f_2}k}{(1 + \lambda_{f_1}ky + \lambda_{f_2}kx)^2}}{\alpha \displaystyle\sum_{k}^{n} kp_f(k) \dfrac{\lambda_{f_1}k}{(1 + \lambda_{f_1}ky + \lambda_{f_2}kx)^2}},
\end{aligned}
$$

从而

$$
\left.\frac{\mathrm{d}y}{\mathrm{d}x}\right|_{(0,0)} = \frac{\langle k \rangle_f - \alpha\lambda_{f_2}\langle k^2 \rangle_f}{\alpha\lambda_{f_1}\langle k^2 \rangle_f}.
$$

又因为

$$
\frac{\mathrm{d}G}{\mathrm{d}x} = -\frac{\mathrm{d}y}{\mathrm{d}x} + \frac{\beta}{\langle k \rangle_m} \sum_{k}^{n} kp_m(k) \frac{\lambda_{m_1}k + \lambda_{m_2}k\dfrac{\mathrm{d}y}{\mathrm{d}x}}{(1 + \lambda_{m_1}kx + \lambda_{m_2}ky)^2},
$$

且当 $x = \alpha$ 时, 要想使 $H(\alpha, y(\alpha)) = 0$ 时, 有 $y(\alpha) \to +\infty$, 此时 $G(\alpha, y(\alpha)) < 0$, 所以要想使方程 (4.5.15) 有根, 只需

$$\left.\frac{\mathrm{d}G}{\mathrm{d}x}\right|_{(0,0)} = \frac{\langle k\rangle_f - \alpha\lambda_{f_2}\langle k^2\rangle_f}{\alpha\lambda_{f_1}\langle k^2\rangle_f} +$$
$$\frac{\beta}{\langle k\rangle_m}\left(\lambda_{m_1}\langle k^2\rangle_m + \lambda_{m_2}\langle k^2\rangle_m \frac{\langle k\rangle_f - \alpha\lambda_{f_2}\langle k^2\rangle_f}{\alpha\lambda_{f_1}\langle k^2\rangle_f}\right) > 0,$$

即

$$\alpha\lambda_{f_2}\langle k^2\rangle_f\langle k\rangle_m + \beta\lambda_{m_2}\langle k^2\rangle_m\langle k\rangle_f + \alpha\beta\lambda_{f_1}\lambda_{m_1}\langle k^2\rangle_f\langle k^2\rangle_m$$
$$- \alpha\beta\lambda_{f_2}\lambda_{m_2}\langle k^2\rangle_f\langle k^2\rangle_m - \langle k\rangle_f\langle k\rangle_m > 0.$$

上述不等式等价于

$$\frac{\alpha\lambda_{f_2}\langle k^2\rangle_f\langle k\rangle_m + \beta\lambda_{m_2}\langle k^2\rangle_m\langle k\rangle_f + \alpha\beta\lambda_{f_1}\lambda_{m_1}\langle k^2\rangle_f\langle k^2\rangle_m - \alpha\beta\lambda_{f_2}\lambda_{m_2}\langle k^2\rangle_f\langle k^2\rangle_m}{\langle k\rangle_f\langle k\rangle_m} > 1.$$

记

$$R_* = $$
$$\frac{\alpha\lambda_{f_2}\langle k^2\rangle_f\langle k\rangle_m + \beta\lambda_{m_2}\langle k^2\rangle_m\langle k\rangle_f + \alpha\beta\lambda_{f_1}\lambda_{m_1}\langle k^2\rangle_f\langle k^2\rangle_m - \alpha\beta\lambda_{f_2}\lambda_{m_2}\langle k^2\rangle_f\langle k^2\rangle_m}{\langle k\rangle_f\langle k\rangle_m},$$

因为 $G(0,0) = 0$, $G(\alpha, y(\alpha)) < 0$, 所以当 $R_* > 1$ 时, 方程 (4.5.15) 存在正平衡点.

因为当 $R_0 > 1$ 时, 有 $\alpha\frac{\lambda_{f_2}\langle k^2\rangle_f}{\langle k\rangle_f} + \beta\frac{\lambda_{m_2}\langle k^2\rangle_m}{\langle k\rangle_m} < 2$ 时, $R_* = \frac{1}{\langle k\rangle_f\langle k\rangle_m}$
$\{\alpha\lambda_{f_2}\langle k\rangle_m\langle k^2\rangle_f + \beta\lambda_{m_2}\langle k\rangle_f\langle k^2\rangle_m + \alpha\beta\lambda_{f_1}\lambda_{m_1}\langle k^2\rangle_f\langle k^2\rangle_m - \alpha\beta\lambda_{f_2}\lambda_{m_2}\langle k^2\rangle_f\langle k^2\rangle_m\} > 1$, 所以系统 (4.5.7) 存在正平衡点.

为证明地方病平衡点的全局稳定性, 首先给出下面的定义及引理.

定义 4.5.1 对一个实矩阵 H, 若存在一个正对角实矩阵 W, 使得 $WH + H^T W$ 是正定的, 则称 $H \in S_w$.

引理 4.5.3 [322] 如果系统

$$\frac{\mathrm{d}\boldsymbol{z}}{\mathrm{d}t} = \mathrm{diag}(\boldsymbol{z})(\boldsymbol{e} + U\boldsymbol{z}) + V\boldsymbol{z},$$

有一个严格内在平衡点 $\boldsymbol{z}^* \in \Omega$, 且

$$-\left[\tilde{U} + \mathrm{diag}\left(\frac{-v_1(\boldsymbol{z})}{z_1 z_1^*}, \cdots, \frac{-v_n(\boldsymbol{z})}{z_n z_n^*}\right)\right] \in S_w,$$

则内在平衡点 $\boldsymbol{z}^*$ 全局渐近稳定, 其中 $\tilde{U} = U + \mathrm{diag}(\boldsymbol{z}^{*-1})V$.

定理 4.5.4　　如果 $R_0 > 1$, 系统 (4.5.7) 的内在平衡点 $\hat{E} = (\hat{i}_1^f, \hat{i}_1^m, \cdots, \hat{i}_n^f, \hat{i}_n^m)$ 全局渐近稳定.

证明　　系统 (4.5.7) 变形为

$$
\begin{cases}
\dfrac{\mathrm{d}i_k^f(t)}{\mathrm{d}t} = -i_k^f(t) - \lambda_{f_2} k i_k^f(t)\theta^f(t) - \lambda_{f_1} k i_k^f(t)\theta^m(t) + \lambda_{f_2} k\theta^f(t) + \lambda_{f_1} k\theta^m(t), \\[2mm]
\dfrac{\mathrm{d}i_k^m(t)}{\mathrm{d}t} = -i_k^m(t) - \lambda_{m_1} k i_k^m(t)\theta^f(t) - \lambda_{m_2} k i_k^m(t)\theta^m(t) + \lambda_{m_1} k\theta^f(t) + \lambda_{m_2} k\theta^m(t).
\end{cases}
$$
$$(4.5.16)$$

系统 (4.5.7) 又可以写成

$$
\frac{\mathrm{d}\boldsymbol{z}}{\mathrm{d}t} = \mathrm{diag}(\boldsymbol{z})(\boldsymbol{e} + U\boldsymbol{z}) + V\boldsymbol{z},
$$

其中向量 $\boldsymbol{z} = (i_1^f, i_1^m, \cdots, i_k^f, i_k^m, \cdots, i_n^f, i_n^m)^{\mathrm{T}}$, $\boldsymbol{e} = (ap_f(1) - 1, cp_m(1) - 1, \cdots, k^2 ap_f(k) - 1, k^2 cp_m(k) - 1, \cdots, n^2 ap_f(n) - 1, n^2 cp_m(n) - 1)^{\mathrm{T}}$, 而 U, V 分别为 $2n \times 2n$ 矩阵, 即

$$
U = -\begin{pmatrix}
ap_f(1) & bp_m(1) & \cdots & jap_f(2) & jbp_m(2) & \cdots & nap_f(n) & nbp_m(n) \\
dp_f(1) & cp_m(1) & \cdots & jdp_f(2) & jcp_m(2) & \cdots & ndp_f(n) & ncp_m(n) \\
\vdots & \vdots & & \vdots & \vdots & & \vdots & \vdots \\
jap_f(1) & jbp_m(1) & \cdots & j^2 ap_f(2) & j^2 bp_m(2) & \cdots & njap_f(n) & njbp_m(n) \\
jdp_f(1) & jcp_m(1) & \cdots & j^2 dp_f(2) & j^2 cp_m(2) & \cdots & njdp_f(n) & njcp_m(n) \\
\vdots & \vdots & & \vdots & \vdots & & \vdots & \vdots \\
nap_f(1) & nbp_m(1) & \cdots & jnap_f(2) & jnbp_m(2) & \cdots & n^2 ap_f(n) & n^2 bp_m(n) \\
ndp_f(1) & ncp_m(1) & \cdots & jndp_f(2) & jncp_m(2) & \cdots & n^2 dp_f(n) & n^2 cp_m(n)
\end{pmatrix},
$$

且

$$
V = \begin{pmatrix}
0 & bp_m(1) & \cdots & jap_f(2) & jbp_m(2) & \cdots & nap_f(n) & nbp_m(n) \\
dp_f(1) & 0 & \cdots & jdp_f(2) & jcp_m(2) & \cdots & ndp_f(n) & ncp_m(n) \\
\vdots & \vdots & & \vdots & \vdots & & \vdots & \vdots \\
jap_f(1) & jbp_m(1) & \cdots & 0 & j^2 bp_m(2) & \cdots & njap_f(n) & njbp_m(n) \\
jdp_f(1) & jcp_m(1) & \cdots & j^2 dp_f(2) & 0 & \cdots & njdp_f(n) & njcp_m(n) \\
\vdots & \vdots & & \vdots & \vdots & & \vdots & \vdots \\
nap_f(1) & nbp_m(1) & \cdots & jnap_f(2) & jnbp_m(2) & \cdots & 0 & n^2 bp_m(n) \\
ndp_f(1) & ncp_m(1) & \cdots & jndp_f(2) & jncp_m(2) & \cdots & n^2 dp_f(n) & 0
\end{pmatrix},
$$

则有

$$
V\boldsymbol{z} = \begin{pmatrix}
a \displaystyle\sum_{k \neq 1}^{n} k p_f(k) i_k^f + b \displaystyle\sum_{k}^{n} k p_m(k) i_k^m \\
c \displaystyle\sum_{k \neq 1}^{n} k p_m(k) i_k^m + d \displaystyle\sum_{k}^{n} k p_f(k) i_k^f \\
\vdots \\
ja \displaystyle\sum_{k \neq j}^{n} k p_f(k) i_k^f + jb \displaystyle\sum_{k}^{n} k p_m(k) i_k^m \\
jc \displaystyle\sum_{k \neq j}^{n} k p_m(k) i_k^m + jd \displaystyle\sum_{k}^{n} k p_f(k) i_k^f \\
\vdots \\
na \displaystyle\sum_{k \neq n}^{n-1} k p_f(k) i_k^f + nb \displaystyle\sum_{k}^{n} k p_m(k) i_k^m \\
nc \displaystyle\sum_{k \neq n} n-1 k p_m(k) i_k^m + nd \displaystyle\sum_{k}^{n} k p_f(k) i_k^f
\end{pmatrix},
$$

且

$$
\tilde{U} = \begin{pmatrix}
-a p_f(1) & \dfrac{b p_m(1)}{\hat{i}_1^f}(1 - \hat{i}_1^f) & \cdots & \dfrac{n a p_f(n)}{\hat{i}_1^f}(1 - \hat{i}_1^f) & \dfrac{n b p_m(n)}{\hat{i}_1^f}(1 - \hat{i}_1^f) \\
\dfrac{d p_f(1)}{\hat{i}_1^m}(1 - \hat{i}_1^m) & -c p_m(1) & \cdots & \dfrac{n d p_f(n)}{\hat{i}_1^m}(1 - \hat{i}_1^m) & \dfrac{n c p_m(n)}{\hat{i}_1^m}(1 - \hat{i}_1^m) \\
\vdots & \vdots & & \vdots & \vdots \\
\dfrac{ja p_f(1)}{\hat{i}_j^f}(1 - \hat{i}_j^f) & \dfrac{jb p_m(1)}{\hat{i}_j^f}(1 - \hat{i}_j^f) & \cdots & \dfrac{nja p_f(n)}{\hat{i}_j^f}(1 - \hat{i}_j^f) & \dfrac{njb p_m(n)}{\hat{i}_j^f}(1 - \hat{i}_j^f) \\
\dfrac{jd p_f(1)}{\hat{i}_j^m}(1 - \hat{i}_j^m) & \dfrac{jc p_m(1)}{\hat{i}_j^m}(1 - \hat{i}_j^m) & \cdots & \dfrac{njd p_f(n)}{\hat{i}_j^m}(1 - \hat{i}_j^m) & \dfrac{njc p_m(n)}{\hat{i}_j^m}(1 - \hat{i}_j^m) \\
\vdots & \vdots & & \vdots & \vdots \\
\dfrac{na p_f(1)}{\hat{i}_n^f}(1 - \hat{i}_n^f) & \dfrac{K b p_m(1)}{\hat{i}_n^f}(1 - \hat{i}_n^f) & \cdots & -n^2 a p_f(n) & \dfrac{n^2 b p_m(n)}{\hat{i}_n^f}(1 - \hat{i}_n^f) \\
\dfrac{n d p_f(1)}{\hat{i}_n^m}(1 - \hat{i}_n^m) & \dfrac{n c p_m(1)}{\hat{i}_n^m}(1 - \hat{i}_n^m) & \cdots & \dfrac{n^2 d p_f(n)}{\hat{i}_n^m}(1 - \hat{i}_n^m) & -n^2 c p_m(n)
\end{pmatrix}.
$$

注意到引理 4.5.3 中 $\dfrac{-v_j(z)}{z_j z_j^*}$ 和 $\dfrac{-v_{j+1}(z)}{z_{j+1} z_{j+1}^*}$ 分别为

$$
q_j^f \overset{\text{def}}{=\!=} -\dfrac{ja \displaystyle\sum_{k \neq j}^{n} k p_f(k) i_k^f + jb \displaystyle\sum_{k}^{n} k p_m(k) i_k^m}{\hat{i}_j^f i_j^f},
$$

$$
q_j^m \overset{\text{def}}{=\!=} -\dfrac{jc \displaystyle\sum_{k \neq j}^{n} k p_m(k) i_k^m + jd \displaystyle\sum_{k}^{n} k p_f(k) i_k^f}{\hat{i}_j^m i_j^m},
$$

将引理 4.5.3 中 $\tilde{U} + \mathrm{diag}\left(\dfrac{-v_1(\boldsymbol{z})}{z_1 z_1^*}, \cdots, \dfrac{-v_n(\boldsymbol{z})}{z_n z_n^*}\right)$ 记为

$$
Q \overset{\text{def}}{=\!=} \tilde{U} + \mathrm{diag}\left(q_1^f, q_1^m \cdots, q_n^f, q_n^m\right).
$$

选取向量 $W = (w_1, w_2, \cdots, w_{2n-1}, w_{2n})^{\mathrm{T}}$, 并计算 WQ 可得

$$WQ = A + D, \tag{4.5.17}$$

其中

$$D = \mathrm{diag}(-w_1 a p_f(1), -w_2 c p_m(1), \cdots, -w_{2n-1} n^2 a p_f(n), -w_{2n} n^2 c p_m(n)),$$

而 A 为下面的矩阵

$$A = \begin{pmatrix} -w_1 q_1^f & w_1 \dfrac{b p_m(1)}{\hat{i}_1^f}(1-\hat{i}_1^f) & \cdots & w_1 \dfrac{n b p_m(n)}{\hat{i}_1^f}(1-\hat{i}_1^f) \\ w_2 \dfrac{d p_f(1)}{\hat{i}_1^m}(1-\hat{i}_1^m) & -w_2 q_1^m & \cdots & w_2 \dfrac{n c p_m(n)}{\hat{i}_1^m}(1-\hat{i}_1^m) \\ \vdots & \vdots & & \vdots \\ w_{2n} \dfrac{n d p_f(1)}{\hat{i}_n^m}(1-\hat{i}_n^m) & w_{2n} \dfrac{n c p_m(1)}{\hat{i}_n^m}(1-\hat{i}_n^m) & \cdots & -w_{2n} q_n^m \end{pmatrix} = (a_{ij}).$$

注意到, 可以选择 $w_i > (i = 1, \cdots, 2n)$ 使得

$$a_{ij} = a_{ji}, \quad i \neq j, i, j = 1, 2, \cdots, 2n.$$

其中 a_{ij} 是矩阵 A 的第 i 行第 j 列元素, 因此 A 是一个对称矩阵.

因为 $0 < \hat{i}_k^j < 1 (k = 1, \cdots, 2n, j = f, m)$, 因此

$$\det(A + D) = w_1 \cdots w_{2n} \prod_{k=1}^{n} \frac{(1-\hat{i}_k^f)(1-\hat{i}_k^m)}{\hat{i}_k^f \hat{i}_k^m} \det \begin{pmatrix} H_{11} & H_{12} \\ H_{21} & H_{22} \end{pmatrix}, \tag{4.5.18}$$

其中

$$H_{11} = \begin{pmatrix} -\dfrac{a\langle k i_k^f \rangle_f + b \langle k i_k^m \rangle_m}{(1-\hat{i}_1^f) i_1^f} & 0 & \cdots & 0 \\ 0 & -\dfrac{c\langle k i_k^m \rangle_m + d \langle k i_k^f \rangle_f}{(1-\hat{i}_1^m) i_1^m} & \cdots & 0 \\ \vdots & \vdots & & \vdots \\ 0 & 0 & \cdots & -\dfrac{(n-1)c\langle k i_k^m \rangle_m + (n-1) d \langle k i_k^f \rangle_f}{(1-\hat{i}_{n-1}^m) i_{n-1}^m} \end{pmatrix}_{(2n-2) \times (2n-2)},$$

$$H_{21} = \begin{pmatrix} 0 & \cdots & 0 \\ 0 & \cdots & 0 \end{pmatrix}_{2 \times (2n-2)}, \quad H_{12} = \begin{pmatrix} n a p_f(n) & n b p_m(n) \\ n d p_f(n) & n c p_m(n) \\ \vdots & \vdots \\ n(n-1) a p_f(n) & n(n-1) b p_m(n) \\ n(n-1) d p_f(n) & n(n-1) c p_m(n) \end{pmatrix}_{(2n-2) \times 2},$$

$$H_{22} = \begin{pmatrix} -\dfrac{na\langle ki_k^f\rangle_f + nb\langle ki_k^m\rangle_m}{(1-\hat{i}_n^f)i_n^f} + \dfrac{a\langle k^2(1-\hat{i}_k^f)i_k^f\rangle_f}{(1-\hat{i}_n^f)i_n^f} & \dfrac{p_m(n)}{p_f(n)}\dfrac{b\langle k^2(1-\hat{i}_k^f)i_k^f\rangle_f}{(1-\hat{i}_n^f)i_n^f} \\[3mm] \dfrac{p_f(n)}{p_m(n)}\dfrac{d\langle k^2(1-\hat{i}_k^m)i_k^m\rangle_m}{(1-\hat{i}_n^m)i_n^m} & -\dfrac{nc\langle ki_k^m\rangle_m + nd\langle ki_k^f\rangle_f}{(1-\hat{i}_n^m)i_n^m} + \dfrac{c\langle k^2(1-\hat{i}_k^m)i_k^m\rangle_m}{(1-\hat{i}_n^m)i_n^m} \end{pmatrix}_{2\times 2}.$$

显然式 (4.5.18) 的符号依赖于矩阵 H_{22} 行列式的符号, 而

$$\begin{aligned} \det H_{22} = {} & \frac{1}{(1-\hat{i}_n^f)i_n^f(1-\hat{i}_n^m)i_n^m}[(a\langle(n-k(1-\hat{i}_k^f))ki_k^f\rangle_f \\ & + nb\langle ki_k^m\rangle_m)(c\langle(n-k(1-\hat{i}_k^m))ki_k^m\rangle_m \\ & + nd\langle ki_k^f\rangle_f)] - b\langle k^2(1-\hat{i}_k^f)i_k^f\rangle_f d\langle k^2(1-\hat{i}_k^m)i_k^m\rangle_m > 0 \end{aligned}$$

因此, 矩阵 (4.5.17) 是一个负定矩阵, 从而

$$-[\tilde{U} + \text{diag}\left(q_1^f, q_1^m, \cdots, q_n^f, q_n^m\right)] \in S_w.$$

利用引理 4.5.3, 得到如果 $R_0 > 1$, 系统 (4.5.7) 的内在平衡点 $\hat{E}$ 全局渐近稳定.

第 5 章　　网络随机传染病动力学模型

确定性模型和随机性模型是研究疾病传播的两大类主要理论分析方法, 这两类方法建立的疾病传播模型在概念, 方法和所研究的问题上都有很大的不同. 在建立疾病传播动力学模型时, 人们通常考虑的是确定性模型, 即用差分, 微分, 积分或泛函微分方程等建立具有确定参数的模型, 它们相对比较容易研究, 而且在一定程度上也能近似地反映实际现象. 为了使模型更能贴近现实, 人们就要考虑疾病传播过程中一些不可避免的随机因素, 这就需要建立随机性模型. 目前关于随机方法应用于疾病传播已有一部分研究, 主要的结果可以参看 Allen 在这方面的成果[323, 324], 以及其他一些随机传染病模型方面的研究工作[325, 329, 330].

随着近年来复杂网络研究的进展, 网络上的疾病传播问题成为复杂网络研究的一个重要组成部分. 本书的前面几章系统介绍了这方面的许多工作, 所使用的方法主要是确定性方法, 应用平均场理论建模, 对模型进行理论分析, 并通过计算机模拟对分析结果进行验证. 由于疾病传播所具有的概率本性决定了随机模型比确定性模型更符合实际, 人们可以用随机微分方程中的一些专门的工具来研究随机噪声的影响, 更重要的是随机噪声在网络拓扑结构上的影响. 本章就来介绍这方面的一些工作[286,287,326,328,333−339].

5.1　随机微分方程相关介绍

随机微分方程是一门新兴的边缘科学. 自伊藤 (Itô) 于 1961 年首次发表 "论随机微分方程" 以来, 得到广大理论科学工作者和实际应用科技人员的重视. 随着随机微分方程的兴起, 随机微分方程已飞速, 广泛地渗透到自然科学, 工程技术的诸多领域, 例如分子物理学, 原子物理学, 化学动力学, 种群生态学和传染病学等. 下面主要就本章用到的一些随机微分方程中的相关内容作一介绍[342, 343].

5.1.1　随机稳定性和随机分岔

非线性随机动力系统具有丰富而深刻的数学, 力学及工程技术等广泛的实际应用背景, 对其稳定性, 分岔问题以及混沌现象的研究已日益受到科学界的高度重视. 对于随机动力系统, 我们所关注的是其解的存在与否及其存在形式, 这正如在研究确定系统时, 人们更关注平衡点及稳态解一样, 所以随机动力系统的稳定性是针对平稳解定义的.

设定义在概率空间 $(\Omega, \mathscr{F}, \mathbb{P})$ 上的非线性随机动力系统

$$\frac{\mathrm{d}X(t)}{\mathrm{d}t} = f(X(t), \xi(t)), \quad X(t_0) = X_0, \tag{5.1.1}$$

其中 $\xi(t)$ 为 m 维白噪声, Ω 为样本空间, $\mathscr{F}$ 为完备的事件域, $\mathbb{P}$ 为 Ω 上的不变测度. 系统 (5.1.1) 的以 $X(t_0) = X_0$ 为初始点的解过程 $X^0(t, X_0)$ 为平稳的, 是指 $(X^0(t), \xi(t))$ 是平稳的向量过程. 下面我们先介绍几个随机稳定性的定义[343].

定义 5.1.1 若对 $\forall \varepsilon_1 \in (0,1)$ 和 $\forall \varepsilon_2 > 0, \exists \delta = \delta(\varepsilon_1, \varepsilon_2, t_0)$, 使得当 $\|X_0\| < \delta$, 有

$$P(\|X^0(t, X_0)\| < \varepsilon_2, t \geqslant t_0) \geqslant 1 - \varepsilon_1,$$

则称式 (5.1.1) 的零解是随机稳定或是依概率稳定.

定义 5.1.2 若式 (5.1.1) 的零解是依概率稳定, 又对 $\forall \eta \in (0,1), \exists \sigma = \sigma(\eta, t_0)$, 使得当 $\|X_0\| < \sigma$, 有

$$P(\lim_{t \to \infty} X^0(t, X_0) = 0) \geqslant 1 - \eta,$$

则称式 (5.1.1) 的零解是随机渐近稳定或是依概率渐近稳定.

考察随机动力系统的稳定性的一个重要方法是计算系统的 Lyapunov 指数. 随机系统的平稳解几乎必然稳定的充分必要条件为最大的 Lyapunov 指数 $l_{\max} < 0$. 下面介绍如何来求系统 (5.1.1) 的最大的 Lyapunov 指数.

系统在平稳解 $X(t)$ 处的线性化系统记为

$$\frac{\mathrm{d}Y(t)}{\mathrm{d}t} = A(Y(t), \xi(t))Y(t), \quad Y(t_0) = Y_0. \tag{5.1.2}$$

其中 $A(Y(t), \xi(t)) = \dfrac{\partial f(X, \xi)}{\partial X}$ 表示系统在 $X(t)$ 的 Jacobian 矩阵, 此线性化系统的最大 Lyapunov 指数定义为

$$l(\omega, x, Y) = \lim_{t \to \infty} \frac{\ln \| Y \|}{t}. \tag{5.1.3}$$

它表示在 $X(t)$ 处 Y 方向的指数. Lyapunov 指数的作用类似于矩阵 $A(X, \xi)$ 特征值的实部, 所以 $l(\omega, x, Y)$ 可以界定线性化系统几乎必然稳定的条件.

在 Oseledec[350] 提出了著名的乘法遍历定理后, 人们真正认识到了 Lyapunov 指数在研究非线性动力系统中的重要性. 计算系统 (5.1.1) 的最大 Lyapunov 指数的方法是多样的, 有 MonteCarlo 模拟方法, 而较常用的方法是利用系统的不变测度进行计算, 许多学者采用了各种不同的技巧来计算, 如奇异摄动法, 随机平均法, 特征函数法, 线性变换法, 多尺度法以及渐近分析法等. 国外学者 Arnold[351], Namachivaya[352], Ariaratnam[353] 等, 国内学者 X. Liu[354, 355], H. Rong [356, 357] 等

在方面做了大量的研究工作. 根据遍历定理可知, 系统零解几乎必然稳定的充分必要条件为最大的指数 $l_{\max} < 0$. 同时, 可由 $l_{\max} = 0$ 来确定随机动力系统的随机分岔点, 这种确定随机分岔的准则与确定系统中的做法是一致的, 已有国内外许多学者将其应用到随机动力系统的研究之中.

稳定性是复杂系统正常工作的基本要求, 一旦系统失稳, 系统的拓扑结构将随着系统的参数的改变而发生定性的改变, 即发生分岔. 所谓随机 Hopf 分岔, 就是研究系统响应随参变量的变化而发生的性态的变化. 也就是在有参变量的非线性系统中, 当参变量取某一值时, 系统的平衡状态失稳而产生若干极限环. 在病毒传播模型中有关 Hopf 分岔的研究有助于分析疾病传播的平衡态, 平稳运动以及较长时间内渐近运动的变化情况, 确定疾病传播中参数变化的方向和范围, 预测疾病传播未来的发展动态.

在确定性动力系统中, 系统在平衡点处 Jacobian 矩阵若有复数形式的特征值, 则系统发生 Hopf 分岔, 产生极限环. 而随机动力系统中, 并没有比较成熟的理论确定随机 Hopf 分岔的发生, 有关随机分岔的研究仍然处于初级阶段. 目前有两种随机分岔经常在文献中出现, 动态分岔 (D-分岔) 与唯象分岔 (P-分岔)[342]. D-分岔是研究从一族参考测度中分岔出新的不变测度 (即系统响应待得平稳概率密度), 可以利用 Lyapunov 指数的正负来判别; P-分岔则是研究随机动力系统不变测度的密度及其形状随参数的变化, 可以从峰的个数、位置及形状来判别.

5.1.2　Itô 随机过程和 Itô 公式

设随机过程 $X = \{X(t), t \geqslant 0\}$, 满足如下的 Itô 积分: $\forall 0 \leqslant t_0 < t < T$

$$X(t) - X(t_0) = \int_{t_0}^{t} b(s)\mathrm{d}s + \int_{t_0}^{t} \sigma(s)\mathrm{B}s, \tag{5.1.4}$$

或等价地写作 Itô 微分形式

$$\mathrm{d}X(t) = b(t)\mathrm{d}t + \sigma(t)\mathrm{d}B(t), \tag{5.1.5}$$

则称 X 为 Itô 过程, 这里 $\int_{t_0}^{t} b(s)\mathrm{d}s$ 是一般的均方积分, 而 $\int_{t_0}^{t} \sigma(s)\mathrm{B}s$ 则是 Itô 积分. 下面给出非常有用的 Itô 公式[344].

定理 5.1.1　设随机过程 $X = \{X(t), t \geqslant 0\}$, 满足等式 (5.1.4), $y = f(t, x)$ 是二元函数, 且具有连续偏导数 $\dfrac{\partial f}{\partial t}, \dfrac{\partial f}{\partial x}, \dfrac{\partial^2 f}{\partial x^2}$, 令 $Y(t) \doteq f(t, X(t))$, 则过程 $Y = \{Y(t), t \geqslant 0\}$ 也是随机过程, 且对 $\forall 0 \leqslant t_0 < t < T$ 满足如下的 Itô 积分方程:

$$Y(t) - Y(t_0) = \int_{t_0}^t \left[\frac{\partial f}{\partial t} + b \cdot \frac{\partial f}{\partial x} + \frac{\sigma^2}{2} \cdot \frac{\partial^2 f}{\partial x^2} \right] (s, X(s)) \mathrm{d}s$$

$$+ \int_{t_0}^t \sigma \cdot \frac{\partial f}{\partial x} (s, X(s)) \mathrm{d}B(s). \tag{5.1.6}$$

或等价的 Itô 微分形式

$$\mathrm{d}Y(t) = \left(\frac{\partial f}{\partial t} + b \cdot \frac{\partial f}{\partial x} + \frac{\sigma^2}{2} \cdot \frac{\partial^2 f}{\partial x^2} \right) (t, X(t)) \mathrm{d}t + \sigma \cdot \frac{\partial f}{\partial x} (t, X(t)) \mathrm{d}B(t). \tag{5.1.7}$$

式 (5.1.6) 或式 (5.1.7) 即是 Itô 公式.

5.1.3 Fokker-Planck 方程

Fokker-Planck 方程是在 20 世纪初由 Fokker 和 Planck 首先提出, 并应用于研究量子物理问题的. 20 世纪 30 年代初 Kolmogolov 将其一般化和抽象化[349]. 20 世纪 50 年代 Stratonovich 将其应用于研究电子工程问题. 50 年代末 Chuang 与 Kazad 将其应用于研究非线性控制系统. Fokker-Planck 方程所描述的是一个随机动力系统的转移概率密度函数在状态空间的演化规律. 它是根据随机过程和随机微分方程理论, 旨在求解某系统的随机响应过程的转移概率密度函数的求解方法. 这里我们给出这个方法: 在式 (5.1.5) 中, 如果 $X(t)$ 是一个一维的随机向量, $B(t)$ 是一个一维的标准 Wiener 过程, 则 $X(t)$ 的概率密度函数 $p(x, t)$ 满足下面 Fokker-Planck 方程:

$$\frac{\partial p(x, t)}{\partial t} = -\frac{\partial}{\partial x} [b(t) p(x, t)] + \frac{1}{2} \frac{\partial^2}{\partial x^2} [\sigma^2(t) p(x, t)]. \tag{5.1.8}$$

一般地, 如果在 (5.1.5) 中, $X(t)$ 是一个 N 维的随机向量, $B(t)$ 是一个 N 维的标准 Wiener 过程, 则随机向量 $X(t)$ 的概率密度函数 $p(x, t)$ 满足下面 Fokker-Planck 方程:

$$\frac{\partial p(x, t)}{\partial t} = -\sum_{i=1}^N \frac{\partial}{\partial x_i} [b_i(x, t) p(x, t)] + \sum_{i=1}^N \sum_{j=1}^N \frac{\partial^2}{\partial x_i x_j} [D_{ij}(x, t) p(x, t)]. \tag{5.1.9}$$

这里漂移向量 $b = (b_1, \cdots, b_N)$ 和扩散张量 $D_{ij}(x, t) = \frac{1}{2} \sum_{k=1}^N \sigma_{ik}(x, t) \sigma_{jk}(x, t)$.

该方法使非线性随机动力系统的求解成为可能. 该方法的优点在于不仅适用于弱非线性, 也适用于强非线性系统; Fokker-Planck 方程方法主要是把系统的位移响应看成是状态空间中的一个多维随机过程向量, 当系统的激励是白噪声时, 该随机过程向量在任意时刻的增量是独立的, 即过程具有 Markov 性且为扩散的, 其概率结构完全可由初始条件和转移概率密度函数决定, 而扩散过程的概率密度函数服从

Fokker-Planck 方程, 所以若我们能够求解其 Fokker-Planck 方程, 则可能得到其响应的转移概率密度函数, 从而得到响应的统计规律. 鉴于 Fokker-Planck 方程的复杂性, 迄今为止只有少数情况下的方程可以计算其精确解, 这就极大地限制了该方法的使用. 对一维非线性方程, 在稳态情况下可以找到精确解, 而对于非稳态状态只有少数情况可以找到精确解. 鉴于此种状态, 目前已有许多基于 Fokker-Planck 方程的近似求解方法, 如迭代法、特征函数展开法、变分法、数值法以及能量耗散等效法等.

5.2　均匀网络上的随机传染病模型

5.2.1　带噪声的传染病模型

先来考虑没有噪声影响的均匀网络模型, 然后再考虑均匀网络上的随机传染病模型, 主要内容参考文献见文献 [333]. 在平均场意义下, 被感染个体 $\rho(t)$ 的平均密度的演化方程可以表示为

$$\frac{\mathrm{d}\rho(t)}{\mathrm{d}t} = -\rho(t) + \lambda\langle k\rangle\rho(t)(1-\rho(t)). \tag{5.2.1}$$

在式 (5.2.1) 中, 等号右边第一项考虑的是染病者节点以单位速率恢复健康, 第二项表示单个染病节点产生的新染病者节点的平均密度, 它和有效传染率 λ, 节点的平均度 $\langle k\rangle$, 以及与健康节点相连的概率 $(1-\rho(t))$ 成比例. 由前面的分析知道: 该模型存在基本再生数 $R_0 = \lambda\langle k\rangle$, 它决定了在网络上的疾病是否会流行, 如果 $R_0 < 1$ 疾病将会灭绝, 所有的个体都将会变成易感者, 并且系统 (5.2.1) 的无病平衡点是全局渐近稳定的. 如果 $R_0 > 1$, 系统 (5.2.1) 存在一个地方病平衡点, 并且地方病平衡点是全局渐近稳定的.

由于受随机环境的影响, 系统 (5.2.1) 的传播率 λ 发生了扰动, 由一个确定性的常数变成了一个随机变量, 即

$$\lambda \to \lambda + \sigma\xi(t),$$

这里 $\xi(t)$ 是一个期望为 0, 方差为 1 的白噪声. 这样系统 (5.2.1) 变为

$$\mathrm{d}\rho(t) = (-\rho(t) + \lambda\langle k\rangle\rho(t)(1-\rho(t)))\mathrm{d}t + \sigma\langle k\rangle\rho(t)(1-\rho(t))\mathrm{d}W(t), \tag{5.2.2}$$

这里 $W(t)$ 为一 Wiener 过程. 令

$$F(\rho) = -\rho + \lambda\langle k\rangle\rho(1-\rho),$$
$$G(\rho) = \sigma\langle k\rangle\rho(1-\rho).$$

式 (5.2.2) 变为

$$\mathrm{d}\rho = F(\rho)\mathrm{d}t + G(\rho)\mathrm{d}W. \tag{5.2.3}$$

系统 (5.2.3) 是一个非线性随机微分方程, 接下来我们就来研究它的随机稳定性和随机 Hopf 分岔.

5.2.2 随机稳定性和随机分岔分析

为了确定系统 (5.2.3) 的随机稳定性, 我们来计算系统 (5.2.3) 的最大 Lyapunov 指数. 首先线性化系统 (5.2.3), 然后求得线性 Itô 随机微分方程的最大 Lyapunov 指数. 在 Oseledec 乘法遍历定理的基础上[350], 线性系统的最大 Lyapunov 指数定义为

$$l = \lim_{t\to\infty} \frac{1}{t} \ln \| \rho(t,\rho_0) \| . \tag{5.2.4}$$

容易知道线性 Itô 随机微分方程的解为

$$\rho(t) = \rho(0) \exp\left(\int_0^t \left(F'(0) - \frac{G'^2(0)}{2} \right) \mathrm{d}s + \int_0^t G(0)\mathrm{d}W(s) \right). \tag{5.2.5}$$

这里 $F'(0) = \lambda\langle k\rangle - 1$, $G'^2(0) = \sigma^2\langle k\rangle^2$. 引入范数 $\| \rho(t) \| = \rho^{\frac{1}{2}}(t, W(t))$, 则线性系统的最大 Lyapunov 指数为

$$
\begin{aligned}
l &= \lim_{t\to\infty} \frac{1}{t} \ln \rho^{\frac{1}{2}}(t) = \lim_{t\to\infty} \frac{1}{2t} \ln \rho(t) \\
&= \lim_{t\to\infty} \frac{1}{2t} \left\{ \ln\rho(0) + \int_0^t \left(F'(0) - \frac{G'^2(0)}{2} \right)\mathrm{d}s + \int_0^t G(0)\mathrm{d}W(s) \right\} \\
&= \frac{2\lambda\langle k\rangle - 2 - \sigma^2\langle k\rangle^2}{4}.
\end{aligned} \tag{5.2.6}
$$

当 $\lambda < \dfrac{1}{\langle k\rangle} + \dfrac{\sigma^2\langle k\rangle}{2}$ 时, 有 $l < 0$, 所以系统 (5.2.3) 的线性 Itô 随机微分方程的平凡解是依概率 1 渐近稳定的; 系统 (5.2.3) 的解几乎必然趋近于无病平衡点 (图 5.2.1 和图 5.2.2). 当 $\lambda > \dfrac{1}{\langle k\rangle} + \dfrac{\sigma^2\langle k\rangle}{2}$ 时, 有 $l > 0$, 所以系统 (5.2.3) 的线性 Itô 随机微分方程的平凡解是依概率 1 不稳定的; 系统 (5.2.3) 的解在地方病平衡点附近上下振动 (图 5.2.3). 当 $\lambda = \dfrac{1}{\langle k\rangle} + \dfrac{\sigma^2\langle k\rangle}{2}$ 时, 有 $l = 0$, 系统会发生随机分岔, 这种分岔我们称为 D- 分岔.

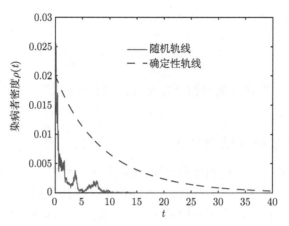

图 5.2.1   均匀网络上确定性系统和随机系统的轨线比较, 这里 $R_0 = 0.9$, $\sigma = 0.18$, $\langle k \rangle = 5$

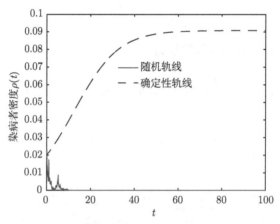

图 5.2.2   均匀网络上确定性系统和随机系统的轨线比较, 这里 $R_0 = 1.1$, $\sigma = 0.18$, $\langle k \rangle = 5$

从上面的分析我们可以看出, 在随机噪声影响下的均匀网络模型和不带噪声影响的模型有很大的区别. 从生物学的观点来看, 确定性模型中引入噪声之后改变了模型的基本再生数, 确定性模型的基本再生数为 $R_0 = \lambda \langle k \rangle$, 引入噪声之后的基本再生数变为 $R^* = \dfrac{\lambda \langle k \rangle}{1 + \sigma^2 \langle k \rangle^2 / 2}$. 当 $R_0 < 1$ 时, 不带噪声的模型和带噪声的模型中的染病者的密度都会趋于零, 即疾病会在一定的时间内灭绝 (图 5.2.1). 当 $R_0 > 1$ 时, 不带噪声的均匀网络模型中, 疾病将会流行起来, 而加入噪声后, 尽管 $R_0 > 1$, 只要噪声的强度满足

$$\sigma > \frac{\sqrt{2}\sqrt{R_0 - 1}}{\langle k \rangle}$$

这样一个条件, 疾病仍然可以做到依概率 1 灭绝 (图 5.2.2), 当噪声强度不满足这个条件时, 系统的解会在正平衡点附近上下振动 (图 5.2.3), 从这里可以看出噪声在传

播模型中所带来的正作用.

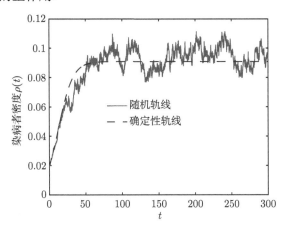

图 5.2.3　均匀网络上确定性系统和随机系统的轨线比较, 这里 $R_0 = 1.1$, $\sigma = 0.02$, $\langle k \rangle = 5$

下面我们来分析网络的平均度和噪声强度在控制疾病中所起的作用. 当固定噪声强度后, 系统的基本再生数关于网络的平均度是一个二次抛物线, 即存在一个平均度 $\langle k \rangle^*$, 当 $\langle k \rangle < \langle k \rangle^*$ 时, 基本再生数 R^* 是随着 $\langle k \rangle$ 递增的, 这说明随着人群的接触越频繁, 疾病越容易暴发, 而当 $\langle k \rangle > \langle k \rangle^*$ 时, 基本再生数 R^* 是随着 $\langle k \rangle$ 的递增而递减, 这说明随着当人群的接触频繁程度达到一个阈值时, 疾病反而不容易暴发 (图 5.2.4). 图 5.2.4 还给出了不同的噪声强度下的基本再生数, 图中从上到下, 噪声强度 σ 依次取 $0.12, 0.14, 0.16, 0.18$. 当固定网络的平均度后, 系统的基本再生数 R^* 关于噪声强度 σ 是一个单调递减的函数, 这说明随着随机因素的增加, 疾病越不容易暴发 (图 5.2.5). 图 5.2.5 还给出了不同的网络平均度下的基本再生数, 图中从下到上, 网络平均度 $\langle k \rangle$ 依次取 $3, 4, 5, 6$.

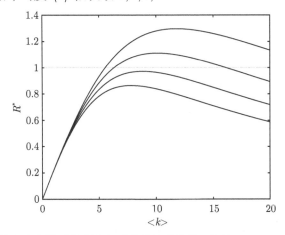

图 5.2.4　均匀网络上确定性系统和随机系统的轨线比较, 这里 $R_0 = 1.1$, $\sigma = 0.18$, $\langle k \rangle = 5$

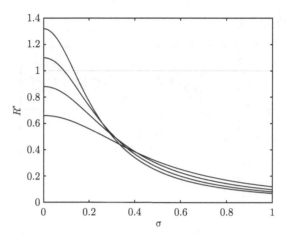

图 5.2.5　均匀网络上确定性系统和随机系统的轨线比较, 这里 $R_0 = 1.1$, $\sigma = 0.02$, $\langle k \rangle = 5$

考虑 Itô 随机微分方程 (5.2.3) 的 Fokker-Planck 方程为

$$\frac{\partial \phi(\rho, t)}{\partial t} = -\frac{\partial}{\partial \rho}(F(\rho)\phi(\rho, t)) + \frac{1}{2}\frac{\partial^2}{\partial \rho^2}((G(\rho))^2\phi(\rho, t)), \tag{5.2.7}$$

这里 $\phi(\rho, t)$ 为 $\rho(t)$ 的概率密度函数.

设概率密度函数 $\phi(\rho)$ 的稳态为 $\phi^*(\rho)$, 它满足下面的方程

$$\frac{\mathrm{d}^2}{\mathrm{d}\rho^2}((G(\rho))^2\phi^*(\rho)) - 2\frac{\mathrm{d}}{\mathrm{d}\rho}(F(\rho)\phi^*(\rho)) = 0.$$

接下来的考虑我们假设 $R_0 > 1$, 定义 $r = \dfrac{\sqrt{R_0 - 1}}{\langle k \rangle}$, 则这个方程的解为

$$\phi^*(\rho) = C\rho^{2\frac{r^2}{\sigma^2}-2}(1-\rho)^{-2\frac{r^2}{\sigma^2}-2}\mathrm{e}^{-\frac{2}{\sigma^2\langle k \rangle^2(1-\rho)}},$$

这里 C 为标准化常数, 它是由 $\displaystyle\int_0^1 \phi^*(\rho) = 1$ 来确定的.

5.2.3　数值模拟分析

为了方便分析, 我们这里假设 $C = 1$, 并分以下三种情形来进行分析.

情形 1　当 $\sigma < r$ 时. 容易知道在这种情形下 $\lim\limits_{\rho \to 0} \phi^*(\rho) = 0$. 对 $\phi^*(\rho)$ 进行积分, 我们可以得出 $\phi^*(\rho)$ 的极大值是由方程 $f(\rho) = 0$ 的根来决定的, 其中

$$f(\rho) = 2\sigma^2\rho^2 + (r^2 - 3\sigma^2 + 1/\langle k \rangle^2)\rho + \sigma^2 - r^2. \tag{5.2.8}$$

由于 $f(0) = \sigma^2 - r^2 < 0$ 和 $f(1) = \dfrac{1}{\langle k \rangle^2} > 0$, 则必存在某个 $\rho^* \in (0, 1)$, 使得 $f(\rho^*) = 0$, 于是函数 $\phi^*(\rho)$ 是一个单峰函数. 这个可以从图 5.2.6 中看出.

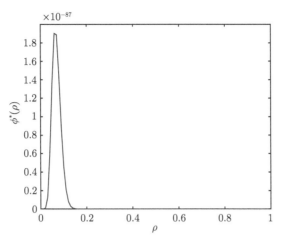

图 5.2.6　当 $R_0 = 1.4$, $\sigma = 0.07$, $\langle k \rangle = 5$ 时的概率密度函数 $\phi^*(\rho, t)$

情形 2　当 $r < \sigma < \sqrt{2}r$ 时. 在这种情形下 $\phi^*(\rho)$ 在 $\rho = 0$ 处是奇异的且是可积分的. 在式 (5.2.8) 中, 如果 $\Delta < 0$, 也即是

$$3\sigma^2 - r^2 + 2\sqrt{2}\sigma\sqrt{\sigma^2 - r^2} > \frac{1}{\langle k \rangle^2}, \tag{5.2.9}$$

则当 $0 < \rho < 1$ 时, $f(\rho)$ 是严格正的, 这样 $\phi^*(\rho)$ 是一个单调递减函数. 这个可以从图 5.2.7 中看出. 如果式 (5.2.8) 不满足, 则 $f(\rho)$ 在 $0 < \rho < 1$ 上有两个零根, 并且函数 $\phi^*(\rho)$ 是双峰函数 (图 5.2.8).

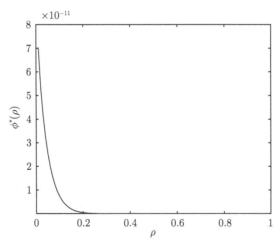

图 5.2.7　当 $R_0 = 1.4$, $\sigma = 0.13$, $\langle k \rangle = 5$ 时的概率密度函数 $\phi^*(\rho, t)$

情形 3　当 $\sigma \geqslant \sqrt{2}r$ 时. 在这种情形下 $\phi^*(\rho)$ 在 $\rho = 0$ 处是奇异的且不可积分的, 这样它可以由一个 δ 函数所代替. 这个可以从图 5.2.9 中看出.

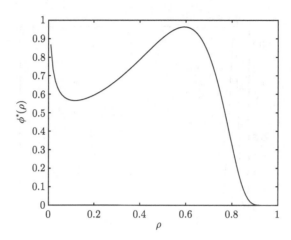

图 5.2.8　当 $R_0 = 1.4$, $\sigma = 0.12$, $\langle k \rangle = 5$ 时的概率密度函数 $\phi^*(\rho, t)$

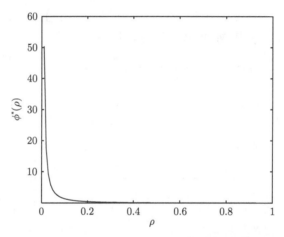

图 5.2.9　当 $R_0 = 1.4$, $\sigma = 0.2$, $\langle k \rangle = 5$ 时的概率密度函数 $\phi^*(\rho, t)$

　　从上面我们可以看出: 在 $t \to \infty$ 的过程中, 当 $\sigma < \sqrt{2}r$ 时, 概率密度函数 $\phi(\rho, t)$ 趋向于一个由 $\phi^*(\rho, t)$ 定义的分布, 而当 $\sigma \geqslant \sqrt{2}r$ 时, $\phi(\rho, t)$ 依概率趋近于零.

　　利用概率密度函数, 我们分析了随着噪声强度 σ 的变化, 概率密度函数的变化. 当 σ 从 $\sigma < r$ 变化到 $\sigma > r$, 概率密度函数由单峰函数变成一个单调函数, 系统在 $\sigma = r$ 处发生分岔现象; 当 $r < \sigma < \sqrt{2}r$ 时, 如果式 (5.2.9) 满足, 概率密度函数是一个单调函数, 当式 (5.2.9) 不满足时概率密度函数变成一个双峰函数, 这里系统也发生了分岔现象, 这种分岔我们称为 P-分岔. 从概率密度函数同样可以说明, 当 $\sigma > \dfrac{\sqrt{2}\sqrt{R_0 - 1}}{\langle k \rangle}$ 时, 就可以做到控制疾病的流行.

在这一节中, 我们考虑了随机噪声影响下的均匀网络上的传播模型. 在随机均匀网络模型中我们利用 Oseledec 乘法遍历定理给出了系统的最大 Lyapunov 指数, 通过最大 Lyapunov 指数我们分析了系统随机稳定性的条件. 我们还利用概率密度函数, 分析了系统的随机分岔行为. 模型的分析表明存在一个关于噪声强度的临界值, 当噪声强度大于这个临界值时, 传染病会依概率 1 灭绝. 这个结果表明随机噪声会对传染病的控制产生一个积极的作用, 当疾病形成地方病时, 我们可以通过减少网络的度和增大噪声强度, 就可以做到使疾病灭绝的目的.

5.3 非均匀网络上的随机传播模型

5.3.1 耦合网络上的病毒免疫模型

接下来考虑网络上的病毒免疫模型. 病毒的免疫过程是人体内的免疫系统对病毒进行的一种非常复杂的反应过程[23]. H. C. Tuckwell 等在文献 [326] 中考虑了耦合网络上的病毒免疫模型, 下面我们来介绍一下这部分内容.

假设在网络上有 n 个个体, $A_i(t)$ 表示 t 时刻第 i 个个体身体内的抗体量, $V_i(t)$ 表示 t 时刻第 i 个个体身体内的病毒量, 这样可以建立一个 $2n$ 维的关于抗体量和病毒量的模型如下:

$$\frac{\mathrm{d}A_i}{\mathrm{d}t} = \lambda_i - \mu_i A_i + \varepsilon_i A_i V_i, \tag{5.3.1}$$

$$\frac{\mathrm{d}V_i}{\mathrm{d}t} = r_i V_i \left(1 - \frac{V_i}{k_i}\right) - \gamma_i A_i V_i + F\left[\sum_{j \neq i} \beta_{ji} V_j\right] + \sigma_i w_i. \tag{5.3.2}$$

假设个体中病毒量的增长符合 Logistic 方程, 其他参数解释详见文献 [326]. 这里主要考虑在个体中病毒量的方程中加入白噪声, σ_i 表示第 i 个体所加的噪声强度, $w_i = \frac{\mathrm{d}W_i}{\mathrm{d}t}$, $W_i(i = 1, \cdots, n)$ 表示相互独立的标准 Wiener 过程. 如果考虑传染率系数是与个体之间的距离成负指数关系, 则可以得到传染率系数如下式表示

$$\beta_{ij} = \beta(1 - \delta_{ij})\mathrm{e}^{-\alpha|i-j|}, \tag{5.3.3}$$

这里当 $i \neq j$ 时, $\delta_{ij} = 0$; 当 $i = j$ 时, $\delta_{ij} = 1$. 如果在关于病毒量增长的 Logistic 方程中考虑资源充足的, 即假设 $k_i = \infty$, 则病毒量的动力学方程可以表示为

$$\frac{\mathrm{d}V_i}{\mathrm{d}t} = r_i V_i - \gamma_i A_i V_i + F\left[\sum_{j \neq i} \beta_{ji} V_j\right] + \sigma_i w_i. \tag{5.3.4}$$

为了分析噪声在网络中所起的作用, 先来看一下在没有网络耦合时噪声的作用. 对于单个个体, 有下面的动力学方程:

$$\frac{\mathrm{d}A}{\mathrm{d}t} = \lambda - \mu A + \varepsilon AV, \tag{5.3.5a}$$

$$\frac{\mathrm{d}V}{\mathrm{d}t} = rV - \gamma AV + \sigma \frac{\mathrm{d}W}{\mathrm{d}t}. \tag{5.3.5b}$$

这里 W 表示标准 Wiener 过程.

考虑参数值如下: $\lambda = 0.5$, $\mu = 0.05$, $r = 1$, $\gamma = 0.1$, $\varepsilon = 0.01$. 网络中参数的设定为: $\beta = 0.1$, $\alpha = 0.75$. 在没有噪声影响的情况下, 系统有两个平衡点:

$$P_1 = \left(\frac{\lambda}{\mu}, 0\right), \quad P_2 = \left(\frac{\lambda}{\gamma}, \frac{\mu r - \lambda \gamma}{\varepsilon r}\right).$$

对于上面给出的参数, 可以得到系统仅有一个平衡点 $P_1 = P_2 = (10, 0)$, 它是一个渐近稳定的节点. 对于这个系统, 转移概率密度函数 $p(a, v, t | a^0, v^0)$ 通过

$$p(a, v, t | a^0, v^0)\mathrm{d}a\mathrm{d}v$$
$$= \Pr\{A(t) \in [a, a + \mathrm{d}a), V(t) \in [v, v + \mathrm{d}v) | A(0) = a^0, V(0) = v^0\}$$

来定义的. 状态转移密度函数是满足 Fokker-Planck 方程

$$\frac{\partial p}{\partial t} = -\frac{\partial}{\partial a}[(\lambda - \mu a + \varepsilon av)p] - \frac{\partial}{\partial v}[(rv - \gamma av)p] + \frac{1}{2}\sigma^2 \frac{\partial^2 p}{\partial v^2}.$$

接下来用强欧拉法进行数值模拟. 图 5.3.1 给出了单个个体中噪声对病毒量的影响. 图 5.3.1(a) 中的参数 $\mu = 0.05$, 而图 5.3.1(b) 中的参数 $\mu = 0.1$. 图 5.3.1(b) 中对应的系统有两个平衡点: 其中 $P_1 = (5, 0)$, 它是一个不稳定的鞍点; $P_2 = (10, 5)$ 是一个渐近稳定的焦点. 从图中可以看出, 随着噪声强度的增加, 平均病毒量的最大值有减少的趋势.

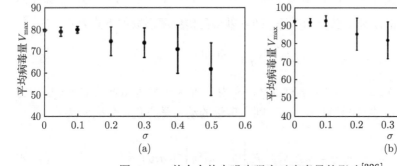

图 5.3.1   单个个体中噪声强度对病毒量的影响[326]

为了考虑耦合网络上的病毒动力学行为, 定义了一个转移概率密度函数如下:

$$p(a_1, \cdots, a_n, v_1, \cdots, v_n, t | a_1^0, \cdots, a_n^0, v_1^0, \cdots, v_n^0, t),$$

这里 a_k^0 和 v_k^0. 状态转移密度函数满足 Fokker-Planck 方程

$$\frac{\partial p}{\partial t} = -\sum_{k=1}^{n} \frac{\partial}{\partial a_k} [(\lambda_k - \mu_k a_k + \varepsilon_k a_k v_k) p]$$

$$-\sum_{k=1}^{n} \frac{\partial}{\partial v_k} [[r_k v_k - \gamma_k a_k v_k + \beta f(v_1, \cdots, v_n)] p] + \frac{1}{2} \sum_{k=1}^{n} \sigma_k^2 \frac{\partial^2 p}{\partial v_k^2},$$

这里定义

$$f(v) = \beta \sum_{i=1}^{n} (1 - \delta_{ij}) \mathrm{e}^{-\alpha |i-j|}.$$

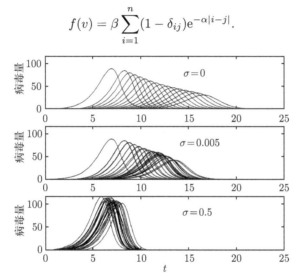

图 5.3.2　耦合网络上噪声强度对病毒量的影响[326]

考虑耦合网络上的模型 (5.3.1) 和模型 (5.3.2) 的数值模拟情况 (图 5.3.2). 给出个体的数量 $n = 31$, 从图中看出在没有噪声影响时, 系统的不同个体的病毒量呈波浪式趋向于零, 但是趋向于零的时间确实不同的; 随着噪声强度的增加, 不同个体之间的病毒量逐渐接近, 并且都同时趋向于零. 为了更好的说明噪声在病毒免疫模型中的作用, 本文还定义了两个量

$$\mathcal{A} = \frac{1}{n} \sum_{i=1}^{n} V_{\max i},$$

$$\mathcal{V} = \frac{1}{T_{\max} - T_{\min}}.$$

令 $T_{\max i}$ 表示第 i 个个体中病毒量达到最大值的时间, $T_{\max}$ 和 $T_{\min}$ 分别是 $T_{\max i}$ 中的最大和最小值. 从图 5.3.3 可以看出来, 随着噪声强度的增加, $\mathcal{A}$, $\mathcal{V}$ 的变化趋势.

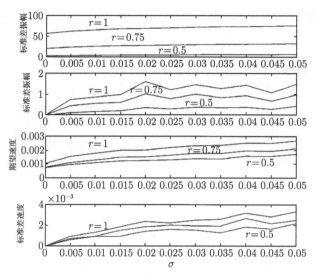

图 5.3.3　耦合网络上噪声强度和内禀增长率的影响[326]

另外, 作者还指出: 将一个确定性模型转化为一个随机性模型, 除了一般加入白噪声的方法外, 还可以有其他形式. 如果假设个体 i 和个体 j 相遇的次数是一个 Poisson 过程, Poisson 过程中的参数 $\lambda_{ij} = \mathrm{e}^{-\alpha|i-j|}$. 这样病毒的动力学方程变为

$$\frac{\mathrm{d}V_i}{\mathrm{d}t} = r_i V_i - \gamma_i A_i V_i + \beta \sum_{j=1}^{n} V_j(1-\delta_{ij})\frac{\mathrm{d}N_{ij}}{\mathrm{d}t},$$

这样就可以得到上述方程的扩散近似方程:

$$\frac{\mathrm{d}V_i}{\mathrm{d}t} = r_i V_i - \gamma_i A_i V_i + \beta \sum_{j=1}^{n} V_j(1-\delta_{ij})\lambda_{ij} + \beta \sqrt{\sum_{j=1}^{n} V_j^2(1-\delta_{ij})\lambda_{ij}^2}\frac{\mathrm{d}W_i}{\mathrm{d}t}.$$

上式中的阈值也可以给出来, 这里我们不再给出. 图 5.3.4 给出了疾病传播的时空演化. 当没有噪声时, 疾病传播的波形图从中心向四周扩散; 当噪声强度 $\sigma = 0.5$ 时不同时刻的疾病空间上病毒量的分布. 从图 5.3.4 可以明显看出噪声在疾病时空传播上的影响, 更详细的结果读者可以参考文献 [325].

5.3.2　无标度网络上的传染病模型

在 1999 年, Barabási 和 Albert 提出了一个新的复杂网络模型: 无标度网络[43]. 在无标度网络中, 任意度为 k 的节点连接其他节点的概率分布 $P(k)$ 是一个幂率分布 $P(k) = Ck^{-\gamma}$, 这里 $2 < \gamma \leqslant 3$. 假设 $\rho_k(t)$ 是任意度为 k 的染病者节点的密度, 则关于 $\rho_k(t)$ 的平均场方程为

$$\frac{\mathrm{d}\rho_k(t)}{\mathrm{d}t} = -\rho_k(t) + \lambda k(1-\rho_k(t))\theta(\rho(t)), \tag{5.3.6}$$

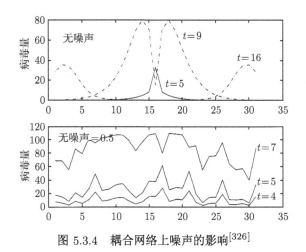

图 5.3.4 耦合网络上噪声的影响[326]

这里同样考虑单位恢复率并且忽略高阶项, $\theta(\rho(t))$ 表示从一个度为 k 的节点出发的一条边指向染病节点的概率. 记 $\rho_k(t)$ 的稳态值为 ρ_k. 令式 (5.3.6) 右端为零, 可以求得

$$\rho_k = \frac{k\lambda\theta(\rho)}{1 + k\lambda\theta(\rho)}, \tag{5.3.7}$$

这表明节点的度越高, 被感染的概率也越高. 在计算 θ 时必须考虑到网络的非均匀性. 对于无关联的无标度网络, 即不同节点的度之间是不相关的无标度网络, 由于任意一条给定的边指向度为 s 的节点的概率可以表示为 $sp(s)/\langle k \rangle$, 则可以求得

$$\theta(\rho) = \frac{1}{\langle k \rangle} \sum_{s=1}^{N} sp(s)\rho_s, \tag{5.3.8}$$

联立式 (5.3.7) 和式 (5.3.8), 可以得到 ρ_k 和 $\theta(\lambda)$. 通过计算可以得到无标度网络的传播阈值 λ_c 为

$$\lambda_c = \frac{\langle k \rangle}{\langle k^2 \rangle}. \tag{5.3.9}$$

在无标度网络中连结指数 $2 < \gamma \leqslant 3$, 并且 $\langle k^2 \rangle \to \infty$, 就有 $\lambda_c = 0$. 这个事实表明对于任意的一个正数 λ(不论它多少小), 只要网络充分大疾病都可以暴发. 这个结果是不同于通常的传染病模型的.

如果在非均匀网络中也考虑随机环境的影响, 系统 (5.3.6) 中的 λ 变为 $\lambda \to \lambda + \sigma\xi(t)$. 这样系统 (5.3.6) 变为

$$\begin{aligned}\mathrm{d}\rho_k(t) &= (-\rho_k(t) + \lambda k(1 - \rho_k(t))\theta(\rho(t)))\mathrm{d}t \\ &\quad + \sigma k(1 - \rho_k(t))\theta(\rho(t))\mathrm{d}W(t).\end{aligned} \tag{5.3.10}$$

这里 $W(t)$ 是一个 Wiener 过程. 令

$$F_k(\rho_k) = -\rho_k + \lambda k(1 - \rho_k)\theta,$$
$$G_k(\rho_k) = \sigma k(1 - \rho_k)\theta.$$

式 (5.3.10) 变为

$$\mathrm{d}\rho_k = F(\rho_k)\mathrm{d}t + G(\rho_k)\mathrm{d}W. \tag{5.3.11}$$

对于这个系统的概率密度函数为 $\varphi(\rho_1, \cdots, \rho_N, t)$, 其所满足的 Fokker-Planck 方程为

$$\frac{\partial \varphi}{\partial t} = -\sum_{k=1}^{N} \frac{\partial(F_k\varphi)}{\partial \rho_k} + \frac{1}{2}\sum_{k=1}^{N} \frac{\partial^2(G_k^2\varphi)}{\partial \rho_k^2}, \tag{5.3.12}$$

稳态时的密度函数 $\varphi^*(\rho_1, \cdots, \rho_N)$ 满足下面的方程

$$\sum_{k=1}^{N} \frac{\partial^2(G_k^2\varphi^*)}{\partial \rho_k^2} - 2\sum_{k=1}^{N} \frac{\partial(F_k\varphi_k^*)}{\partial \rho_k} = 0. \tag{5.3.13}$$

由于在无标度网络中关于节点度的维数比较高, 直接用前面分析概率密度函数的方法比较困难, 这里我们直接从模型 (5.3.10) 出发, 利用 Euler 方法来求解系统.

这里我们取 $\lambda = 0.01$, 度分布函数 $p(k) = 8/k^2$, 选取 13 组不同的度的节点进行析. 图 5.3.5 给出了不带随机噪声的非均匀网络上不同度的染病节点的密度. 图 5.3.6 和图 5.3.7 给出了带有不同随机噪声的非均匀网络上不同度的染病节点的密度. 从图 5.3.6 和图 5.3.7 中可以看出, 随着噪声强度增加网络中染病节点最大密度在增加, 疾病灭绝的时间会越来越长, 在没有噪声时, 大部分染病节点在时刻 $t = 10$ 时的密度变为 0, 而当噪声强度 $\sigma = 0.1$ 时, 染病节点在时刻 $t = 20$ 时的密度才变为 0. 图 5.3.8 给出了 $k = 5$ 时带有随机噪声和不带噪声的染病节点的密度比较.

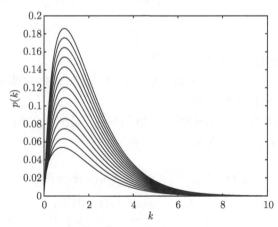

图 5.3.5　非均匀网络上不同度的染病节点的密度, 这里 $\sigma = 0$

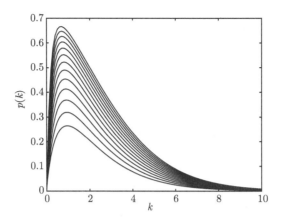

图 5.3.6 非均匀网络上不同度的染病节点的密度, 这里 $\sigma = 0.05$

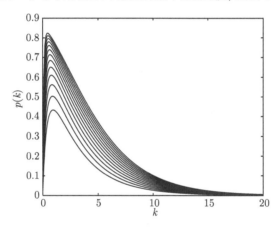

图 5.3.7 非均匀网络上不同度的染病节点的密度, 这里 $\sigma = 0.1$

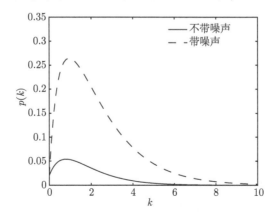

图 5.3.8 带有随机噪声和不带噪声的染病节点的密度比较, 这里 $\sigma = 0.05$

5.3.3　基于航空网络的疾病的传播

很多情况下, 传染病的传播是人群通过移动造成的. 从一个城市移动到另一个城市最快捷的交通工具就是航空旅行. 在疾病流行的过程中, 通过航空旅行人们也可以很快地将疾病从一个城市带到另一个城市. 例如, 2003 年最先在香港地区暴发的 SARS 疾病, 通过航空旅行很快地在国内外很多地方传播. 文献 [286], [287] 考虑了基于全球航空网络的传染病的传播, 这里我们就来介绍一下这方面的内容.

1. 全球航空网的性质

为了研究基于航空网络的疾病传播, 需要先来了解一下全球航空网络的拓扑结构和性质. 根据国际航空运输协会 (IATA) 提供的数据, 人们可以来研究全球航空网 (WAN) 的性质. 全球航空网络的数据包括了 $V = 3880$ 个大型机场和 $E = 18810$ 条航线. 在全球航空网络上, 节点 j 表示一个城市 (或机场), 节点与节点之间的边表示城市与城市之间的航线. 由于各条航线之间的运载能力 (权重) 是不同的, 通常人们用客流量来表示这条航线的运载能力. 在 j 和 l 之间航线上的客流量表示为这条航线的权重 w_{jl}. 一个机场 j 的运载能力 T_j 定义为从机场 j 出发的所有航线权重的和

$$T_j = \sum_{l \in \mathcal{V}(j)} w_{jl}, \tag{5.3.14}$$

这里 $\mathcal{V}(j)$ 表示节点 j 的所有的邻居集合. 度分布 $p(k) = n(k)/V$, 这里 $n(k)$ 表示度是 k 的机场的个数. 根据给出的数据可以知道网络的平均度 $\langle k \rangle = 2E/V = 9.70$, 最大的度是 318. 研究表明所得到的全球航空网络的度分布和运载能力等具有高度的异质性. 图 5.3.9 给出了全球航空网的各种性质. 从图 5.3.9 中可以看出: 全球航空网的度分布是一个指数接近 2 的一个幂律分布 (A); 权重分布和人口分布都服从幂律分布 (B, C); 机场的运载能力 T 和机场的度之间服从一个幂律分布 $T \sim k^\beta$(D), 这里 $\beta \simeq 1.5$; 一个城市的人口数量和运载能力之间也有一个非线性的关系 $N = T^\alpha$(E), 这里 $\alpha \simeq 0.5$; 运载能力的度分布服从一个指数为 1.5 的幂律分布 (F).

2. 移动算子

考虑将一个城市的总人口分成四类: 易感者 (S), 潜伏期者 (L), 染病者 (I) 和恢复者 (R). 每一个城市 j 的总人口记为 N_j, $X_j^m(t)$ 表示 t 时刻 m 类人口的数量, 即有 $N_j = \sum_m X_j^m(t)$. 每一类人群的个体动力学状态由两方面决定: 一方面个体会通过航空网从城市 j 移动到城市 l, 另一方面个体会因为疾病的传播而被感染, 或从一种仓室类型变成另一种仓室类型.

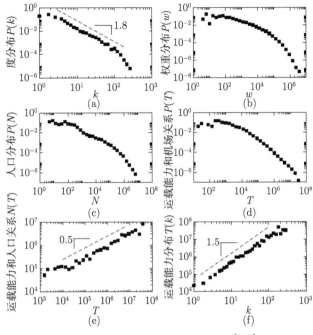

图 5.3.9 全球航空网的各种性质[287]

个体在城市间移动的动力学是由移动算子 $\Omega_j(\{X^m\})$ 来描述的. 它表示进入和离开城市 j 的 X^m 的人口数量差. 对于每个城市 j, 移动算子表示为

$$\Omega_j(\{X^m\}) = \sum_l (\xi_{lj}(X_l^m) - \xi_{jl}(X_j^m)), \qquad (5.3.15)$$

这里 $\xi_{jl}(X_j^m)$ 是一个随机变量, 它表示在 t 时刻移动在航线 $j \to l$ 上 X^m 类个体的数量. 对于航空旅行, 移动算子是一个关于城市的人口数 N_j 和客流量的一个函数. 假设一个城市中人群的同质性, 那么任意个体在时间间隔 Δt 内从城市 j 移动到城市 l 的概率为 $p_{jl} = \dfrac{w_{jl}}{N_j}$, 这里 w_{jl} 表示单位时间内航线的客流量. 随机变量 $\xi_{jl}(X_j^m)$ 服从下列多项分布

$$P(\{\xi_{jl}\}) = \frac{X_j^m!}{\left(X_j^m - \sum_l \xi_{jl}\right)! \prod_l \xi_{jl}!} \left(\prod_l p_{jl}^{\xi_{jl}}\right) \left(1 - \sum_l p_{jl}\right)^{(X_j^m - \sum_l \xi_{jl})}, \quad (5.3.16)$$

这里 $\left(X_j^m - \sum\limits_l \xi_{jl}\right)$ 表示留在城市 j 中 m 类人群的数量. 随机变量 $\xi_{jl}(X_j^m)$ 的期望和方差分别是 $\langle \xi_{jl}(X_j^m) \rangle = p_{jl}X_j^m$, $\text{Var}(\xi_{jl}(X_j^m)) = p_{jl}(1 - p_{jl})X_j^m$. 这个算子的平均可以表示成

$$\langle \Omega_j(\{X^m\}) \rangle = \sum_l (p_{lj} X_l^m - p_{jl} X_j^m). \tag{5.3.17}$$

在很多情况下, 客流量是利用航班的上座率来表示的. 由于航班的上座率不是百分之百的, 所以移动算子总体上来看会有振荡现象出现, 因此考虑在每条航线上的客流量是一个随机变量

$$\tilde{w}_{jl} = w_{jl}[\alpha + \eta(1 - \alpha)]. \tag{5.3.18}$$

根据官方提供的数据一般认为上座率是 70%, 故这里考虑 $\alpha = 0.7$, η 是一个在区间 $[-1, 1]$ 上均匀分布的随机变量.

3. 郎之万 (Langevin) 方程和疾病的动力学

在仓室传染病模型中有两类基本的过程: 一类过程是个体从 m 仓室转化到 h 仓室, 这个过程体现在潜伏期患者转化为染病者, 染病者的恢复等. 在这一过程中 X^m 的方差为 $\sum_h v_h^m a_h X^h$, 这里 a_h 表示从 h 类到 m 类的转化率, $v_h^m \in \{-1, 0, 1\}$. 另一类过程是疾病的传染, 即易感者转化为染病者 (或潜伏期患者). 在这一过程中 X^m 的变化率为 $\sum_{h,g} v_{hg}^m a_{hg} N^{-1} X^h X^g$. 在同质性条件的假设下, 容易得出在每个城市 j 中 m 类人群的平均数 $\langle \xi_j^m \rangle$ 的动力学方程

$$\partial_t \langle X_j^m \rangle = \sum_{h,g} v_{hg}^m a_{hg} N_j^{-1} \langle X^h \rangle \langle X^g \rangle + \sum_h v_h^m a_h \langle X_j^h \rangle. \tag{5.3.19}$$

如果假设总人口数是常数, 这些方程要满足保守方程 $\sum_m \partial_t \langle X^m \rangle = 0$.

下面是关于 ξ_j^m 的 Langevin 方程

$$\begin{aligned}
\partial_t X_j^m = &\sum_{h,g} v_{hg}^m a_{hg} N_j^{-1} X^h X^g + \sum_h v_h^m a_h X_j^h \\
&+ \sum_{h,g} v_{hg}^m \sqrt{a_{hg} N_j^{-1} X^h X^g} \eta_{hg} + \sum_h v_h^m \sqrt{a_h X_j^h} \eta_h,
\end{aligned} \tag{5.3.20}$$

这里 η_{hg}, η_h 是独立的高斯白噪声. 为了考虑疾病在各个城市中的传播, 就需要考虑关于每个城市的 Langevin 方程, 于是将移动算子耦合在一起, 并考虑在很小的时间步长 Δt 下的离散化, 式 (5.3.20) 变成下面的方程

$$\begin{aligned}
X_j^m(t + \Delta t) - X_j^m(t) = &\sum_{h,g} v_{hg}^m a_{hg} N_j^{-1} X^h X^g \Delta t + \sum_h v_h^m a_h X_j^h \Delta t \\
&+ \sum_{h,g} v_{hg}^m \sqrt{a_{hg} N_j^{-1} X^h X^g \Delta t} \eta_{hg} \\
&+ \sum_h v_h^m \sqrt{a_h X_j^h \Delta t} \eta_h + \Omega_j(\{X^m\}),
\end{aligned} \tag{5.3.21}$$

这里 η_{hg}, η_h 是独立的高斯随机变量. 随机移动算子 Ω 是由式 (5.3.15) 和式 (5.3.16) 来确定的. 在 SIR 模型中式 (5.3.21) 变为

$$S_j(t+\Delta t) - S_j(t) = -\beta\frac{I_j(t)S_j(t)}{N_j}\Delta t + \sqrt{\beta\frac{I_j(t)S_j(t)}{N_j}\Delta t}\,\eta_{j,1}(t) + \Omega_j(\{S\}),$$

$$I_j(t+\Delta t) - I_j(t) = \beta\frac{I_j(t)S_j(t)}{N_j}\Delta t - \mu I_j(t)\Delta t - \sqrt{\beta\frac{I_j(t)S_j(t)}{N_j}\Delta t}\,\eta_{j,1}(t)$$
$$+\sqrt{\mu I_j(t)\Delta t}\,\eta_{j,2}(t) + \Omega_j(\{I\}),$$

$$R_j(t+\Delta t) - R_j(t) = \mu I_j(t)\Delta t - \sqrt{\mu I_j(t)\Delta t}\,\eta_{j,2}(t) + \Omega_j(\{R\}).$$

上面的 SIR 模型就是一个 3100×3 维的微分方程组, 它的解给出了对应于每个城市人口的疾病演化规律. 这个系统可以通过标准的 Cauchy-Euler 离散化方法给出数值解. 图 5.3.10 给出了在香港暴发的一种传染病在各个大洲不同的流行情况. 图中表明了疾病在不同大洲的时间演化情形. 疾病从亚洲开始暴发, 随后在欧洲被发现, 然后是北美洲、大洋洲、最后是非洲和拉丁美洲. 疾病暴发的峰值最先在大洋洲达到, 然后是北美洲、欧洲、亚洲和非洲.

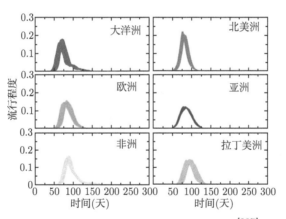

图 5.3.10 传染病在各个大洲的流行情况[287]

为了得到更多的传染病动力学方程的理论结果, 作者还考虑了随机方程的确定性方程如下

$$\frac{\mathrm{d}S_j(t)}{\mathrm{d}t} = -\beta\frac{I_j(t)S_j(t)}{N_j} + \Omega_j(\{S\}), \tag{5.3.22a}$$

$$\frac{\mathrm{d}I_j(t)}{\mathrm{d}t} = \beta\frac{I_j(t)S_j(t)}{N_j} - \mu I_j(t) + \Omega_j(\{I\}), \tag{5.3.22b}$$

$$\frac{\mathrm{d}R_j(t)}{\mathrm{d}t} = \mu I_j(t) + \Omega_j(\{R\}), \tag{5.3.22c}$$

在上面这些方程中包含的是移动算子的均值形式, 它们显示的是人群的一种平均行为. 在传染病的早期阶段, 所有的城市中的感染者人群的数量是相对较少的, 这样可以给出感染者数量的动力学方程, 它是关于 $I(t)$ 的一个线性方程

$$\frac{\partial I_j}{\partial t} = \sum_l \frac{w_{lj} I_l}{N_l} + \Lambda_j I_j, \tag{5.3.23}$$

这里 $\Lambda_j = \beta - \mu - T_j/N_j$. 这个微分方程的解可以看成下面积分方程的解

$$I_j(t) = I_j(0) \mathrm{e}^{\Lambda_j t} + \sum_l \frac{w_{lj}}{N_l} \int_0^t I_l(\tau) \mathrm{e}^{\Lambda_j(t-\tau)} \mathrm{d}\tau. \tag{5.3.24}$$

4. 疾病传播的异质性

为了刻画疾病在全局传播中的异质性, 本文考虑有 V 个城市的网络上疾病的传播. 作者先给出了染病者的密度 $i_j(t) = I_j(t)/N_j$, 然后定义一个向量 $\vec{\rho}(t)$, 这个向量的分量为 $\rho_j(t) = i_j(t)/\sum_l i_l(t)$, 它包含了疾病流行的相关信息. 疾病流行的异质性可以由向量 $\vec{\rho}(t)$ 中的分量来刻画. 为了实现这样的目的, 作者利用了归一化熵函数

$$H(t) = -\frac{1}{\log V} \sum_j \rho_j(t) \log \rho_j(t), \tag{5.3.25}$$

一方面, 如果疾病在所有节点是同质性分布的, 则有 $H = 1$; 另一方面, 如果仅有一个城市的人口被疾病感染, 而其他大多数城市的人口没有被感染, 即疾病传播表现出异质性, 这样熵 $H = 0$. 应当指出, 到目前为止本书是第一次用熵函数来刻画疾病传播的异质性.

为了揭示出网络结构的影响, 作者还把航空网的结果和其他三种不同的网络模型的结果进行了比较. 这三种网络分别是 HOM, HETw 和 HETk. 第一种网络 (HOM) 是一种同质性的 Erdos-Renyi 随机网络, 它和航空网 (WAN) 有相同的节点数, 它的度分度是 Poisson 分布. 这里的权重和城市的人口数等于航空网上权重和城市的人口数的平均值. 第二种网络 (HETw) 中有同质性的度分度, 但是机场之间的运载能力 (权重) 却有着异质性, 即它与航空网 (WAN) 的权重相同. 在第三种网络 (HETk) 中作者考虑它和航空网有相同的拓扑结构, 即有相同的度分度, 但是各个机场之间的运载能力 (权重) 和各个城市的人口数却是相同的, 它们都等于航空网 (WAN) 中权重和人口数的平均值. 图 5.3.11 给出了这三种不同网络的 $P(k)$, $P(w)$ 和 $P(N)$. 接下来图 5.3.12 给出了疾病传播在这三种不同网络和全球航空网络中的比较, 结果表明: 完全的同质性网络 (HOM) 表现出疾病在很长的一段窗口期中进行了同质性的演化, 而在疾病暴发的开始阶段和结束阶段有一个较大的突变

过程. 对于第二种网络 (HETw) 也有类似的结果. 网络 (HETk) 和真实的航空网有相同的拓扑结构, 两种网络的图形比较相似, 说明了网络结构在传染病传播中显示出非常重要的作用. 另外, 在图 5.3.12 中显示表明: 噪声在动力学传播中有较小的影响, 熵的平均行为在每个传播过程中起到主要的作用.

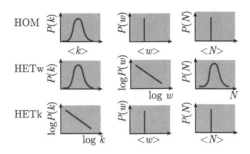

图 5.3.11   三种不同网络模型的比较[287]

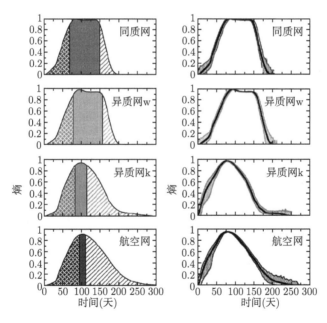

图 5.3.12   疾病传播在三种网络模型和航空网中的比较[287]

图 5.3.13 给出了染病者人口的比例随时间的演化图. 对于 HOM 和 HETw 的情形来说, 图形中有一段很长的区间, 显示出疾病传播的同质性. 而对于 HETk 网络和真实的航空网来说, 图形显示出了带有长尾巴平滑的轮廓, 相应的说明了传染病扩散的地理异质性.

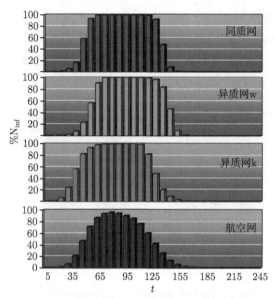

图 5.3.13　染病者人口的比例随时间的演化图[287]

5. 可预测性和传染病的预测

在传染病的建模中一个十分重要的问题就是预测疾病的可行性, 也就是 "传染病是不是可以预测的"? 另一个问题是在传染病的传播过程中, 随机因素和网络结构哪一个会起更主要的作用. 事实上, 疾病传播过程中内在的随机性决定了每一次的传播都是唯一的. 如果我们多次重复这些随机性因素, 会得到许多不同的传播样本. 只有当这些传播样本具有相同的初始条件和相似的噪声影响时, 人们才可以获得合理的预测结果. 换句话说, 如果在模型中任意给出的两个不同的随机传播样本服从相似的演化规律时, 人们就可以利用这个模型预测疾病的传播.

刻画这方面特征的是一个向量 $\boldsymbol{\pi}(t)$, 它的分量是每个城市 j 中感染者的正规化概率 $\pi_j(t) = I_j(t)/\sum\limits_l I_l$. 作者在这里用了 Hellinger 相似量来刻画两种随机样本的相似性, 它的定义如下

$$\mathrm{sim}_H(\boldsymbol{\pi}^I, \boldsymbol{\pi}^{II}) = \sum_j \sqrt{\boldsymbol{\pi}^I \boldsymbol{\pi}^{II}}. \tag{5.3.26}$$

这个相似量介于区间 [0,1], 当两种样本相同时 $\mathrm{sim}(\boldsymbol{\pi}^I, \boldsymbol{\pi}^{II}) = 1$, 当两种样本没有任何相交时, 相似量取最小值 $\mathrm{sim}(\boldsymbol{\pi}^I, \boldsymbol{\pi}^{II}) = 0$. 标准相似量不能给出疾病在传播过程中所有的信息, 于是作者给出了另外一个量 $\mathrm{sim}(\boldsymbol{i}^I, \boldsymbol{i}^{II})$, 这里 $\boldsymbol{i}^{I(II)} = (i^{I(II)}, 1 - i^{I(II)})$, $i(t) = \sum\limits_j I_j(t)/N$, 这里 $N = \sum\limits_j N_j$ 是总的人口数. 作者还给出了重叠函数, 它的定义如下

$$\Theta(t) = \mathrm{sim}_H(\boldsymbol{i}^I(t), \boldsymbol{i}^{II}(t)) \times \mathrm{sim}_H(\boldsymbol{\pi}^I(t), \boldsymbol{\pi}^{II}(t)). \tag{5.3.27}$$

当重叠函数取最大值 $\Theta(t) = 1$ 时, 也就是说两种随机样本是一样的, 所有城市中的感染者的数量都是非常一致的; 当重叠函数取最小值 $\Theta(t) = 0$ 时, 也就是说两种随机样本在任何城市都是不一样的.

图 5.3.14 给出了在疾病传播过程中三种虚拟网络模型和真实航空网的重叠函数. 在 HOM 网络和 HETw 网络中, 我们发现有一个非常大的重叠 ($\Theta > 80\%$), 即使在疾病暴发的初期阶段的重叠也是非常大的, 而在 HETk 网络和 WAN 网络中两种随机样本的差距却比较大. 图 5.3.14 还给出了初始感染城市的度的不同所带来的影响. 图 5.3.14 的左边一列的初始感染城市的度较大, 而右边一列的初始感染城市的度较小. 通过这些分析, 我们可以更多的理解网络结构在疾病传播中的影响. 更详细的结果读者可以参考文献 [286],[287].

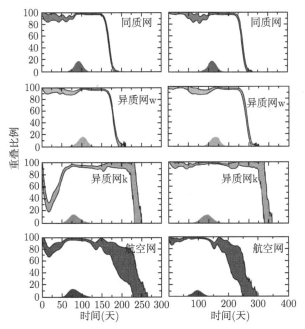

图 5.3.14　三种虚拟网络模型和航空网的重叠函数比较[287]

5.4　随机对逼近模型

5.4.1　马尔可夫过程

马尔可大过程简称马氏过程, 它的重要性质是未来时刻过程的状态只取决于其现在的状态, 而与过去无关, 称之为无后效性或马尔可夫性. 这里只简单介绍一下这方面的工作, 详细的分析大家可以参看相关的参考文献. 英国的苏塞克斯大学的 Kiss 团队利用马尔可夫链, 矩封闭和图自同构, 研究了网络传染病模型的渐近性态, 对激活 - 消除 (activation-deletion) 网络模型 (未存在和未激活的连接以一定概率被激活, 而存在的连接以一定概率被消除) 边的平均数进行了解析分析, 且很好的吻合了网络模拟结果[358, 359, 360, 160]. Wieland 等利用马尔可夫链和对逼近研究了自适应网络传染病模型, 分析了不同断接重连规则对网络的稳态的影响[361]. Youssef 和 Scoglio 利用马尔可夫链的个体依赖 (individual-based) 方法, 估计了网络传染病模型中每个个体的状态概率, 给出了染病个体的最大数目与特征值的关系[362]. 英国诺丁汉大学 Ball 团队等人研究了带家庭结构的网络传染病模型, 分析了两种情况: 家庭大小相同且染病期固定; 家庭大小和染病期满足某种分布, 给出了模型的阈值和疾病暴发的概率. 对于第二种情况, 还给出了疾病的最终规模[363, 364].

5.4.2　随机行为和扩散近似

随着对传染病研究的不断深入, 人们认识到空间结构和随机性在传染病动力学模型中扮演着越来越重要的角色. 这两个方面结合在一起的工作目前还不多见, 一些结果通常是通过数值模拟来实现的. 在文献 [334], Dangerfield, Keeling 等人第一次提出了一种更严密的方法来分析二者结合的模型. 他们一方面在对近似的基础上加入局部空间结构, 另一方面利用扩散近似来揭示随机性的影响. 他们的研究结果可以进行数值计算和分析网络结构在传染病模型上的影响. 另外利用 SIS 模型, 他们将对随机模型与均匀混合随机模型进行比较, 在平衡状态下, 证明了对模型总是显示出较大的方差; 然而在传染病的早期阶段, 当染病者水平呈指数增长时, 对模型显示出较小的方差.

传染病在传播过程中的有很多不确定因素的影响, 例如在传播过程中传染病会受到季节, 温度, 湿度的影响; 个体与个体之间对疾病信息的反应以及不同免疫能力也会对疾病传播造成一定的影响. 这些不确定因素的影响导致疾病不能通过确定性模型来预测. 基于常微分方程的确定模型能够根据最初相同的环境精确预测结果, 但是这种确定性模型通常是预测在很长一段时间内各种因素都相同的情形. 然而, 对于自然界中不确定因素影响下的传染和恢复, 在传染率因素变化时用随机模型预测就可以显示出其优越性. 研究随机模型通常的方法是通过模拟方法, 例如 Gillespie 算法、距逼近方法、扩散近似方法、Monte Carlo 方法等.

传染病在传播过程中有大量的空间结构. 人类通常居住在相对集中的一个区域 (例如, 乡镇和城市), 这种区域划分就导致了空间结构的非均匀性. 疾病的传播在一个社区内有非常强的传染力, 而在社区之间传染性却比较弱, 一般我们会假定传染强度随着社区之间距离的增大而降低. 目前已经有许多的包含空间结构和种群模型的文章来阐述这种大规模的空间不均匀结构对种群增长的影响. 在过去的十几年中, 用网络模型研究通过社交或者性接触传染的疾病的模拟结果已经很多. 本节将介绍两个非常有用的近似方法: 随机扩散近似方法和成对逼近方法, 来理解空间结构和随机性的相互作用. 为了方便, 特别的将 SIS 模型为例来研究.

在简单的 SIS 模型中用 S 和 I 表示易感者和染病者个体在种群中的比例, 这里忽略种群的出生和死亡, 则有下面的模型:

$$
\begin{cases}
\dfrac{\mathrm{d}S}{\mathrm{d}t} = -\beta SI + \gamma I, \\
\dfrac{\mathrm{d}I}{\mathrm{d}t} = \beta SI - \gamma I
\end{cases}
\Longrightarrow \frac{dI}{dt} = \beta(1-I)I - \gamma I, \tag{5.4.1}
$$

这里单个的方程是根据 $S + I = 1$ 得出的. 注意到上述方程是一个确定的平均场方程, 所以不能考察种群中染病者人口的细微变化. 为了解释这种动力学的变化通常是进行随机分析. 对于 SIS 方程进行随机分析就是一个马尔可夫过程 (即将来的动力学性态只依赖于目前的状态). 借用成对模型的记号, 作者定义 $[S](= NS)$ 和 $[I](= NI)$, 他们表示种群中易感者和染病者个体的数量. 对于种群数量 N, 可以通过定义状态之间的转化率来表示马尔可夫 SIS 随机模型, ($q(a, b)$ 是从状态 a 到状态 b 的转化率),

$$
q([I], [I] + l) = \begin{cases}
N\beta \dfrac{[I]}{N}\left(1 - \dfrac{[I]}{N}\right), & l = +1, \\
N\gamma \dfrac{[I]}{N}, & l = -1.
\end{cases} \tag{5.4.2}
$$

q 有一个矩阵形式的公式, 且在一维的情况下用科尔莫哥洛夫向前方程能够容易得写出公式和在任何给定的状态下给出可能的数值解. 然而这种数值方法在人们处理人口数量很大或者高维模型时却不容易实现.

扩散近似是一种用于研究随机动力学非常有效的方法, 特别是当处理大量人口时, 这种过程的框架是在连续时间的马尔可夫链上得到的, 并且提供了一个严格的数学理论, 这个理论确立了大量人口时的收敛条件. 在本质上, 这个理论让人们可以用在连续空间上的随机 (高斯) 扩散过程代替每种状态的个体数量基础上随机动力学. 此外分析结果还可以准确的描述系统中方差和协方差随时间的变化.

马尔可夫 SIS 模型是一个密度依赖的过程并且满足高斯扩散过程收敛的条件. 对于大量种群, 动力学的随机性可以被带有适当参数的高斯噪声表示; 另外, 平衡状态的动力学收敛到一个方差可以用高斯分布来计算. 更具体地说对 SIS 模型来说, 一方面马尔可夫系统可以由下面的随机微分方程模型表示

$$
\frac{\mathrm{d}I}{\mathrm{d}t} = \beta(1-I)I - \gamma I + \sqrt{\frac{\beta(1-I)I + \gamma I}{N}}\xi(t), \tag{5.4.3}
$$

这里 ξ 是一个均值为 0, 方差为 1 的高斯白噪声. 方程 (5.4.3) 有效的近似整数基础上的用方程 (5.4.2) 表示的模型; 接下来, 作者将方程 (5.4.3) 作为随机平均场模

型 (尽管读者可能更愿意认为这是随机平均场 SIS 模型的扩散近似) 和方程 (5.4.2) 作为连续时间的马尔可夫链平均场模型.

另一方面, 假设在平衡状态下 (假设地方病已经出现), 这样就可以得到一个 OU 过程, 这个过程在平衡态时的分布收敛到一个高斯过程, 它的方差是

$$\text{Var}(I) = -\frac{\beta I^*(1 - I^*) + \gamma I^*}{2(\beta(1 - 2I^*) - \gamma)N} = \frac{\gamma}{\beta N} = \frac{1}{R_0 N} = \frac{1 - I^*}{N}. \tag{5.4.4}$$

考虑染病者个体数量 $[I]$, 方差是 $\text{Var}([I]) = \dfrac{\gamma N}{\beta}$. 被感染者个体的数量和方差同种群数量 N 都是成线性关系的, 这一事实与一系列的模拟结果是一致的. 我们注意到, 对于这个过程当大规模的人口数量时, 随机过程的均值和确定性模型的平衡点是相同的. 对于上面的计算更一般的方法读者可以参考文献 [334] 的附录部分.

5.4.3   SIS 对逼近模型的随机化

我们先来简单回顾一下对逼近模型. 根据 Keeling 和 Rand 等所做的工作 [335], 他们发现对于一个 SIS 传染病模型, 染病者个体的数量可以由下面的式子来决定

$$\frac{\mathrm{d}[I]}{\mathrm{d}t} = \tau[SI] - \gamma[I], \tag{5.4.5}$$

这里 $[I]$ 是染病者个体的数量, $[SI]$ 是 SI 对的数量. 注意到两个方向的计算在内, 即有 $[SI] = [IS]$. 在这个方程中, 染病者个体和易感者个体接触传染率是 τ, 因此包含了网络结构. 此外, 如果我们知道 SI 对的数量, 方程 (5.4.5) 是一种准确的确定性动力学描述. 通过种群中易感者和染病者的数量粗略估计 SI 对的数量, 假设对的结构是不相关的, 即有 $[SI] \approx [S] \cdot [I]/N$, 这是随机混合的假设. 将其代入基本的 SIS 模型 (方程 (5.4.1)), 并将 $[SI]$ 和 $[II]$ 分开表示, 即有下面的常微分方程组:

$$\begin{cases} \dfrac{\mathrm{d}[SI]}{\mathrm{d}t} = \tau[SSI] + \gamma[II] - \tau[SI] - \tau[ISI] - \gamma[SI], \\ \dfrac{\mathrm{d}[II]}{\mathrm{d}t} = 2\tau[ISI] + 2\tau[SI] - 2\gamma[II]. \end{cases} \tag{5.4.6}$$

方程 (5.4.6) 给出了特定类型的对产生和消失的变化率. 例如, 第一个方程中的第一项是关于一个 SSI 中的一部分 SS 对产生一个 SI 对 (这种类型更为完整的描述公式可以参考 Keeling 的另一篇文献 [336]). 我们注意到这两个方程给出了一个准确描述网络上 SIS 传染病的过程, 虽然方程组中需要知道三元组的数量. 用现在的标准方法, 我们按照对的数量近似估计三元组的数量. 假设网络是一个规则的随机图, 每个人有 n 个接触者且是随机选择的, 则三元组可以用二元组来近似表示如下:

$$[ABC] \approx \frac{(n-1)}{n} \frac{[AB][BC]}{[B]}. \tag{5.4.7}$$

本质上这种近似表示认为一个三元组由两个二元组共享中间的个体.

标准的确定性成对模型 (方程 (5.4.6)) 可以用来求解种群中对的数量. 为了使模型的形式更精确, 定义 $0,1$ 之间的两个新的变量: u,v 分别表示 SI 和 II 对的比例; 即有 $u = [SI]/(nN)$, $v = [II]/(nN) \Longrightarrow u + v = I$. 因此, 用三元组的近似将成对的 SIS 模型写出来, 即有

$$\begin{cases} \dfrac{\mathrm{d}u}{\mathrm{d}t} = \tau(n-1)\dfrac{u(1-2u-v)}{1-u-v} + \gamma v - \tau u - \tau(n-1)\dfrac{u^2}{1-u-v} - \gamma u, \\ \dfrac{\mathrm{d}v}{\mathrm{d}t} = 2\tau(n-1)\dfrac{u^2}{1-u-v} + 2\tau u - 2\gamma v. \end{cases} \tag{5.4.8}$$

从方程 (5.4.8) 容易确定平衡点

$$u^* = \frac{r(n-1)-1}{r(rn(n-1)-1)}, \quad v^* = \frac{r(n-1)(r(n-1)-1)}{r(rn(n-1)-1)},$$

其中当 $n \geqslant 2$ 时, $r = \tau/\gamma$ 要大于 $1/(n-1)$, 否则疾病总是会消失. 我们看到这里的 $r(n-1)$ 类似于在标准 (无网络) 传染病模型中的基本再生数.

文献 [335] 用耦合随机常微分方程来表示方程 (5.4.6) 和 (5.4.8) 的解, 尤其是得到了这个系统的方差和协方差矩阵. 所有的这些运算都可以用常规的方法实现. 将随机成对模型转换成随机扩散近似, 一般而言是相对简单的, 增加一个可以计算的高斯噪声即可. 然而, 我们最关心的是要精确的确定每一个可能发生的事件的性质. 对于 SIS 类型的疾病动力学只有两个过程发生 – 感染和恢复. 在平均场随机模型每一个这样的过程和一个单独的事件联系在一起, 唯一的改变是染病者和易感者个体的数量. 然而对一个成对模型, 就有必要考虑受到影响的个体的邻居, 这是由于感染和恢复可能导致对的数量的变化. 例如, 一个染病者有 n 个邻居, 他的邻居中有 m 个染病者与其接触, 因此就有 $n-m$ 个易感者与其接触. 如果中间的染病者恢复, 则 m 个 II 对和 $n-m$ 个 SI 对会消失, m 个 SI 对和 $n-m$ 个 SS 对会产生. 从这里我们可以清楚地认识到每一个过程和每个个体的邻居的状态必须作为单独的事件. 在此之前, 成对模型集中于个体与个体连接的对的计算, 当然也包含计算三元组的, 但是更高次的邻居配对问题被忽略. 然而在随机模型中, 如果仍然专注于成对的动力学行为, 也就要考虑到个体的全部邻居. 这一想法就能包括网络结构中非均匀和局部聚合的影响. 在这种考虑下, 标准成对方程 (5.4.6) 变成

$$\frac{\mathrm{d}[SI]}{\mathrm{d}t} = [S] \sum_{m=0}^{n} \left\{ \binom{n}{m} \left(\frac{[SI]}{n[S]}\right)^m \left(1 - \frac{[SI]}{n[S]}\right)^{n-m} \right\} \{\tau m\}\{n - 2m\}$$

$$+ [I] \sum_{m=0}^{n} \left\{ \binom{n}{m} \left(\frac{[II]}{n[I]}\right)^m \left(1 - \frac{[II]}{n[I]}\right)^{n-m} \right\} \times \{\gamma\}\{m - (n - m)\},$$

$$\frac{\mathrm{d}[II]}{\mathrm{d}t} = [S] \sum_{m=0}^{n} \left\{ \binom{n}{m} \left(\frac{[SI]}{n[S]}\right)^m \left(1 - \frac{[SI]}{n[S]}\right)^{n-m} \right\} \{\tau m\}\{2m\}$$

$$+[I] \sum_{m=0}^{n} \left\{ \binom{n}{m} \left(\frac{[II]}{n[I]} \right)^m \left(1 - \frac{[II]}{n[I]} \right)^{n-m} \right\} \times \{\gamma\}\{-2m\}. \tag{5.4.9}$$

这里大括号内的三项指的是: 有 m 个染病者围绕中心个体的概率; 给定邻居的事件发生的速率; 给定邻居对数量的变化. 这个公式虽然忽略了邻居和三元组的相关性, 但其本质上是根据中心个体周围邻居的相关信息以加权的方式来建立模型的.

　　完整的随机对逼近常微分方程在文章 [334] 的附录中给出来. 一方面可以构造一个对每一事件包含一个标度的噪声项的随机微分方程, 或者另一方面可以用 Kurtz 构造方法构造一个 2×2 的噪声协方差矩阵. 这两种方法是一致的. 两种方法的实例数值结果在图 5.4.1 中给出, 两个随机常微分方程的均值一致并等于确定

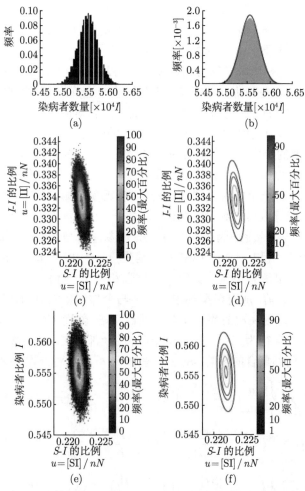

图 5.4.1　两种不同方法得出的随机微分方程的概率分布比较[334]

性的均值. 从图 5.4.2 的 (a) 中可以观察到, 依照染病者个体的总数的方差在随机成
对模型和随机平均场模型之间的结果比较是一致的.

虽然文章 [334] 提供了一种数值整合成对随机动力学方程的方法, 但他们没有
提供一个简单的理论分析结果. 另外文章 [334] 还利用数值模拟比较了随机平均场
模型和随机成对 SIS 方程 (图 5.4.25), 得出了噪声和网络结构的相互作用的影响.
通过分析还可以得出两个模型的方差:

$$\mathrm{Var}(I_{\mathrm{pairwise}}) = \frac{(n-1)(3r^2n^3 - 5r^2n^2 - rn^2 + rn - 1)}{N(3rn - 2r - 1)(rn^2 - rn - 1)^2},$$

$$\mathrm{Var}(I_{\mathrm{mean-field}}) = \frac{n-1}{N(rn^2 - rn - 1)},$$

$$\frac{\mathrm{Var}(I_{\mathrm{pairwise}})}{Var(I_{\mathrm{mean-field}})} = \frac{3r^2n^3 - 5r^2n^2 - rn^2 + rn - 1}{3r^2n^3 - 5r^2n^2 - rn^2 - 2rn + 2r + 1}$$

$$= 1 + \frac{1}{rn^2 - rn - 1} - \frac{1}{(3rn - 2r - 1)(rn^2 - rn - 1)}.$$

可以知道随机成对模型总是比随机平均场模型有一个更大的方差, 当 R_0 下降到 1
时, 两个模型方差的差异会变得更大. 在一定程度上, 平均场模型可以看成是随着
n 的增大在极限的情况下的成对模型, 因此我们认为: 随机平均场模型是对动力学
模型的一种较准确的预测.

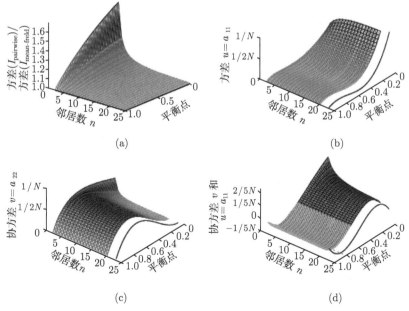

图 5.4.2 随机对逼近模型和随机平均场方程模型的比较[334]

在本节中, 我们分析了将噪声合并到成对模型中的方法. 作者采取了最简单的传染病学模型 SIS 模型和最简单的网络结构 — 随机网络. 这个方法同样的适用于二选一 Boots 和 Sasaki 成对公式, 在以网格为基础的模型上进行更深入的工作. 另外其他传染病模型如 SIR 或 SEIR 动力学模型都可以运用此方法考虑.

5.5　网络上的随机性传播疾病模型

人们已经通过实证认识到, 性传播网络是一个无标度网络, 即它的度分布是一个带有 "重尾" 现象的幂律分布. 在文献 [339] 中, 作者给出了利用演化树网络来分析性传播疾病的模型, 同样得出了无标度特性. 下面我们就来介绍一下这方面的工作.

5.5.1　单性模型的介绍

Chan 等在文献 [338] 中考虑了在疾病传播过程中的两种随机演化树模型, 一种是 Yule 树模型, 一种是 Reed-Hughes 树模型. 在这两种模型中, 如果一个节点感染了另一个节点, 两个节点之间就会有边相连接. 假设在 $t = 0$ 时刻, 在网络中引入一个染病者, 在一个小的时间间隔 $(t, t+h)$ 中染病者 i 会感染新的个体, 这里感染率为 $\lambda_i(t)h + o(h)$. 这两种模型的不同就在于感染率 $\lambda_i(t)$ 上, 首先我们来介绍 Yule 树模型.

在 Yule 树模型中, 假设 $\lambda_i(t) \equiv \lambda$, 这样所有的个体在所有的时刻感染疾病的机会都是相同的. 感染者个体的数量 $N(t)$ 服从一个 Yule 过程, 它的分布是一个期望为 $E(N(t)) = \mathrm{e}^{\lambda t}$, 方差为 $Var(N(t)) = \mathrm{e}^{\lambda t}(\mathrm{e}^{\lambda t} - 1)$ 的几何分布. 另外文献 [338] 还给出了度分布的表达式, 在 t 时刻随机选择一个节点度是 k 的概率

$$p_k = P(K(t) = k) \to 2^{-k}, \quad k = 0, 1, \cdots, \tag{5.5.1}$$

也就是说, 在引入一个感染者后的一段充分长的时间后, 感染者人群的数量分布服从一个参数是 $1/2$ 的几何分布. Chan 等在文献 [338] 中还考虑了环数 $R(t)$ 的分布. 所谓环数是指网络上当感染重新回到最初染病者时所经历边的数量. 他们给出环数 $R(t)$ 的分布是一个拟 Poisson 分布

$$P(R(t) = r) = \frac{(\lambda t)^{r+1}}{(\mathrm{e}^{\lambda t} - 1)(r+1)!}, \quad r = 0, 1, \cdots, \tag{5.5.2}$$

当 $t \to \infty$ 时, 它的均值是 $\lambda t(1 - \mathrm{e}^{-\lambda t})^{-1} - 1 \sim \lambda t$.

在 Reed-Hughes 树模型中, 假设 $\lambda_i(t) = \mu K_i(t)$, 这里 $K_i(t)$ 是 t 时刻节点 i 的度数. 也就是说在网络中, 那些感染了较多的个体的感染者更容易再感染其他易感

者. Chan 等在文献 [338] 中给出了被感染者人群的数量服从一个几何分布, 它的期望和方差分别为

$$E(N(t)) = 1 + \mathrm{e}^{2\mu t}, \quad Var(N(t)) = \mathrm{e}^{2\mu t}(\mathrm{e}^{2\mu t} - 1). \tag{5.5.3}$$

这个结果和 Yule 分布比较相似. 任给一个节点的分布渐近的服从一个 Yule 分布, 即

$$p_k(t) = P(K(t) = k) \to \frac{4}{k(k+1)(k+2)} \sim \frac{4}{k^3}, \quad k = 1, 2, \cdots. \tag{5.5.4}$$

这两种模型有相似之处: 在网络上感染者人群的数量的增长都符合几何分布. 然而这两个模型在度分布上却是不同的: Yule 树模型服从一个参数是 1/2 的几何分布, 而 Reed-Hughes 树模型服从一个指数是 3 的幂律分布. 第二种树模型对研究性传播疾病来说更加符合实际.

5.5.2 双性模型的分析

如果在网络上节点表示两种不同的性别, 并且忽略同性之间传染疾病的情形, 这样网络就是一个二部图, 一部分节点对应感染的男性, 一部分节点对应于感染的女性. 令 $M(t)$ 表示 t 时刻男性感染者的数量; $N(t)$ 表示 t 时刻女性感染者的数量; $L(t)$ 表示 t 时刻男性和女性之间边的数量; $K(t)$ 表示 t 时刻一个特定男性感染者 * 的度.

假设在一个小的时间间隔 $(t, t+h]$ 上, 一个度为 k_i 的男性感染者 i 感染女性个体的概率为 $\lambda k_i h + o(h)$; 一个度为 f_i 的女性感染者 j 感染男性个体的概率为 $\rho f_j h + o(h)$. 这样令

$$p_{m,n,l,k}(t) = P(M(t) = m, N(t) = n, L(t) = l, K(t) = k), \tag{5.5.5}$$

利用全概率公式, 可以得到

$$\begin{aligned} p_{m,n,l,k}(t+h) =\ & \rho(l-1)h p_{m-1,n,l-1,k}(t) + \lambda(l-1-k)h p_{m,n-1,l-1,k}(t) \\ & + \lambda(k-1)h p_{m,n-1,l-1,k-1}(t) + [1-(\lambda+\rho)lh] p_{m,n,l,k}(t) \\ & + o(h). \end{aligned} \tag{5.5.6}$$

式 (5.5.6) 两边同时减去 $p_{m,n,l,k}(t)$ 后除以 h, 令 $h \to 0$, 可以得出下面的 Kolmogorov 向前方程:

$$\begin{aligned} \frac{\mathrm{d}}{\mathrm{d}t} p_{m,n,l,k}(t) =\ & \rho(l-1)p_{m-1,n,l-1,k}(t) + \lambda(l-1-k)p_{m,n-1,l-1,k}(t) \\ & + \lambda(k-1)p_{m,n-1,l-1,k-1}(t) - (\lambda+\rho)l p_{m,n,l,k}(t). \end{aligned} \tag{5.5.7}$$

上面的方程对 k 和 n 求和, 就可以得到关于 $p_{m,l} = P(M(t) = m, L(t) = l)$ 的微分方程如下:

$$\frac{\mathrm{d}}{\mathrm{d}t}p_{m,l} = \rho(l-1)p_{m-1,l-1} + \lambda(l-1)p_{m,l-1}(t) - (\lambda + \rho)lp_{m,l}. \tag{5.5.8}$$

为了求解关于 $p_{m,l}$ 的 Kolmogorov 方程, 需要考虑下面的生成方程

$$\Phi(x,y,t) = \sum_m \sum_n \sum_l p_{m,n,l}(t)x^m y^l = E(x^{M(t)}y^{L(t)}). \tag{5.5.9}$$

从方程 (5.5.9) 中可以看出 Φ 满足下列的偏微分方程:

$$\Phi_t = y[\lambda y + \rho xy - (\lambda + \rho)]\Phi_y. \tag{5.5.10}$$

此偏微分方程可以通过特征值方法来求解, 这个方程满足初值 $M(0) = 1, L(0) = 1$ 条件的解是

$$\Phi(x,y,t) = \frac{xy\mathrm{e}^{-(\lambda+\rho)t}}{1 - y\left(\dfrac{\rho x + \lambda}{\rho + \lambda}\right)(1 - \mathrm{e}^{-(\rho+\lambda)t})}. \tag{5.5.11}$$

令 $y = 1$ 可以得出 $M(t)$ 的生成函数

$$\phi_m(t) = \frac{(\lambda + \rho)\mathrm{e}^{-(\lambda+\rho)t}}{\rho + \lambda\mathrm{e}^{-(\lambda+\rho)t}}.$$

这样

$$p_m(t) = P(M(t) = m) = \phi_m(t)(1 - \phi_m(t))^{m-1}, \quad m = 1, 2, \cdots. \tag{5.5.12}$$

利用同样的方法, 可以获得关于 $N(t)$

$$p_n(t) = P(N(t) = n) = \phi_n(t)(1 - \phi_n(t))^{n-1}, \quad n = 1, 2, \cdots. \tag{5.5.13}$$

这里

$$\phi_n(t) = \frac{(\lambda + \rho)\mathrm{e}^{-(\lambda+\rho)t}}{\lambda + \rho\mathrm{e}^{-(\lambda+\rho)t}}.$$

上面的式 (5.5.7) 对 k, n 和 l 求和, 就可以得到关于 $p_k = P(K(t) = k)$ 的微分方程如下:

$$\frac{\mathrm{d}}{\mathrm{d}t}p_k = \lambda(k-1)p_{k-1} - \lambda kp_k. \tag{5.5.14}$$

方程 (5.5.14) 的解可以根据 Yule 过程的 Kolmogorov 方程给出. 如果 t^* 是个体 * 感染的时间, 则有 $K(t^*) = 1$. 方程 (5.5.14) 的解为

$$p_k = \mathrm{e}^{-\lambda(t-t^*)}(1 - \mathrm{e}^{-\lambda(t-t^*)})^{k-1}, \quad k = 1, 2, \cdots. \tag{5.5.15}$$

也就是说 $K(t)$ 服从一个参数为 $\mathrm{e}^{\lambda(t-t^*)}$ 的几何分布.

网络上总的感染者的数量 $T(t) = M(t) + N(t)$

$$E[T(t)] = E[M(t)] + E[N(t)] = \frac{1}{\phi_m(t)} + \frac{1}{\phi_n(t)} = \mathrm{e}^{(\lambda+\rho)t} + 1. \tag{5.5.16}$$

也就是说, 在期望意义下染病者的数量按照 $\lambda + \rho$ 速率指数级增长.

为了确定 t^* 时刻男性个体被感染的分布, 本书引用了一个所谓的有序统计过程的概念[340]. 对于过程 $\{M(t)\}$ 来讲,

$$\begin{aligned}
\theta_m(t) &= \lim_{h \to 0}[P(M(t+h) = m+1 | M(t) = m)/h] \\
&= \lim_{h \to 0}\left[\sum_{l=1}^{\infty} P(M(t+h) = m+1 | M(t) = m, L(t) = l)\right. \\
&\quad P(L(t) = l | M(t) = m)/h] = \rho E[L(t) | M(t) = m].
\end{aligned} \tag{5.5.17}$$

在前面的分析中表明在条件 $M(t) = m$ 下 $L(t)$ 的分布是一个负的二项式

$$P(L(t) = l | M(t) = m) = \binom{l-1}{m-1}\pi(t)^m[1 - \pi(t)]^{l-m}, \quad l = m, m+1, \cdots,$$

这里

$$\pi(t) = \frac{\rho + \lambda \mathrm{e}^{-(\lambda+\rho)t}}{\lambda + \rho}.$$

这样

$$\theta_m(t) = \rho E[L(t) | M(t) = m] = \frac{\rho m}{\pi(t)} = \frac{\rho m(\lambda+\rho)}{\rho + \lambda \mathrm{e}^{-(\lambda+\rho)t}}. \tag{5.5.18}$$

这就验证了满足 Puri 在文献 [341] 中的充分必要条件, 从而可以得出 $\{M(t)\}$ 一个有序的统计过程. 这样很容易可以得出在 $(0, t]$ 上新产生的男性染病者的时间的联合分布是一个独立同分布的随机变量, 它的概率密度函数为

$$f(t^*) = \frac{(\lambda+\rho)\mathrm{e}^{-(\lambda+\rho)(t-t^*)}}{1 - \mathrm{e}^{-(\lambda+\rho)t}}, \quad 0 < t^* \leqslant t. \tag{5.5.19}$$

对式 (5.5.15) 进行积分, 我们可以得出网络上任给一个节点的度分布的概率质量函数:

$$\tilde{p}_k = \alpha_0 \mathrm{e}^{-\lambda(t)}(1 - \mathrm{e}^{-\lambda(t)})^{k-1}$$
$$+ \alpha_1 \int_0^t \mathrm{e}^{-\lambda(t-t^*)}(1 - \mathrm{e}^{-\lambda(t-t^*)})^{k-1} \frac{(\lambda + \rho)\mathrm{e}^{-(\lambda+\rho)(t-t^*)}}{1 - \mathrm{e}^{-(\lambda+\rho)t}} \mathrm{d}t^*,$$

这里 $\alpha_1 = 1 - 1/E(M(t))$, $\alpha_0 = 1/E(M(t))$. 根据 $M(t)$ 是一个几何分布, 可以得出:

$$\alpha_0 = E\left(\frac{1}{M(t)}\right) = -\frac{\phi_m(t)}{1 - \phi_m(t)} \log \phi_m. \tag{5.5.20}$$

当 $t \to \infty$ 时, $\alpha_0 \to 0$, $\alpha_1 \to 1$, 这样令 $\tau = t - t^*$, 于是就有

$$\tilde{p}_k \to \int_0^\infty \mathrm{e}^{-\lambda\tau}(1 - \mathrm{e}^{-\lambda\tau})^{k-1}(\lambda + \rho)\mathrm{e}^{-(\lambda+\rho)\tau}\mathrm{d}\tau,$$
$$= \left(\frac{\lambda + \rho}{\lambda}\right) \frac{\Gamma(k)\Gamma(\rho/\lambda + 2)}{\Gamma(k + 2 + \rho/\lambda)},$$

这样它就等价下面的分布

$$\tilde{p}_k \sim \left[\frac{(\lambda + \rho)\Gamma(\rho/\lambda + 2)}{\lambda}\right] k^{-(2+\rho/\lambda)} (k \to \infty). \tag{5.5.21}$$

这样我们知道, 当经过一段很长的时间后, 网络上男性患者的度分布将会是一个指数为 $2 + \rho/\lambda$ 的幂律分布. 根据同样的分析, 我们也可以得出网络上女性患者的度分布是一个指数为 $2 + \lambda/\rho$ 的幂律分布. 一般的我们会认为 $\lambda > \rho$, 即男性的传染率会高于女性的传染率, 这样就会得到男性的幂律指数会比女性的幂律指数稍微小一些. 利用文献 [338] 给出的方法, 可以利用平均场理论得出近似环数分布的生成函数, 但是一般来说是比较复杂的. 人们可以通过一些数学软件数值得出近似环数的概率. 图 5.5.1 利用平均场近似给出了关于男性患者和女性患者的环数分布. 数值结果表明: 如单性模型那样, 双性模型中的环数随着时间增加而线性的增加.

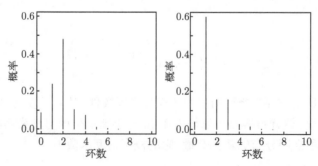

图 5.5.1　双性模型中男性患者和女性患者的环数分布[338].

第6章 细胞自动机传染病动力学模型

一般而言, 对于复杂系统的研究, 没有足够成熟的分析理论. 因此, 其动力学性态的研究主要方法是数值模拟, 而细胞自动机是处理复杂系统一种很好的方法. 细胞自动模型是空间、时间和状态都离散的动力系统, 其演化过程依赖于细胞的状态以及细胞间的相互作用, 能体现个体在空间和时间的变化过程. 细胞自动机模型相对于平均场模型, 更趋近于现实. 对于细胞自动机传染病模型而言, 主要有两种预测结果. 第一种预测是, 局部扩散可能导致传染病的聚集, 其聚集的程度、大小与死亡率、定居率和扩散距离相关, 而和生境同质与否无关. 第二种预测是, 扩散过程中传染病的传播速度会减小, 这是因为局部扩散使传染病传播到空白位点的几率降低, 即减小了有效扩散的可能性.

6.1 细胞自动机传染病模型的基本概念

一般而言, 细胞自动机模型包括

(1) 规则的离散格子 (L) 和边界条件;

(2) 表征细胞的有限状态集合;

(3) 每个细胞的邻域 (N^I);

(4) 决定细胞状态动力学的演化规则 (R).

6.1.1 细胞自动机模型的基本概念

1. 格子和边界条件

我们首先给出 "细胞空间"(规则格子) 的定义. 规则的格子 $L \subset \mathbf{R}^d$ 由一系列细胞组成, 这些细胞可以覆盖 d 维的欧几里得空间. 每个细胞是通过它们的位置 $r \in L$ 进行标注. 如果考虑的是格子气细胞自动机 (LGCA), 细胞被叫做为节点. 而在随机过程模型里, 细胞被称为坐标. 细胞的空间布局是通过最近的邻居连接来表征, 而这种表征是通过细胞的连接对获得. 对于任一个空间坐标 $r \in L$, 最近的邻居格子 $N_b(r)$ 是有限的邻居细胞组成, 且有

$$N_b(r) := \{r + c_i : c_i \in N_b(r), i = 1, 2, \cdots, b\}, \tag{6.1.1}$$

其中 b 是格子上最近邻居的数目.

一维 $(d = 1)$ 的格子由一组列细胞组成, 而每个细胞连接左右的细胞 $(b = 2)$, 即

$$L \subseteq Z = \{r : r \in Z\}, \tag{6.1.2}$$

且

$$N_2 = \{1, -1\}. \tag{6.1.3}$$

对于二维 $(d = 2)$ 格子而言, 规则的多边形有三角形 $(b = 3)$, 正方形 $(b = 4)$ 和六边形 $(b = 6)$(参见图 6.1.1). 最近邻居定义为

$$N_b = \left\{ c_i, i = 1, 2, \cdots, b : c_i = \left(\cos \left(\frac{2\pi(i-1)}{b} \right), \sin \left(\frac{2\pi(i-1)}{b} \right) \right) \right\}. \tag{6.1.4}$$

对于正方形格子 $(b = 4)$, 有

$$L \subseteq Z^2 = \{r : r = (r_1, r_2), \quad r_j \in Z, \quad j = 1, 2\}, \tag{6.1.5}$$

且

$$N_4 = \{(1, 0), (0, 1), (-1, 0), (0, -1)\}. \tag{6.1.6}$$

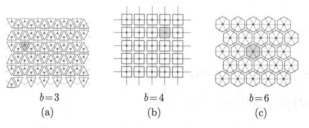

$$
\begin{array}{ccc}
b=3 & b=4 & b=6 \\
(a) & (b) & (c)
\end{array}
$$

图 6.1.1　(a) 三角形; (b) 正方形; (c) 六边形

在空间位置 i 的细胞被标记为 $L_i (i = 1, 2, \cdots, d)$, 且细胞的总数目为

$$|L| = L_1 \cdot \cdots \cdot L_d. \tag{6.1.7}$$

细胞自动机通常是通过计算机模拟实现, 因此格子的数目必须是有限的, 即 $|L| < \infty$. 同时, 需要定义模型的边界条件. 相反格子的边界是相同的, 称之为周期边界条件 (图 6.1.2(a)). 在一维空间, 周期边界条件对应的是一个环形; 在二维空间, 周期边界条件对应的是一个圆环面. 周期边界条件通常用于无限格子的数值模拟. 边界上的相邻格子是相同的, 称为反射边界条件 (图 6.1.2(b)), 这对应于连续模型的零流边界条件. 预先给定边界上格子的值, 称之为固定边界条件 (图 6.1.2(c)),

这对应于偏微分方程模型的 Dirichlet 边界条件. 吸引的边界条件指的是, 如果个体细胞演化到格子之外, 则永远不会回到格子里面. 不同的边界条件还可以互相混合使用.

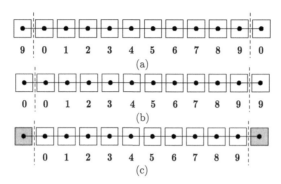

图 6.1.2 一维格子的边界条件; 细胞 $r \in L = \{0, 1, \cdots, 9\}$, $|L| = 10$. (a) 周期边界条件; (b) 反射边界条件; (c) 固定边界条件

2. 邻域

记邻域 $N_b^I(r)$ 为影响细胞 r 状态的格子细胞集合. 依据 John von Neumann 对细胞自动机的定义, 它的大小和拓扑结构不依赖于格子细胞, 而且不随时间而改变. 因此, 邻域定义为一个有序集

$$N_b^I(r) = \{r + c_i : c_i \in N_b^I\} \subseteq L, \tag{6.1.8}$$

其中 N_b^I 是表示邻域的集合, 其取法有很多种. 这种定义给出了邻域间的转换, 但是当边界条件不是周期边界条件时, 边界上的格子的邻域需要附加定义. 当采用周期边界条件时, 我们总是假设和 $r + c_i$ 对某些合适的值取模, 以使得对于所有的 $c_i \in N_b^I$ 有 $r + c_i \subset L$. 对于二维正方形格子, 比较著名的邻域是 von Neumann 邻域[366](图 6.1.3(a))

$$N_4^I = \{(0,0), (1,0), (0,1), (-1,0), (0,-1)\} = N_4 \bigcup \{(0,0)\}, \tag{6.1.9}$$

和 Moore 邻域[367](图 6.1.3(b))

$$N_4^I = \{(0,0), (1,0), (1,1), (0,1), (-1,1), (-1,0), (-1,-1), (0,-1), (1,-1)\}. \tag{6.1.10}$$

在一些具体应用中, 经常需要用到拓展的邻域[369−372]. 一般有半径为 R 的邻域 (图 6.1.3(c))

$$N_4^I = \{c = (c_x, c_y) : c_x, c_y \in \{-R, \cdots, R\} \bigwedge \sqrt{c_x^2 + c_y^2} \leqslant R\}, \tag{6.1.11}$$

和轴长为 R 的邻域 (图 6.1.3(d))

$$N_4^I = \{c = (c_x, c_y) : c_x, c_y \in \{-R, \cdots, R\}\}. \tag{6.1.12}$$

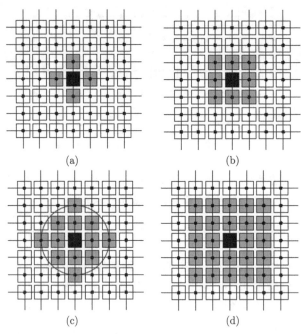

(a)　　　　　　　　　　(b)

(c)　　　　　　　　　　(d)

图 6.1.3　黑色格子在二维正方形格子的邻域[368] (灰色和黑色格子表示邻域). (a) von Neumann 邻域; (b) Moore 邻域; (c) 半径为 2 的邻域; (d) 轴长为 2 的邻域

在很多应用中, 采取的都是对称的邻域. 而一些特殊情况下, 需要采用不对称的邻域. 同时, 细胞 r 也可以不属于邻域 $N_b^I(r)$. 一个极端的例子是, 细胞 r 的邻域只包含其本身, 也就是说 $N_b^I(r) = r$.

3. 状态

对于每一个细胞 $r \in L$, 我们都赋予一个状态值 $s(r) \in \varepsilon$, 即 $s : L \longrightarrow \varepsilon$. ε 里面的元素可以是数字, 符号或者其他意义. 在图 6.1.4, 我们给了个典型的例子.

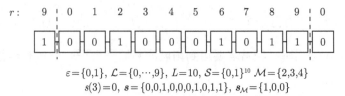

r :　9 ┊ 0　1　2　3　4　5　6　7　8　9 ┊ 0

| 1 | 0 | 0 | 1 | 0 | 0 | 0 | 1 | 0 | 1 | 1 | 0 |

$\varepsilon = \{0,1\}$, $\mathcal{L} = \{0, \cdots, 9\}$, $L = 10$, $\mathcal{S} = \{0,1\}^{10}$ $\mathcal{M} = \{2,3,4\}$
$s(3) = 0$, $\boldsymbol{s} = \{0,0,1,0,0,0,1,0,1,1\}$, $\boldsymbol{s}_{\mathcal{M}} = \{1,0,0\}$

图 6.1.4　一维格子里面, 每个细胞对应的状态值, 采用的是周期边界条件

全局结构(global configuration) 指的是 $s \in \varepsilon^{|L|}$ 由格子的所有细胞状态决定, 即

$$s := (s(r_1), s(r_2), \cdots, s(r_{|L|})). \tag{6.1.13}$$

局部结构 (local configuration) 指的是向量 s_M 由格子的有序子细胞集 M 的状态决定, 即

$$s_M := (s(r_1), s(r_2), \cdots, s(r_M)). \tag{6.1.14}$$

在格子气细胞自动机模型里, $(r, c_i)(c_i \in N_b, i = 1, 2, \cdots, b)$ 对应于每个细胞 r. 状态 $s(r)$ 可以表示为

$$s_r = (\eta_1(r), \eta_2(r) \cdots, \eta_{\bar{b}}(r)) =: \eta(r), \tag{6.1.15}$$

其中 $\eta(r)$ 是节点结构, $\eta_i(r)(i = 1, 2, \cdots, \bar{b})$ 是占有数. 占有数是布尔数 (boolean variables), 它指的是如存在, 则 $\eta_i(r) = 1$; 反之 $\eta_i(r) = 0$. 因此, 对于格子气细胞自动机, 单个细胞的状态满足

$$s_r \in \varepsilon = (0, 1)^{\bar{b}}. \tag{6.1.16}$$

节点 r 的所有粒子数目为

$$n_r := \sum_{i=1}^{\bar{b}} \eta_i(r). \tag{6.1.17}$$

4. 演化规则

对于细胞自动机的演化, 会有不同的规则一起运行, 而且这些规则的形式也不唯一. 下面主要介绍三种规则: 转移规则 (transition rules); 移动规则 (movement rules); 同步或异步规则 (synchronous or asynchronous rules). 这些规则有一个主要特点是, 它们是局部的规则, 只与细胞自身以及其邻居有关.

1) 转移规则

转移规则控制迭代间, 一个细胞从某种状态转化到另外一种状态的概率. 比如有两种状态 A 和 B, $P_T(AB) = 1$ 表示 A 状态必然转化为 B 状态; $P_T(AB) = 0$ 表示 A 状态永远不会转化为 B 状态; $P_T(AB) = 0.5$ 意味着 A 状态转化为 B 状态的概率为 $1/2$. 前两种情况可以看成是确定性的. 由于第三种情况允许两种结果: A 的状态不变和 A 变成 B, 因此它是随机的. 转移概率很多情况下, 是依赖于其邻居的状态的.

2) 移动规则

很多细胞自动机模型是通过细胞的移动来表征其动力学行为的. 在演化过程中, 细胞可能横向或纵向的向自己的邻居或空格子移动. 如果没有强加限制, 一般

假设细胞的移动是随机游走. 细胞的邻居的状态和分布影响着细胞的移动. 邻居格子是空的还是被占有的, 以及如果被占有, 其细胞的状态等这些因素都对细胞的移动起着作用. 确定性细胞自动机模型的移动规则是固定的, 而随机细胞自动机模型的移动规则依赖于概率规则. 这个规则决定着细胞在迭代过程中, 其状态到底是移动还是静止.

3) 同步或异步规则

在细胞自动机模型里, 一个完整步长里, 所有的细胞都需要有对应的规则. 细胞运动时, 需要用到同步 (图 6.1.5(a)) 和异步 (图 6.1.5(b)) 规则. 如果细胞运动时, 采用同步规则时, 会导致一些矛盾. 这个矛盾是由于当两个细胞同时移向同一个空格子时, 无法确认到底哪个细胞占有这个格子. 因此, 细胞自动机模型并不合适同步演化的规则. 对于异步演化规则, 细胞在运动时, 可以随机的选择一个位子, 而不会出现同步时的矛盾.

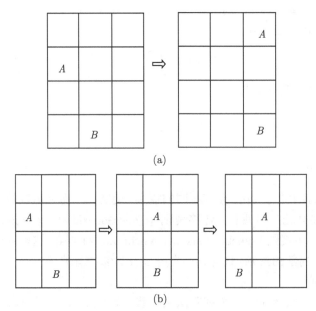

图 6.1.5　(a) 同步规则; (b) 异步规则

6.1.2　细胞自动机传染病模型的构建

细胞自动机传染病模型的构建主要有以下元素组成:

(1) 二维空间格子及邻域的定义;

(2) 边界条件以及个体的初始分布;

(3) 个体的分类, 有易感者、染病者、康复者、潜伏者等;

(4) 传染病传播的演化机制, 包括个体的感染、康复以及出生死亡 (考虑种群的

动力学时, 需要引进空格子);

(5) 表征传染病传播过程的参数选取.

下面介绍两个细胞自动机传染病模型的建模与分析.

1. 带出生和死亡的 SI 模型

一般而言, 种群有两种子种群构成: 易感者和染病者[373]. 易感者有出生能力且会被染病者感染, 而染病者会死亡. 在细胞自动机模型里, 还有一个状态–空格子, 在这个格子里面既没有易感者也没有染病者. 模型里面用的是 Moore 邻居.

细胞自动机模型的具体演化规则如下[374]:

(i) 种群在空间的初始分布是随机的 (注意到系统的演化结果不受初始条件的影响[375]);

(ii) 通过易感者和染病者的接触, 易感者会以 β 的概率被染病者感染. 因此, 一个易感者变成染病者的概率是 $1 - (1 - \beta)^{N_I}$[376, 377], 其中 N_I 是易感者邻居里染病者的总数目;

(iii) 只存在因病死亡事件, 没有个体自然死亡事件发生. 当死亡事件发生, 染病者会变成空格子;

(iv) 只有易感者可以占据空格子, 且概率为 b. 如果被选择的格子是空格子, 通过出生占有它的概率是 $1 - (1 - b)^{N_S}$[378–380], 其中 N_S 是空格子邻居里易感者的总数目.

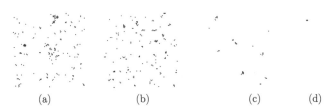

图 6.1.6　不同时间, 易感者 (白色) 和染病者 (红色) 的空间斑图. 格子大小是 200×200. 参数取值: $\beta = 0.3$, $b = 0.5$ 和 $d = 0.5$. (a) $t = 0$; (b)$t = 50$; (d) $t = 320$; (d) $t = 710$

这个细胞自动机传染病模型可以写成

$$S + I \xrightarrow{\beta} I + I, \tag{6.1.18a}$$

$$I \xrightarrow{d} E, \tag{6.1.18b}$$

$$E + S \xrightarrow{b} S + S. \tag{6.1.18c}$$

在模型里面, S, I 和 E 是某个离散格子里面的状态. 第一个表达式代表染病者会感染易感者, 第二个表达式代表染病者会以概率 d 死亡, 第三个表达式代表易感者会出生, 且出生在空格子里面. 每一步系统的演化是同步的, 且所有事件时间尺度是一样的. 时间步长为 0.01, 且格子大小为 200×200.

　　为了揭示发生率对疾病灭绝的影响, 设定 $b = 0.5, d = 0.5$ 且变化 β. 初始条件是种群的随机分布. 在图 6.1.6 中, 给出了 β 很小时, 染病者在 $t = 0, 50, 320$ 和 710 的空间斑图结构. 从这几幅图中可以看出, 疾病的密度呈现振动行为, 且在 $t \approx 50$ 时, 密度达到最大. 随着时间的进一步增大, 染病者密度主要趋势是不断减小, 最后疾病会灭绝. 为了更好的显示染病者的密度的改变, 在图 6.1.7 中, 给出了染病者的时间序列.

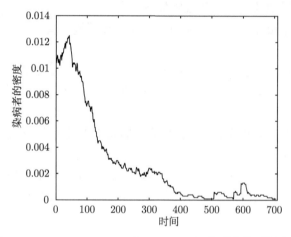

图 6.1.7　$\beta = 0.3$, $b = 0.5$ 和 $d = 0.5$ 时, 染病者的时间序列

　　一个很大的疑问是, 当 β 多大时, 疾病会持续. 也就是说, 如何准确找出临界发生率. 为了回答这个问题, 我们通过选择不同的参数值以及大量的数值模拟, 来找出临界发生率. 我们发现, 当 β 大于 $\beta_c \approx 0.85$, 染病者密度会大于零. 在图 6.1.8 中, 给出了 $\beta = 2$ 时, 染病者在 $t = 10, 200, 500$ 和 1000 时, 染病者的空间斑图结构且初始条件和图 6.1.6 是一样的. 从这幅图中看出, 稳定的螺旋波和靶波共存在二维的空间上. 换句话说, 疾病在空间呈现高密度的分布, 因而确保了疾病的持续. 为了全面分析, 在图 6.1.9 中给出了 $\beta = 2$ 时, 染病者的时间序列.

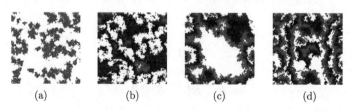

(a)　　　　　　(b)　　　　　　(c)　　　　　　(d)

图 6.1.8　不同时间, 易感者 (白色) 和染病者 (红色) 的空间斑图. 格子大小是 200×200. 参数取值: $\beta = 2$, $b = 0.5$ 和 $d = 0.5$. (a) $t = 10$; (b) $t = 200$; (c) $t = 500$; (d) $t = 1000$

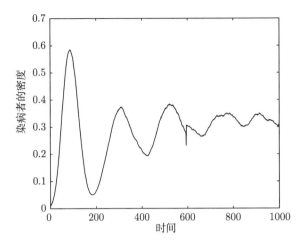

图 6.1.9 $\beta = 2$, $b = 0.5$ 和 $d = 0.5$ 时, 染病者的时间序列

我们将验证, 当疾病发生率充分大时, 疾病是否会一直持续. 通过系列的数值模拟, 发现当发生率大于 3.89 时, 疾病将会灭绝. 在图 6.1.10 中, 给出了当 $\beta = 5$ 时, 染病者在 $t = 10, 100, 220$ 和 570 的空间斑图结构, 且初始条件和 $\beta = 2$ 时一样. 染病者在二维空间呈现高密度的螺旋波分布. 因此, 对于大的发生率, 个体易于形成簇类分布, 从而由于因病死亡的存在, 使得疾病更易于灭绝. 在图 6.1.11 中, 给出疾病对应的时间序列. 疾病初始的时间序列随着时间的增大而增大, 并且在 $t = 65$ 时, 疾病密度达到最大. 随着时间的进一步增加, 疾病随着时间的增大而减小. 在两个升高和降低后, 疾病密度达到零.

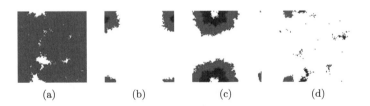

(a)　　　　　(b)　　　　　(c)　　　　　(d)

图 6.1.10 不同时间下, 易感者 (白色) 和染病者 (红色) 的空间斑图. 格子大小是 200×200. 参数取值: $\beta = 0.3$, $b = 0.5$ 和 $d = 0.5$. (a) $t = 10$; (b) $t = 100$; (c) $t = 220$; (d) $t = 570$

疾病的发生率很大或者很小时, 会诱导疾病的灭绝. 相比于图 6.1.9, 图 6.1.11 显示了更强的振荡行为, 而且疾病的灭绝时间更短. 理由是, 这两种灭绝的机理是不一样的: 对于很小的发生率, 它没有足够的传染力去维持疾病的持续. 然而对于很大的发生率, 疾病呈现簇类分布而且由于因病死亡的存在, 进而导致疾病的灭绝.

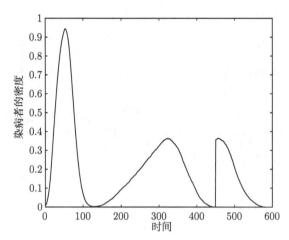

图 6.1.11　$\beta = 5$, $b = 0.5$ 和 $d = 0.5$ 时, 染病者的时间序列

2. 汉坦病毒传播模型的细胞自动机仿真

汉坦病毒归属布尼亚病毒科, 是一种有包膜分节段的负链 RNA 病毒. 汉坦病毒主要流行于美国[381], 在阿根廷、巴西、巴拉圭、玻利维亚以及德国也发现了病例. 中国虽未发现, 但有发生的可能. 汉坦病毒是一种借助于媒介进行传播的传染病, 老鼠是其主要的媒介[382].

Abramson 和 Kenkre 研究了 SIS 的汉坦病毒传播模型[383]:

$$\frac{\mathrm{d}m_s}{\mathrm{d}t} = bm - cm_s - \frac{m_s m}{K} - am_s m_i, \tag{6.1.19a}$$

$$\frac{\mathrm{d}m_i}{\mathrm{d}t} = -cm_i - \frac{m_i m}{K} + am_s m_i, \tag{6.1.19b}$$

其中 m_s 和 m_i 分别表示易感和染病的啮齿动物, 且 $m = m_s + m_i$ 表示啮齿动物总数目. 参数 b 是出生率, c 是自然死亡率, $-m_{i,s}m/K$ 表示密度制约, a 是感染率.

当考虑个体的扩散时, 其模型为[383]

$$\frac{\partial m_s}{\partial t} = bm - cm_s - \frac{m_s m}{K} - am_s m_i + d_s \Delta m_s, \tag{6.1.20a}$$

$$\frac{\partial m_i}{\partial t} = -cm_i - \frac{m_i m}{K} + am_s m_i + d_i \Delta m_i, \tag{6.1.20b}$$

其中 $\triangle = \partial^2/\partial X^2 + \partial^2/\partial Y^2$ 是二维空间的 Laplace 算子.

考虑汉坦病毒在二维空间 $n \times m$ 格子上的传播 (图 6.1.12)[384]. 每个细胞定义为 C_{ij}, 其中 i 表示格子的行数, j 表示格子的列数. 格子可能有三种状态: 空格子、易感的啮齿动物和染病的啮齿动物, 分别取值为 0, 1, 2. 采用的是 Moore 邻居 (图 6.1.3(b)).

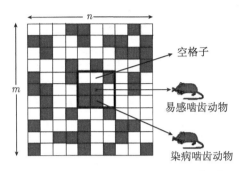

图 6.1.12　二维空间的格子状态图[384]

汉坦病毒传播的细胞自动机模型主要规则是:

(1) 易感的和染病的啮齿动物的状态有对应的五个值: (x, y, z, j, k).

(i) 第一个取值为 1 或者 2, 表示该个体是易感的啮齿动物或者染病的啮齿动物;

(ii) 第二个取值为 1, 2, 3 或者 4, 表示啮齿动物的运动方向. 1, 2, 3, 4 分别表示细胞向北、东、南、西运动;

(iii) 第三个表示的是细胞的出生, 其值表示细胞出生所需要的时间;

(iv) 第四个表示的是细胞的死亡, 其值表示细胞死亡所需要的时间;

(v) 第五个表示的是细胞所处的环境值, 取值范围为 $k \in [10, 30]$.

(2) 细胞的移动是从北向空格子移动. 出生和死亡时间是从 0 到一个预先设置的值.

(3) 细胞达到死亡时间时, 易感和染病的细胞都会死亡.

(4) 易感和染病的细胞只会出生一次.

(5) 如果空格子周围没有易感和染病的细胞时, 仍然是空格子. 反之, 则会被随机占有.

在图 6.1.13 中, 给出了汉坦病毒在二维空间传播的演化图. 初始条件百分之十的易感者和百分之七十的染病者, 环境 k 的取值为 10. 从图中可以看出染病的啮齿动物最终消失了, 这是因为环境对病毒的传播起到很大的作用, 恶劣的环境不利于病毒的传播, 从而导致病毒的灭绝.

在图 6.1.14 中, 给出了易感的啮齿动物和染病的啮齿动物的时间序列图. 从图中可以看出, 刚开始时, 染病的啮齿动物的数目慢慢增加, 然而随着时间的进一步演化, 其数目在逐渐减少, 最后会出现灭绝的趋势. 在这种参数下, 汉坦病毒不会传播开来.

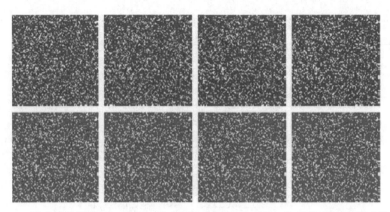

图 6.1.13   二维空间的演化图, 其中红色表示染病的啮齿动物, 蓝色表示易感的啮齿动物, 白色表示空格子[384]

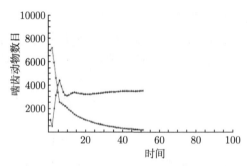

图 6.1.14   易感的啮齿动物和染病的啮齿动物的时间序列图[384]

6.2   连续传染病模型的离散化及细胞自动机仿真

对于传染病动力学模型而言, 离散模型相对于连续模型, 有很多优点[385, 386]. 首先, 离散模型较之连续模型更加现实, 因为传染病中的统计数据大多是来源于给定的时间段, 而非连续的. 再者, 离散的模型可以直接利用计算机进行模拟. 因此, 离散模型的应用不仅使人们能够对连续模型进行精确的分析, 而且还可以推断出更大时间步长下的影响. 最后, 无论从可积还是混沌的观点来看, 离散模型的使用使得最近发展起来的研究映射和格子方程的方法成为可能. 因此, 本小节主要介绍下连续传染病模型的离散化及细胞自动机仿真.

6.2.1   连续传染病模型的离散化方法

1. Euler 离散方法

对传染病的传播进行数学建模最早是从 En'ko (1889) 开始的, 而作为其奠基性的工作是 1927 年 Kermark 和 Mekendrick 的工作[387]. 模型中只含有一种传染病, 且每个个体只能有三种状态, 即易感染疾病的易感种群 S, 能将疾病传染给易感种群的染病种群 I, 以及染病后能够恢复且终生免疫的种群 R. 一般的 SIR 模型为

$$\frac{\mathrm{d}S}{\mathrm{d}t} = -f(S, I), \qquad (6.2.1a)$$

$$\frac{\mathrm{d}I}{\mathrm{d}t} = f(S, I) - \gamma I, \qquad (6.2.1b)$$

$$\frac{\mathrm{d}R}{\mathrm{d}t} = \gamma I, \qquad (6.2.1c)$$

其中 $f(S, I)$ 是发生率.

非线性传染率的传染病模型的研究最早是 Capasso 和 Serio 的工作[388], 他们在研究 1973 年意大利东南部港市 - 巴里发生的霍乱时, 引入了饱和的传染率 $f(S, I) = kSI/(1 + \alpha I)$, 其中 kI 是度量疾病的传染力, $1/(1 + \alpha I)$ 描述易感者采取措施以抑制传染力的程度. 这种传染率的重要性在于染病者和易感者的有效接触数量将随着人群的拥挤作用或易感者采取保护措施而出现饱和或者下降的趋势. 如果传染力函数中 $g(I)$ 较大时, 则可以解释为心理效应: 当染病者的数量较大时, 由于易感者采取保护措施, 结果降低了单位时间内的接触率而使得传染力下降. Liu 等在研究传染病模型时, 引入了具有常数输入且具有一般的非线性传染率 $f(S, I) = kI^p S/(1 + \alpha I^q)$[389]. 当 p 和 q 取特定值时, 有一些研究工作[390, 391].

利用 Euler 离散方法, 可以得到如下的 SIR 离散模型

$$S(t + \Delta t) = S(t) - f(S(t), I(t)) \Delta t, \qquad (6.2.2a)$$

$$I(t + \Delta t) = I(t) + (f(S(t), I(t)) - \gamma I(t)) \Delta t, \qquad (6.2.2b)$$

$$R(t + \Delta t) = R(t) + \gamma I(t) \Delta t. \qquad (6.2.2c)$$

Liu 等考虑一种更复杂的 Euler 离散方法[392]. 以 logistic 方程为例

$$\frac{\mathrm{d}x}{\mathrm{d}t} = x(t)(a - bx(t)). \qquad (6.2.3)$$

令 $y(t) = 1/x(t)$, 则有

$$\frac{\mathrm{d}y}{\mathrm{d}t} = -ay(t) + b. \qquad (6.2.4)$$

方程两端在 $[t - h, t](h > 0)$ 积分, 则有

$$y(t) = y(t - h) \exp(-ah) + \frac{b}{a}(1 - \exp(-ah)). \qquad (6.2.5)$$

还原成 $x(t)$ 的表达式为

$$x(t) = \frac{\exp(ah)x(t-h)}{1 + \{(\exp(ah)-1)/a\}bx(t-h)}. \tag{6.2.6}$$

用 t 代替 nh, 则有

$$x(n) = \frac{\exp(ah)x(n-1)}{1 + \{(\exp(ah)-1)/a\}bx(n-1)}, \tag{6.2.7}$$

等价为:

$$x(n+1) = \frac{\exp(ah)x(n)}{1 + \{(\exp(ah)-1)/a\}bx(n)}. \tag{6.2.8}$$

方程 (6.2.8) 实际上可以写成

$$\frac{x(n+1)-x(n)}{(\exp(ah)-1)/a} = ax(n) - bx(n)x(n+1), \tag{6.2.9}$$

所以这种离散方法也可以称为 Euler 离散方法.

利用数学分析发现, 方程 (6.2.8) 的渐近性态与 (6.2.3) 是完全一样的. 也就是说, 这种离散方法使得连续模型与离散模型等价. 因此, 对传染病模型的离散, 可以利用这种方法.

2. 极限化离散方法

我们仍然研究模型 (6.2.1), 但是采用不同的离散方法. 这个方法引入了一个极小变量 ε, 故称之为**极限化离散方法**[385]. 由于总人口是常数, 因此只需要研究前两个方程. 当发生率是双线性发生率时, 即 $f(S, I) = \beta SI$. 令

$$x = \varepsilon S, \quad y = \varepsilon I, \quad t = \varepsilon n, \tag{6.2.10a}$$

$$a = 1 - \varepsilon\gamma, \quad b = 1 - \gamma, \tag{6.2.10b}$$

则方程 (6.2.1) 可以离散为

$$\frac{x_n}{x_{n-1}} = \frac{1 + by_n}{1 + y_n}, \tag{6.2.11a}$$

$$\frac{y_{n+1}}{y_n} = \frac{a + x_n}{1 + bx_n}, \tag{6.2.11b}$$

其中 x_n 和 y_n 分别表示易感者和染病者在时刻 n 的数目. 当 $\varepsilon \to 0$, 方程 (6.2.11) 可以转化成方程 (6.2.1).

当 $f(S, I) = \beta S^2 I$(不失一般性, 设 $\beta = 1$). 令

$$x = \sqrt{\varepsilon} S, \quad y = \sqrt{\varepsilon} I, \quad c = 1 - \varepsilon \gamma, \quad t = \varepsilon n, \tag{6.2.12}$$

则方程 (6.2.1) 可以离散成为

$$\frac{x_{n+1}}{x_n} = \frac{1}{1 + x_n y_n}, \tag{6.2.13a}$$

$$\frac{y_n}{y_{n-1}} = c + \frac{x_n^2}{1 - x_n y_{n-1}}. \tag{6.2.13b}$$

当 $\varepsilon \longrightarrow 0$, 方程 (6.2.13) 可以转化成方程 (6.2.1).

对于恢复中种群 R 会失去免疫的情况, 有如下的 SIRS 模型 (仅以 $f(S, I) = \beta SI$ 为例, 其他情况类似)

$$\frac{\mathrm{d}S}{\mathrm{d}t} = -\beta SI + \nu R, \tag{6.2.14a}$$

$$\frac{\mathrm{d}I}{\mathrm{d}t} = \beta SI - \gamma I, \tag{6.2.14b}$$

$$\frac{\mathrm{d}R}{\mathrm{d}t} = \delta I - \nu R, \tag{6.2.14c}$$

其中 ν 是恢复者失去免疫而变成易感者的比率. 当没有因病死亡时, $\kappa = \gamma - \delta = 0$; 当存在因病死亡时, $\kappa = \gamma - \delta > 0$.

令 $N = S + I + R$, 引入新的变量 U 和 V, 则方程 (6.2.14) 可以变为

$$\frac{\mathrm{d}U}{\mathrm{d}t} = -UV + \mu(N - U - V), \tag{6.2.15a}$$

$$\frac{\mathrm{d}V}{\mathrm{d}t} = UV - \lambda V, \tag{6.2.15b}$$

$$\frac{\mathrm{d}N}{\mathrm{d}t} = -\kappa V. \tag{6.2.15c}$$

再令 $u = U + \mu$ 和 $v = V$, 则有

$$\frac{\mathrm{d}u}{\mathrm{d}t} = -uv + \mu(M - u), \tag{6.2.16a}$$

$$\frac{\mathrm{d}v}{\mathrm{d}t} = uv - vv, \tag{6.2.16b}$$

$$\frac{\mathrm{d}M}{\mathrm{d}t} = -\kappa v, \tag{6.2.16c}$$

其中 $v = \lambda + \mu$ 和 $M = N + \mu$.

当 $\kappa = 0$, 令

$$X = \varepsilon u, \quad Y = \varepsilon v, \quad l = 1 - \varepsilon \mu, \tag{6.2.17a}$$

$$p = 1 - \varepsilon v, \quad h = \varepsilon^2 \mu(N + \mu), \quad 1/q = O(\varepsilon), \tag{6.2.17b}$$

则方程 (6.2.16) 可以离散成为如下模型[386]

$$X_{n+1} = \frac{h + lX_n}{1 + Y_n}, \tag{6.2.18a}$$

$$Y_n = Y_{n-1}\frac{p + X_n}{1 + X_n/q}. \tag{6.2.18b}$$

当 $\varepsilon \longrightarrow 0$, 方程 (6.2.18) 可以转化成方程 (6.2.16).

利用计算机模拟可以看出, 离散模型 (6.2.18) 不是一直趋向于一个稳定的平衡点, 它在一定的参数条件会出现振荡的动力学行为, 而且这种振荡行为与指数离散参数 ε 是没有关系的. 为了更好的说明这个现象, 我们在图 6.2.1 给出了 ε 不同取值对应的 $x - y$ 相图.

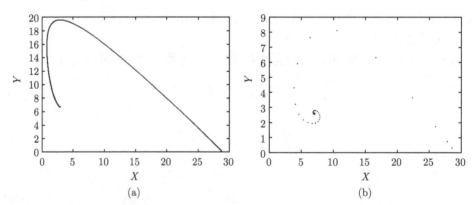

图 6.2.1　离散模型 (6.2.18) 的相图[386]. (a) $\varepsilon = 0.001$; (b) $\varepsilon = 0.1$

3. 指数型离散方法

以 logistic 方程为例[392]:

$$\frac{\mathrm{d}x}{\mathrm{d}t} = x(t)(a - bx(t)). \tag{6.2.19}$$

先对括号里面变量 x 的时间进行取整运算, 即

$$\frac{\mathrm{d}x}{\mathrm{d}t} = x(t)(a - bx[t]),\tag{6.2.20}$$

其中 $[t]$ 表示不超过 t 的最大整数.

对方程两边在 $[n, t)(n \leqslant t < n+1)$ 积分, 则有

$$x(t) = x(n)\exp\{(a - bx(n))(t - n)\}, \quad n \leqslant t < n+1.\tag{6.2.21}$$

当 $t \longrightarrow n+1$ 时, 则有

$$x(n+1) = x(n)\exp\{(a - bx(n))\}.\tag{6.2.22}$$

其他的指数型离散方法, 是借助于引进指数函数. 对于最简单的 SI 模型

$$\frac{\mathrm{d}S}{\mathrm{d}t} = -\beta SI,\tag{6.2.23a}$$

$$\frac{\mathrm{d}I}{\mathrm{d}t} = \beta SI - \alpha I.\tag{6.2.23b}$$

引进指数函数[393]

$$G(S, I) = \exp(-\beta I),$$

且

$$G_k(S, I) = G(S_k, I_k),$$

其含义为时刻 k 的易感者在时刻 $k+1$ 仍然是易感者的概率. 因此, 对应的离散模型为

$$S_{k+1} = S_k G_k,\tag{6.2.24a}$$

$$I_{k+1} = S_k(1 - G_k) + \sigma I_k,\tag{6.2.24b}$$

其中 σ 是时刻 k 的染病者在时刻 $k+1$ 仍然是染病者的概率.

现考虑疾病有很多个阶段, 且用 $I_k^{(j)}$ 表示时刻 k, 处于阶段 $j(j = 1, 2, \cdots, l)$ 的染病者的密度, 则方程 (6.2.23) 变为

$$S_{k+1} = S_k G_k,\tag{6.2.25a}$$

$$I_{k+1}^{(1)} = S_k(1 - G_k) + \sigma_1 I_k^{(1)},\tag{6.2.25b}$$

$$I_{k+1}^{(j)} = (1 - \sigma_{j-1})I_k^{(j-1)} + \sigma_j I_k^{(j)}, \quad i = 2, 3, \cdots, l.\tag{6.2.25c}$$

　　另外一种指数型的离散传染病模型是引进[394]

$$q_k = (1-p)^{I_k},$$

其中 p 表示的是一个时间步长内, 易感者被染病者感染的概率. 因此易感者的密度满足

$$S_{k+1} = (1-p)^{I_k} S_k. \tag{6.2.26}$$

　　假设 γ 为时刻 k 的染病者在时刻 $k+1$ 仍然是染病者的概率, 则染病者的密度满足

$$I_{k+1} = [1-(1-p)^{I_k}]S_k + \gamma I_k. \tag{6.2.27}$$

　　类似于指数型的离散传染病模型已被应用到现实疾病的研究中, 比如西尼罗病毒[395, 396], 登革热[397] 等.

6.2.2　传染病动力学模型的细胞自动机仿真

1. 没有免疫的 SIS 模型细胞自动机仿真

带常数出生和死亡的 SIS 模型如下

$$\frac{\mathrm{d}S}{\mathrm{d}t} = A - \beta SI + \gamma I - \mu S, \tag{6.2.28a}$$

$$\frac{\mathrm{d}I}{\mathrm{d}t} = \beta SI - \gamma I - \mu I, \tag{6.2.28b}$$

其中 γ 是染病者的恢复率, μ 是个体的自然死亡率.

　　由于 $\mathrm{d}(S+I)/\mathrm{d}t = 0$, 所以总人数是一个常数. 不失一般性地设 $S+I=1$, 则有

$$\frac{\mathrm{d}I}{\mathrm{d}t} = \beta(1-I)I - \gamma I - \mu I, \tag{6.2.29}$$

其解为

$$I(t) = \begin{cases} \dfrac{\exp[(\gamma+\mu)(\beta-1)t]}{\beta[\exp[(\gamma+\mu)(\beta-1)t]-1]/(\beta-1)+1/I_0}, & \beta \neq 1, \\ \dfrac{1}{\beta t + 1/I_0}, & \beta = 1, \end{cases}$$

其中 $R_0 = \beta/(\gamma+\mu)$ 为基本再生数, I_0 是染病者的初始密度.

　　染病者 I 的渐近解为

$$I(t)_{t \longrightarrow \infty} = \begin{cases} 1 - \dfrac{1}{R_0}, & R_0 > 1, \\ 0, & R_0 \leqslant 1. \end{cases}$$

接下来将给出模型 (6.2.28) 的细胞自动机仿真. 首先把患病期分为三部分: 潜伏期 i(incubation)、染病期和潜伏期 ii(latency). 三个时期的特征时间分别为 t_i, t_p 和 t_l. 设 $\pi_{ij}(t)$ 是时间 t, 染病者在空间坐标 (i, j) 的状态; $u_{ij}(t)$ 是当前状态转化为其他状态的概率, 其细胞自动机模型的演化规则如下[398]

$$
\pi_{ij}(t+1) = \begin{cases}
\pi_{ij}(t) + 1, & 0 < \pi_{ij}(t) < t_i + t_p + t_l, \\
0, & \pi_{ij}(t) = t_i + t_p + t_l, \\
0, & \pi_{ij}(t) = 0 \text{且} u_{ij}(t+1) < h, \\
1, & \pi_{ij}(t) = 0 \text{且} u_{ij}(t+1) \geqslant h,
\end{cases}
$$

其中 h 是一个属于区间 $[0, 1]$ 的随机数, 且它的概率分布为 $p(h)$.

对于 $u_{ij}(t)$, 其演化规则为

$$
u_{ij}(t+1) = \frac{\sum\limits_{fn} I_{ij(t)e^{-1}} + \sum\limits_{sn} I_{ij(t)e^{-2}} + \sum\limits_{tc} I_{ij(t)e^{-3}} + \cdots}{N}, \tag{6.2.30}
$$

其中分子项表示对第一个、第二个以及更多的邻居求和, 且 N 表示的是标准常数, 即

$$
N = \frac{1}{4(e^{-1} + e^{-2} + e^{-3} + \cdots)}. \tag{6.2.31}
$$

对于 $I_{ij}(t)$, 它满足

$$
I_{ij}(t) = \begin{cases}
F(\pi_{ij}(t)), & \pi_{ij}(t) \geqslant 1, \\
0, & \pi_{ij}(t) = 0,
\end{cases}
$$

其中 $F(t): (0, t_i + t_p + t_l) \to R^+$ 是一个实函数. 它是状态的函数, 用来表示个体被有效感染的概率且可以区分感染个体和没有被感染个体. 对于患病期三个阶段不同的感染力, 可以利用 $F(t)$ 来表征.

如果设定 $t_i = t_p = t_l = 2$, $p(h) = 1$ 且

$$
F(\pi_{ij}(t)) = \begin{cases}
f, & \pi_{ij}(t) > 0, \\
0, & \pi_{ij}(t) = 0.
\end{cases}
$$

利用细胞自动机模拟得到 f 关于 I 稳态状态的图 (参见图 6.2.2). 从该图可以看出, 对于参数 f, 存在一个临界值 $f_c \approx 0.2916 \pm 0.6 \times 10^{-3}$, 使得染病者的稳态数目发生相变. 同时 I_a 与 f_c 满足幂率的关系

$$
I_a = A|f - f_c|^\alpha. \tag{6.2.32}
$$

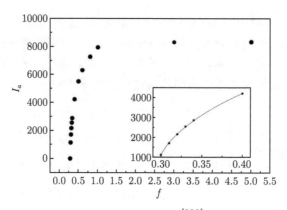

图 6.2.2　参数 f 关于 I 稳态数目的关系图[398]. 小插图给出了幂率关系

如果设定 $f_i = f_l = 0$, 且

$$F(\pi_{ij}(t)) = \begin{cases} f_i, & 0 < \pi_{ij}(t) \leqslant t_i, \\ f_p, & t_i < \pi_{ij}(t) \leqslant t_i + t_p, \\ f_l, & t_i + t_p < \pi_{ij}(t) < t_i + t_p + t_l. \end{cases}$$

我们仍然给出 f 关于 I 稳态状态的图 (图 6.2.3). 从该图可以看出 I_a 与 f_c 仍满足幂率, 只是 α 的取值发生了变化.

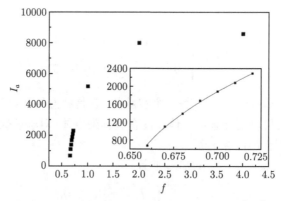

图 6.2.3　参数 f 关于 I 稳态数目的关系图[398]

2. 具有免疫的模型细胞自动机仿真

此模型假设感染的个体康复后, 变成恢复者 R. 首先, 我们考虑个体终生免疫的情况. 通常这个过程可以利用 SIR 模型来描述

$$\frac{\mathrm{d}S}{\mathrm{d}t} = A - \beta SI - \mu S, \tag{6.2.33a}$$

$$\frac{\mathrm{d}I}{\mathrm{d}t} = \beta SI - \gamma I - \mu I, \tag{6.2.33b}$$

$$\frac{\mathrm{d}R}{\mathrm{d}t} = \gamma I - \mu R. \tag{6.2.33c}$$

由于该方程的前两个子方程与 R 无关, 只需要研究前两个子方程. 类似地, 给出细胞自动机模型的演化规则[398]

$$\pi_{ij}(t+1) = \begin{cases} \pi_{ij}(t)+1, & \text{当} 0 < \pi_{ij}(t) < t_i + t_p + t_l, \\ -1, & \text{当} \pi_{ij}(t) \geqslant t_i + t_p + t_l, \\ 0, & \text{当} \pi_{ij}(t) = 0 \text{且} u_{ij}(t+1) < h, \\ 1, & \text{当} \pi_{ij}(t) = 0 \text{且} u_{ij}(t+1) \geqslant h, \end{cases}$$

其中 $u_{ij}(t)$ 和 $I_{ij}(t)$ 的定义和前面一样.

其次, 研究个体不是终生免疫的情况, 即个体成为恢复者 (R) 后, 经过免疫周期 t_r 后会失去免疫, 从而变成易感者 (S). 其对应的细胞自动机演化规则为

$$\pi_{ij}(t+1) = \begin{cases} \pi_{ij}(t)+1, & 0 < \pi_{ij}(t) < t_i + t_p + t_l, \\ -1, & \pi_{ij}(t) = t_i + t_p + t_l, \\ \pi_{ij}(t)-1, & -t_r \leqslant \pi_{ij}(t) < 0, \\ 0, & \pi_{ij}(t) < -t_r, \\ 0, & \pi_{ij}(t) = 0 \text{且} u_{ij}(t+1) < h, \\ 1, & \pi_{ij}(t) = 0 \text{且} u_{ij}(t+1) \geqslant h. \end{cases}$$

当 $t_r \to \infty$ 时, 对应的是 SIR 模型; 当 $t_r = 0$ 时, 对应的是 SIS 模型; $t_r \neq 0$ 时, 对应的是 SIRS 模型.

如果设定 $t_i = t_p = t_l = 2$, $p(h) = 1$ 且

$$F(\pi_{ij}(t)) = \begin{cases} f, & \pi_{ij}(t) > 0, \\ 0, & \pi_{ij}(t) = 0. \end{cases}$$

利用计算机模拟, 在图 6.2.4 给出了易感者、染病者和康复者随时间演化的空间斑图分布. 从图中可以看出, 该细胞自动机模型存在着传播波. 在图 6.2.5 中, 给出了参数 f 关于 S 数目的稳态图, 发现两者满足幂率关系:

$$S_a = S_a(0) - A|f - f_c|^\alpha. \tag{6.2.34}$$

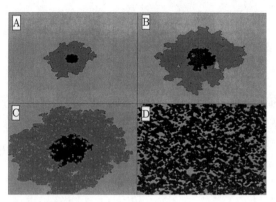

图 6.2.4　易感者、染病者和康复者随时间的演化图[398]. 淡灰色、深灰色和黑色分别代表易
感者、染病者和康复者

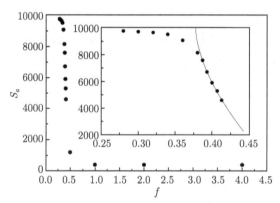

图 6.2.5　参数 f 关于 S 稳态数目的关系图[398]. 小插图显示了两者的幂率关系

3. 离散 SIR 模型的细胞自动机仿真

考虑如下的离散 SIR 模型

$$S_{ij}^t = S_{ij}^{t-1} - v S_{ij}^{t-1} - S_{ij}^{t-1} \sum_{(\alpha,\beta)\in V^*} \frac{N_{i+\alpha,j+\beta}}{N_{ij}} \mu_{\alpha,\beta}^{(i,j)} I_{i+\alpha,j+\beta}^{t-1}, \tag{6.2.35a}$$

$$I_{ij}^t = (1-\varepsilon) I_{ij}^{t-1} + v S_{ij}^{t-1} I_{ij}^{t-1} + S_{ij}^{t-1} \sum_{(\alpha,\beta)\in V^*} \frac{N_{i+\alpha,j+\beta}}{N_{ij}} \mu_{\alpha,\beta}^{(i,j)} I_{i+\alpha,j+\beta}^{t-1}, \tag{6.2.35b}$$

$$R_{ij}^t = R_{ij}^{t-1} + \varepsilon I_{ij}^{t-1}, \tag{6.2.35c}$$

其中 S_{ij}^t, I_{ij}^t 和 R_{ij}^t 分别表示易感者、染病者和康复者在空间 (i,j) 的数目或者
密度, 且满足 $S_{ij}^t + I_{ij}^t + R_{ij}^t = 1$. $V^* = V - \{(0,0)\}$, $\mu_{\alpha,\beta}^{(i,j)}$ 是三个因素的乘积:

$\mu_{\alpha,\beta}^{(i,j)} = c_{\alpha,\beta}^{(i,j)} m_{\alpha,\beta}^{(i,j)} v$, 而 $c_{\alpha,\beta}^{(i,j)}$ 和 $m_{\alpha,\beta}^{(i,j)}$ 表示 (i,j) 与其邻居的连接和移动因素, v 是疾病发生率. 参数 ε 表示的是染病转化成康复者的比率.

下面利用模型 (6.2.35) 进行细胞自动机仿真, 主要分成两种情况: ① 每个细胞与其邻居的连接参数是常数, 即 $c_{\alpha,\beta}^{(i,j)} = 1$; ② 每个细胞与其邻居的连接参数不是常数.

对于第一种情况, 对于任意的 (i,j), 取 $N_{ij} = 100$. 利用计算机模拟, 分别利用 Von Neumann 和 Moore 邻域给出了疾病的传播, 发现了疾病出现了传染波, 参见图 6.2.6 和图 6.2.7.

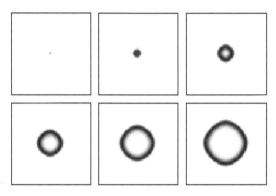

图 6.2.6 采用 Von Neumann 邻域时, 疾病空间分布的演化图[399]

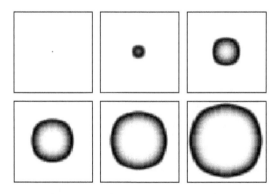

图 6.2.7 采用 Moore 邻域时, 疾病空间分布的演化图[399]

对于第二种情况, 考虑 $c_{\alpha,\beta}^{(i,j)}$ 的取值如下

$$c_{\alpha,\beta}^{(i,j)} = \begin{cases} 0.6, & 1 \leqslant i \leqslant 25, 1 \leqslant j \leqslant 25, \\ 1, & 1 \leqslant i \leqslant 25, 26 \leqslant j \leqslant 50, \\ 0, & 26 \leqslant i \leqslant 50, 1 \leqslant j \leqslant 25, \\ 0.3, & 26 \leqslant i \leqslant 50, 26 \leqslant j \leqslant 50. \end{cases}$$

在图 6.2.8 中, 可以发现由于在区域 $26 \leqslant i \leqslant 50$ 和 $1 \leqslant j \leqslant 25$, $c_{\alpha,\beta}^{(i,j)} = 0$, 故疾病无法传播过来. 而对于区域 $1 \leqslant i \leqslant 25$ 和 $26 \leqslant j \leqslant 50$, 疾病传播的速度最快.

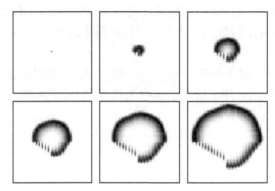

图 6.2.8 $c_{\alpha,\beta}^{(i,j)}$ 不是常数时, 疾病空间分布的演化图[399]

6.3   细胞自动机传染病模型的逼近方法

6.3.1   Chapman-Kolmogorov 方程

任何一个确定性的细胞自动机模型可以看成是一个随机的模型. 因此, 我们只需要分析每个结构在每一步的概率分布, 就可以研究整个演化过程. 在时刻 $k \in N_0$, 令 $\xi_k \in S$ 是随机过程 $\{\xi_k\}_{k \in N_0}$ 的表达形式. 给定一个任意初始状态的分布 $\xi_0 \in S$, 对于 $r_i \in M \subseteq L, m = |M|$,

$$P(\xi_k(r_1) = s(r_1), \cdots, \xi_k(r_m) = s(r_m)) =: P_k(s(r_1), \cdots, s(r_m)) \qquad (6.3.1)$$

用来描述在时刻 k, 结构 $s_M \in S\mid_M$ 的概率.

通过细胞自动机的构建, 随机过程 $\{\xi_k\}_{k \in N_0}$ 是马尔可夫过程, 也就是说没有记忆效应. 这个过程是利用转移概率 $P(\xi_{k+1} = s \mid \xi_k = \overline{s})$ 来表征, 而这个转移概率描述的是时刻 k 状态为 $\overline{s}$, 时刻 $k+1$ 状态为 s 的概率. 局部细胞自动机规则是应用于每个格子同步的演化, 且每个格子在下一步的状态是邻居结构的函数, 即

$$P(\xi_{k+1} = s \mid \xi_k = \overline{s}) = \prod_{r \in L} P(\xi_{k+1}(r) = s(r) \mid \xi_k\mid_{N_b^I(r)} = \overline{s}\mid_{N_b^I(r)}), \qquad (6.3.2)$$

又由于局部规则是时间独立的, 则对于 $s, \overline{s} \in S, r_i \in N_b^I(r)(i = 1, \cdots, v)$, 有

$$\begin{aligned} P(\xi_{k+1} = s \mid \xi_k = \overline{s}) &= \prod_{r \in L} W(\overline{s}_{N(r)} \to s(r)) \\ &= W(\overline{s} \to s). \end{aligned} \qquad (6.3.3)$$

$W(s_A \to s_B)$ 表示的是, 对于任意的 A, $B \subseteq L$, 给定结构 $s_A = s\,|_A$, 达到结构 $s_B = s\,|_B$ 时间独立的转移概率. 随机过程 $\{\xi_k\}_{k \in N_0}$ 是稳态的马尔可夫过程[365], 而且概率分布的时间演化可以用 Chapman-Kolmogorov 方程来表示

$$
\begin{aligned}
P_{k+1}(s) &= \sum_{\overline{s} \in S} P_k(\overline{s}) W(\overline{s} \to s) \\
&= \sum_{\overline{s} \in S} P_k(\overline{s}) \prod_{r \in L} W(\overline{s}_{N(r)} \to s(r)).
\end{aligned}
\tag{6.3.4}
$$

进一步, 利用等式 (6.3.4) 得到, 一个格子在一个具体状态 $z^j \in \varepsilon$ 的概率为

$$
\begin{aligned}
P(\xi_{k+1}(r) = z^j) &= \sum_{s \in S} P_{k+1}(s) \\
&= \sum_{s \in S, s(r) = z^j} \sum_{\overline{s} \in S} P_k(\overline{s}) \prod_{\overline{r} \in L} W(\overline{s}_{N(\overline{r})} \to s(\overline{r})) \\
&= \sum_{\overline{s} \in S} P_k(\overline{s}) W(\overline{s}_{N(\overline{r})} \to z^j) \sum_{s \in S|L \setminus \{r\}} \prod_{\overline{r} \in L, \overline{r} \neq r} W(\overline{s}_{N(\overline{r})} \to s(\overline{r})).
\end{aligned}
\tag{6.3.5}
$$

因此, 可以通过计算, 把式 (6.3.4) 转换为

$$
P(\xi_{k+1}(r) = z^j) = \sum_{\overline{s}_{N(r)} \in S_{N(r)}} P_k(\overline{s}_{N(r)}) W(\overline{s}_{N(r)} \to z^j).
\tag{6.3.6}
$$

下面给出一个带环境病毒传染的禽流感模型[400]. 用 S, I, R 和 V 分别表示易感者、染病者、康复者和环境病毒. 禽流感的传播主要有五个事件组成:

$$
SI \xrightarrow{\beta} II, \quad S \xrightarrow{\frac{\rho V}{N_V}} I,
\tag{6.3.7a}
$$

$$
I \xrightarrow{\mu} S, \quad R \xrightarrow{\mu} S,
\tag{6.3.7b}
$$

$$
I \xrightarrow{\gamma} R,
\tag{6.3.7c}
$$

$$
V \xrightarrow{\tau I + \delta V} V + 1,
\tag{6.3.7d}
$$

$$
V \xrightarrow{\eta V} V - 1,
\tag{6.3.7e}
$$

其中式 (6.3.7a) 表示是疾病的感染 (包括接触传染和环境病毒传染), 式 (6.3.7b-c) 表示是染病者和康复者的恢复, 式 (6.3.7d-e) 表示环境病毒的出生和死亡.

用 $T(\sigma'|\sigma)$ 表示状态 σ 到 σ' 的概率, 则有

$$T(s-1,i+1,v|s,i,v) = \beta\frac{si}{N} + \rho s\frac{v}{N_v}, \tag{6.3.8a}$$

$$T(s+1,i,v|s,i,v) = \mu(N-s-i), \tag{6.3.8b}$$

$$T(s+1,i-1,v|s,i,v) = \mu i, \tag{6.3.8c}$$

$$T(s,i,v+1|s,i,v) = \tau i + \delta v, \tag{6.3.8d}$$

$$T(s,i,v-1|s,i,v) = \eta v, \tag{6.3.8e}$$

$$T(s,i-1,v|s,i,v) = \gamma i. \tag{6.3.8f}$$

用 $P(\sigma,t)$ 表示 t 时刻处于 σ 状态的概率, 则有

$$\frac{\mathrm{d}P(\sigma,t)}{\mathrm{d}t} = \sum_{\sigma'\neq\sigma} T(\sigma|\sigma')P(\sigma',t) - \sum_{\sigma\neq\sigma'} T(\sigma'|\sigma)P(\sigma,t). \tag{6.3.9}$$

详细展开, 则有:

$$
\begin{aligned}
\frac{\mathrm{d}P(s,i,v;t)}{\mathrm{d}t} =\;& T(s,i,v|s+1,i-1,v)P(s+1,i-1,v;t) \\
&+ T(s,i,v|s-1,i,v)P(s-1,i,v;t) \\
&+ T(s,i,v|s-1,i+1,v)P(s-1,i+1,v;t) \\
&+ T(s,i,v|s,i+1,v)P(s,i+1,v;t) \\
&+ T(s,i,v|s,i,v-1)P(s,i,v-1;t) \\
&+ T(s,i,v|s,i,v+1)P(s,i,v+1;t) \\
&- [T(s-1,i+1,v|s,i,v) \\
&+ T(s+1,i,v|s,i,v) + T(s+1,i-1,v|s,i,v) \\
&+ T(s,i-1,v|s,i,v) \\
&+ T(s,i,v+1|s,i,v) + T(s,i,v-1|s,i,v)]P(s,i,v;t). \tag{6.3.10}
\end{aligned}
$$

令 $S = \langle s\rangle = \displaystyle\sum_{s,i=0}^{N}\sum_{v=0}^{N_v} sP(s,i,v;t)$, 则有

$$
\begin{aligned}
\frac{\mathrm{d}S}{\mathrm{d}t} = \frac{\mathrm{d}\langle s\rangle}{\mathrm{d}t} =\;& \sum_{s,i=0}^{N}\sum_{v=0}^{N_v}[T(s+1,i,v|s,i,v) + T(s+1,i-1,v|s,i,v)]P(s,i,v;t) \\
&- \sum_{s,i=0}^{N}\sum_{v=0}^{N_v} T(s-1,i+1,v|s,i,v)P(s,i,v;t), \tag{6.3.11}
\end{aligned}
$$

类似地, 对于 $I = \langle i \rangle$ 和 $V = \langle v \rangle$, 则有

$$
\frac{\mathrm{d}I}{\mathrm{d}t} = \sum_{s,i=0}^{N} \sum_{v=0}^{N_v} T(s-1, i+1, v|s,i,v) P(s,i,v;t)
$$

$$
- \sum_{s,i=0}^{N} \sum_{v=0}^{N_v} [T(s+1, i-1, v|s,i,v) + T(s, i-1, v|s,i,v)] P(s,i,v;t), \quad (6.3.12)
$$

且

$$
\frac{\mathrm{d}V}{\mathrm{d}t} = \sum_{s,i=0}^{N} \sum_{v=0}^{N_v} T(s,i,v+1) P(s,i,v;t) - \sum_{s,i=0}^{N} \sum_{v=0}^{N_v} T(s,i,v-1) P(s,i,v;t). \quad (6.3.13)
$$

当 $N, N_V \to \infty$, 则有 $\langle si \rangle = \langle s \rangle \langle i \rangle$. 令

$$
\phi_1 = \lim_{N \to \infty} \frac{S}{N}, \quad \phi_2 = \lim_{N \to \infty} \frac{I}{N}, \quad \psi = \lim_{N_V \to \infty} \frac{V}{N_V}, \quad (6.3.14)
$$

有如下的方程

$$
\frac{\mathrm{d}\phi_1}{\mathrm{d}t} = -\beta \phi_1 \phi_2 - \rho \phi_1 \psi + \mu(1 - \phi_1),
$$

$$
\frac{\mathrm{d}\phi_2}{\mathrm{d}t} = \beta \phi_1 \phi_2 + \rho \phi_1 \psi - (\mu + \gamma)\phi_2,
$$

$$
\frac{\mathrm{d}\psi}{\mathrm{d}t} = \delta \psi + \kappa \tau \phi_2 - \eta \psi. \quad (6.3.15)
$$

6.3.2 平均域逼近方法

对细胞自动机模型另一种的逼近方法是平均域理论[401, 402]. 这些都基于假设: 在任何时候, 节点的状态都与晶格中其他节点的状态相互独立. 虽然这个假设总体上有所缺陷, 但对于每个可能的元胞状态有限密度的评估还是有作用的. 因此, 晶格中所有节点的状态可假定为在任何时间点都是相互独立的, 由此局部结构 S_M 的概率是 M 中节点状态的概率之积, 即是

$$
P(\mathbf{s}_M) = P(s(r_1), \cdots, s(r_{|M|})) = \prod_{r_i \in M} P(s(r_i)), \quad (6.3.16)
$$

其中 $M \subseteq \mathcal{L}$.

对于每一个 $k \in N_0 (j = 1, \cdots, |\varepsilon|)$, 如果随机变量 $\xi_k(r)$ 处于基本状态 $z^j \in \varepsilon := z^1, \cdots, z^{|\varepsilon|}$, 则令 $x_k^j \in \{0, 1\}$ 是等于 1 的布尔随机变量. 对于 $j = 1, \cdots, |\varepsilon|$, 定义为: 如果 $\zeta_k(r) \in z^j$, 则 $x_k^j(r) := \delta_{\xi_k(r), z^j} = 1$; 否则 $x_k^j(r) := \delta_{\xi_k(r), z^j} = 0$.

利用式 (6.3.6) 和式 (6.3.16), 可得期望值 $E(x_{k+1}^j(r))$ 为

$$E(x_{k+1}^j(r)) = P(\xi_{k+1}(r) = z^j)$$

$$= \sum_{\tilde{\mathbf{s}}_{\mathcal{N}(r)} \in \mathcal{S}_{\mathcal{N}(r)}} W(\tilde{\mathbf{s}}_{\mathcal{N}(r)} \to z^j) P_k(\tilde{\mathbf{s}}_{\mathcal{N}(r)})$$

$$= \sum_{\tilde{\mathbf{s}}_{\mathcal{N}(r)} \in \mathcal{S}_{\mathcal{N}(r)}} W(\tilde{\mathbf{s}}_{\mathcal{N}(r)} \to z^j) \prod_{r_i \in \mathcal{N}_b^I(r)} P_k(\tilde{s}(r_i)), \qquad (6.3.17)$$

其中 $r_i \in \mathcal{N}_b^I(r)(i = 1, \cdots, v)$, $\tilde{\mathbf{s}}_{\mathcal{N}(r)} = (\tilde{s}(r_1), \cdots, \tilde{s}(r_v))$. 根据转换规则的空间同质性, 转换概率 $W(\tilde{\mathbf{s}}_{\mathcal{N}(r)} \to z^j)$ 是平移不变的, 也即是说, 概率只是依赖于节点状态. 而此状态定义了邻居的关联性, 但不依赖于它们所处的位置 r. 因此, 由于 $\tilde{s}(r_i) = z_{r_i}$, $P_k(\tilde{s}(r_i))$ 可表示为

$$P_k(\tilde{s}(r_i)) = P(\xi_k(r_i) = z_{r_i}) = \sum_{l=1}^{|\mathcal{E}|} \delta_{z_{r_i}, z^l} E(x_k^l(r_i)). \qquad (6.3.18)$$

更进一步, 对于任意的 $j \in 1, \cdots, |\mathcal{E}|$, 平均值 $x_j(k) \in [0,1]$. 此值表示在时间 k 处, 格子中基本状态 z^j 的密度期望值. 对于某些 r', 在平均域假设的条件下, 其定义如下

$$x_j(k) := \frac{1}{|\mathcal{L}|} \sum_{r \in \mathcal{L}} E(x_k^j(r)) = E(x_k^j(r')) \in [0,1]. \qquad (6.3.19)$$

结合式 (6.3.17)~ 式 (6.3.19), 关于每个 $x_j(k)$ 的平均域方程如下 n

$$x_j(k+1) = \sum_{(z_1, \cdots, z_v) \in \mathcal{E}^v} W((z_1, \cdots, z_v) \to z^j) \prod_{i=1}^{v} \sum_{l=1}^{|\mathcal{E}|} \delta_{z_i, z^l} x_l(k)$$

$$=: H_j(\boldsymbol{x}(k)), \boldsymbol{x}^{\mathrm{T}}(k) = (x_1(k), \cdots, x_{|\mathcal{E}|}(k)), \qquad (6.3.20)$$

其中 $j = 1, \cdots, |\mathcal{E}|$.

注意到式 (6.3.20) 只是包含了局部细胞自动机含有的组合信息, 这是从相关联的邻居结构映射到独立节点的状态, 而且并没有反应出自动机控制下的晶格结构. 因此, 平均域理论在具有相同规则相同邻居数的元胞自动机模型之间是一样, 但这一理论是在不同 (一维或者二维) 晶格中定义的[403]. 式 (6.3.20) 被称为 "平均域方程", 因为每个节点的状态仅仅依赖于与之相关的其他邻居节点的状态平均值, 其需要满足两个条件: ① 格子无限大; ② 节点状态在更新后是随机分配的.

下面介绍下格子气细胞自动机平均域方程. 在 LGCA 中, 节点 r 的状态是由布尔占有数 η_i 组成, 即

$$s(r) = \eta(r) = (\eta_1(r), \cdots, \eta_{\tilde{b}}(r)) \in \varepsilon = [0,1]^{\tilde{b}},$$

其中 $\tilde{b}$ 表示节点的数目.

由于影响的数目不比布尔变量 η_i 的多, 但都是宏观可见的, 如密度. 因此需要找到像式 (6.3.19) 类似的关于变量 η_i 平均值的表达式, 这些值通过单点分布方程给出

$$f_i(r,k) := E(\eta_i(r,k)) = P_k(\eta_i(r) = 1) \in [0,1], \quad \forall r \in \mathcal{L}, \quad i = 1, \cdots, \tilde{b}, \quad (6.3.21)$$

其中 $E(\eta_i(r,k))$ 是在马尔可夫随机过程中, 关于初值分布 $\xi_0 \in S$ 的期望值. 注意到填充变量 $\eta_i(r,k)$, $f_i(r,k)$ 的布尔特性等于在时间 k, 通过 (r, c_i), 发现个体的概率. 节点中个体 $\varrho(r,k) \in [0, \tilde{b}]$ 的期望数目通过对填充数目的求和可得

$$\varrho(r,k) := E(n(r,k)) = E\left(\sum_{i=1}^{\tilde{b}} \eta_i(r,k)\right) = \sum_{i=1}^{\tilde{b}} f_i(r,k),$$

而且在时间 k, 总数的期望记为 $\varrho(k)$, 即

$$\varrho(k) := \sum_{r \in \mathcal{L}} \varrho(r,k).$$

进一步, 局部密度和总体密度的期望分别被定义为

$$\rho(r,k) := \frac{1}{\tilde{b}} \varrho(r,k) \in [0,1],$$

$$\rho(k) := \frac{1}{|\mathcal{L}|} \sum_{r \in \mathcal{L}} \varrho(r,k) = \frac{1}{\tilde{b}} \varrho(k) \in [0,1].$$

把平均域的假设应用到节点结构 $s(r) = \eta(r) = (\eta_1(r), \cdots, \eta_{\tilde{b}}(r))$ 上, 在时间 k, 单点分布方程如下

$$P_k(s(r)) = P_k(\eta_1(r), \cdots, \eta_{\tilde{b}}(r)) = \prod_{l=1}^{\tilde{b}} P_k(\eta_l(r))$$

$$= \prod_{l=1}^{\tilde{b}} f_l(r,k)^{\eta_l(r)} (1 - f_l(r,k))^{1-\eta_l(r)}. \quad (6.3.22)$$

注意到在此假设下, 布尔填充数被看成是相互独立的随机变量. 因此, 可以用平均值的积代替积的平均值. 于是有

$$E(\eta_i(r,k)\eta_j(r,k)) = E(\eta_i(r,k))E(\eta_j(r,k)) = f_i(r,k)f_j(r,k), \quad i \neq j, \quad (6.3.23a)$$

$$E(\eta_i(r,k)\eta_j(r,k)) = E(\eta_i(r,k)^2) = E(\eta_i(r,k)) = f_i(r,k), \quad i = j. \quad (6.3.23b)$$

这种方法的物理解释集中在总体效果上, 每个可能的结构都以一定的概率出现. 我们可以假定一个个体结构的空间时间平均值与整体中不同结构的平均值相

一致. 在这种意义下, 独立的个体分布方程 $f_i(r,k)$ 被看成是初始填充数目 $\eta_i(r,o)$ 的任意分布的平均, 则不同填充数目的平均域假定状态是相互独立的[404, 405]. 这个假设是基于著名的分子混沌假设, 它是由 Rudolf Clausius 在 1857 年创立的: 由于气体分子的碰撞, 而个体相邻分子之间的作用力很小, 因此这样的波动可以忽略不计. 而且它们可以由平均压力[406] 来逼近.

在这样的平均域假设条件下, 关于特定个体的分布方程的动力学方程式为

$$f_i(r + mc_i, k+1) = E(\eta_i(r + mc_i, k+1))$$

$$= E(\eta_i^I(r,k)) = P_k(\eta_i^I(r) = 1) = \sum_{z \in 0,1^{\tilde{b}}} z_i P_k(\eta(r) = \mathbf{z})$$

$$= \sum_{z \in 0,1^{\tilde{b}}} \sum_{\tilde{\eta}_{\mathcal{N}(r)} \in \mathcal{S}_{\mathcal{N}(r)}} z_i W(\tilde{\eta}_{\mathcal{N}(r)} \to \mathbf{z}) P_k(\tilde{\eta}(r_1), \cdots, \tilde{\eta}(r_v)),$$

$$= \sum_{z \in 0,1^{\tilde{b}}} \sum_{\tilde{\eta}_{\mathcal{N}(r)} \in \mathcal{S}_{\mathcal{N}(r)}} z_i W(\tilde{\eta}_{\mathcal{N}(r)} \to \mathbf{z}) \prod_{r_i \in \mathcal{N}_b^I(r)} P_k(\tilde{\eta}(r_i)),$$

$$= \sum_{z \in 0,1^{\tilde{b}}} \sum_{\tilde{\eta}_{\mathcal{N}(r)} \in \mathcal{S}_{\mathcal{N}(r)}} z_i W(\tilde{\eta}_{\mathcal{N}(r)} \to \mathbf{z}) \prod_{r_i \in \mathcal{N}_b^I(r)} \prod_{l=1}^{\tilde{b}} P_k(\tilde{\eta}_l(r_i)),$$

$$= \sum_{z \in 0,1^{\tilde{b}}} \sum_{\tilde{\eta}_{\mathcal{N}(r)} \in \mathcal{S}_{\mathcal{N}(r)}} z_i W(\tilde{\eta}_{\mathcal{N}(r)} \to \mathbf{z}) \prod_{r_i \in \mathcal{N}_b^I(r)} \prod_{l=1}^{\tilde{b}} g(f), \quad (6.3.24)$$

其中 $g(f) = f_l(r_i, k)^{\tilde{\eta}_l(r_i)} (1 - f_l(r_i, k))^{1 - \tilde{\eta}_l(r_i)}$.

LGCA 的平均域逼近方法的标准概念是 (非线性)Boltzmann 方程, 如下所示

$$f_i(r + mc_i, k+1) - f_i(r,k) = E(\eta_i^I(r,k) - \eta_i(r,k))$$

$$= \sum_{z \in 0,1^{\tilde{b}}} \sum_{\tilde{\eta}_{\mathcal{N}(r)} \in \mathcal{S}_{\mathcal{N}(r)}} (z_i - \eta_l(r)) W(\tilde{\eta}_{\mathcal{N}(r)} \to \mathbf{z})$$

$$\cdot \prod_{r_i \in \mathcal{N}_b^I(r)} \prod_{l=1}^{\tilde{b}} f_l(r_i, k)^{\tilde{\eta}_l(r_i)} (1 - f_l(r_i, k))^{1 - \tilde{\eta}_l(r_i)}$$

$$=: \tilde{\mathcal{C}}_i(\boldsymbol{f}_{\mathcal{N}(r)}(k)), \quad (6.3.25)$$

其中 $\boldsymbol{f}_{\mathcal{N}(r)}^{\mathrm{T}}(k) = (\boldsymbol{f}(r_i, k))_{r_i \in \mathcal{N}_b^I(r)} = (f_1(r_i, k), \cdots, f_{\tilde{b}}(r_i, k))_{r_i \in \mathcal{N}_b^I(r)}$. 这里, 由于颗粒间的相互作用和传播, 用 $\tilde{\mathcal{C}}_i(\boldsymbol{f}_{\mathcal{N}(r)}(k)) \in [0,1]$ 来代表特定移动变化 mc_i 的颗粒平均数目. 注意到 lattice-Boltzmann 方程可由微动力学的偏微方程得到, 用平均填充数目 f_i 替代填充数目 η_i, 即是

$$E(\eta_i(r + mc_i, k+1) - \eta_i(r,k)) = E(\tilde{\mathcal{C}}(\eta_{\mathcal{N}(r)}(k)))$$
$$= f_i(r + mc_i, k+1) - f_i(r,k) = \tilde{\mathcal{C}}_i(\boldsymbol{f}_{\mathcal{N}(r)}(k)). \tag{6.3.26}$$

考虑到式 (6.3.23b) 的平均值, 则对于一个多成分系统, 满足一下方程

$$f_{\sigma,i}(r + m_\sigma c_i, k+1) - f_{\sigma,i}(r,k) = \tilde{\mathcal{C}}_{\sigma,i}(\boldsymbol{f}_{\mathcal{N}(r)}(k)). \tag{6.3.27}$$

对于任意的 $i = 1, \cdots, \tilde{b}$, $\sigma = 1, \cdots, \varsigma$, 有

$$\boldsymbol{f}_{\mathcal{N}(r)}^T(k) = ((\boldsymbol{f}_\sigma(r_i, k))_{r_i \in \mathcal{N}_{b,\sigma}^I(r)})_{\sigma=1}^\varsigma,$$

且

$$\boldsymbol{f}_\sigma(r_i, k) = (f_{\sigma,1}(r_i, k), \cdots, f_{\sigma,\tilde{b}}(r_i, k)).$$

得到的平均域方程 (6.3.17) 和 (6.3.26) 是确定性方程, 描述了细胞自动机的平均动力学行为. 它们给出了细胞自动机局部包含的信息, 忽略了其内在相关性. 另外, Boltzmann 方程 (6.3.26) 保留了格子结构的相关信息 $(m \neq 0)$. 依据时间和空间相独立的差分方程的动力学分析, 可以提供相关的时空信息.

下面给出一个细胞自动机传染病模型的平均域逼近例子[407]. 考虑易感者有三种分类的 SIR 模型, 用 $-1, 0, 0.5, 1, 2$ 和 3 分别表示空格子、S_1, S_2, S_3, I 和 R. 有如下的转移规则: 0 转化成 2 的概率为 α_1、0.5 转化成 2 的概率为 α_2、1 转化成 2 的概率为 α_3、2 转化成 3 的概率为 μ、2 转化成 -1 的概率为 $d+\varepsilon$、1 转化成 -1 的概率为 ε、3 转化成 -1 的概率为 ε、0.5 转化成 -1 的概率为 ε、0 转化成 -1 的概率为 ε、-1 转化成 0 的概率为 $p_1 b$、-1 转化成 0.5 的概率为 $p_2 b$、-1 转化成 1 的概率为 $p_3 b$ 和 3 转化成 0.5(0 或者 1) 的概率为 w.

令

$$x_1(t) = \frac{N(0,t)}{J}, \quad x_2(t) = \frac{N(0.5,t)}{J}, \quad x_3(t) = \frac{N(1,t)}{J}, \quad y(t) = \frac{N(2,t)}{J},$$

其中 J 表示格子总数目. 依据转移规则, 有如下的近似模型

$$x_1(t+1) = h(t)p_1 b + x_1(t)[1 - \alpha_1 y(t)]^\delta - \varepsilon x_1(t), \tag{6.3.28a}$$

$$x_2(t+1) = h(t)p_2 b + x_2(t)[1 - \alpha_2 y(t)]^\delta - \varepsilon x_2(t), \tag{6.3.28b}$$

$$x_3(t+1) = h(t)p_3 b + x_3(t)[1 - \alpha_3 y(t)]^\delta - \varepsilon x_3(t), \tag{6.3.28c}$$

$$y(t+1) = my(t) + \sum_{i=1}^3 x_i(t)[1 - \alpha_i y(t)]^\delta, \tag{6.3.28d}$$

$$z(t+1) = z(t) + \mu y(t) - \varepsilon z(t), \tag{6.3.28e}$$

其中 $h(t) = [1 - x_1(t) - x_2(t) - x_3(t) - y(t) - z(t)]$ 和 $m = 1 - \mu - d - \varepsilon$.

对于模型 (6.3.28), 其无病平衡点为

$$E_0 = \left(\frac{p_1 b}{\varepsilon + b}, \frac{p_2 b}{\varepsilon + b}, \frac{p_3 b}{\varepsilon + b}, 0, 0 \right), \tag{6.3.29}$$

其对应的 Jacobian 矩阵为

$$J = \begin{pmatrix} 1 - p_1 b - \varepsilon & -p_1 b & -p_1 b & -p_1 b \left(1 + \dfrac{\delta \alpha_1}{b + \varepsilon} \right) & -p_1 b \\ -p_2 b & 1 - p_2 b - \varepsilon & -p_2 b & -p_2 b \left(1 + \dfrac{\delta \alpha_2}{b + \varepsilon} \right) & -p_2 b \\ -p_3 b & -p_3 b & 1 - p_3 b - \varepsilon & -p_3 b \left(1 + \dfrac{\delta \alpha_3}{b + \varepsilon} \right) & -p_3 b \\ 0 & 0 & 0 & 1 - \gamma + \dfrac{\delta b}{b + \varepsilon} Q & 0 \\ 0 & 0 & 0 & \mu & 1 - \varepsilon \end{pmatrix}, \tag{6.3.30}$$

其中 $Q = \displaystyle\sum_{i=1}^{3} \alpha_i p_i$ 和 $\gamma = \mu + d + \varepsilon$. E_0 稳定的条件是矩阵 J 的谱半径小于 1. 这样就可以找到疾病暴发与否的阈值.

参 考 文 献

[1] 李立明. 流行病学. 北京：人民卫生出版社,1999.

[2] 皮特·布鲁克史密斯. 未来的灾难：瘟疫复活与人类生存之战. 马永波译. 海口：海南出版社, 1999, 180:29–48.

[3] 世界卫生组织. 2007 年世界卫生报告 —— 构建安全未来. 北京：人民卫生出版社,2007.

[4] 世界卫生组织. 2010 世界卫生统计. www.who.int/whosis/whostat/zh/ index.html .

[5] 2010 中国卫生统计年鉴. www.moh.gov.cn/publicfiles//business/htmlfiles.

[6] 赵仲堂. 流行病学研究方法与应用. 北京：科学出版社,2005.

[7] Heesterbeek J A P, Metz J A J. The saturating contact rate in marriage and epidemic models. J. Math. Biol., 31: 529–539, 1993.

[8] van den Driessche P, Watmough J. Reproduction numbers and sub-threshold endemic equilibria for compartmental models of disease transmission. Math. Biosci., 180: 29–48, 2002.

[9] May R M, Anderson R M. Spatial Heterogeneity and the Design of Immunization Programs. Math. Biosci., 72: 83–111, 1984.

[10] Nold A. The infectee number at equilibrium for a communicable disease. Math. Biosci., 46: 131–138, 1979.

[11] Dietz K, Heesterbeek J A P. Daniel Bernoulli's epidemiological model revisited. Math. Biosci., 180: 1–21, 2002.

[12] En'ko P D. On the course of epidemics of some infectious diseases (In Russian). Vrach, 10: 1008–1010, 1039–1042, 1061–1063, 1889.

[13] En'ko P D. On the course of epidemics of some infectious diseases (Translation from Russian by K. Dietz). Int. J. Epidem., 18: 749–755, 1989.

[14] Hamer W H. Epidemic disease in England-the evidence of variability and of persistency of type. Lancet, 1: 733–739, 1906.

[15] Fine P E M. Herd immunity: History, Theory, Practice. Epidem. Rev., 15(2): 256–302, 1993.

[16] Ross R. The Prevention of Malaria. 2nd ed. London: John Murray, 1911.

[17] Bacaer N. A Short History of Mathematical Population Dynamics. New York: Springer, 2011.

[18] McKendrick A G. Applications of mathematics to medical problems. Proc. Edinb.Math. Soc., 13: 98–130, 1926.

[19] Kermack W O, McKendrick A G. A contribution to the mathematical theory of epidemics. Proc. R. Soc. Lond. A, 115：700–721, 1927.

[20] Bartlett M S. Some evolutionary stochastic processes. J. Roy. Stat. Soc. B., 11(2)：211–229, 1949.

[21] Griffiths D A. The effect of measles vaccination on the incidence of measles in the community newblock. J. Roy. Stat. Soc. A,136(3): 441–449, 1973.

[22] Bailey N J T. The Mathematical Theory of Infectious Diseases and Its Application, Newblock. Griffin London, 1957.

[23] Anderson R M, May R M. Infectious Diseases of Humans– Dynamics and Control, Newblock. Oxford: Oxford University Press, 1991.

[24] Hethcote H W. The mathematics of infectious diseases, newblock. SIAM Review, 42: 599–653, 2000.

[25] 马知恩, 王稳地, 周义仓, 靳祯. 传染病动力学的数学建模与研究. 北京: 科学出版社, 2004.

[26] Keeling M J, Rohani P. Modeling Infectious Diseases in Humans and Animals Newblock, Princeton: Princeton University Press, 2008.

[27] 郭雷. 复杂网络. 上海: 上海科技教育出版社, 2006.

[28] 汪小帆, 李翔, 陈关荣. 复杂网络理论及其应用. 北京: 清华大学出版社, 2006.

[29] 何大韧, 刘宗华, 汪秉宏. 复杂系统与复杂网络. 北京: 高等教育出版社, 2009.

[30] Kemper A. Vaiuation of network effects in sof software markets: A Complex Networks Approach. Springer, 2009.

[31] Hofstad Rvd, Litvak N. Degree-degree dependencies in random graphs with heavy-tailed degrees. arXiv preprint arXiv: 1202.3071, 2012.

[32] Newman M E J. Assortative mixing in networks. Phys. Rev. Lett., 89: 208701, 2002 .

[33] Newman M E J, Mixing patterns in networks. Phys. Rev. E, 67: 026126, 2003.

[34] House T, Keeling M J. Insights from unifying modern approximations to infections on networks. J. R. Soc. Interface, 8: 67–73, 2011.

[35] Boguná M. Romualdo Pastor-Satorras. Epidemic spreading in correlated complex networks. Phys. Rev. E, 66: 047104, 2002.

[36] Erdös P, Rényi A. On the evolution of random graphs. Publ. Math. Inst. Hung. Acad. Sci., 5: 17-61, 1960.

[37] Bollobás B. Degree sequences of random graphs. Disc. Math., 33(1): 1-19, 1981.

[38] Watts D J, Strogetz S H. Collective dynamics of "small-world" networks. Nature, 393: 440–442, 1998.

[39] Barrat A, Weigt M. On the properties of small world networks. Eur. Phys. J. B, 13: 547–560, 2000.

[40] Newman M E J, Watts D J. Renormalization group analysis of the small-world network model. Phys. Lett. A, 263: 341–346, 1999.

[41] Newman M E J. The structure and function of networks. Comp. Phys. Comm., 147: 40–45, 2002.

[42] Newman M E J, Moore C. D. J. Watts, Mean field solution of the small-world network model. Phys. Rev. Lett., 84: 3201–3204, 2000.

[43] Barabási A L, Albert R. Emergence of scaling in random networks. Science, 286: 509–512, 1999.

[44] Barabási A L, Bonabeau E. Scale-free networks. Sci. Amer., 288(5): 60–69, 2003.

[45] Dorogovtsev S N, Mendes J F E, Samukhin A N. Stucture of growing networks with preferential linking. Phys. Rev. Lett., 85: 4633–4636, 2000.

[46] Krapivsky P L, Redner S, Leyvraz F. Connectivity of growing random networks. Phys. Rev. Lett., 85: 4629–4632, 2000.

[47] Bollobás B, Riordan O, Mathematical results on scale-free random graphs//Bornholdt S, Schuster H G. Handbook of Graphs and Netwroks: From the Genome to the Internet. Berlin: Wiley-VCH: 1–34, 2003.

[48] Cohen R, Havlin S. Scale-free networks are ultrasmall. Phys. Rev. Lett., 86: 3682–3685, 2003.

[49] Fronczak A, Fronczak P, Holyst J A. Mean-field theory for clustering coefficients in Barabasi-Albert networks. Phys. Rev. E, 68: 046126, 2003.

[50] Pastor-Satorras R, Vespignani A, Epidemic spreading in scale-free networks. Phys. Rev. Lett., 86: 3200–3203, 2001.

[51] Pastor-Satorras R, Vespignani A. Epidemic dynamics and endemic states in complex networks. Phys. Rev. E, 63: 066117, 2001.

[52] Wolfram S. Theory and Applications of Cellular Automata. Singnpore: World Scientific, 1986.

[53] Sieburg H B, McCutchan J A, Clay O K. Simulation of HIV Infection in Artificial Immune System. Phys. D, 45: 208–227, 1990.

[54] Caraco T, Duryea M, Gardner G, Maniatty W. Host spatial Heterogeneity and exitinction of an SIS epidemic. J. Theoret. Biol., 192: 351–361, 1998.

[55] Ahmed E, Agiza H N. On modeling epidemics. Including latency. incubation and variable susceptibility, Phys. A, 253: 347–352, 1998.

[56] Duryea M, Population dispersion and equilibrium infection frequency in a spatial epidemic. Phys. D, 132: 511–519, 1999.

[57] Sirakoulis G C. A cellular automaton model for the effects of population movement and vaccination on epidemic propagation. Ecol. Model. 133: 209–223, 2000.

[58] Ahmed E, Elgazzar A S. On some applications of cellular automata. Phys. A, 296: 529–538, 2001.

[59] Taraskin S N, Ludlam J J, Neugebauer C J, Gilligan C A. Exitinction of epidemics in lattice models with quenched disorder. Phys. Rev. E, 72, 016111, 2005

[60] Liu Q X, Jin Z. Cellular automata modelling of SEIRS. Chin. Phys., 14(7): 1370–1377, 2005.

[61] Jin Z, Liu Q X. A cellular automata model with probability infection and spatial dispersion. Chin. phys., 16: 1267–75, 2007.

[62] Matsuda H, Ogita N. Sasaki A, Satō, K A, Statistical mechanics of population: The lattice Lotka-Volterra model. Prog. Theoret. Phys., 88: 1035–1049, 1992.

[63] Altmann M. Susceptible-Infected-Removed Epidemic Models with Dynamic Partnerships. J. Math. Biol., 33: 661–675, 1995.

[64] Morris A J. Representing spatial interactions in simple ecological models, PhD thesis. Warwick University, 1997.

[65] Filipe J A N, Gibson G J. Studying and approximating spatio-temporal models for epidemic spread and control. Phil. Trans. R. Soc. Lond. B, 353: 2153–2162, 1998.

[66] Rand D A. Correlation equations for spatial ecologies. //Advanced ecological theory. McGlade J. Blackwell Scientific Publishing: 99–143, 1999.

[67] Keeling M J. The effects of local spatial structure on epidemiological invasions. Proc. R. Soc. Lond. B, 266: 859–867, 1999.

[68] Baalen M. V. Pair Approximations for Different Spatial Geometries. Dieckmann U, Law R. The Geometry of Ecological Interactions: Simplifying Complexity. J A J Metz: 359–387, 2000.

[69] Filipe J A N, Gibson G J. Comparing approximations to spatio-temporal models for epidemics with local spread. Bull. Math. Biol., 63: 603–624, 2001.

[70] Thomson N A, Ellner S P. Pari-edge approximation for heterogeneous lattice population models. Theoret. Pop. Biol., 64: 271–280, 2003.

[71] Petermanna T, Rios P D L. Cluster approximations of epidemic processes: a systematic description of correlation beyond the pair level. J. Theoret. Biol., 229: 1–11, 2004.

[72] Bauch C T. The spread of infectious diseases in spatially structured populations: An invasory pair approximation. Math. Biosci., 198: 217–237, 2005.

[73] House T, Keeling M J. Insights from unifying modern approximations to infections on networks. J. R. Soc. Interface, 8: 67–73, 2011.

[74] Bahr V, Martin-löf A. Threshold limit theorems for some epidemic processes. Adv. Appl. Probab., 12: 319–349, 1980.

[75] Martin-löf A. Symmetric sampling procedures, general epidemic processes and their threshold limit theorems. J. Appl. Probab., 23: 265–282, 1986.

[76] Sattenspiel L, Simon C P. The spread and persistence of infectious diseases in structured populations. Math. Biosci., 90: 341–366, 1988.

[77] Kretzschmar M, Morris M. Measures of concurrency in networks and the spread of infectious disease. Math. Biosci., 133: 165–195, 1996.

[78] Andersson H. Limit theorems for a random graph epidemic model. Ann. Appl. Probab., 8: 1331–1349, 1998.

[79] Moreno Y, Pastor-Satorras R, Vespignani A. Epidemic outbreaks in complex heterogeneous networks. Eur. Phys. J. B, 26: 521–529, 2002.

[80] Volz E, SIR dynamics in random networks with heterogeneous connectivity. J. Math. Biol., 56: 293–310, 2008.

[81] Miller J C. A note on a paper by Erik Volz: SIR dynamics in random networks. J. Math. Biol., 62: 349–358, 2011.

[82] Marro J, Dickman R. Nonequilibrium Phase Transitions in Lattice Models. Cambridge: University Press, 1999.

[83] Kleczkowski A. Grenfell B T. Mean-field-type equations for spread of epidemics: the 'small world' model. Phys. A, 274: 355–360, 1999.

[84] Moore C, Newman M E J. Epidemics and percolation in small-world networks. Phys. Rev. E, 61: 5678–5682, 2000.

[85] Kuperman M, Abramson G. Small world effect in an epidemiological model. Phys. Rev. Lett., 86: 2909–2912, 2001.

[86] Zekri N, Clerc J P. Statistical and dynamical study of disease propagation in a small world network. Phys. Rev. E, 64(5), 056115., 2001.

[87] Miramontes O, Luque B. Dynamical small-world behavior in an epidemical model of mobile individuals. Phys. D, 168(169): 379–385, 2002.

[88] Damián H Z, Kuperman M. Effects of immunization in small-world epidemics. Phys. A, 309: 445–452, 2002.

[89] Ahmed E, Hegazi A S, Elgazza A S. An Epidemic Model on Small-World Networks and Ring Vaccination. Int. J. Mod. Phys. C, 13: 189, 2002.

[90] Saramäki J, Kaski K. Modelling Development of Epidemics with Dynamic Small-World Networks. J. Theor. Biol., 234: 413–421, 2005.

[91] Telo da Gama M M, Nunes A. Epidemics in small world networks. Eur. Phys. J. B, 50: 205–208, 2006.

[92] Shao Z G, Tan Z J, Zou X W, Jin Z Z. Epidemics with pathogen mutation on small-world networks. Phys. A, 363: 561–566, 2006.

[93] Guo W P, Li X, Wang X F. Epidemics and immunization on Euclidean distance preferred small-world networks. Phys. A, 380: 684–690, 2007.

[94] Li X, Wang X F. On the stability of epidemic spreading in small-world networks: how prompt the recovery should be? Int. J.Syst. Sci., 38(5): 401–411, 2007.

[95] Kleczkowski A, Oles K, Gudowska-Nowak E. Searching for the most cost-effective strategy for controlling epidemics spreading on regular and small-world networks. J. R. Soc. Interface, 9: 158–169, 2012.

[96] May R M, Lloyd A L. Infection dynamics on scale-free networks. Phys. Rev. E, 64:066112, 2001.

[97] Pastor-Satorras R, Vespignani A. Epidemic dynamics in finite size scale-free networks. Phys. Rev. E, 65: 035108, 2002.

[98] Boguna M, Pastor-Satorras R, Vespignani A. Cut-offs and finite size effects in scale-

free networks. Eur. Phys. J. B, 38: 205–210, 2004.

[99]   Moreno Y, Pastor-Satorras R, Vespignani A. Epidemic outbreaks in complex hetero-geneous networks. Eur. Phys. J. B, 26: 521–529, 2002.

[100] Boguna M, Pastor-Satorras R. Epidemic spreading in correlated complex networks. Phys. Rev. E., 66: 047104, 2002.

[101] Eguiluz V M, Klemm K. Epidemic threshold in structured scale-free networks. Phys. Rev. Lett., 89: 108701, 2002.

[102] Pastor-Satorras R, Vespignani A. Immunization of complex networks. Phys. Rev. E., 65: 036104, 2002.

[103] Moreno Y, Vázquez A. Disease Spreading in Structured Scale-Free Networks. Eur. Phys. J. B, 31: 265–271, 2003.

[104] Cohen R, Havlin S, Avraham D. Efficient Immunization Strategies for Computer Networks and Populations. Phys. Rev. Lett., 91: 247901–247905, 2003.

[105] Boguna M, Pastor-Satorras R, Vespignani A. Absence of epidemic threshold in scale-free networks with degree correlations. Phys. Rev. Lett., 90 (2): 028701, 2003.

[106] Moreno Y, Gomez J B, Pacheco A F. Epidemic incidence in correlated complex net-works. Phys. Rev. E., 68, 035103, 2003.

[107] Newman M E J. The structure and function of complex networks. SIAM Rev., 45(2): 167–256, 2003.

[108] Grabowski A, Kosinski R A. Epidemic spreading in a hierarchical social network. Phys. Rev. E., 70: 031908, 2003.

[109] Madar N, Kalisky T, Cohen R, ben-Avraham D, Havlin S. Immunization and epidemic dynamics in complex networks. Eur. Phys. J. B., 38: 269–276, 2004.

[110] Olinky R, L. Stone. Unexpected epidemic thresholds in heterogeneous networks: the role of disease transmission, Phys. Rev. E., 70: 030902(R), 2004.

[111] Liu J Z, Tang Y, Yang Z R. The spread of disease with birth and death on networks. J. Stat. Mech., P08008, 2004.

[112] Liu J Z, Wu J S, Yang Z R. The spread ofinf ectious disease on complex networks with household-structure. Phys. A, 341: 273–280, 2004.

[113] Liu Z H, Hu B. Epidemic spreading in community networks. Eur. Lett., 72(2): 315–321, 2005.

[114] Newman M E J. Threshold effects for two pathogens spreading on a network. Phys. Rev. Lett., 95: 108701, 2005.

[115] Zhou T, Liu J G, Bai W J, Chen G R, Wang B H. Behaviors of susceptible-infected epidemics on scale-free networks with identical infectivity. Phys. Rev. E., 74: 056109, 2006.

[116] Ahn Y Y, Jeong H, Masuda N, Noh J D. Epidemic dynamics of two species of inter-acting particles on scale-free networks. Phys. Rev. E., 74: 066113, 2006.

[117] Xu X J, Wang W X, Zhou T, Phys. G R. Geographical effects on epidemic spreading in scale-free networks. Phys. A, 377: 125–129, 2007.

[118] Kiss I Z, Green D M, Kao R R. Infectious disease control using contact tracing in random and scale-free networks. J. R. Soc. Interface, 3: 55–62, 2006.

[119] Sun H J, Gao Z Y. Dynamical behaviors of epidemics on scale-free networks with community structure. Phys. A, 381: 491–496, 2007.

[120] Huang W, Li C G. Epidemic spreading in scale-free networks with community structure. J. Stat. Mech., P01014, 2007.

[121] Bagnoli F, Liò P, Sguanci L. Risk perception in epidemic modeling. Phys. Rev. E., 76: 061904, 2007.

[122] Piccardi C, Casagrandi R. Inefficient epidemic spreading in scale-free networks. Phys. Rev. E, 77: 026113, 2008.

[123] Massad E, et al. Scale-free network of a dengue epidemic. Mppl. Math. Comput, 195: 376–381, 2008.

[124] Zanette D H, Risau-Gusmán S. Infection Spreading in a Population with Evolving Contacts. J. Biol. Phys., 34: 135–148, 2008.

[125] Funk S, Gilad E, Watkins C Jansen, V A A. The spread of awareness and its impact on epidemic outbreaks. PNAS, 106(16): 6872–687721, 2009.

[126] Zhang H F, Fu X F. Spreading of epidemics on scale-free networks with nonlinear infectivity. Nonlinear Anal., 70: 3273–3278, 2009.

[127] Kitsak M, et al. Identification of influential spreaders in complex networks, Nature Phys. 6(11): 888–893, 2010.

[128] Bansal S, Read J, Pourbohloul B, Meyers L A. The dynamic nature of contact networks in infectious disease epidemiology. J. Bid. Dynam., 4(5): 478–489, 2010.

[129] Funk S, Salathe M, Jansen V A A. Modelling the influence of human behaviour on the spread of infectious diseases: a review. J. R. Soc. Interface, 7: 1247–1256, 2010.

[130] Segbroeck S V, Santos F C, Pacheco J M. Adaptive Contact Networks Change Effective Disease Infectiousness and Dynamics. PLos Comput. Biol. 6(8): e1000895, 2010.

[131] Balcan D, et al. Modeling the spatial spread of infectious diseases: The gLobal epidemic and mobility computational model. J. Comput. Sci., 1: 132–145, 2010.

[132] Bansal S, et al. The shifting demographic landscape of pandemic influenza. PLoS ONE, 5(2): e9360, 2010.

[133] Prakash B A, et al. Virus propagation on time-varying networks: Theory and immunization algorithms, Lecture Notes in Computer Science, 6323: 99–114, 2010.

[134] Pérez-Reche F J, et al. Complexity and anisotropy in host morphology make populations less susceptible to epidemic outbreaks. J. R. Soc. Interface, 7: 1083–1092, 2010.

[135] Kamp C. Untangling the interplay between epidemic spread and transmission network

dynamics. PLoS Comput. Biol. 6(11): e1000984, 2010.

[136] Ajelli M, et al. Comparing large-scale computational approaches to epidemic mod-
       eling: Agent-based versus structured metapopulation models. BMC Infect. Dis., 10:
       190, 2010.

[137] Lou J, Ruggeri T. The dynamics of spreading and immune strategies of sexually
       transmitted diseases on scale-free network. J. Math. Anal. Appl., 365: 210–219, 2010.

[138] Schwarzkopf Y, Rákos A, Mukamel D. Epidemic spreading in evolving networks. Phys.
       Rev. E., 82: 036112, 2010.

[139] Funk S, Jansen V A A. Interacting epidemics on overlay networks. Phys. Rev. E., 81:
       036118, 2010.

[140] Kao R R. Networks and Models with Heterogeneous Population Structure in Epi-
       demiology. Net. Sci., 51–84, 2010.

[141] Gómez S, et al. Discrete-time Markov chain approach to contact-based disease spread-
       ing in complex networks. EPL, 89: 38009, 2010.

[142] Masuda N. Effects of diffusion rates on epidemic spreads in metapopulation networks.
       New. J. Phys., 12: 093009, 2010.

[143] Shaw L B, Ira B. Schwartz. Enhanced vaccine control of epidemics in adaptive net-
       works. Phys. Rev. E., 81: 046120, 2010.

[144] Castellano C, Pastor-Satorras R. Thresholds for epidemic spreading in networks. Phys.
       Rev. Lett. 105: 218701, 2010.

[145] Tanimoto S. Epidemic thresholds in directed complex networks. arXiv:1103.1680,
       2011.

[146] Ni S J, Weng W G, Zhang H. Modeling the effects of social impact on epidemic
       spreading in complex networks. Phys. A, 390: 4528–4534, 2011.

[147] Liu J L, Zhang T L. Epidemic spreading of an SEIRS model in scale-free networks.
       Commun. Nonlinear. Sci. Numer. Simulat. 16: 3375–3384, 2011.

[148] Andreasen V. The Final Size of an Epidemic and Its Relation to the Basic Reproduc-
       tion Number. Bull. Math. Biol., 73: 2305–2321, 2011.

[149] Wang B, Cao L, Suzuki H, Aihara K. Epidemic spread in adaptive networks with
       multitype agents. J. Phys. A: Math. Theor., 44: 035101, 2011.

[150] Givan O, Schwartz N, Cygelberg A, Stone L. Predicting epidemic thresholds on com-
       plex networks: Limitations ofmean-field approaches. J. Theoret. Biol., 288: 21–28,
       2011.

[151] Youssef M. Scoglio C. An individual-based approach to SIR epidemics in contact
       networks. J. Theoret. Biol., 283: 136–144, 2011.

[152] Anagnostopoulos C, Hadjiefthymiades S, Zervas E. An analytical model for multi-
       epidemic information dissemination. J. Parallel. Distrib. Comput., 71: 87–104, 2011.

[153] Sahneh F D, Scoglio C. Epidemic spread in human networks. 50th IEEE conference

on decision and control. Orlando, December, arXiv:1107.2464v1, 2011.

[154] Jin Z, et al. Modelling and analysis of influenza A (H1N1) on networks. BMC Pub. Heal., 11: S9, 2011.

[155] Zhang J P, Jin Z. The analysis of an epidemic model on networks. Appl. Math. Comput. 217: 7053–7064, 2011.

[156] Gómez S, et al. Non-perturbative heterogeneous mean-field approach to epidemic spreading in complex networks. Phys. Rev. E, 84: 036105, 2011.

[157] Ferreri L, Venturino E, Giacobini M. Do Diseases Spreading on Bipartite Networks Have Some Evolutionary Advantage? Lecture Notes in Computer Science, 6623: 141–146, 2011.

[158] Wang L, Li X, Zhang Y Q, Zhang Y, Zhang K. Evolution of Scaling Emergence in Large-Scale Spatial Epidemic Spreading. PLoS ONE, 6(7): e21197, 2011.

[159] Tanimoto S. Epidemic spreading with immunization on bipartite networks. arXiv:1105.3265, 2011.

[160] Simon P L, Taylor M, Kiss I Z. Exact epidemic models on graphs using graph-automorphism driven lumping, Journal of Mathematical Biology, 62(4): 479–508, 2011.

[161] Wen L S, Zhong J. Global asymptotic stability and a property of the SIS model on bipartite networks. Nonlinear Anal. RWA, 13: 967–976, 2012.

[162] Gong Y W, Song Y R, Jiang G P. Epidemic spreading in scale-free networks including the effect of individual vigilance. Chin. Phys. B, 21(1): 010205, 2012.

[163] Wang Y, Jin Z, Yang Z M, Zhang Z K, Zhou T, Sun G Q. Global analysis of an SIS model with an infective vector on complex networks. Nonlinear Anal. RWA, 13(2), 543–557, 2012.

[164] Xia C Y, Wang L, Sun S W, Wang J. An SIR model with infection delay and propagation vector in complex networks. Nonlinear Dyn., 69(3): 927–934, 2012.

[165] Chen J C, Zhang H L, Guan Z H, Li T. Epidemic spreading on networks with overlapping community structure. Phys. A, 391: 1848–1854, 2012.

[166] Yang X H, et al. Epidemic dynamics behavior in some bus transport networks. Phys. A, 391: 917–924, 2012.

[167] Mieghem P V, Epidemic Phase Transition of the SIS-type in Networks. Eur. Lett., 97(4):48004, 2012.

[168] Boccaletti S, Latora V, Moreno Y, Chavez M, Hwang D U. Complex networks: Structure and dynamics. Phys. Rep., 424: 175–308, 2006.

[169] Smilkov D, Kocarev L. The influence of the network topology on epidemic spreading. Phys. Rev. E., 85: 016114, 2012.

[170] Trapman P. Reproduction numbers for epidemics on networks using pair approximation, Math. Biosci., 210(2): 464–489, 2007.

[171] Eames K T D, Keeling M J. Modeling dynamic and network heterogeneities in the spread of sexually transmitted diseases. Proc. Natl. Acad. Sci., 99(20): 13330–13335, 2002.

[172] Bauch C T, Rand D A. A moment closure model for sexually transmission through a concurrent partnership network. Proc. Roy. Soc. Lond. B, 267: 2019–2027, 2000.

[173] Keeling M J, Grenfell B T. Individual-based Perspectives on R0. J. Theor. Biol., 203: 51–61, 2000.

[174] Aparicio J P. Pascua M. Building epidemiological models from R_0: an implicit treatment of transmission in networks. Proc. R. Soc. B., 274: 505–512, 2007.

[175] Huerta R, Tsimring L S. Contact tracing and epidemics control in social networks. Phys. Rev. E., 66: 056115, 2002.

[176] Gross T, D'Lima C J D, Blasius B. Epidemic Dynamics on an Adaptive Network. Phys. Rev. Lett., 96(20): 208701, 2006.

[177] Zanette D H, Risau-Gusmán S. Infection Spreading in a Population with Evolving Contacts. J. Biol. Phys., 34: 135–148, 2008.

[178] Shaw L B, Schwartz I B. Fluctuating epidemics on adaptive networks. Phys. Rev. E, 77: 066101, 2008.

[179] Risau-Gusman S, Zanette D H. Contact switching as a control strategy for epidemic outbreaks. J. Theoret. Biol., 257: 52–60, 2009.

[180] Wang L, Dai G Z. Global stability of virus spreading in complex heterogeneous networks. SIAM J. Appl. Math., 68(5): 1495–1502, 2008.

[181] Yang R, et al. Epidemic spreading on heterogeneous networks with identical infectivity. Phys. Lett. A, 364: 189–193, 2007.

[182] Wang J Z, Liu Z R, Xu J H. Epidemic spreading on uncorrelated heterogenous networks with non-uniform transmission. Phys. A, 382: 715–721, 2007.

[183] Joo J, Lebowitz J L. Behavior of susceptible – infected – susceptible epidemics on heterogeneous networks with saturation, Phys. Rev. E., 69: 066105, 2004.

[184] Thieme H R. Persistence under relaxed point-dissipativity (with application to an endemic model). SIAM. J. Math. Anal., 44: 407–435, 1993.

[185] Leenheer P D, Smith H. Virus dynamics: a global analysis. SIAM. J. Appl. Math., 63:1313–1327, 2003.

[186] Li K Z, et al. Epidemic outbreaks on networks with effective contacts. Nonlinear Anal.: RWA, 11(2):1017–1025, 2010.

[187] d'Onofrio A. A note on the global behaviour of the network-based SIS epidemic model. Nonlinear Anal.: RWA. 9:1567–1572, 2008.

[188] Barthélemy M, et al. Dynamical patterns of epidemic outbreaks in complex heterogeneous networks. J. Theoret. Biol. 235:275–288, 2005.

[189] Sguanci L, Lió P, Bagnoli F. The influence of risk perception in epidemics: a cellular

agent model//Cellular Automata. El Yacoubi S, Chopard B, Bandini S. ed.. Lecture Notes in Computer Science LNCS 4173. Springer, Berlin:321–329, 2006.

[190] Kitchovitch S, Lió P. Community Structure in Social Networks: Applications for Epidemiological Modelling, PLoS ONE. 6(7): e22220, 2011.

[191] Kitchovitch S, Lió P. Risk perception and disease spread on social networks. Procedia Computer Science, 1: 2345–2354, 2012.

[192] Pastor-Satorras R, Vespignani A. Epidemics and immunization in scale-free networks//Bornholdt S, Schuster H G. Handbook of Graph and Networks. Berlin:Wiley-VCH, 2003.

[193] Bai W J, Zhou T, Wang B H. Immunization of susceptible-infected model on scale-free networks. Phys. A, 384: 656–662, 2007.

[194] Fu X C, Small M, Walker D M, Zhang H F. Epidemic dynamics on scale-free networks with piecewise linear infectivity and immunization. Phys. Rev. E, 77:036113, 2008.

[195] Smith H L. Systems of ordinary differential equations which generate an order preserving flow:A survey of results. SIAM Rev., 30:87–113, 1988.

[196] Zhang J P, Jin Z. The analysis of an epidemicmodel on networks. Appl. Math. Comput. 217(17): 7053–7064, 2011.

[197] Jin Z, Sun G Q, Zhu H P. Epidemic models for complex networks with demographics, to appear.

[198] Lindquist J, Ma J, van den Driessche P, Willeboords F H. Network evolution by different rewiring schemes. Phys. D, 238: 370–378, 2009.

[199] Ma Z, Li J. Dynamical Modeling and Anaylsis of Epidemics. New York: World Scientific, 2009.

[200] Ben-Naim E, Krapivsky P L. Addition-deletion networks. J. Phys. A: Math. Theor., 40: 8607–8619, 2007.

[201] Smith H L. On the asymptotic behavior of a class of deterministic models of cooperating species. SIAM J. Appl. Math., 46: 368–375, 1986.

[202] van den Driessche P, Watmough J. Reproduction numbers and sub-threshold endemic equilibria for compartmental models of disease transmission. Math. Biosci., 180:29–48, 2002.

[203] Emrah K. Explicit formula for the inverse of a tridiagonal matrix by backward continued fractions. Appl. Nath. Comput. 197: 345–357, 2008.

[204] Zhao X Q, Jing Z J. Global asymptotic behavior in some cooperative systems of functional differential equations. Canad. Appl. Math. Quart., 4: 421–444, 1996.

[205] Jin Y, Wang W. The effect of population dispersal on the spread of a disease. J. Math. Anal. Appl., 308: 343–364, 2005.

[206] Zhao X Q. Dynamical Systems in Population Biology. New York: Springer-Verlag, 2003.

[207]   Thieme H R. Asymptotically autonomous differential equations in the plane. Rocky
        Mountain J. Math., 24: 351–380, 1994.

[208]   Castillo-Chavez C, Thieme H R. Asymptotically autonomous epidemic models//Arino
        O, Axelrod D, Kimmel M, Langlais M. eds. Mathematical Population Dynamics: Anal-
        ysis of Heterogeneity. Theory of Epidemics, Wuerz, Winnipeg, 1:33–50, 1993.

[209]   Hayashi Y, Minoura M, Matsukubo J. Oscillatory epidemic prevalence in growing
        scale-free networks. Phys. Rev. E, 69: 016112, 2004.

[210]   Krapivsky P L, Render S. Organization of growing networks. Phys. Rev. E, 63: 066123,
        2001.

[211]   Gopalsamy K. Stability and Oscillations in Delay Differential Equations of Population
        Dynamics. Kluwer Academic, Dordrecht, The Netherlands, 1992.

[212]   Sugimine N, Aihara K. Stability of an equilibrium state in a multiinfectious-type SIS
        model on a truncated network. Artif Life Robotics, 11:157–161, 2007.

[213]   Schinazi R B. On the importance of risky behavior in the transmission of sexually
        transmitted diseases. Math. Biosci., 173: 25–33, 2001.

[214]   Masuda N, Konno N, Aihara K. Transmission of severe acute respiratory syndrome
        in dynamical small-world networks. Phys. Rev. E, 69: 031917, 2004.

[215]   Lajmanovich A, Yorke J A. A deterministic model for gonorrhea in a nonhomogeneous
        population. Math. Biosci., 28: 221–236, 1976.

[216]   Masuda N, Konno N. Multi-state epidemic processes on complex networks. J. Theoer.
        Biol., 243: 64–75, 2006.

[217]   Schinazi R B. Balance between selection and mutation in a spatial stochastic model.
        Markov Processes Relat, Fields, 7: 595-602, 2001.

[218]   Newman M E, Strogatz S H. Watta D J. Random graphs with arbitrary degree dis-
        tributions and their applications. Phys. Rev. E, 64: 026118, 2001.

[219]   Schwartz N, Cohen R, ben-Avraham D, Barabási A -L, Havlin S. Percolation in
        directed scale-free networks. Phys. Rev. E, 66: 015104, 2002.

[220]   Tanimoto S. Power laws of the in-degree and out-degree distributions of complex
        networks. arXiv:0912.2793v1.

[221]   Dorogovtsev S N, Mendes J F F, Samukhin A N. Giant strongly connected component
        of directed networks. Phys. Rev. E, 64: 025101(R), 2001.

[222]   Meyers L A, Newman M E J, Pourbohloul B. Predicting epidemic on directed contact
        networks. J. Theoret. Biol. 240: 400–418, 2006.

[223]   Zhang X G, Sun G Q, Ma J L, Jin Z. Epidemic dynamics on semi-directed complex
        networks. Math. Biosci. 246(2): 242–251, 2013.

[224]   Wang J Z, Liu Z R. Mean-field level analysis of epidemics in directed networks. J.
        Phys. A: Math. Theor., 42: 355001, 2009.

[225]   Tanimoto S. Epidemic thresholds in directed complex networks. arXiv:1103.1680v1.

[226] Sharkey K J, Fernandez C F, Morgam K L, Peeler E, Thrush M, Turnbull J F, Bowers R G. Pair-level approximations to the spatio-temporal dynamics of epidemics on asymmetric contact networks. J Math Biol, 53:61–85, 2006.

[227] Konno T. A Condition for cooperation in a game on complex networks. J. Theoret. Biol. Theoretical Biology, 269(1): 224–233, 2011.

[228] Min B, Goh K I, Vazquez A. Spreading dynamics following bursty human activity patterns. Phys. Rev. E, 83: 036102,2011.

[229] Naimi Y, Roshani F. Effects of degree-biased transmission rate and nonlinear infectivity on rumor spreading in complex social networks, Phys. Rev. E, 85: 036109, 2012.

[230] Kurant M, Thiran P. Layered complex networks. Phys. Rev. Lett., 96, 138701, 2006.

[231] Parshani R, Buldyrev S V, Havlin S. Interdependent networks: reducing the coupling strength leads to a change from a first to second order percolation transition. Phys. Rev. Lett., 105, 048701, 2010.

[232] Saumell-Mendiola A, Serrano M, Boguná M. Epidemic spreading on interconnected networks. Phys. Rev. E, 86: 026106, 2012.

[233] Leicht E A, D'Souza R M. Percolation on interacting networks. arXiv: 0907, 0894, 2009.

[234] Gómez-Gardenes J, Reinares I, Arenas A, Floria L M, Evolution of cooperation in multiplex networks. Sci. Rep., 2: 620, 2012.

[235] Diekmann O. De Jong M C M, Metz J A J. A deterministic epidemic model taking account of repeated contacts between the same individuals. J. Appl. Probab., 35: 448, 1998.

[236] Ball F, Neal P. A general model for stochastic SIR epidemics with two levels of mixing. Math. Biosci., 180: 73-102, 2002.

[237] Kiss I Z, Green D M, Kao R R. The effect of contact heterogeneity and multiple routes of transmission on final epidemic size. Math. Biosci., 203:124–136, 2006.

[238] Ball F, Neal P. Network epidemic models with two levels of mixing. Math. Biosci., 212: 69–87, 2008.

[239] Zhang H F, Small M, Fu X C. Global behavior of epidemic transmission on heterogeneous networks via two distinct routes. Nonlincar Biomed. Phys., 2: 2, 2008.

[240] Albert R, Barabasi A L. Statistical mechanics of complex networks. Rev. Mod. Phys., 74:47, 2002.

[241] Cooke K L. Stability analysis for a vector disease model. Rocky Mount. J. Math., 9: 31–42, 1979.

[242] Busenberg S, Cooke K L. Periodic solutions of a periodic nonlinear delay differential equation. SIAM. J. Appl. Math., 35: 704–721, 1978.

[243] Marcati P, Pozio A M. Global asymptotic stability for a vector disease model with spatial spread. J. Math. Biol., 9: 179–187, 1980.

[244] Volz R. Global asymptotic stability of a periodic solution to an epidemic model. J. Math. Biol., 15: 319–338, 1982.

[245] VelascoHernandez J X. A model for Chagas disease involving transmission by vectors and blood transfusion. Theoret. Pop. Biol., 46: 1–31, 1994.

[246] Jin Z, Ma Z E. The stability of an SIR epidemic model with time delays. Math. Biosci. Engi., 3: 101–109, 2006.

[247] Shi H J, Duan Z S, Chen G R. An SIS model with infective medium on complex networks. Phys. A, 387: 2133–2144, 2008.

[248] Yang M. Chen G R, Fu X C. A modified SIS model with an infective medium on complex networks and its global stability. Phys. A, 390: 2408–2413, 2011.

[249] Takeuchi Y, Ma W, Beretta E. Global asymptotic properties of a delay SIR epidemic model with finite incubation times. Nonlinear Anal., 42: 931–947, 2000.

[250] 范盛金. 一元三次方程的新求根公式与新判别法. 海南师范学院学报 (自然科学版), 1989, 2:91–98.

[251] Barabasi A L, Albert R, Jeong H. Mean-field theory for scale-free random networks. Physica A, 272: 173–187, 1999.

[252] Heffernan J M, Smith R J, Wahl L M. Perspectives on the basic reproductive ratio. J. R. Soc. Interface, 2: 281–293, 2005.

[253] Pastro-satorras R, Vespignani A. Immunization of complex networks. Phys. Rev. E, 65: 036134, 2001.

[254] Fu X C, Small M, Walker D M, Zhang H F. Epidemic dynamics on scale-free networks with piecewise linear infectivity and immunization. Phys. Rev. E, 77: 036113, 2008.

[255] Wang Y Q, Jiang G P. Spreading of epidemics in complex network with infective medium and spreading delay. Acta Physica Sinica (in Chinese), 59(10): 6725–6733, 2010.

[256] Marceau V, Noel P A. Laurent Hebert-Dufresne, Antoine Allard, Louis J. Dube, Modeling the dynamical interaction between epidemics on overlay networks. Phys. Rev. E, 84: 026105, 2011.

[257] Rohani P, Earn D J, Finkenstädt B, Grenfell B T. Population dynamic interference among childhood diseases. Proc. R. Soc. Land B, 265: 2033–2041, 1998.

[258] Vasco D A, Wearing H J, Rohani P, Theor J. Tracking the dynamics of pathogen interactions: modeling ecological and immune-mediated processes in a two-pathogen single-host system. J. Theor. Biol., 245: 9–25, 2007.

[259] Abu-Raddad L J, Patnaik P, Kublin J G. Dual infection with HIV and malaria fuels the spread of both diseases in sub-Saharan Africa. Science. 314: 1603–1606, 2006.

[260] Funk S, Gilad E, Jansen V A A. Endemic disease, awareness, and local behavioural response. J. Theoret. Biol., 264(2): 501–509, 2010.

[261] Chen L C, Carley K M. The impact of countermeasure propagation on the prevalence

of computer viruses. IEEE Trans. Syst. Man. Cybern. B. Cybern., Apr; 34(2):823–33, 2004.

[262] Goldenberg J, Shavitt Y, Shir E, Solomon S. Distributive immunization of networks against viruses using the honey-pot' architecture. Nature (/Physics) 1: 184–188, 2005.

[263] Stauffer A O, Barbosa V C. Dissemination strategy for immunizing scale-free networks. Phys. Rev. E, 74, 2006.

[264] Bansal S, Meyers L A. The impact of past epidemics onfuture disease dynamics. arXiv: 0910, 2008.

[265] Noel P A, Allard A, Hebert-Dufresne L, Marceau V, Dube L J. Exact correspondence between Markov process and propagation on networks. arXiv: 1102, 2011.

[266] Marceau V, Noel P -A, Hebert-Dufresne L, Allard A, Dube L J. Adaptive networks: Coevolution of disease and topology, Phys. Rev. E, 82, 2010.

[267] Newman M E J. Spread of epidemic disease on networks. Phys. Rev. E, 66, 2002.

[268] Anderson R M, Medley G F, May R M, Johnson A M. A Preliminary Study of the Transmission Dynamics of the Human Immunodeficiency Virus (HIV). The Causative Agent of AIDS, IMA J. Math. Appl. Med. Biol. 3:229, 1986.

[269] Andersson H. Epidemics in a population with social structures. Math. Biosci., 140(2): 79–84, 1997.

[270] Diekmann O, Heesterbeek J A P. Mathematical Epidemiology of Infectious Diseases. Wiley:Chichester, 2000.

[271] Meyers L A. Contact network epidemiology: Bond percolation applied to infectious disease prediction and control. Bull. Amer. Math. Soc, 44(1): 63–86, 2007.

[272] Bartoszynski R. Proceedings of the Fifth Berkeley Symposium on Mathematical Statistics and Probability. Biology and Problems of Health. Berkeley: University of California Press, 4:259–269, 1967.

[273] Colizza V. Alessandro Vespignani, Epidemic modeling in metapopulation systems with heterogeneous coupling pattern: Theory and simulations. J. Theoret. Biol., 251: 450–467, 2008.

[274] Hanski I, Gaggiotti O E. Ecology Genetics and Evolution of Metapopulations. Amsterdam:Elsevier, Academic Press, 2004.

[275] Grenfell B T, Harwood J. (Meta)population dynamics of infectious diseases. Trends in Ecology and Evolution, 12(10): 395–399, 1997.

[276] Barrat A, Barthelemy M, Pastor-Satorras R, Vespignani A. The architecture of complex weighted networks. Proc. Natl. Acad. Sci., USA, 101(11): 3747–3752, 2004.

[277] Harris T E. The Theory of Branching Processes. Dover Publications, 1989.

[278] Ball F, Mollison D, Scalia-Tomba G. Epidemics with two levels of mixing. Ann. Appl. Probab, 7(1): 46–89, 1997.

[279] Vazquez A. Polynomial growth in age-dependent branching processes with diverging

reproductive number. Phys. Rev. Lett., 96, 038702, 2006.

[280] Cross P, Johnson P L F. Lloyd-Smith J O, Wayne M G. Utility of R_0 as a predictor of disease invasion in structured populations. J. R. Soc. Interface, 4(13): 315–324, 2007

[281] Murray J D. Mathematical Biology. 3rd ed. Berlin:Springer, 2005.

[282] Lloyd A L, May R M. How viruses spread among computers and people. Science, 292: 1316–1317, 2001.

[283] Colizza V, Pastor-Satorras R, Vespignani A. Reaction-diffusion processes and metapopulation models in heterogeneous networks. Nature Phys., 3:276–282, 2007.

[284] Meloni S, Perra N. Alex Arenas, Sergio Gomez, Yamir Moreno, Alessandro Vespignani, Modeling human mobility responses to the large-scale spreading of infectious diseases, Sci. Rep. 1: 62, 2011.

[285] Poletto C, Tizzoni M. Vittoria Colizza. Heterogeneous length of stay of hosts' movements and spatial epidemic spread. Sci. Rep., 2: 476, 2012.

[286] Colizza V, Barrat A, Barthelemy M, Vespignani A. The role of the airline transportation network in the prediction and predictability of global epidemics. Proc. Natl. Acad. Sci. USA, 103: 2015–2020, 2006.

[287] Colizza V, Barrat A, Barthelemy M, Vespignani A. The modeling of global epidemics: stochastic dynamics and predictability. Bull. Math. Biol., 68: 1893–1921, 2006.

[288] McKercher B, Lew A A. Distance decay and the impact of the effective tourism exclusion zones in international travel flows. J. Travel Resear. 42(2): 159–165, 2003.

[289] Keeling M J, Danon L, Vernon M C, Thomas A H. Individual identity and movement networks for disease metapopulations. Proc. Natl. Acad. Sci. USA, 107(19): 8866–8870, 2010.

[290] Bajardi P, Barrat A, Natale F, Savini L, Colizza V. Dynamical Patterns of Cattle Trade Movements. PLoS ONE, 6(5): e19869, 2011.

[291] Sattenspiel L, Dietz K. A structured epidemic model incorporating geographic mobility among regions. Math. Biosci., 128: 71–91, 1995.

[292] Colizza V, Vespignani A. Invasion threshold in heterogeneous metapopulation networks. Phys. Rev. Lett., 99: 148701, 2007.

[293] Balcan D, Vespignani A. Phase transitions in contagion processes mediated by recurrent mobility patterns. Nature Phys., 7: 581–586, 2011.

[294] Catanzaro M, Boguna M, Pastor-Satorras R. Generation of uncorrelated random scale-free networks. Phys. Rev. E, 71: 027103, 2005.

[295] Ferguson N M, Keeling M J, et al. Planning for smallpox outbreaks. Nature, 425: 681–685, 2003.

[296] Newman M E J. The structure and function of complex networks. SIAM Rev., 45: 167–256, 2003.

[297] Callaway D S, Newman M E J, Strogatz S H, Watts D J. Network robustness and

fragility: Percolation on random graphs. Phys. Rev. Lett., 85: 5468–5471, 2000.

[298] Van Wijland F, Oerding K, Hilhorst H J. Wilson renormalization of a reaction-diffusion process. Physica A, 251: 179–201, 1998.

[299] Saldana J. Continuous-time formulation of reaction-diffusion processes on heterogeneous metapopulations. Rhys. Rev. E, 78: 012902, 2008.

[300] Juher D, Ripoll J, Saldana J. Analysis and Monte Carlo simulations of a model for the spread of infectious diseases in heterogeneous metapopulations. Phys. Rev. E, 80: 041920, 2009.

[301] Dorogovtsev S N, Goltsev A V, Mendes J F F. Critical phenomena in complex networks. Rev. Mod. Phys., 80: 1275–1336, 2008.

[302] Meloni S, Arenas A, Moreno Y. Traffic-driven epidemic spreading in finite-size scale-free networks. Proc. Natl. Acad. Sci. USA, 106: 16897–16902, 2009.

[303] Guimera R, Dlaz-Guilera A, Vega-Redondo F, Cabrales A, Arenas A. Optimal network topologies for local search with congestion. Phys. Rev. Lett., 89: 248701, 2002.

[304] Noh J D, Rieger H. Randomwalks on complex networks. Phys. Rev. Lett., 92: 118701, 2004.

[305] Pastor-Satorras R, Vespignani A. Evolution and Structure of the Internet: A Statistical Physics Approach. Cambridge:Cambridge University Press, 2004.

[306] http://baike.soso.com/v111722.htm?ch=ch.bk.innerlink.

[307] Scott J. Social Network Analysis: A Handbook. London:Sage Publications, 2000.

[308] Dezso Z, Barabasi A L. Halting viruses in scale-free networks. Phys. Rev. E, 65: 055103, 2002.

[309] Potterat J J, Muth S Q, Brody S. Evidence undermining the adequacy of the HIV reproduction number formula. Sex. Transm. Dis., 27: 644-645,2000.

[310] Youm Y, Laumann E O. Social network effects on the transmission of sexually transmitted diseases. Sex. Transm. Dis., 29: 689-697, 2002.

[311] Day S, Ward H, Ison C, Bell G, Weber J. Sexual networks: the integration of social and genetic data. Soc. Sci. Med., 47: 1981-1992, 1998.

[312] Liljeros F, Edling C R, Nunes Amaral L A. Sexual networks: Implications for the transmission of sexually transmitted infections. Microbes. Infect., 5: 189-196, 2003.

[313] Wylie J L, Cabral T, Jolly A M. Identification of networks of sexually transmitted infection: Amolecular, geographic, and social network analysis. J. Infect. Dis., 191: 899-906, 2005.

[314] Fenton K A, Korovessis C, et al. Sexual behaviour in Britain: reported sexually transmitted infections and prevalent Chlamydia trachomatis infection. The Lancet, 358: 1851-1854, 2001.

[315] De P, Singh A E, Wong T, Yacoub W, Jolly A M. Sexual network analysis of a gonorrhoea outbreak. Sex. Transm. Inf., 80: 280-285, 2004.

[316] Hethcote H W, Yorke J A. Gonorrhea:Transmission dynamics and control. Lect. Notes Biomath, 56: 1, 1984.

[317] May R M, Anderson R M. Transmission dynamics of HIV infection. Nature, 326: 137-142, 1987.

[318] Liljeros F, Edling C R, Amaral N, Stanley H E, Aberg Y. The web of human sexual contacts. Nature, 411: 907-908, 2001.

[319] Schneeberger A, Mercer C H, Gregson S A, Ferguson N M, Nyamukapa C A, Anderson R M, Johnson A M, Garnett G P. Scale-free networks and sexually transmitted diseases: a description of observed patterns of sexual contacts in Britain and Zimbabwe. Sex. Transm. Dis., 31: 380-387, 2004.

[320] zhang J P, Jin Z. Analysis of Sexually transmitted disease spreading in heterosexual and homosexual popuiations, Mathematical Biosciences, 242(2): 143-152, 2013.

[321] Gomez-Gardenes J, Latora V, Moreno Y, Profumo E. Spreading of sexually transmitted diseases in heterosexual populations. Proc. Natl. Acad. Sci., 105:1399-1404, 2008.

[322] Capasso V. Mathematical structures of epidemic systems. Lecture Notes in Biomathematics, Springer, Berlin, 1993.

[323] Allen E, Modeling with Ito Stochastic Differential Equations. New York: Springer, 2007.

[324] Allen L J S, Burgin A M. Comparison of deterministic and stochastic SIS and SIR models in discrete time. Math. Biosci., 163(1): 1-33, 2000.

[325] Tuckwell H C, Williams R J. Some properties of a simple stochastic epidemic model of SIR type. Math. Biosci., 208(1): 76-97, 2007.

[326] Tuckwell H C, Toubiana L, Vibert J F. Enhancement of epidemic spread by noise and stochastic resonance in spatial network models with viral dynamics. Phys. Rev. E, 61: 5611-5619, 2000.

[327] Tuckwell H C, Toubiana L, Vibert J F. Spatial epidemic network models with viral dynamics. Phys. Rev. E, 57: 2163-2169, 1998.

[328] Isham V, Harden S, Nekovee M. Stochastic epidemics and rumours on finite random networks: Physica A, 389: 561-576, 2010.

[329] Simoes M, Telo da Gama M M, Nunes A. Stochastic fluctuations in epidemics on networks. J. R. Soc. Interface, 5: 555–566, 2008.

[330] Wang R H, Jin Z, Liu Q X, Koppel J, Alonso D. A Simple Stochastic Model with Environmental Transmission Explains Multi-Year Periodicity in Outbreaks of Avian Flu. PLoS ONE, 7(2):e28873, 2012.

[331] Scholz J, Dejori M, Stetter M, Greiner M. Noisy scale-free networks. Physica A, 350: 622-642, 2005.

[332] Liu M X, Ruan J. Modelling the spread of sexually transmitted diseases on scale-free

networks. Chinese Physics B, 18(6): 2115-2120, 2009.

[333] Liu M X, Ruan J. A stochastic epidemic model on homogeneous network. Chinese Physics B, 18(12):5111-5116, 2009.

[334] Dangerfield C E, Ross J V, Keeling M J. Integrating stochasticity and network structure into an epidemic model. J. R. Soc. Interface, 6:761–774, 2009.

[335] Keeling M J, Rand D A, Morris A J. Correlation models for childhood epidemics. Proc. R. Soc. B, 264:1149-1156, 1997.

[336] Keeling M J. Correlation equations for endemic diseases. Proc. R. Soc. B, 266: 953-961, 1999.

[337] Keeling M J, Ross J. On methods for studying stochastic disease dynamics. J. R. Soc. Interface, 5: 171-181, 2008.

[338] Chan D Y C, Hughes B D, Leong A S, Reed W J. Stochastically evolving networks. Phys. Rev. E, 68: 066124, 2003.

[339] Reed W J. A stochastic model for the spread of a sexually transmitted disease which results in a scale-free network. Math. Biosci., 201: 3-14, 2006.

[340] Feigin P D. On the characterization of point processes with the order statistic property. J. Appl. Prob., 16: 297-304, 1979.

[341] Puri P S. On the characterization of point processes with the order statistic property without moment condition. J. Appl. Prob., 19: 39-51, 1982.

[342] Arnold L. Random Dynamical Systems. Heidelberg: Springer, 1998.

[343] 胡适耕, 黄乘明, 吴付科. 随机微分方程. 北京: 科学出版社, 2008.

[344] 林元烈. 应用随机过程. 北京: 清华大学出版社, 2002.

[345] Gammaitoni L, Hanggi P, Jung P, Marchesoni F. Stochastic resonance. Rev. Mod. Phys., 70: 223-287, 1998.

[346] Wang M S, Hou Z H, Xin H W. Internal noise-enhanced phase synchronization of coupled chemical chaotic oscillators. J. Phys. A: Math. Gen., 38: 145-152, 2005.

[347] Mainen Z F, Sejnowski T J. Reliability of Spike Timing in Neocortical Neurons. Science, 268: 1503-1506, 1995.

[348] Royama T. Analytical Population Dynamics. London: Chapman and Hall, 1992.

[349] Risken H, Frank T. The Fokker-Planck Equation: Methods of Solutions and Applications. New York: Springer, 1996.

[350] Oseledec V L. A multiplicativee rgodict heorem Lyapunovc haracteristic numbers for dynamical systems. Trans. Mos. Math. Soci., 19: 197–231, 1968.

[351] Arnold L, Papanicolsou G, Wihstutz V. Asymptotic analysis of the Lyapunov exponent and rotation number of the random oscillator and applications. SIAMJ. Appl. Mech., 46(3): 427–450, 1986.

[352] Namachiwaya N S, Rocssel V, Talwar S. Maximal Lyapunov exponent and almost-sure stability for coupled two degree of freedom stochastic systems. ASME J. Apple.

Mech., 61: 446–452, 1994.

[353] Ariaratnam S T, Xie W C. Lyapunov exponents and stochastic stability of coupled linear systems under real noise excitation. ASME J. Appl. Mech., 59: 664–673, 1992.

[354] 刘先斌, 陈虬, 陈大鹏. 非线性随机动力系统的稳定性和分岔研究. 力学进展, 26(4): 437–452, 1996.

[355] 刘先斌. 一类随机分叉系统概率 1 分叉研究. 固体力学学报, 22(3): 297–302, 2001.

[356] 戎海武, 徐伟, 方同. 二自由度混合非线性随机系统的最大 Lyapunov 指数和稳定性. 应用力学学报, 15(1): 22–29, 1998.

[357] 戎海武, 孟光, 徐伟, 方同. 二自由度混合线性随机系统的最大 Lyapunov 指数和稳定性. 应用力学学报, 17(3): 46–53, 2000.

[358] Kiss I Z, Berthouze L, Taylor T J, Simon P L. Modelling approaches for simple dynamic networks and applications to disease transmission models. Proc. R. Soc. A, 468: 1332–1355, 2012.

[359] Taylor M, Simon P L, Green D M, House T, Kiss I Z. From Markovian to pairwise epidemic models and the performance of moment closure approximations. J. Math. Biol., 64:1021–1042, 2012.

[360] Kiss I Z, Simon P L. New Moment Closures Based on A Priori Distributions with Applications to Epidemic Dynamics. Bull. Math. Biol., 74: 1501–1515, 2012.

[361] Wieland S, Parisi A, Nunes A. Detecting and describing dynamic equilibria in adaptive networks. Eur. Phys. J. Special. Topics., 212: 99–113, 2012.

[362] Youssef M, Scoglio C. An individual-based approach to SIR epidemics in contact networks. J. Theoret. Biol, 283: 136–144, 2011.

[363] Ball F G, Sirl D J, Trapman P. Analysis of a stochastic SIR epidemic on a random network incorporating household structure. Math. Biosci. 224 (2): 53–73, 2010.

[364] Ball F G, Sirl D J. An SIR epidemic model on a population with random network and household structure and several types of individuals. Adv. Appl. Prob., 44: 63–86, 2012.

[365] Gardiner C W. Handbook of Stochastic Methods. Berlin: Springer-Verlag, 1983.

[366] Burks A W. Essays on Cellular Automata. Urbana IL: University of Illinois Press, 1970.

[367] Moore E F. Machine models of self-reproduction. In Mathematical problems in the biological sciences (Proceedings of Symposia in Applied Mathematics 14): 17–33, 1962.

[368] Durrett R, Levin S A. Stochastic spatial models: a user's guide to ecological applications. Phil. Trans. R. Soc. Lond. B, 343: 329–350, 1994.

[369] Gerhardt M, Schuster H. A cellular automaton describing the formation of spatially ordered structures in chemical systems. Phys. D, 36:209–221, 1989.

[370] Wolfram S. Universality and complexity. Phys. D, 10: 1–35, 1984.

[371] Young D A. A local activator-inhibitor model of vertebrate skin patterns. Math.

Biosci., 72: 51–58, 1984.

[372] Deutsch A, Dormann S. Cellular Automaton Modeling of Biological Pattern Formation: Characterization. Applications and Analysis, Birkhuser, 2005.

[373] Anderson R M, May R M. Infectious Disease of Humans: Dynamics and Control. Oxford: Oxford University Press, 1992.

[374] Sun G Q, Liu Q X, Jin Z, Chakraborty A, Li B L. Influence of infection rate and migration on extinction of disease in spatial epidemics. J. Theoret. Biol, 264: 95–103, 2010.

[375] Hiebeler D, Morin B. The effect of static and dynamic spatially structured disturbances on a locally dispersing population. J. Theor. Biol., 246: 136–144, 2007.

[376] Rhodes C J, Anderson R M. Epidemic thresholds and vaccination in a lattice model of disease spread. Theor. Popul. Biol., 52: 101–118, 1997.

[377] Tilman D. Competition and biodiversity in spatially structured habitats. Ecology, 75: 2–16, 1994.

[378] Bairagi N, Roy P, Chattopadhyay J. Role of infection on the stability of a predator-prey system with several response functions-a comparative study. J. Theor. Biol., 248: 10–25, 2007.

[379] Deredec A, Courchamp F. Combined impacts of allee effects and parasitism. Oikos, 112: 667–679, 2006.

[380] Packer C, Holt R, Hudson P, Lafferty K, Dobson A. Keeping the herds healthy and alert: implications of predator control for infectious disease. Ecol. Lett., 6:797–802, 2003.

[381] Ostfeld R S, Glass G E, Keesing F. Spatial epidemiology: an emerging (or re-emerging) discipline. Trends Ecol. Evol., 20: 328–336, 2005.

[382] http://baike.baidu.com/view/1917301.htm.

[383] Abramson G, Kenkre V M. Spatiotemporal patterns in the hantavirus infection. Phys. Rev. E, 66: 011912, 2002.

[384] Karim M F A, Ismail A I M, Ching H B. Cellular automata modelling of hantarvirus infection. Chaos, Solit., Fract. 41: 2847–2853, 2009.

[385] Willox R, Grammaticos B, Carstea A S, Ramani A. Epidemic dynamics: discrete-time and cellular automaton models. Phys. A, 328: 13–22, 2003.

[386] Ramani A, Carstea A S, Willox R, Grammaticosb B. Oscillating epidemics: a discrete-time model. Phys. A, 333: 278–292, 2004.

[387] Kermack W O, McKendrick A G. Contribution to the mathematical theory of epidemics. Proc. R. Soc., 115: 700–721, 1927.

[388] Capasso V, Serio G. A generalization of the Kermack-Mckendrick deterministic epidemic model. Math. Biosci., 42: 43–61, 1978.

[389] Liu W M, Levin S A, Iwasa Y. Influence of nonlinear incidence rates upon the behavior

of SIRS epidemiological models. J. Math. Biol., 23: 187–204, 1986.

[390]   Ruan S G, Wang W D. Dynamical behavior of an epidemic model with a nonlinear incidence rate. J. Different. Equat., 188: 135–63, 2003.

[391]   Xiao D M, Ruan S G. Global analysis of an epidemic model with a nonmonotone incidence rate. Math. Biosci., 208: 419–429, 2005.

[392]   Liu P, Cui X. A discrete model of competition. Math. Comput. Simul., 49: 1–12, 1999.

[393]   Brauer F, Feng Z, Castillo-Chavez C. Discrete Epidemic Models. Math. Biosci. Engin., 7: 1–15, 2010.

[394]   Mendez V, Fort J. Dynamical evolution of discrete epidemic models. Phys. A, 284: 309–317, 2000.

[395]   Thomas D M, Urena B. A model describing the Evolution ofWest Nile-like Encephalitis in New York City. Math. Comput. Model., 34: 771–781, 2001.

[396]   Lewis M A, Rencawowicz J, Driessche P V D, Wonham M. A Comparison of Continuous and Discrete-Time West Nile Virus Models. Bull. Math. Biol., 68: 491–509, 2006.

[397]   Garba S M, Gumel A B, Abu Bakar M R. Backward bifurcations in dengue transmission dynamics. Math. Biosci., 215: 11–25, 2008.

[398]   Fuentes M A, Kuperman M N. Cellular automata and epidemiological models with spatial dependence. Phys. A, 267: 471–486, 1999.

[399]   Hoya White S, Martin del Rey A, Rodriguez Sanchez G. Modeling epidemics using cellular automata. Appl. Math. Comput., 186: 193–202, 2007.

[400]   Wang R H, Liu Q X, Jin Z, Koppel J V D, Alnoso D. Emergent effects of stochasticity and environmental transmission for outbreak periodicity in avian influenza epidemics. PLoS ONE, 6: e28873, 2012.

[401]   Schulman L S, Seiden P E. Statistical mechanics of a dynamical system based on Conway's game of life. J. Stat. Phys., 19: 293–314, 1978.

[402]   Wolfram S. Statistical mechanics of cellular automata. Rev. Mod. Phys., 55: 601–644, 1983.

[403]   Gutowitz H A, Victor J D. Local structure theory: Calculation on hexagonal arrays, and interaction of rule and lattice. J. Stat. Phys, 54: 495–514, 1989.

[404]   Chopard B, Droz M. Cellular Automata Modeling of Physical Systems. New York: Cambridge University Press, 1998.

[405]   Rothman D H, Zaleski S. Lattice-gas Cellular Automata: Simple Models of Complex Hydrodynamics. Cambridge: Cambridge University Press, 1997.

[406]   Stowe K. Introduction to Statistical Mechanics and Thermodynamics. New York: Wiley, 1984.

[407]   Jin Z, Liu Q X. A cellular automata model of epidemics of a heterogeneous suscepti-

bility. Chin. Phys., 15: 1248–1256, 2006.

[408]   Bronze M S. H1N1 Influenza (Swine Flu).[http://emedicine.medscape.com/article/ 1807048–overview].

[409]   WHO. Pandemic (H1N1) 2009-update 82 [http://www.who.int /csr/don/2010 01 08/en/].

[410]   H1N1 Public Files. [http://www.moh.gov.cn/publicfiles/business /htmlfiles/ mo- hwsyjbgs/s7863/201001/45434.htm].

[411]   Fraser C, et al. Pandemic Potential of a Strain of Influenza A(H1N1): Early Findings. Science, 324: 1557–1561, 2009.

[412]   Nishiura H, Castillo-Chavez C, Safan M, Chowell G. Transmission potential of the new influenza A(H1N1) virus and its age-specificity in Japan. Eurosurveillance, 14: 19227,2009.

[413]   Hiroshi N, Wilson N, Baker M G. Estimating the reproduction number of the novel influenza A virus (H1N1) in a Southern Hemisphere setting: preliminary estimate in New Zealand. J New Zealand Medical Association, 122: 73–77, 2009.

[414]   Colizza V, et al. Estimate of Novel Influenza A/H1N1 cases in Mexico at the early stage of the pandemic with a spatially structured epidemic model. PLoS Curr.: In- fluenza, 11: RRN1129, 2009.

[415]   Baguelin M, Hoek A J V, Jit M, Flasche S, White P J. Edmunds W.J., Vaccination against pandemic influenza A/H1N1v in England: A real-time economic evaluation, Vaccine, 82(12): 2370-2384, 2010.

[416]   Updated Interim Recommendations for the Use of Antiviral Medications in the Treatment and Prevention of Influenza for the 2009–2010 Season. [http://www.cdc.gov/h1n1flu/recommendations.htm].

[417]   Albert R, Barabási A. Statistical mechanics of complex networks, Rev. Mod. Phys., 74: 47–97, 2002.

[418]   Meyers L A, Pourbohloul B, Newman M, Skowronski D M, Brunham R C. Network theory and SARS: predicting outbreak diversity. J. Theor. Biol., 232: 71–81, 2005.

[419]   Hale J K. Ordinary differential equations. New York: Wiley-Interscience 1969.

[420]   Chowell G, Nishiura H. Quantifying the transmission potential of pandemic influenza. Phys. Life. Rev, 5: 50–77, 2008.

[421]   Chowell G, Ammon C, Hengartner N, Hyman J. Transmission dynamics of the great influenza pandemic of 1918 in Geneva, Switzerland: Assessing the effects of hypothet- ical interventions. J. Theor. Biol., 241: 193–204, 2006.

[422]   Sertsou G, Wilson N, Baker M, Nelson P, Roberts M G. Key transmission param- eters of an institutional outbreak during the 1918 influenza pandemic estimated by mathematical modelling. Theor. Biol. Med. Model., 3: 38–44, 2006.

[423]   Grassberger P. On the critical behavior of the general epidemic process and dynamical percolation. Math. Biosci., 63: 157–172, 1983.

索　引

B

饱和传染率　4, 120

边界条件　407, 352

标准传染率　33

因病死亡率　4

C

常数移民和指数死亡　5

重叠网络　230

出度　180

传播阈值　183

传染率　4

D

地方病平衡点　6

动态网络　147, 162

度分布　13

多项分布　59

E

二元组　15

F

反卷积逼近　55, 56

分支　34

复杂网络　13

G

概率密度函数　223

概率生成函数　262

规则网络　26

H

恢复率　6

J

基本再生数　6

极限化离散　360

集合种群　38

节点　12–14

静态网络　41, 137

局部稳定性　84, 140

矩逼近　57, 262

聚类系数　13–15

均匀网络　49, 50

K

扩散　1, 12

L

邻接矩阵　17, 18

M

马尔可夫过程　335

媒介　9, 10

免疫策略　128

N

内禀增长率　5, 324

O

耦合网络　40

P

平均域逼近　57

Q

全局渐近稳定性　165

R

人口动力学　5

入度　180, 181

S

三元组　15

双线性传染率　4, 9

随机分岔　312

随机网络　26

随机稳定性　370

随机性　2, 40

随机演化树　342

T

同配性　21, 22

W

无标度网络　26, 30

无病平衡点　6, 73

无向网络　14, 22

X

细胞自动机　34

相关系数　13, 19

小世界网络　28

Y

演化规则　351

异配性　22

异质网络　37, 38

优先连接　31, 150

有向网络　179

有效再生数　6

余度分布　22

Z

噪声　314

指数出生和指数死亡　5

指数型离散　362

主方程　40, 43

转移概率　313

自适应网络　86

其他

Chapman-Kolmogorov 方程　370

Fokker-Planck 方程　313

Lyapunov 函数　108

Moore 邻域　349

Von Neumann 邻域　349

《生物数学丛书》已出版书目

1. 单种群生物动力系统. 唐三一, 肖艳妮著. 2008. 7
2. 生物数学前沿. 陆征一, 王稳地主编. 2008. 7
3. 竞争数学模型的理论基础. 陆志奇著. 2008.8
4. 计算生物学导论. [美]M.S.Waterman 著. 黄国泰, 王天明译. 2009.7
5. 非线性生物动力系统. 陈兰荪著. 2009.7
6. 阶段结构种群生物学模型与研究. 刘胜强, 陈兰荪著. 2010.7
7. 随机生物数学模型. 王克著. 2010.7
8. 脉冲微分方程理论及其应用. 宋新宇, 郭红建, 师向云编著. 2012.5
9. 数学生态学导引. 林支桂编著. 2013.5
10. 时滞微分方程——泛函微分方程引论. [日]内藤敏机, 原惟行, 日野义之, 宫崎伦子著.马万彪, 陆征一译. 2013.7
11. 生物控制系统的分析与综合. 张庆灵, 赵立纯, 张翼著. 2013.9
12. 生命科学中的动力学模型. 张春蕊, 郑宝东著. 2013.9
13. Stochastic Age-Structured Population Systems(随机年龄结构种群系统). Zhang Qimin, Li Xining, Yue Hongge. 2013.10
14. 病虫害防治的数学理论与计算. 桂占吉, 王凯华, 陈兰荪著. 2014.3
15. 网络传染病动力学建模与分析. 靳祯, 孙桂全, 刘茂省著. 2014.6